JN279496

イラストで読み解く，
からだのしくみと
病気のかたち

診療画像解剖学テキスト

小谷正彦・著

京都医療技術短期大学名誉教授
熊本大学名誉教授

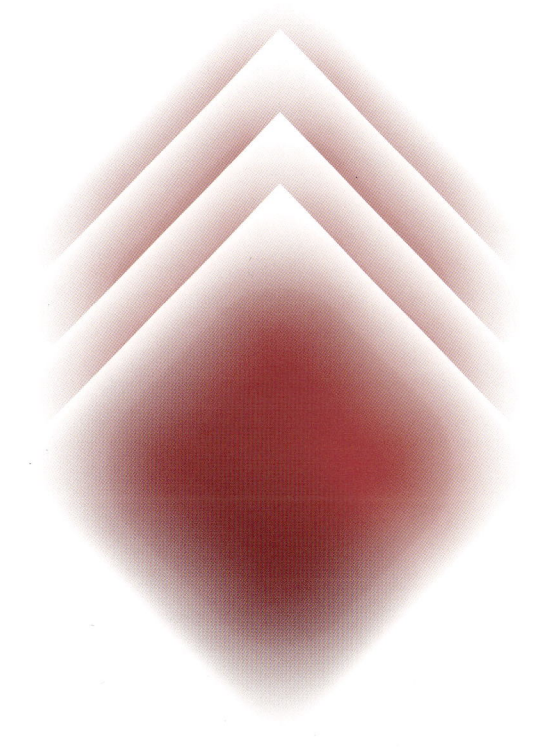

文光堂

はじめに

　黒板に書きまくってきた絵を図に，シャウカステンに架けてきた写真を図にして，いつもの講義のままの説明を加えました．90分の講義のなかで，どこか1箇所でも，2箇所でも学生さんをひきつけるものがあればと思って講義をしてきました．この本の中でも，やっぱりどこか1行でも，1節でもお役に立つ所があれば，印象に残る所があれば，面白いと思って下さる所があれば，なるほどと思って下さる所があればと願っています．それが多ければ多いほど私は幸せです．

　画像解剖学の講義のために教材を提供して下さった樺島祥平技師（元熊本大学放射線科），中井 敬技師（京都島津製作所附属診療所），三隅厚信先生（熊本大学外科），坂﨑富夫先生（京都坂﨑診療所），故弘田雄三先生（大阪医科大学内科），戸津﨑茂雄先生（京都南病院内科），幸地延夫先生（京都南病院脳外科），寺尾公成先生（宮崎県立延岡病院産婦人科），勝守高士先生（熊本県荒尾市民病院）に厚くお礼の言葉を申し上げます．また，講義の場を与えて下さった花岡正男前学長，高橋正治学長はじめ本学の皆様に敬意を表します．敬意といえば，私の講義をきいて下さった学生さん，そしてこれからこの本を読んで下さるであろう学生さんに一番の敬意を表したいと思います．

　最後に，本書の出版に快く応じて下さった上，いろいろご配慮戴いた文光堂の佐藤英昭氏，竹田 興氏に感謝の意を表します．

2003年2月

京都のかた田舎にて
小谷　正彦

目　　次

1 消化器系

Ⅰ 消化管の基本構造 ……………………………………………………………… 2
Ⅱ 胃 ……………………………………………………………………………… 4
　1. 胃の構造と機能 ………………………………………………………… 4
　2. 胃の造影 ………………………………………………………………… 10
　3. 胃の異常陰影 …………………………………………………………… 16
　4. 胃の主な疾患 …………………………………………………………… 18
　5. 内視鏡検査 ……………………………………………………………… 28
Ⅲ 食　道 ………………………………………………………………………… 32
　1. 食道の構造と機能 ……………………………………………………… 32
　2. 食道の造影 ……………………………………………………………… 34
　3. 食道の主な疾患 ………………………………………………………… 36
Ⅳ 小　腸 ………………………………………………………………………… 38
　1. 小腸の構造と機能 ……………………………………………………… 38
　2. 小腸の造影 ……………………………………………………………… 40
　3. 小腸の主な疾患 ………………………………………………………… 42
Ⅴ 大腸，肛門 …………………………………………………………………… 44
　1. 大腸，肛門の構造と機能 ……………………………………………… 44
　2. 大腸の造影 ……………………………………………………………… 46
　3. 大腸の主な疾患 ………………………………………………………… 48
Ⅵ 肝　臓 ………………………………………………………………………… 50
　1. 肝臓の構造と機能 ……………………………………………………… 50
　2. 肝臓の画像検査 ………………………………………………………… 56
　3. 肝臓の主な疾患 ………………………………………………………… 56
Ⅶ 胆　道 ………………………………………………………………………… 58
　1. 胆道の構造と機能 ……………………………………………………… 58
　2. 胆道の造影 ……………………………………………………………… 60
　3. 胆道の主な疾患 ………………………………………………………… 62
Ⅷ 膵　臓 ………………………………………………………………………… 64
　1. 膵臓の構造と機能 ……………………………………………………… 64
　2. 膵臓の画像検査 ………………………………………………………… 64
　3. 膵臓の主な疾患 ………………………………………………………… 66
Ⅸ 唾液腺 ………………………………………………………………………… 68
　1. 唾液腺の構造と機能 …………………………………………………… 68
　2. 唾液腺の造影 …………………………………………………………… 68

3. 唾液腺の主な疾患 ———————————————————————— 68

2 腹部臓器と腹部単純撮影

1. 腹腔内臓器と腹膜腔 ———————————————————————— 72
2. 後腹膜臓器と後腹膜腔 ——————————————————————— 74
3. 腹部単純撮影 ——————————————————————————— 76
4. 腹部単純撮影が診断に有効な疾患 ——————————————————— 76
5. デクビタス撮影 —————————————————————————— 76
6. 腹水の証明 ———————————————————————————— 76

3 泌尿器系

Ⅰ 腎臓 ———————————————————————————————— 80
1. 腎臓の構造と機能 ————————————————————————— 80
2. 腎臓の造影 ———————————————————————————— 90
3. 腎臓の主な疾患 —————————————————————————— 92

Ⅱ 膀胱 ———————————————————————————————— 96
1. 膀胱の構造と機能 ————————————————————————— 96
2. 膀胱の造影 ———————————————————————————— 96
3. 膀胱の主な疾患 —————————————————————————— 98

Ⅲ 尿道 ——————————————————————————————— 100
1. 尿道の構造と機能 ————————————————————————— 100
2. 尿道の造影 ———————————————————————————— 100

Ⅳ 前立腺 —————————————————————————————— 102
1. 前立腺の構造と機能 ———————————————————————— 102
2. 前立腺の造影 ——————————————————————————— 102
3. 前立腺の主な疾患 ————————————————————————— 102

4 生殖器系

Ⅰ 男性生殖器 ———————————————————————————— 106
1. 男性生殖器の構造と機能 —————————————————————— 106
2. 精管，精嚢の造影 ————————————————————————— 106
3. 男性生殖器の主な疾患 ——————————————————————— 106

Ⅱ 女性生殖器 ———————————————————————————— 108
1. 女性生殖器の構造と機能 —————————————————————— 108
2. 子宮卵管造影法 —————————————————————————— 108
3. 女性生殖器の主な疾患 ——————————————————————— 110

5 呼吸器系

Ⅰ 気管と気管支 ——————————————————————————— 114
1. 気管，気管支の構造と機能 ————————————————————— 114

2. 気管, 気管支のX線画像 ……………………………………………………… 114
Ⅱ 肺 …………………………………………………………………………… 116
1. 肺の構造と機能 ………………………………………………………… 116
2. 肺の撮影 ………………………………………………………………… 122
3. 肺の異常陰影 …………………………………………………………… 138
4. 肺の主な疾患 …………………………………………………………… 140
Ⅲ 縦 隔 ………………………………………………………………………… 152
1. 縦隔の構造と機能 ……………………………………………………… 152
2. 縦隔の主な疾患 ………………………………………………………… 152

6 循環器系

Ⅰ 心 臓 ………………………………………………………………………… 158
1. 心臓の構造と機能 ……………………………………………………… 158
2. 心臓の造影 ……………………………………………………………… 166
3. 心臓の主な疾患 ………………………………………………………… 170
Ⅱ 血 管 ………………………………………………………………………… 174
1. 血管の構造と機能 ……………………………………………………… 174
2. 血管の主な疾患 ………………………………………………………… 176
3. 血管造影法(アンギオグラフィ) ……………………………………… 178
4. 血管造影が診断に有効な血管の疾患 ………………………………… 182
Ⅲ 動脈系 ………………………………………………………………………… 184
1. 大動脈 …………………………………………………………………… 184
2. 頭部, 顔面の動脈 ……………………………………………………… 186
3. 脳の血管 ………………………………………………………………… 188
4. 腹部の動脈 ……………………………………………………………… 198
5. 上肢の動脈 ……………………………………………………………… 202
6. 下肢の動脈 ……………………………………………………………… 204
Ⅳ 静脈系 ………………………………………………………………………… 206
1. 上大静脈 ………………………………………………………………… 206
2. 下大静脈 ………………………………………………………………… 206
3. 門 脈 …………………………………………………………………… 206
Ⅴ リンパ管系 …………………………………………………………………… 208
1. リンパ管 ………………………………………………………………… 208
2. リンパ管造影 …………………………………………………………… 210
3. リンパ管系の主な疾患 ………………………………………………… 210

7 脊髄造影法(ミエログラフィ)

1. 脊髄膜腔 ………………………………………………………………… 214
2. 穿刺法 …………………………………………………………………… 214
3. ミエログラフィ ………………………………………………………… 214

4. ミエログラフィで診断される主な疾患 ———————————— 214

8 気脳造影法

1. 脳　室 ———————————————————————— 218
2. 気脳造影法 ————————————————————— 218
3. 気脳造影で診断される主な疾患 ——————————————— 218

9 骨格系

1. 骨の構造と発育 ——————————————————— 222
2. 頭蓋骨と頭部撮影 —————————————————— 226
3. 椎骨と脊椎撮影 ——————————————————— 242
4. 上肢骨と上肢撮影 —————————————————— 258
5. 骨盤と骨盤撮影 ——————————————————— 264
6. 下肢骨と下肢撮影 —————————————————— 274
7. 骨の主な疾患 ———————————————————— 286

10 中枢神経系

Ⅰ 脳 ··· 300
1. 脳の構造と機能 ——————————————————— 300
2. 脳の画像検査 ———————————————————— 308
3. 脳の主な疾患 ———————————————————— 310

11 エックス線 CT 検査

1. X 線 CT の原理 ——————————————————— 318
2. 胸部の X 線 CT（正常）————————————————— 320
3. 胸部の X 線 CT（正常）————————————————— 322
4. 胸部の X 線 CT（疾患）————————————————— 324
5. 腹部の X 線 CT（正常）————————————————— 326
6. 腹部の X 線 CT（肝疾患）———————————————— 328
7. 腹部の X 線 CT（肝疾患と膵臓の疾患）——————————— 330
8. 腹部の X 線 CT（腎臓の動態 CT と腎疾患）————————— 332
9. 頭部の X 線 CT ——————————————————— 334
10. 頭部の X 線 CT（正常）———————————————— 336
11. 頭部の X 線 CT（脳腫瘍）——————————————— 338
12. 頭部の X 線 CT（脳腫瘍）——————————————— 340
13. 頭部の X 線 CT（脳腫瘍, 脳梗塞, 脳出血）————————— 342
14. 頭部の X 線 CT（頭部外傷, 水頭症, 認知症）———————— 344

12 MRI 検査

1. MRI の原理 ————————————————————— 348

2. 頭部 MRI	350
3. 頭部 MRI　水平断（横断）	352
4. 頭部 MRI　前額断（冠状断）	354
5. 頭部 MRI　正中矢状断	356
6. 頭部 MRI（脳腫瘍）	358
7. 頭部 MRI（脳腫瘍）	360
8. 頭部 MRI（脳出血，脳梗塞）	362
9. 脊椎・脊髄 MRI	364
10. 胸部 MRI	366
11. 腹部 MRI（正常）	368
12. 腹部 MRI（肝疾患）	370
13. 膝関節 MRI	372

13 超音波検査

1. 超音波検査の原理	376
2. 肝臓の超音波検査	380
3. 膵臓の超音波検査	380
4. 腎臓の超音波検査	382
5. 胎児の超音波検査	382
6. 心臓の超音波検査	384
7. 心臓の超音波検査	386

14 眼底検査

1. 眼球の構造と機能	390
2. 眼底検査法	392
3. 網膜の主な疾患	392

15 乳房検査

1. 乳房の構造と機能	396
2. 乳房検査法	396
3. 乳腺の主な疾患	398
4. 乳癌の治療法	400

16 内分泌系

I 甲状腺と上皮小体 …… 402

1. 甲状腺，上皮小体の構造と機能	402
2. 甲状腺の画像検査	404
3. 甲状腺の主な疾患	404

II 副　腎 …… 406

1. 副腎の構造と機能	406

2. 副腎の画像検査 ─────────────────────── 406
　　3. 副腎の主な疾患 ─────────────────────── 406
Ⅲ **下垂体** ──────────────────────────── **408**
　　1. 下垂体の構造と機能 ─────────────────── 408
　　2. 下垂体の画像検査 ───────────────────── 410
　　3. 下垂体の主な疾患 ───────────────────── 410

Appendix　血液

Ⅰ 血液の性状 ─────────────────────────── 412
Ⅱ 血　漿 ────────────────────────────── 413
Ⅲ 血　球 ────────────────────────────── 414
Ⅳ 血液の主な疾患 ───────────────────────── 417

索引1（構造，機能） ──────────────────────── 421
索引2（疾患，病変） ──────────────────────── 428
索引3（撮影，造影，検査） ───────────────────── 434

1

消化器系

I 消化管の基本構造

■ 消化器系の概要
- 消化器系は
  中空性臓器(管腔を形成する食道,胃,腸など消化管)
  実質性臓器(実質と間質からなる肝臓,膵臓など)
- いずれも内胚葉から分化する(a)

■ 消化管の基本構造(3層)(c)
1) 粘膜

    上皮(b)………口腔,咽頭,食道(角化しない重層扁平上皮)
          ………胃,小腸,大腸(単層円柱上皮)

    粘膜固有層……緻密な結合組織

    粘膜筋板………固有層と粘膜下層を分ける薄い平滑筋層

    粘膜下層………疎性結合組織

2) 筋層

    内輪,外縦の平滑筋からなる.胃だけに3層が区別される.食道上半部には横紋筋が存在する.

3) 外膜または漿膜(腹膜)

    食道は線維性の外膜で,胃,小腸,大腸などは薄い漿膜(腹膜)で包まれる.

> **メモ**
> 五臓六腑とは:
>   五臓…心,肝,脾,肺,腎
>   六腑…胃,小腸,大腸,胆嚢,膀胱,三焦(体液の調節をはかるものと想定して作られた仮空のもので,上焦は心と噴門の間,中焦は胃の体部,下焦は臍と膀胱の間を指す)

■ 消化管の神経支配
- 自律神経は粘膜下層に粘膜下神経叢(マイスネル)を,筋層の内輪・外縦筋の間に筋間神経叢(アウエルバッハ)を作り,消化管の運動と分泌を調節している.交感神経は腸の運動を抑制し,副交感神経は運動を促進する.神経叢の中にしばしば認められる神経細胞は副交感性のものである.

消化管は内胚葉から，唾液腺，肝，膵，肺も内胚葉から分化する．皮膚，神経系は外胚葉から，筋，骨，軟骨，結合組織，血管，血球などは中胚葉から分化する．

a 消化管系の分化

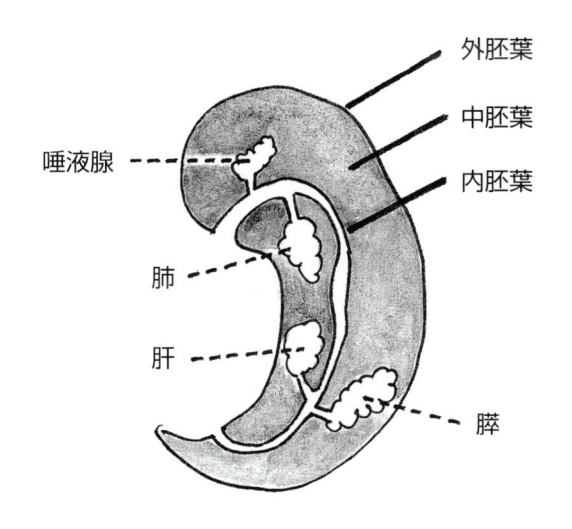

- 外胚葉
- 中胚葉
- 内胚葉
- 唾液腺
- 肺
- 肝
- 膵

b 上皮

角化した重層扁平上皮（皮膚）

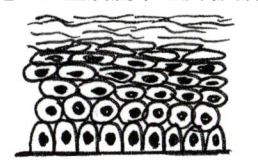

角化しない重層扁平上皮

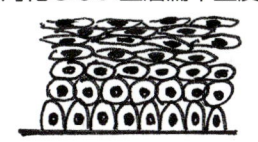

単層円柱上皮

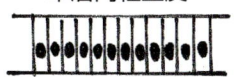

c 消化管の基本構造

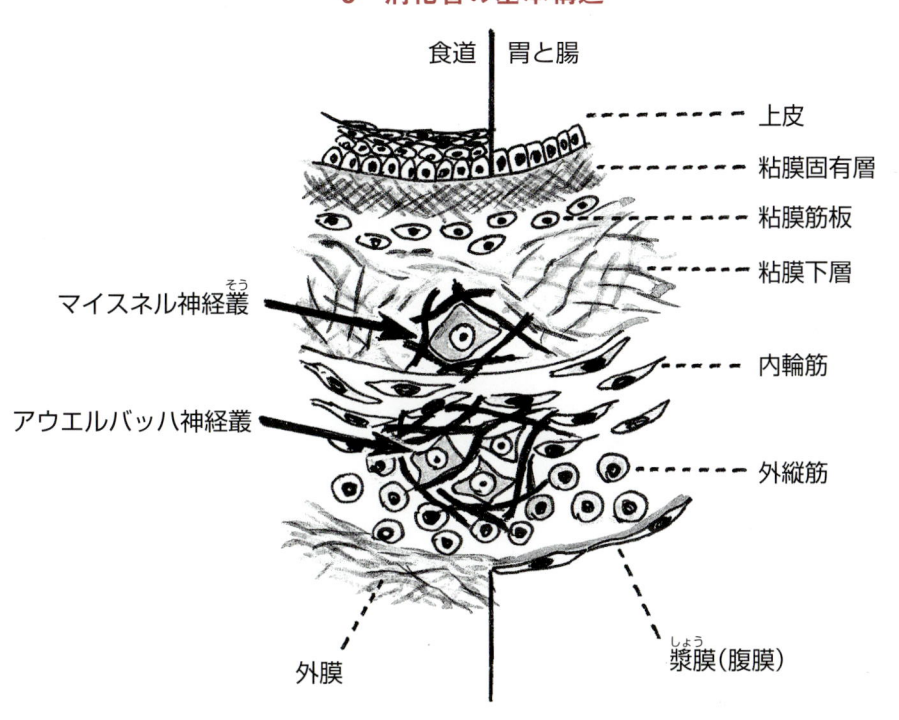

食道 ｜ 胃と腸

- 上皮
- 粘膜固有層
- 粘膜筋板
- 粘膜下層
- マイスネル神経叢（そう）
- 内輪筋
- アウエルバッハ神経叢
- 外縦筋
- 外膜
- 漿膜（腹膜）

II 胃

1. 胃の構造と機能

■ 胃の名称と区分（a，b）
- 食道は噴門で胃に移行する．
- 解剖学でいう胃底部をX線解剖学では噴門部または胃弯窿部と呼ぶ（屍体解剖は背臥位で行われ，低いこの部に胃の内容が溜っていることが多いので胃底部と名づけられた）．
- 横隔膜に向かってドーム状にふくれた噴門部の屋根の所を胃円蓋という．
- 小弯をたどると，幽門部との境に鋭い切れ込みがみられる．解剖学では角切痕と呼ばれるが，X線解剖学では胃角と呼ぶことが多い．
- 胃角に垂線を立て，両側1cmの所で垂線に対し30°の角度で線を引く．この線と小弯，大弯で囲まれた領域を胃角部とする．立位で造影剤を飲むと，まず造影剤はここに溜るので，X線解剖学ではここが胃底部である．
- 解剖学では幽門洞と幽門管を合わせて幽門部とするが，X線解剖学では，幽門洞にあたる所を前庭部または幽門部と呼び，幽門管を単に幽門という．

> **メモ** 病理学的に，あるいは胃癌取扱い規約では，小弯・大弯をそれぞれ3等分し，それを結んで，胃を上部(U)，中部(M)，下部(L)の3区画に分ける．実際の病変を記載するときに簡便である（c）．病巣が2領域以上にまたがっている場合は，先に主な領域を書き，次に病巣が及んでいる領域を書き加える．例えば，下部から中部に浸潤する時はLMと記載する．

■ 胃の容量と大きさ
- 胃の容積は1,200～1,500mlである．
- 切歯から噴門までの距離は約40cm，幽門までの距離は約60～65cmである．

■ 胃の筋層（d）
- 胃には外縦筋，中輪筋，内斜線維の3筋層が区別される．
- 小弯に沿う外縦筋の一部は胃角で終わる．それより遠位で新たな外縦筋が始まる．
- 中輪筋は最もよく発達し，幽門で厚い幽門括約筋を形成する．
- 内斜線維は噴門から斜めに分散し，幽門部には達しない．

胃の呼び方は解剖学とX線解剖学で異なる．病理学の区分とも異なる．
筋層は胃だけ3層に分かれる．

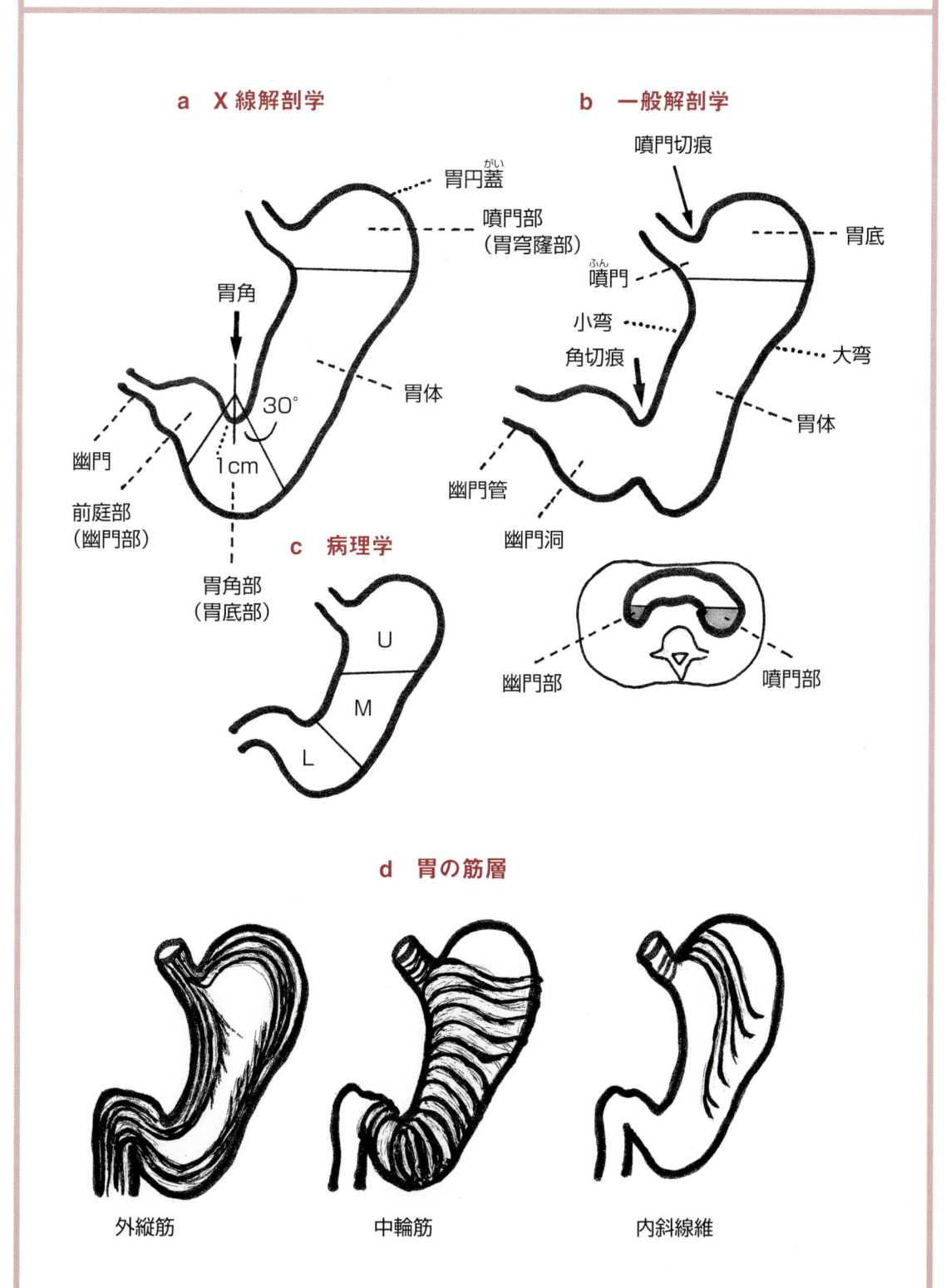

a X線解剖学

- 胃円蓋
- 噴門部（胃穹隆部）
- 胃角
- 胃体
- 幽門
- 前庭部（幽門部）
- 胃角部（胃底部）

30°
1 cm

b 一般解剖学

- 噴門切痕
- 胃底
- 噴門
- 小弯
- 大弯
- 角切痕
- 胃体
- 幽門管
- 幽門洞

c 病理学

U / M / L

幽門部　噴門部

d 胃の筋層

外縦筋　　中輪筋　　内斜線維

■ 胃の粘膜ひだ(a)と胃小区(b)

- 噴門部の粘膜ひだは不規則で蛇行している．
- 胃体部では小弯に沿って縦走する2～3条のひだが幽門に向かう．流動物はこのひだに沿って流れるので，胃道とも呼ばれる．胃体部の前後壁には縦走する4～5条のひだとそれを結ぶひだがある．大弯に近い部分のひだは蛇行している．また大弯側で前後壁のひだが互いに移行する．
- 幽門部のひだは通常縦走しているが，横走，斜走することもまれでない．
- 粘膜の表面に0.5～1.5mm大の隆起が無数にみられる．これが胃小区と呼ばれるもので，各胃小区に数個の胃腺が胃小窩として開口している．

■ 胃腺(c)

- 胃体の粘膜には丈の高い管状腺が密集しているので，胃の粘膜は厚い．単層円柱上皮で被われる．
- 胃腺を構成する細胞

    表層粘液細胞……塩酸に溶けない粘液を産生分泌し，粘膜を保護する．
    副細胞……………ここで分裂した細胞が上と下に滑るように移動し，上皮を再生する．
    壁細胞……………樽状の大きな細胞で塩酸を分泌する．
    主細胞……………ペプシノーゲンを分泌する．ペプシノーゲンは塩酸で活性化され，ペプシンになる．ペプシンは蛋白を分解する蛋白分解酵素(プロテアーゼ)である．

> **メモ** 飲料水，食物などと共に入ってきた細菌の多くは強い酸性(pH1.0～1.5)の胃液で死滅する．胃酸は生体防御機構として働く．その強い酸性のもとで蛋白を分解する酵素がペプシンである．胃酸は殺菌作用をもつが，毒素を無害化することはできない．しばしば毒素による食中毒が起こる．強い酸性のもとでも住みつく菌があり，ピロリ菌と呼ばれる．胃潰瘍の約70％，十二指腸潰瘍の約90％にピロリ菌がみつかる．しかし，40歳以上の日本人の50％以上はピロリ菌をもち，そのうち胃潰瘍になるのは5％以下で，ピロリ菌がいても胃潰瘍にならない人が多い．

■ 胃液の分泌(d)

- 1日1,500～2,000mlの胃液が分泌される．
- 胃液の分泌は条件反射によって，食べ物を見たり，嗅いだり，連想するだけで起こる．
- 胃液の分泌はさらに消化管ホルモンによって促進される．幽門腺を構成する粘液細胞に混じって，点々とガストリンを分泌する細胞がみられる．ガストリンは管腔でなく，毛細血管に分泌され，循環系を経て胃腺に達し，胃液の分泌を促進する．

> **メモ** 胃液に含まれるある物質(内因子)はビタミンB_{12}と結合して，小腸から吸収されやすくする(p.417参照)．ビタミンB_{12}は抗貧血因子として肝臓に貯蔵される．

胃の形，壁の厚さ，ひだの高さはヒトさまざまである．胃液は塩酸とペプシンを含む．
胃液の分泌はガストリンで促進される．

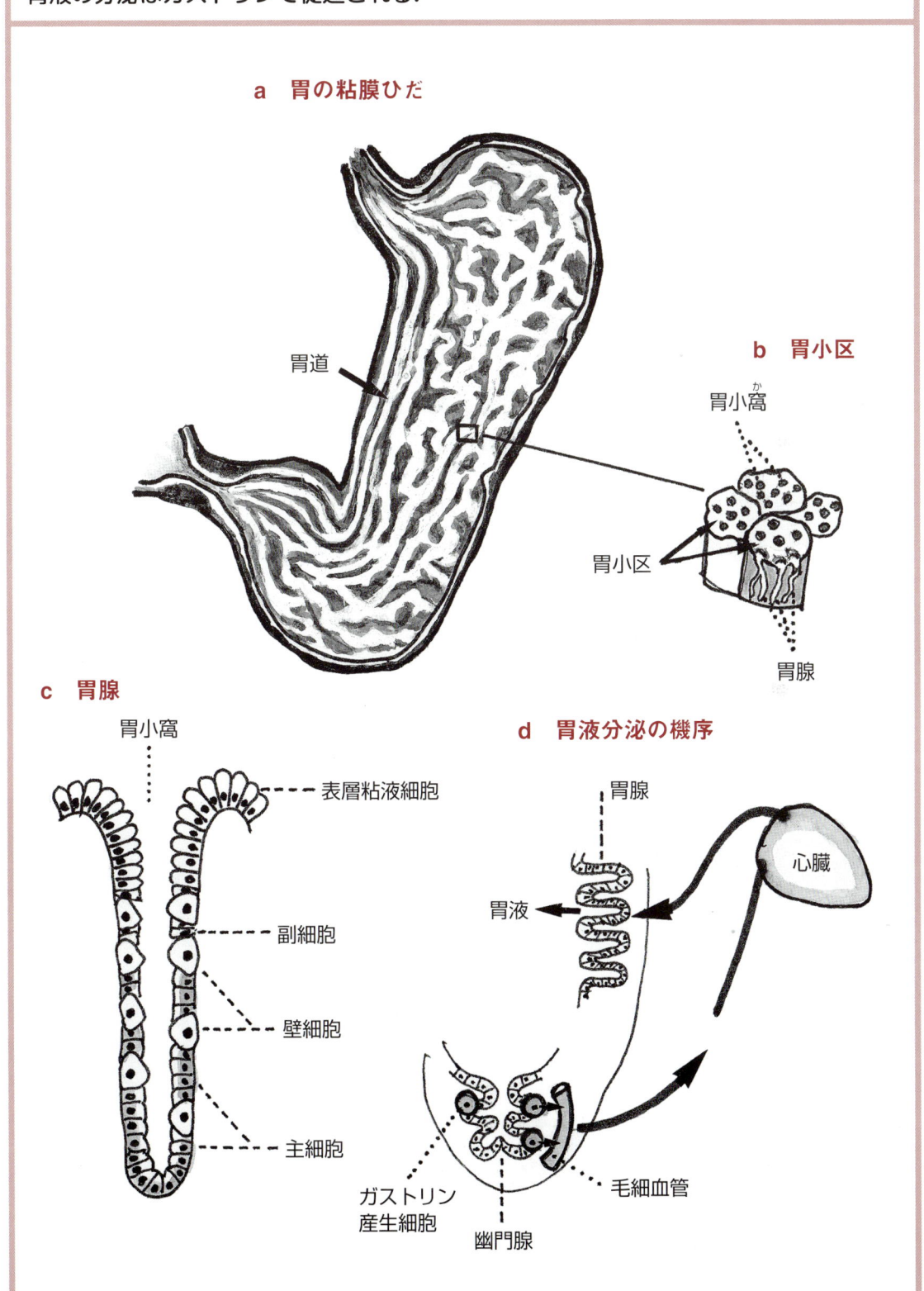

a　胃の粘膜ひだ

胃道

b　胃小区

胃小窩
胃小区
胃腺

c　胃腺

胃小窩
表層粘液細胞
副細胞
壁細胞
主細胞

d　胃液分泌の機序

胃腺
胃液
心臓
ガストリン産生細胞
幽門腺
毛細血管

■ 胃の形

1) 鈎状胃（**a**）
   - 最も多い胃の形で，釣り針状．噴門部は左横隔膜下にあり，胃体部は左からやや前内側に向かって下降し，胃底部は正中線で右上後方に鋭く弯曲し，幽門部に移行する．胃角で鋭く屈曲する．胃の下端はほぼ臍の高さにある．

2) 牛角胃（**b**）
   - 胃体部，胃底部，幽門部は右方に斜走し，胃角を示さない．胃の下端は臍と剣状突起の中間あたりにある．胃が高い位置にあるので，胃の大部分は肋骨弓にかくれ，触診が困難である．肥満者，幼児に多い．

3) 瀑状胃（**c**）
   - 胃に入った造影剤は噴門部に半月状に溜り，しばらく下降しない．造影剤がある量に達すると，水平面の部分から滝のように胃底部に向かって流出する．病的意味は少ない．横行結腸の脾弯曲部に溜った大量のガスによって，胃体部が左後方から圧迫されてできる場合が多い．腹式呼吸を繰り返したり，検査時期を変えると認められなくなる．しかし，噴門部や胃体上部の癌や，胃以外の腹部腫瘍の圧迫によって起こることもあるので注意を要する．

4) 砂時計胃（**d**）
   - 小弯側に潰瘍があると，しばしば大弯側から深い陥入が起こる．これをB型砂時計胃という．小弯，大弯両側から深い陥入がある場合は癌のことが多く，X型砂時計胃，亜鈴状砂時計胃，また癌性砂時計胃と呼ばれる．

■ 胃の蠕動運動（**e，f，g**）

- 収縮と弛緩が繰り返され，消化管の内容が肛門側に向かって進む運動の波を蠕動運動という．胃では幽門が閉じ，蠕動が起こることによって，食塊は胃液とよく混和し，半流動の糜粥になる．
- 蠕動運動は自律神経の副交感神経によって促進し，交感神経によって抑制される．
- 造影剤を投与したとき，蠕動運動によって，胃壁に陥入が起きると病変がわかり難くなる．それを避けるために，造影剤投与の5〜10分前にブスコパンなどの副交感神経遮断剤（鎮痙剤）を筋注して蠕動運動を抑制する．
- 胃の蠕動は造影剤投与後1分以内に，胃体部中央よりやや下あたりに始まり，幽門に向かって進む．胃体下部から幽門部まで進むのに20〜30秒かかる．蠕動波は約20秒間隔で起こるので，ある瞬間大弯側に認められる蠕動波は通常2個である．3個以上同時に認められるときは胃の機能亢進を示す．反対に，胃の機能が低下すると，造影剤嚥下後2分以上過っても強い蠕動波が起こらない．胃潰瘍や胃癌などの器質的疾患では，しばしば部分的な蠕動の減弱ないし消失が認められる．胃癌などで幽門狭窄があると，逆蠕動がみられることがある．

> **メモ** おなかが空き過ぎると胃が痛くなる．空腹のとき，胃に強い収縮が生じるからである．これを飢餓収縮という．腹の虫が鳴くのも腸の強い蠕動によるものである．聴診器をおなかにあてると腸の音グレンが聞こえる．

蠕動運動は副交感神経の刺激で亢進する．蠕動運動が高まると，病変が見難くなる．
X線検査前に鎮痙剤を投与する．

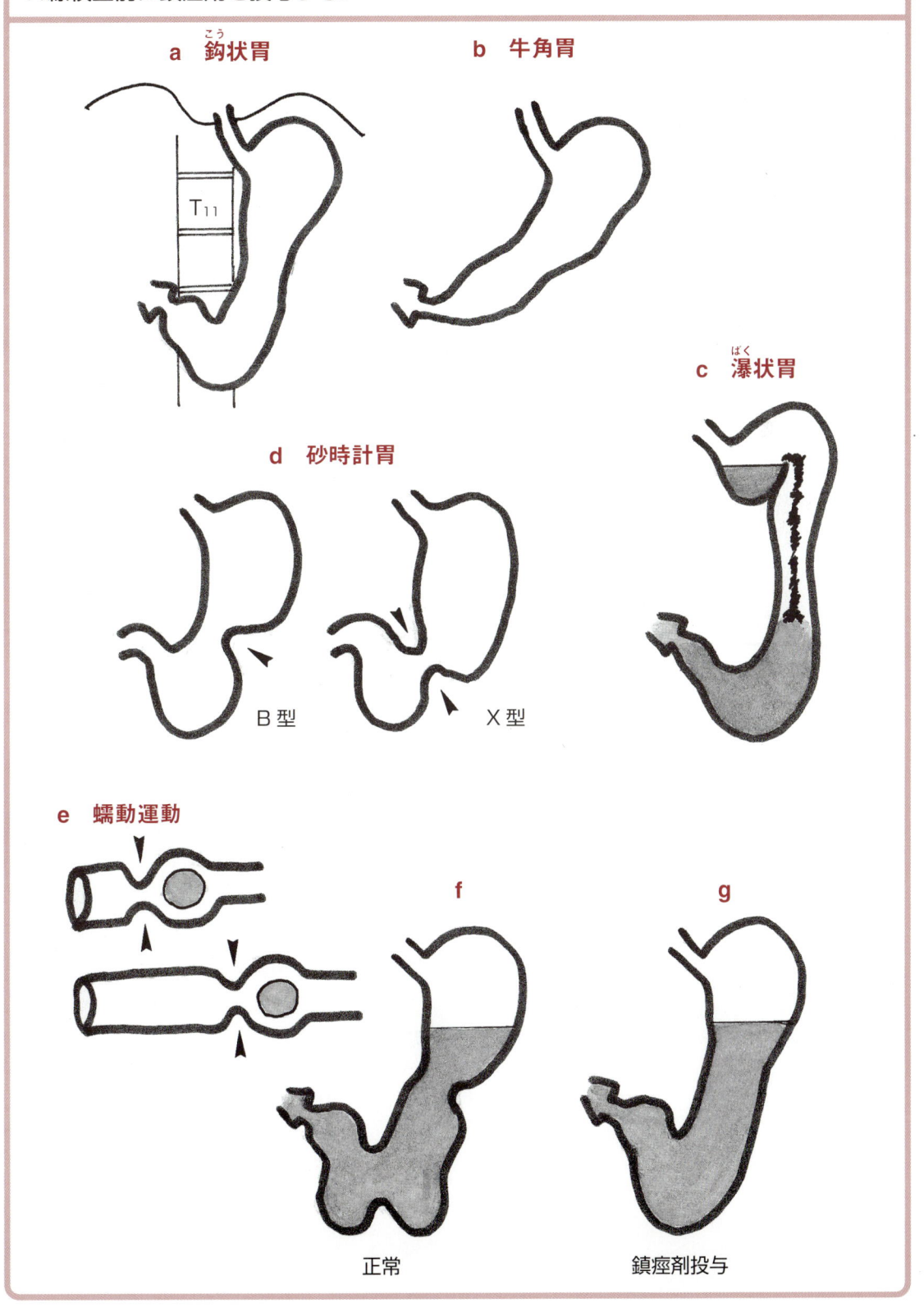

a 鉤状胃

T₁₁

b 牛角胃

c 瀑状胃

d 砂時計胃

B型　　X型

e 蠕動運動

f　　　　　**g**

正常　　　　　鎮痙剤投与

■ 胃からの排出

- 胃から十二指腸への排出は食後10分頃から始まり，3〜6時間ですべて排出される．食物のうち糖質は最も早く排出され，蛋白質は2倍ぐらい遅れ，脂質は最も長く時間がかかる．脂肪が十二指腸に入ると，その粘膜からエンテロガストリン（消化管ホルモン）が分泌され，胃の運動を抑制する．過剰な胃の内容が一挙に十二指腸に輸送されるのを抑える効果がある．

> **メモ** 造影剤投与後10分以上過ぎても十二指腸への排出が始まらないと，胃の機能的障害か，幽門部の狭窄など器質的障害が考えられる．また3時間過ぎても，造影剤がたくさん胃に残留する場合にも，胃の機能的障害あるいは器質的障害の有無を考えねばならない．

> **メモ** 胃潰瘍の患者さんにクリームなど脂質を与えることがある．胃の運動を抑制して治癒をはかる意味がある．エンテロガストリンが分泌される．

2. 胃の造影

■ 胃の造影剤

1) 陽性造影剤（**a**）
   - 硫酸バリウムが使用される．昔から今日まで硫酸バリウムが使用されてきたのはX線をよく吸収してコントラストをつけるというだけでなく，非水溶性で消化管から吸収されないからである．もし吸収されれば管壁の輪郭が明瞭にでてこない．吸収されないから毒性もない．昔にくらべると，かなり飲みやすく改良されている．
   - 立位で胃の造影を行うと，白いバリウム像の上に，噴門部（穹窿部）に嚥下した空気が黒く写る．これを胃泡と呼ぶ．

2) 陰性造影剤（**b**）
   - X線透過性の高い空気，酸素，炭酸ガスなどを胃に注入すると，胃が黒く，胃壁が明瞭に描出される．

3) 前処置
   - 検査前日の夕食は早目に軽くとる．夜10時以降検査まで絶飲，絶食を守る．検査5〜10分前に鎮痙剤（ブスコパンなど）を筋注し，蠕動運動（P.8）を抑制する．

4) 後処置
   - 造影剤の排出を促すため，撮影終了後，粒状の緩下剤を与える．

> **メモ** X線写真で黒く写る所は透亮あるいは明るいと表現する．

硫酸バリウムは良いコントラストがつくだけでなく，消化管から吸収されないので造影剤として使用される．

a　陽性造影剤

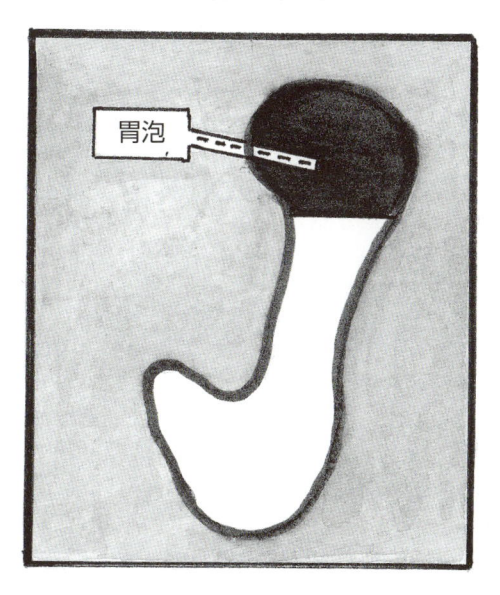

胃泡

b　陰性造影剤

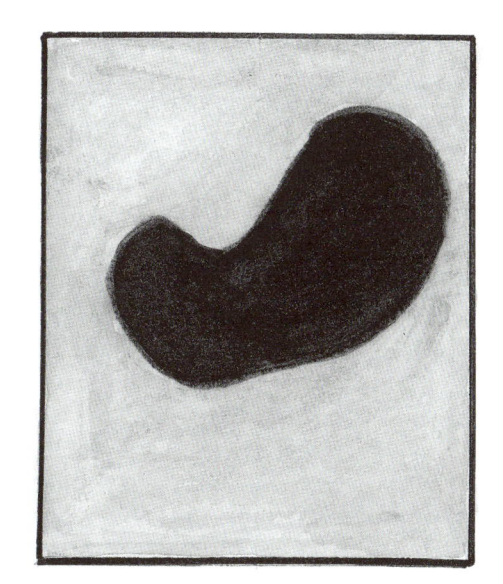

■ 胃の造影法

1) 二重造影法
   - 立位でバリウムを一口（30〜50mℓ）飲ませ，続いて顆粒状の発泡剤（3〜4g）をできるだけ少量の水で服用させる．
     発泡剤の主成分（1gで80〜90mℓの炭酸ガスを発生）
       重タン酸ソーダ
       酒石酸
   - 服用後直ちに発生したガスは造影剤を粘膜面に薄く均等に付着させ，粘膜を描出する．胃小区が網状に現れる．
   - 腹臥位（a）で前壁の粘膜像が，背臥位（b）で後壁の粘膜像が強く描出される．
   - 粘膜の微細病変の診断に有効である．しかし隆起性病変の描出に弱い．

> **メモ** 描出された粘膜像をレリーフと呼ぶ．

2) 充満法
   - 二重造影法のあと，立位でバリウムを200〜300mℓ飲ませ，胃を充満する．
   - 大量のバリウムによって胃壁は極度に伸展し，小弯，大弯あるいはその近辺に病変があると，それが小さくても滑らかな線がくずれるので，辺縁の病変の診断に有効である．しかし粘膜の異常はわからない．
   - 立位正面像（c）：胃角がちょうど正面になる位置で撮影する．胃角を中心にした小弯線および大弯線の読影に優れている．バリウムの重さで胃角部大弯は特によく伸展し，微細な辺縁の変化も描出される．胃の前・後壁の粘膜ひだは大弯側で互いに移行するので，上部大弯線は正常でも凹凸不正な鋸歯状を呈す．

> **メモ** 胃の断面は円形でなく，大弯側がやや広くなったラグビーボールのような形で，小弯と大弯の間を前壁と後壁に分ける．さらに前壁の小弯側，後壁の小弯側などと表現する．

   - 立位第1斜位像（d）：後壁の小弯側が辺縁として描出される（矢印）．ここは胃潰瘍の好発部位で，それをとらえるのに最も適した体位である．
   - 立位第2斜位像（e）：前壁の小弯側が辺縁として描出される（矢印）．

> **メモ** 第1斜位は右肩をフィルムに近づけた体位でRAO（right anterior oblique projection）と呼ばれ，第2斜位は左肩をフィルムに近づけた体位でLAO（left anterior oblique projection）と呼ばれる．RAOは右足が前にでるのでフェンシング体位，LAOは左足が前にでるのでボクシング体位とも呼ばれる．

Ⅱ 胃 | 13

> 二重造影法は粘膜の病変，充満法は辺縁の病変の診断に適している．

1 二重造影法

a 腹臥位　　**b 背臥位**

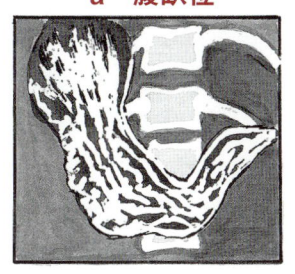

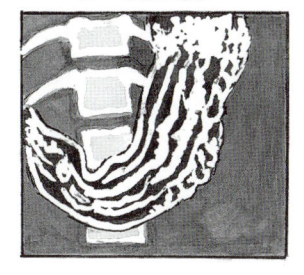

2 充満法

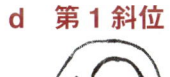

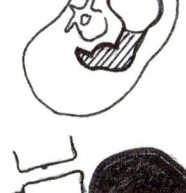

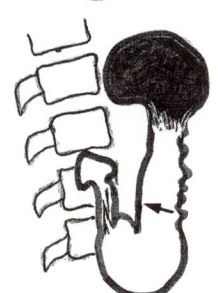

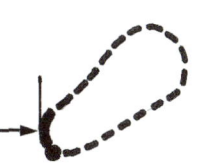

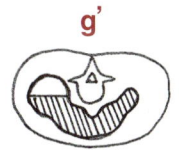

c 正面　　**d 第1斜位**　　**e 第2斜位**

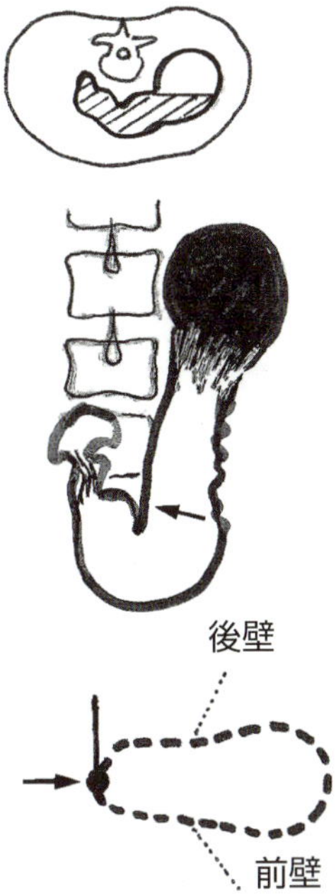

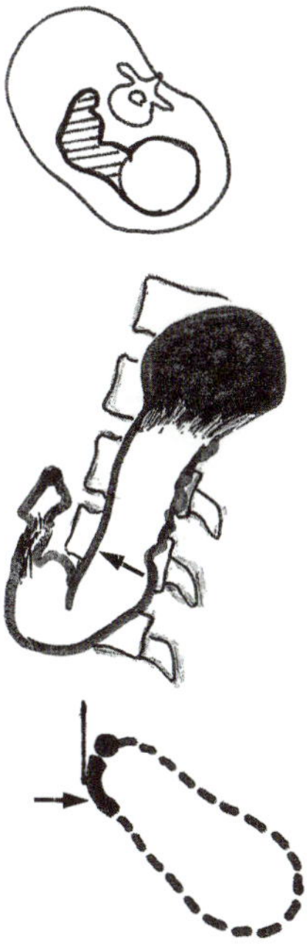

後壁
前壁

f 背臥位 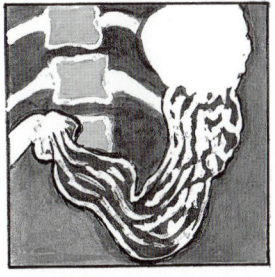　　**f'** 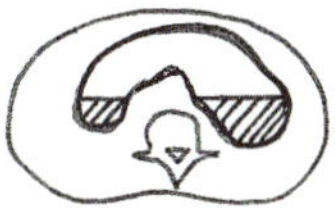　　**g 腹臥位**

g'

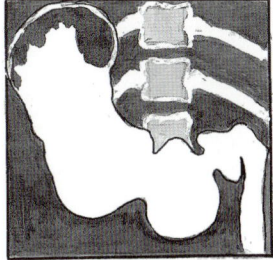

- **背臥位（仰臥位）正面像**（前頁 **f**）：立位から台を水平にして背臥位にすると，胃体部を満たしていたバリウムは低い穹窿部と幽門部に流れ，穹窿部の充満像が得られる．胃体部および胃底部はバリウムが去ったあとに粘膜像が残る．
- **腹臥位正面像**（前頁 **g**）：腹臥位に回転すると，立位正面像に似た像が得られるが，胃角から幽門部は脊柱に圧迫されて強く伸展し，この部のよりよい辺縁像が得られる．十二指腸への流出が起こりやすくなり，十二指腸球が同時に描出される．
- **半立位第 2 斜位像**（**h**）：背臥位にしたあと，台を立ててゆくと，穹窿部に溜ったバリウムが胃体部に流れ込む．そのときすばやく撮影する．通常，背臥位第 2 斜位にしてから半立位にする．穹窿部および胃体上部の粘膜像が描出される．得られる粘膜像は主として後壁のものである．

> **メモ**　半立位第 2 斜位の体位は一般に**シャッキー位**と呼ばれる．

3) **圧迫法**（**i**，**j**）
- 立位充満法で撮影した後，充満した胃の一部を圧迫すると，バリウムは圧迫部から逃れ，圧迫部のバリウムの層が薄くなり，凹凸する病変が描出される．（**i'**）隆起性病変部（腫瘤）はバリウムを欠き黒く，（**j'**）陥凹性病変部（潰瘍）にはバリウムが残り白く描出される．
- 圧迫法は隆起性病変および陥凹性病変の診断に有効である．しかし病変が前壁にあるのか後壁にあるのか区別がつき難い．また胃の穹窿部および胃体上部は肋骨弓にかくれて圧迫できない．肥満者で圧迫が困難なこともある．

Ⅱ 胃 | 15

圧迫法は隆起性病変，陥凹性病変の診断に適している．

h　シャッキー位

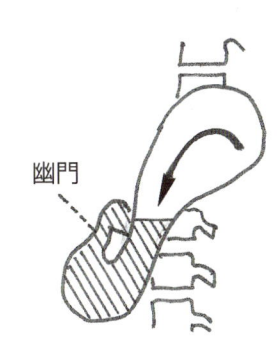

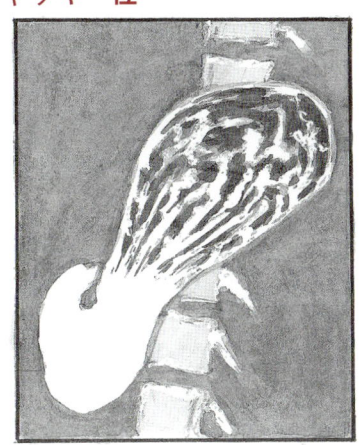

幽門

3　圧迫法

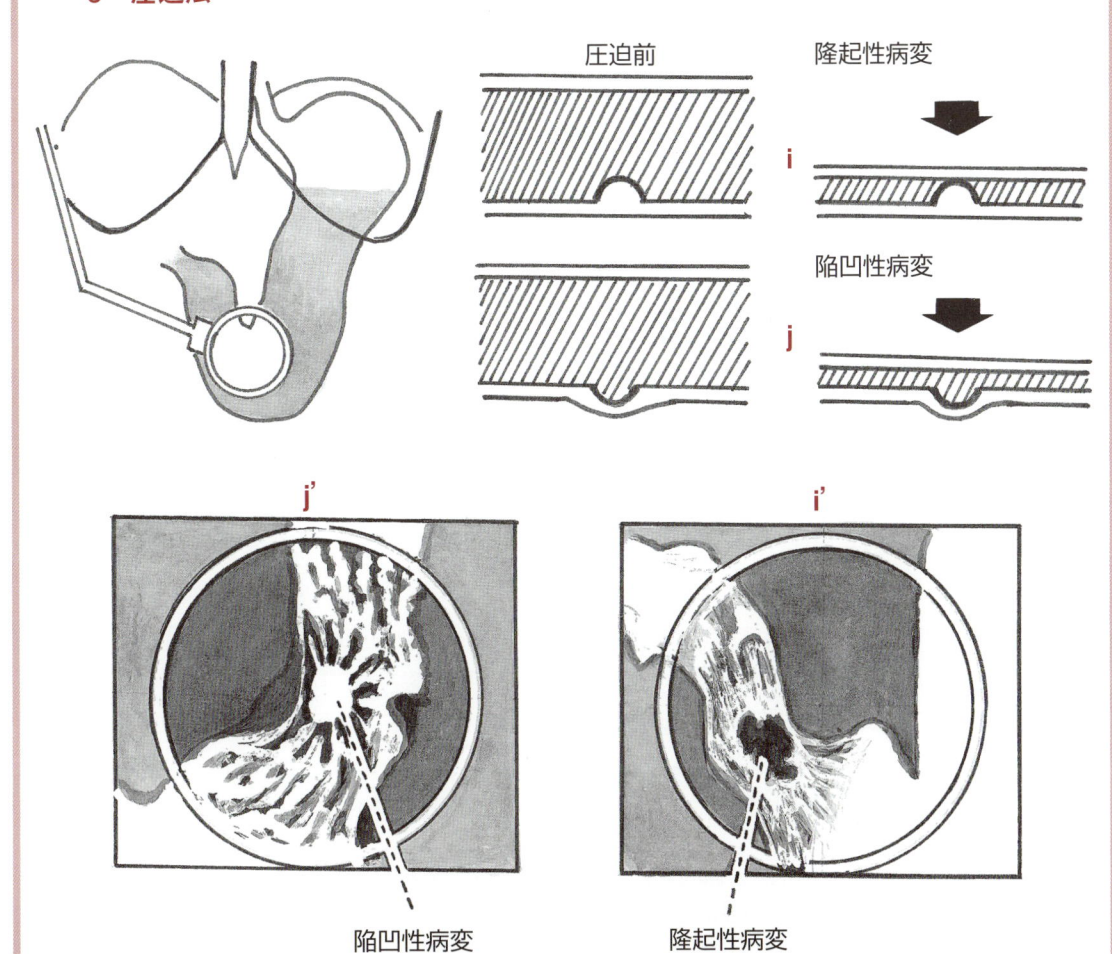

圧迫前　　　隆起性病変

i

陥凹性病変

j

j'　　　　　　　　　　　i'

陥凹性病変　　　　　　　　隆起性病変

3. 胃の異常陰影

■ ニッシェ

- 潰瘍による組織の欠損部にバリウムが入ってできる像をニッシェという．
- 潰瘍の大きさはいろいろで，小さいものはニッシェとして認識できない．直径 10mm 以上のものはほとんどすべてニッシェとして認められる．直径 5mm 大になると 50％に減少する．

> **メモ** ニッシェとは：三角形をした家の出窓のことをいう．潰瘍の陰影がその形に似ているところからニッシェと呼ばれるようになった．

- ニッシェには，
  側面ニッシェ（**a, c**）：小弯・大弯にできた潰瘍，あるいはそれに近い前・後壁の潰瘍が辺縁に及んだときの像．
  正面ニッシェ（**b, d**）：前壁あるいは後壁にできた潰瘍の正面像．
- ニッシェには，
  潰瘍ニッシェ（**a, b**）：側面ニッシェでは胃壁の中に白く突出する．正面ニッシェでは円形〜楕円形で，辺縁が円滑明瞭である．また中心部（潰瘍底）は平滑である．
  癌性ニッシェ（**c, d**）：急激に発育する癌の中心部は栄養や酸素が不足し，壊死に陥り，しばしば潰瘍を作る．側面ニッシェでは腫瘤のためにできる黒い陰影欠損の中に白く突出する．正面ニッシェでは辺縁が不整で，その中にバリウムのついた所やつかない所があり，まだらで地図状と表現される．

■ 粘膜集中ひだ

- 潰瘍を治そうとして胃壁が収縮し，周辺の粘膜ひだが潰瘍に引き寄せられ，粘膜集中ひだができる（**e**）．
- 粘膜集中ひだができる経過をみると，まず潰瘍ができる（**f**）—その周囲に炎症性浮腫による高まりが生じる（X 線画像で，それはニッシェを囲むドーナツ状の黒い透亮帯として認められる）ので集中ひだが出現しても潰瘍にまで達しない（**g**）—まもなく透亮帯は消失し，集中ひだは潰瘍の辺縁に達す（**h**）—その後潰瘍は速やかに縮小してゆくが，潰瘍の縮小の速さにひだが伴わず，潰瘍とひだの間に距離ができる（**i**）（X 線画像で，それはニッシェと集中ひだの間の小さい透亮帯として認められる）—やがて潰瘍は消失し瘢痕になるが，集中ひだは残る（**j**）．
- ニッシェが認められなくても，粘膜集中ひだがあれば，その中心部に小さい潰瘍があるか，昔潰瘍があったことが察知できる．
- 胃癌の場合にも，しばしば粘膜集中ひだが出現する（**k**）．
- 胃癌の場合には，胃潰瘍の場合と違って，集中するひだに，ニッシェの近くで急に細くなる"痩せ"や，ニッシェまで達しない"中断"や，ニッシェの近くで合体する"融合"が認められる．

> **メモ** 胃潰瘍は小弯側に多い．大弯側にニッシェと，それに伴う粘膜集中ひだがあれば癌の可能性が高い．粘膜集中ひだは粘膜ひだの豊富な大弯側で著明である．

ニッシェおよび粘膜集中ひだの形で，胃潰瘍と胃癌が区別できる．

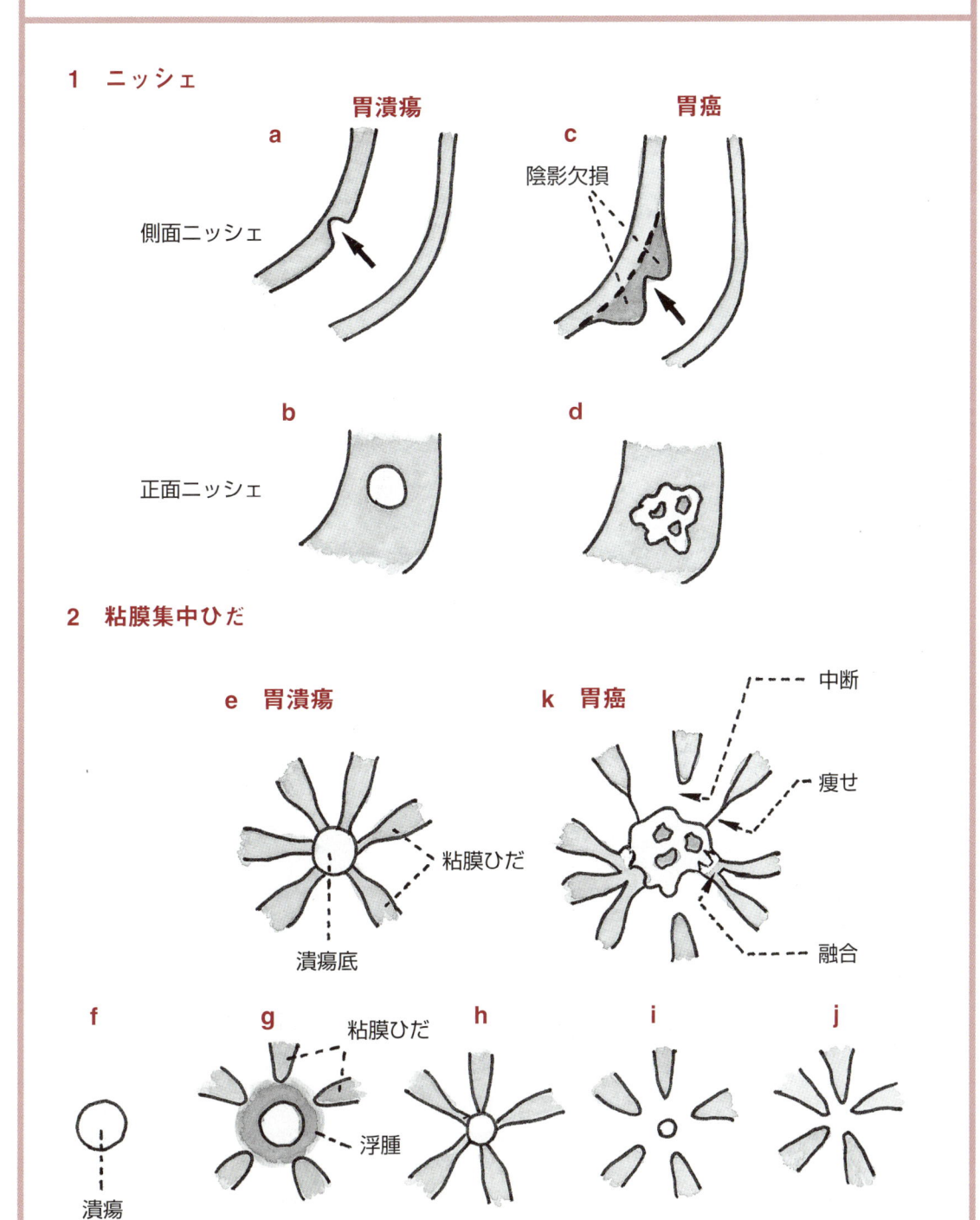

1 ニッシェ

胃潰瘍
a 側面ニッシェ
b 正面ニッシェ

胃癌
c 陰影欠損
d

2 粘膜集中ひだ

e 胃潰瘍
粘膜ひだ
潰瘍底

k 胃癌
中断
痩せ
融合

f 潰瘍
g 粘膜ひだ／浮腫
h
i
j

粘膜集中ひだの形成と経過

4. 胃の主な疾患

■ 胃癌

- 胃癌の分類

　　早期癌（**a**）：癌の浸潤が粘膜下層に止まるもの．
　　進行癌（**b**）：癌の浸潤が筋層に及ぶもの．

　大きさからみると，
　　直径10mm以下　　すべて早期癌．
　　直径10〜20mm　　ほとんどが早期癌．
　　直径20〜30mm　　早期癌の方が多いが，進行癌のものもある．
　　直径30mm以上　　進行癌が著明に増えてくる．

メモ

腫瘍とは：細胞が腫瘍細胞に変わり，自律性に無制限に増殖する組織．
腫瘍には：
　良性腫瘍…周囲の健常組織との境界が明瞭で，転移しない．
　悪性腫瘍…周囲の健常組織との境界が不明瞭で，転移する．
悪性腫瘍には：
　癌－上皮性…外界と直接接する皮膚（外胚葉）や粘膜（内胚葉）から発生する．外界と交通する泌尿器（中胚葉）から発生するものも癌に入る．
　肉腫－非上皮性…外界と直接接しない骨，軟骨，筋，線維（中胚葉）などから発生する．
癌には：
　扁平上皮癌…皮膚，舌，咽頭，喉頭，食道，子宮頸，上顎，肺門癌など．
　腺癌…胃，大腸，直腸，肝，胆嚢，膵，肺野，子宮体，前立腺，腎，甲状腺，乳癌など．
　未分化癌…扁平上皮や腺上皮などへの分化の傾向を示さないもので，肺の小細胞癌，大細胞癌など．
　移行上皮癌…腎盂，尿管，膀胱癌など．
肉腫には：
　骨肉腫，軟骨肉腫，筋肉腫，線維肉腫，脂肪肉腫，血管肉腫などがある．
・神経組織から発生する悪性の脳腫瘍は神経膠芽腫，髄芽腫などと呼ばれ，癌とは呼ばない．造血組織から発生する悪性腫瘍は白血病，悪性リンパ腫などと呼ばれ，肉腫とは呼ばない．
良性腫瘍には：
　腺腫，乳頭腫，嚢腫（多数の嚢胞をつくる），線維腫，脂肪腫，血管腫，筋腫，軟骨腫など．

メモ

悪性腫瘍が発生すると，患者は痩せてゆき，食欲を失い，衰弱し，全身状態が悪くなる．このような状態を**悪液質**という．増殖の激しい腫瘍細胞が栄養をうばうだけでなく，腫瘍細胞から何かの毒性物質が分泌され，全身の代謝障害を起こすと考えられている．

メモ

奇形腫とは：
　内・中・外の3胚葉（p.3）由来の組織が混じり合い増殖する腫瘍．皮膚で包まれた嚢腫の中に毛髪，軟骨，神経などが存在する．卵巣，精巣，縦隔（p.152）などに好発する．

癌の浸潤が筋層に及ぶかどうかで，早期癌と進行癌に分ける．

胃癌

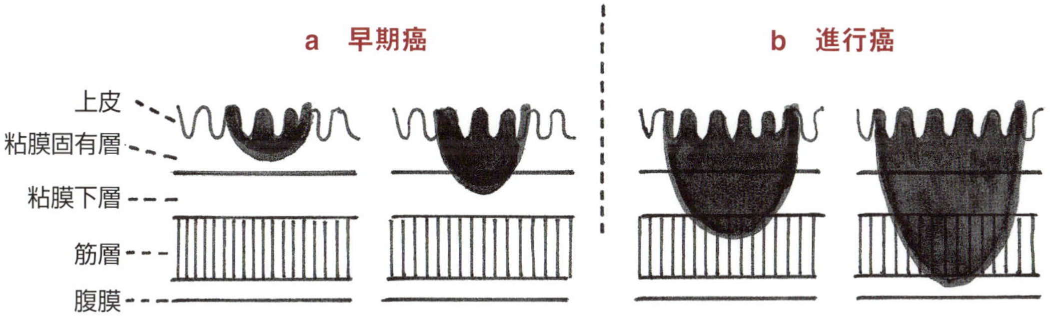

a 早期癌　　　　　　　b 進行癌

上皮
粘膜固有層
粘膜下層
筋層
腹膜

- 胃癌の TNM 分類（癌の進展度を示す）
　T(tumor)は腫瘍が胃壁のどの深さまで達しているかを，N(lymph nodes)は所属リンパ節への転移，M(metastasis)は肝，肺，脳などへの遠隔転移の有無を示す．

T	T_1：癌の浸潤が粘膜または粘膜下層にとどまるもの
	T_2：癌の浸潤が筋層または漿膜下にとどまるもの
	T_3：癌の浸潤が漿膜に達するか，漿膜を越え腹腔に露出するもの
	T_4：癌の浸潤が直接他臓器に及ぶもの
N	N_0：リンパ節転移のないもの
	N_1：胃に接したリンパ節（第1群）にのみ転移するもの
	N_2：胃を養う血管に沿ったリンパ節（第2群）にまで転移するもの
	N_3：さらに遠くのリンパ節（第3群）にまで転移するもの
	N_x：リンパ節転移の程度が分からないもの
M	M_0：遠隔転移のないもの
	M_1：遠隔転移のあるもの

- 胃癌の病期分類（癌の進行度，ステージを示す）
　第Ⅰ期（A，B），第Ⅱ期，第Ⅲ期（A，B），第Ⅳ期に分かつ．

	N_0	N_1	N_2	N_3
T_1	ⅠA	ⅠB	Ⅱ	
T_2	ⅠB	Ⅱ	ⅢA	
T_3	Ⅱ	ⅢA	ⅢB	
T_4	ⅢA	ⅢB		Ⅳ
M_1				

リンパ節（●第1群 ○第2群）　　　リンパ節（●第3群）

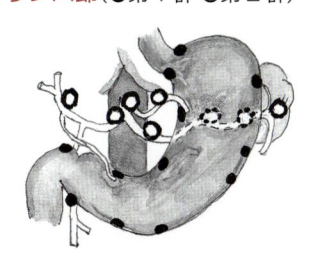

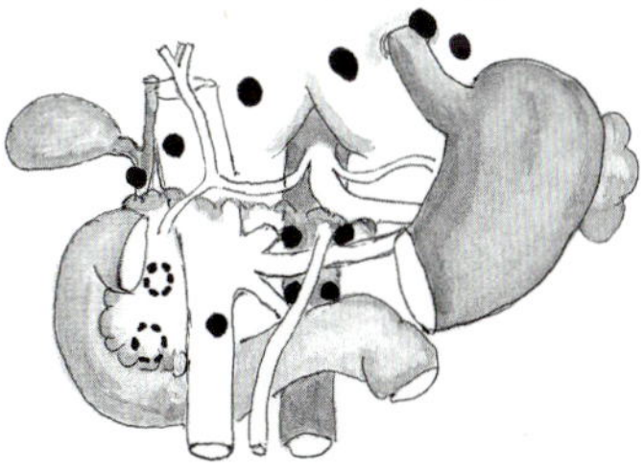

■ 進行癌

1) ボールマンの分類

- **Ⅰ型（a）**：腫瘤型．胃の内腔に腫瘤が大きく隆起する．健常部との境が比較的はっきりしている．X線画像では，腫瘤が黒い陰影欠損として描出される（矢印）．立ち上がりが明瞭で基底部が広い．その陰影にニッシェは認められない．
- **Ⅱ型（b）**：限局潰瘍型．腫瘤の中心部に深く大きい潰瘍をつくる．周囲の健常部との境はまだ比較的はっきりしている．X線画像の側面像では，腫瘤による黒い陰影欠損（矢印）の中に白い癌ニッシェを認める．腫瘤による黒い陰影欠損は口側で浅く鋭く，肛側で深いことが多い．正面像では，もり上がった周堤（黒く描出される）の中に大きく不整なニッシェを白く認める．
- **Ⅲ型（c）**：浸潤潰瘍型．腫瘤を作るが，隆起が低く潰瘍が目立つ．癌細胞が周囲に浸潤し，健常部との境がはっきりしない．ボールマンのⅡ型と違って，周辺の隆起が少ないので，X線画像では，側面像で腫瘤による黒い陰影欠損の立ち上がり（矢印）が不明瞭であり，正面像ではっきりした周堤がみられない．またボールマンのⅡ型と違って，潰瘍の形が不整，不規則なため，側面像では腫瘤による陰影欠損部の表面が滑らかでない．正面像では潰瘍底の凹凸が激しく，バリウムが斑点状に付着し地図状を呈す．しばしばその周囲に癌特有の粘膜集中ひだが認められる．
- **Ⅳ型（d）**：びまん浸潤型．
- スキルス（硬癌）とも呼ばれる型で，腫瘤や潰瘍をつくらず，癌細胞が周囲組織にびまん性に浸潤してゆく．癌の浸潤によって粘膜は肥厚し，胃壁の伸展性が消失する．X線画像でスキルスは胃壁の硬化として描出されるので，充満法が診断に有効である．辺縁の硬化が胃の一部に限局するもの（矢印）から，ほとんど全域に及ぶものまである．全域に及べば胃は著明に縮小する．硬化部には蠕動が認められない．

> **メモ**　消化管の上皮は3～5日ですべて新しい細胞に入れかわる．剥れても，傷ついてもすぐ再生し補充される．消化管上皮の分裂はそれほど激しい．分裂の激しい組織に癌は発生しやすい．それはまた放射線感受性が高く，多くの抗癌剤の作用を受けやすく，副作用が大きいことを意味する．

> **メモ**　胃癌はほとんど腺癌であるが，なかには腺腔をつくらず，癌細胞が粘液を産生充満し，核が一側におしやられるために細胞の形が西洋の印環状を呈すものがあり，印環細胞癌と呼ばれる．大腸にもみられる．化生によって起こる．多列線毛上皮で被われる副鼻腔（上顎癌p.18）や気管（肺門癌p.18, 142）から正常にない扁平上皮癌が発生するのも化生による．

進行癌をボールマンの分類によって4型に分ける．

進行癌（ボールマンの分類）

- a　I型
- b　II型
- c　III型
- d　IV型

肉眼所見

- a
  - 粘膜表面
  - 腫瘤
- c
  - 粘膜表面
  - 潰瘍
- d
  - 管腔
  - 粘膜
  - 筋層
  - 癌浸潤による粘膜の肥厚

X線画像（充満法）

	a	b	c	d（幽門部に限局）
側面像				
正面像			（圧迫法）	（全域に及ぶ）

■ 早期癌

1) 早期胃癌の肉眼的分類
   - Ⅰ型(隆起型)：表面から腫瘤状に隆起するもの(基底部の大きさが3cmを超えると，ほとんどが進行癌のⅠ型である)．
   - Ⅱa型(表面隆起型)：表面から低く平板状に隆起するもの．
   - Ⅱb型(表面平坦型)：表面が平らなもの．微小胃癌(5mm以下)といわれるもので，この段階で診断がつけば理想的である．
   - Ⅱc型(表面陥凹型)：表面から浅く陥凹するもの．粘膜集中ひだのあるものとないものがある．
   - Ⅲ型(陥凹型)：表面からやや鋭く陥凹するもの．癌細胞は陥凹の辺縁に存在する．
   - Ⅰ型とⅡa型を合わせて隆起型，Ⅱa，Ⅱb，Ⅱc型を合わせて表面型，Ⅱc型とⅢ型を合わせて陥凹型とも呼ぶ．

2) 早期胃癌の発生率

Ⅱc	75〜80％（圧倒的に多い）
Ⅱa	10％
Ⅱa＋Ⅱc	5％
Ⅰ	5％
Ⅲ	1％

> **メモ**　早期胃癌の発見はX線検査で困難な場合が多く，内視鏡検査(p.28)のほうがすぐれている．

3) 早期胃癌のX線画像
   - Ⅰ型(**a**)：圧迫すると，腫瘤による黒い陰影欠損部に基底部，茎，頭部が区別される．
   - Ⅱa型(**b**)：圧迫像あるいは二重造影像で，平板状隆起による黒い陰影欠損の表面に凹凸があり，凹の所にバリウムが白く付着する．
   - Ⅱc型(**d**)：限局した不規則な形の陥凹内部に斑点状のバリウムが付着し地図状を呈す．その周囲に粘膜集中ひだがあれば，癌特有の"痩せ"，"中断"，"融合"などがみられる．
   - Ⅱa＋Ⅱc(**f**)：Ⅱaの隆起による黒い陰影欠損が周堤として現れ，その中にⅡcによる陥凹が白く地図状に認められる．

早期癌の肉眼分類では，IIc 型が圧倒的に多く，IIa 型，IIa + IIc 型の順になる．

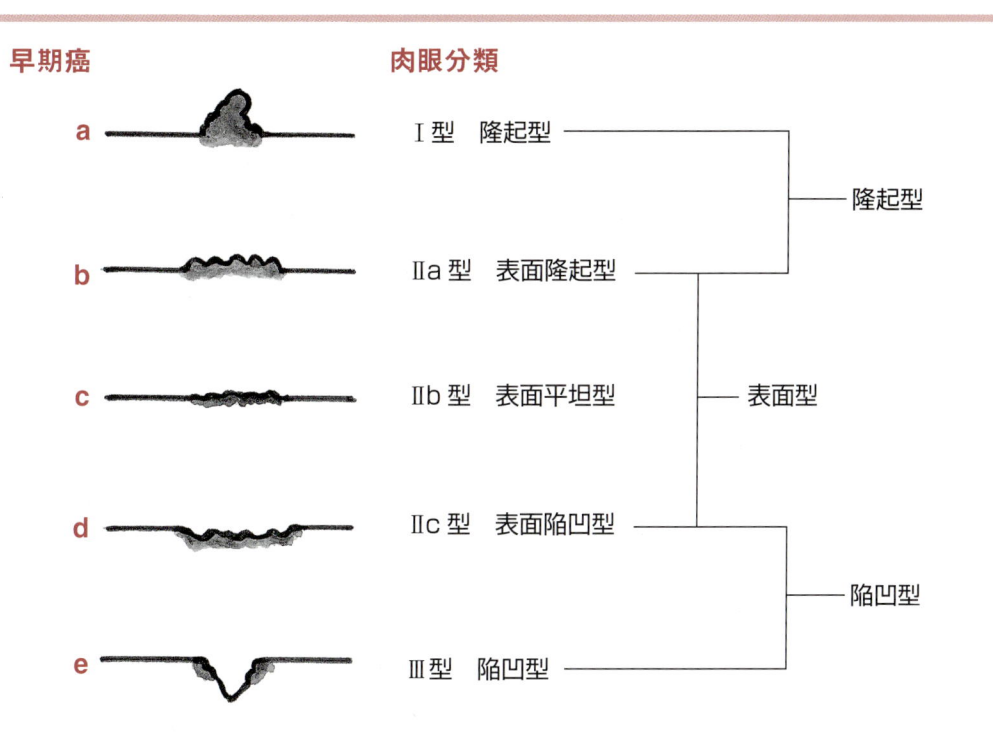

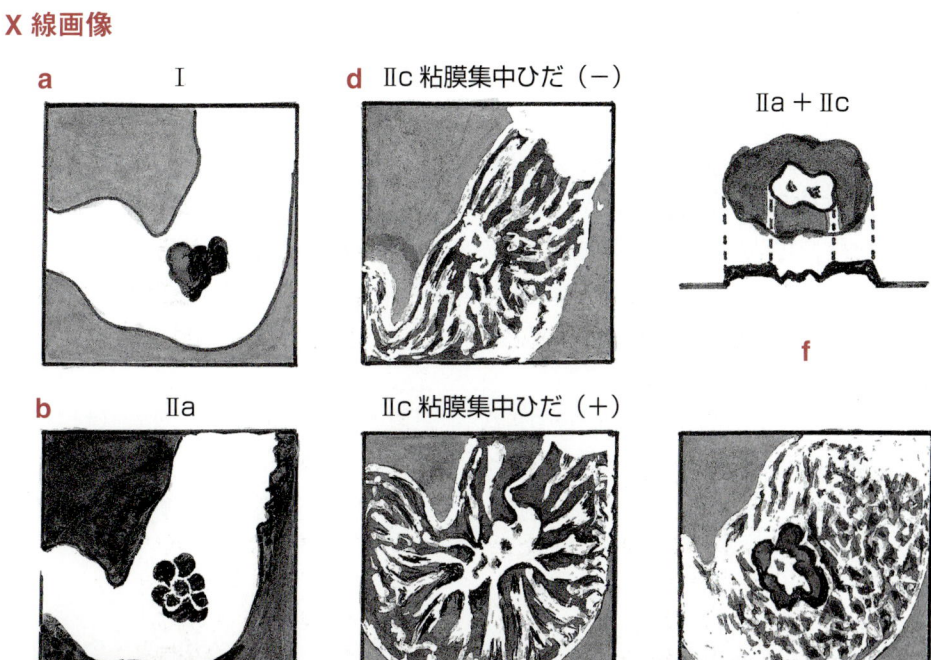

早期癌　　　　　肉眼分類

- a　　I 型　隆起型 ──┐
- b　　IIa 型　表面隆起型 ─┤ 隆起型
- c　　IIb 型　表面平坦型 ─┤ 表面型
- d　　IIc 型　表面陥凹型 ─┤
- e　　III 型　陥凹型 ───┘ 陥凹型

X 線画像

- a　I
- b　IIa
- d　IIc 粘膜集中ひだ（−）
- 　IIc 粘膜集中ひだ（+）
- f　IIa + IIc

■ 胃潰瘍

1) 胃潰瘍の好発部位，経過
   - 胃潰瘍は胃角を中心に小弯側，特にその後壁に圧倒的に多い．大弯側に少なく，大弯側の潰瘍は癌が疑われる．
   - 胃潰瘍が起こると，粘膜が破壊され，粘膜下組織が表面に露出し，潰瘍底で肉芽組織や瘢痕が形成される．・潰瘍縁で上皮細胞が分裂と再生を繰り返し，潰瘍底にのびて，その表面を被い治癒する．・潰瘍底が肉芽組織で十分補強されないときは，潰瘍はさらに深く進み，ついに穿孔する．穿孔すれば腹膜炎を惹起し，危険な状態（急性腹症）に陥る．・瘢痕に引っ張られて粘膜集中ひだが現れる．・潰瘍縁から癌の発生をみることがある．

> **メモ** 消化管から出血した血液を口から吐くことを吐血，便に排出することを下血という．胃からの出血は，ヘモグロビンが塩酸にふれて褐色の塩酸ヘマチンになるため，吐血はコーヒー残渣様と，下血はタール便と表現される．肉眼的にわからなくても，便の検査をすれば，潜血反応が陽性に出る．肺から出血した血液を吐くのは喀血で，鮮やかな赤色を呈す．

2) 胃潰瘍の深さによる分類（**a**）
   - Ⅰ型：粘膜のみ欠損するもの．臨床的にびらん性胃炎（**b**）といわれる．X線画像では，小豆大の黒く写った隆起部の中央の陥凹部にバリウムが白く付着して，タコの吸盤が連なっているようにみえ，タコイボびらんとも呼ばれる．また蛇が卵を飲み込んだような像とも，串だんご状とも，じゅず状ともいわれる．
   - Ⅱ型：組織欠損が粘膜下層に及ぶもの．
   - Ⅲ型：組織欠損が筋層に及ぶもの．
   - Ⅳ型：組織欠損が全層に及ぶもの．

3) 胃潰瘍の病因による分類
   - 急性潰瘍（**c, d**）：ストレス，アルコール，アスピリンなど誘因の明らかなものが多い．急激に発症し，短期間で治癒する．組織学的にはⅡ型である．X線画像では，ニッシェは不整な形をするが，早期癌Ⅱc型と違って，輪郭がきれいで，陥凹底が平滑である．
   - 消化性潰瘍：胃粘膜の表面は塩酸に溶けない粘液の層で被われ，胃液によって消化されないように保護されている．何らかの原因（過酸症，ストレスなど）で自己消化が起こると消化性潰瘍が発生する．

4) 胃潰瘍の形による分類
   - 円形潰瘍（**e, f**）：円形ないし類円形の消化性潰瘍である．X線画像では，はじめ潰瘍の周辺に浮腫による高まりが，浮腫性周堤として黒く描出される．やがて浮腫は消失し，潰瘍の縮小とともに粘膜ひだの集中がみられる．その壁に結合組織の肥厚（瘢痕）ができ，治癒する．
   - 線状潰瘍（**g**）：X線画像で，小弯をまたいで，前・後壁にわたる線状のニッシェが認められることがある．小弯に瘢痕ができると，小弯が短縮し，幽門部は胃角に引きよせられ，囊状胃（**h**）と呼ばれる形に変形する．

II 胃 | 25

胃潰瘍に急性潰瘍と，消化性の円形潰瘍がある．
浅い粘膜だけの欠損を示すものはびらん性胃炎と呼ばれる．

a 胃潰瘍

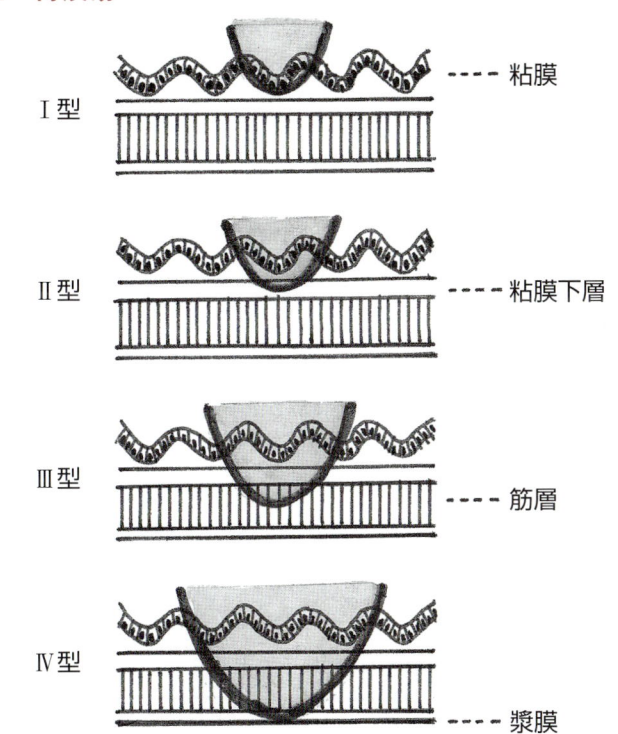

I型 ---- 粘膜
II型 ---- 粘膜下層
III型 ---- 筋層
IV型 ---- 漿膜

b びらん性胃炎（I型）

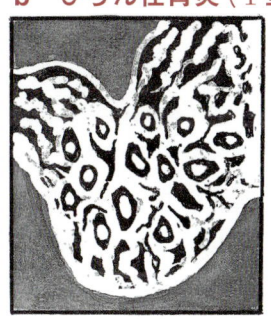

X線画像

c 急性潰瘍（側面）

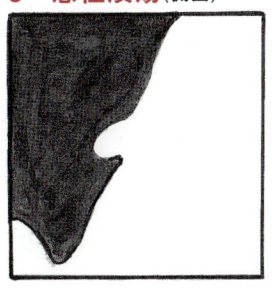

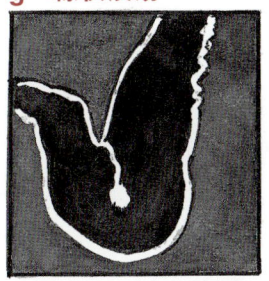

d 急性潰瘍（正面）

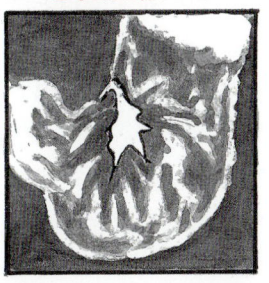

e 円形潰瘍（初期）

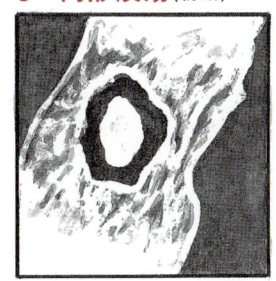

f 円形潰瘍（集中ひだ）

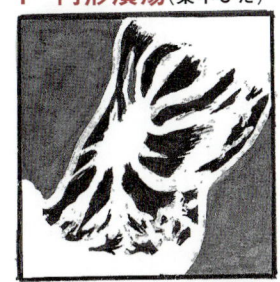

g 線状潰瘍

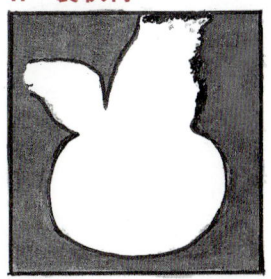

h 嚢状胃

■ 胃炎

- 胃炎は胃壁の炎症である．
- 内視鏡(p.30)ではっきりわかるものでも，X線検査でわからないこともまれでない．
- X線検査の対象になるのはびらん性胃炎と萎縮性過形成胃炎である．
- 萎縮性過形成胃炎は加齢とともに多発する慢性胃炎である．X線画像では，正常な胃小区(0.5〜1.5mm大)に対して，3mm以上の粗大不規則な胃小区が充満後の圧迫法や二重造影で大小不同の小隆起として描出される．

■ ポリープ(a，b)

- 肉眼的に，胃粘膜の隆起性病変を4型に分けると，
  - Ⅰ型：隆起の立ち上がりが滑らかなため辺縁が明確でないもの．
  - Ⅱ型：隆起の境界は明確であるが，くびれのないもの．
  - Ⅲ型：くびれは明確であるが，無茎のもの．
  - Ⅳ型：はっきりと有茎であるもの．
- 通常ポリープと呼んでいるのはⅣ型のものであるが，無茎のものもある．
- X線画像では，充満後の圧迫法で黒い透亮像として描出される．有茎のポリープは可動性で，圧迫や体位の変動によってポリープの頭部が移動する．

> **メモ** ポリープは本来腺腫で良性であるが，しばしば表面が癌化し凹凸が現れる．頭部の表面が滑らかであるか，凹凸があるかを見極めることが大切である．有茎のポリープは癌化しても進行癌にならないが，無茎のポリープは進行癌になる．

■ 粘膜下腫瘍(c)

- 粘膜下組織を構成するいろいろな組織の増殖によって，胃内腔に隆起する良性腫瘍を総称して粘膜下腫瘍という．最も多いのは平滑筋腫，次に神経鞘腫，そのほか線維腫，脂肪腫，血管腫などがある．
- X線画像では，黒い透亮像として描出される．正常粘膜で被われているので，隆起の表面は平滑である．

■ 胃の憩室(d)

- まれにみられる．穹窿部後壁の噴門に近い所に好発する．
- X線画像は，背臥位または骨盤高位にして穹窿部を充満したあと，辺縁平滑な嚢状の突出物として描出される．

■ 胃下垂と胃アトニー(e)

- 通常胃の下端は臍の高さにある．それが骨盤の中にまで下垂したものを胃下垂という．
- 胃下垂はほとんど胃の緊張が低下した胃アトニーを伴う．
- 胃がどんなに下がっても，十二指腸は第1腰椎の右に固定されている(p.39b)ので，そこまでもどらなくてはならない．
- そのためX線画像では，噴門を通ったバリウムは落下して胃底部を嚢状に充満する．胃体部は細く，胃泡は細長く，バリウムの上に胃液による中間層を長くつくることが多い．

ポリープの先端にしばしば癌化が起こる.

a 隆起性病変

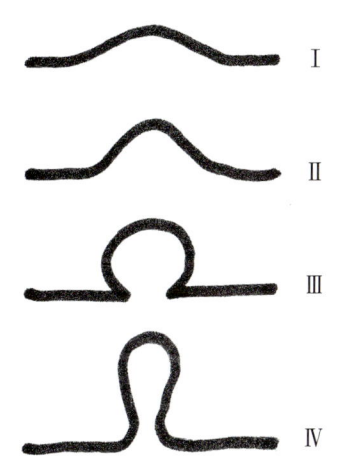

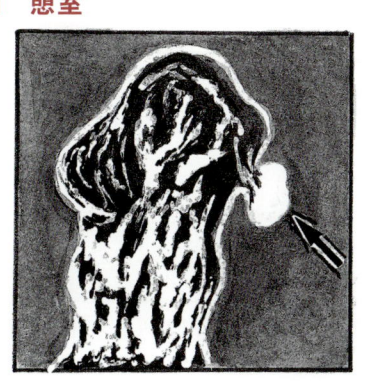

Ⅰ
Ⅱ
Ⅲ
Ⅳ

b ポリープ（有茎）

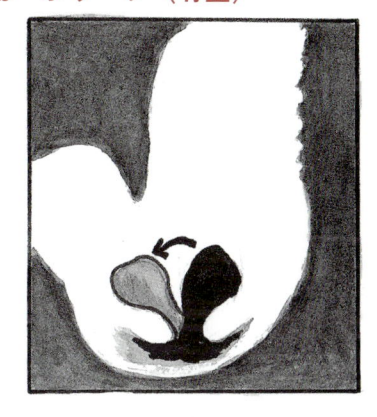

c 粘膜下腫瘍（平滑筋腫）

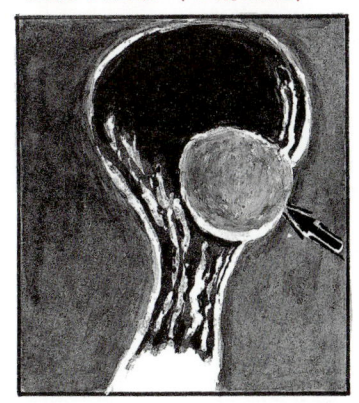

d 憩室

e

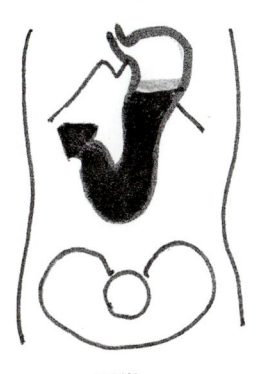

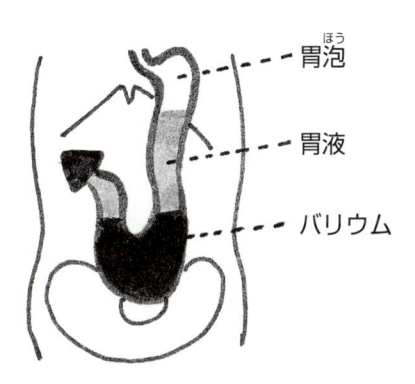

胃泡
胃液
バリウム

正常　　　　　胃下垂

5. 内視鏡検査
（その1）

a） 噴門弯窿部（正常）
粘膜が薄いので，眼底カメラのように粘膜下層の血管が透視できる．全体的に青色ないし灰白調を呈する．

b） 胃体部（正常）
大弯側に縦走する数条の粘膜ひだ（皺襞）がみられる．通常赤味が強い色調を呈する．

c） 幽門部（正常）
写真の上端に胃角部が，その下方に幽門輪が認められる．粘膜皺襞に乏しい．一般に黄色の色調が強い．

d） 早期胃癌（Ⅱa型）
分化型腺癌．

e） 早期胃癌（Ⅱa型）
インジゴカルミンを投与すると，隆起がより明確になる．

f） 円形潰瘍

g） 有茎性良性ポリープ

> **メモ** 昔は口から胃カメラを飲んでいたが，今は経鼻内視鏡検査が行われる．胃カメラの直径も10mmから5.9mmと小さくなっている．鼻から通すと，舌根にふれないので吐き気が生じない．また口が塞がらないので，医師と被験者がコミュニケーションをとりながら検査することができる．

早期癌の発見には内視鏡検査のほうが優れている．

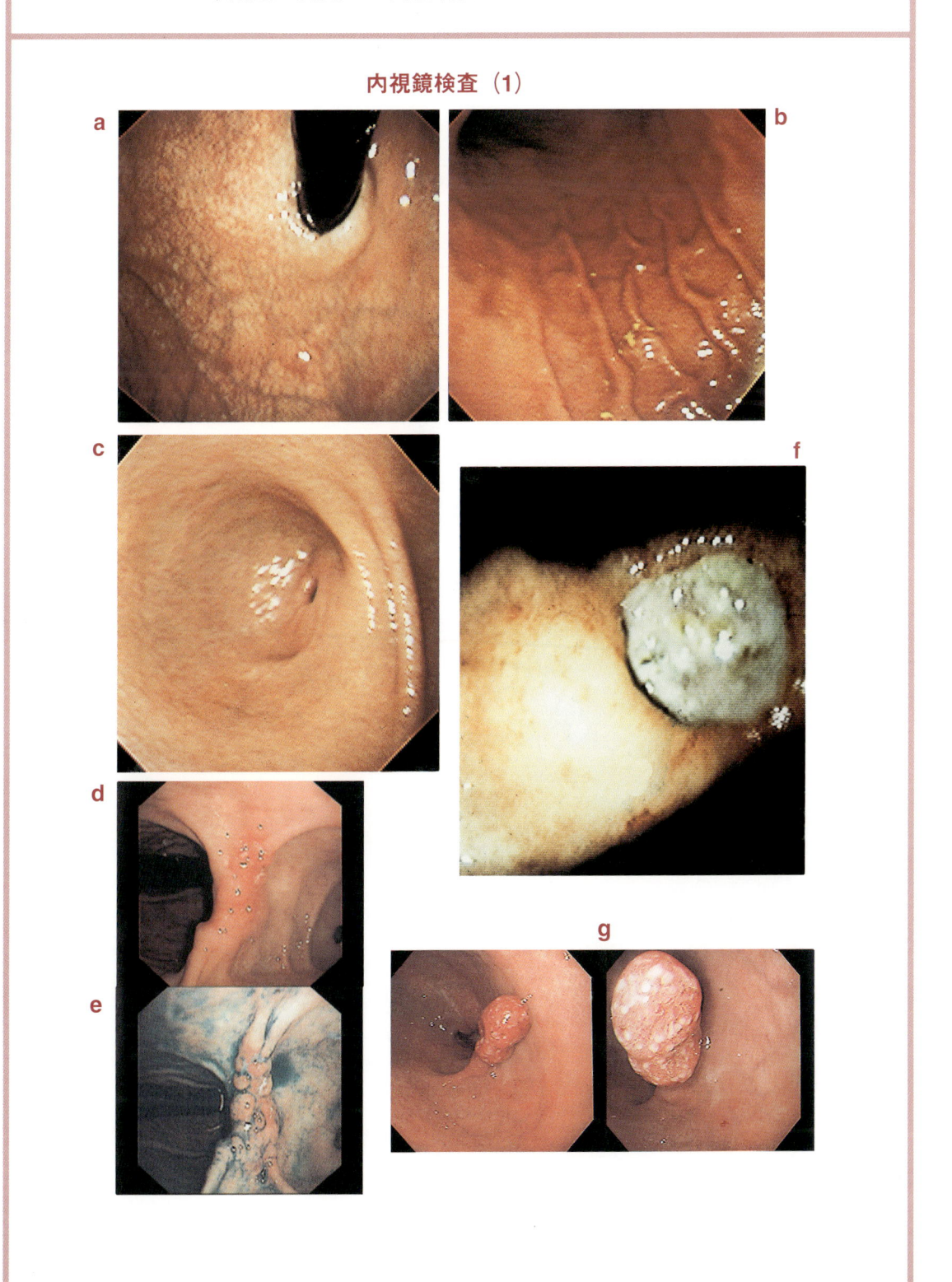

内視鏡検査（1）

a

b

c

f

d

e

g

5. 内視鏡検査
（その2）

a）びらん性胃炎
　幽門部にみられる急性胃炎で，びらんの周囲が浮腫によってやや盛り上がり，あたかもタコイボのような形態を示すのでタコイボびらんとも呼ばれる．

b）肥厚性胃炎
　特に胃体部粘膜が厚ぼったく，石畳状を呈す．血管の透過視性が乏しくなり，赤味が減少する．

c）萎縮性胃炎
　赤と黄色のまだらな色調を呈し，粘膜は全体的に萎縮性である．粘膜面は凹凸に乏しい．

老人には萎縮性肥厚性胃炎が多い．

内視鏡検査（2）
a　びらん性胃炎

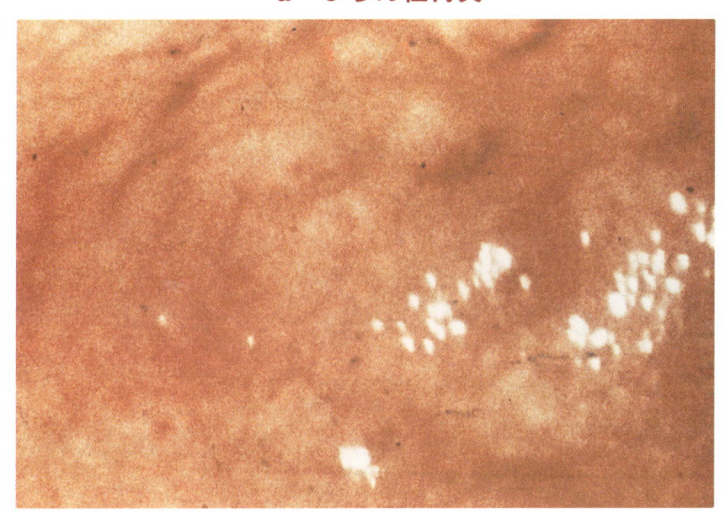

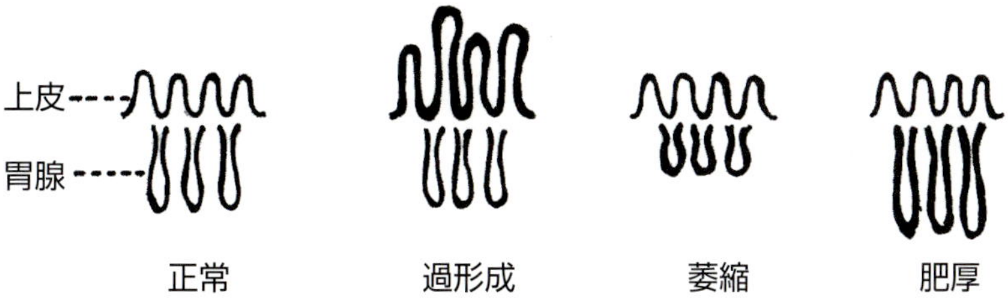

上皮 ---- 　　　　　　　　　　　　　　　　　　　　　　
胃腺 ----

正常　　　過形成　　　萎縮　　　肥厚

b　肥厚性胃炎　　　　　　　c　萎縮性胃炎

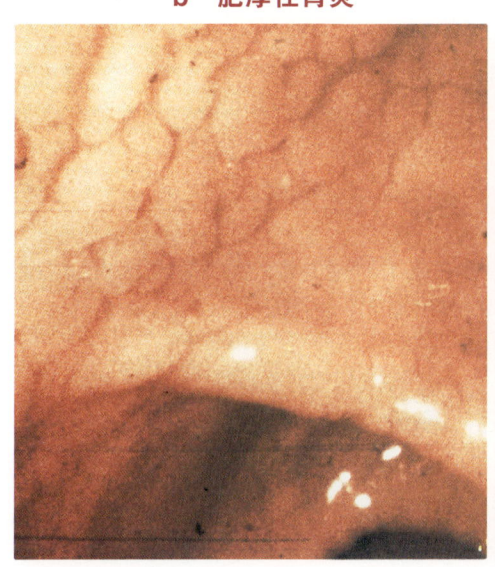

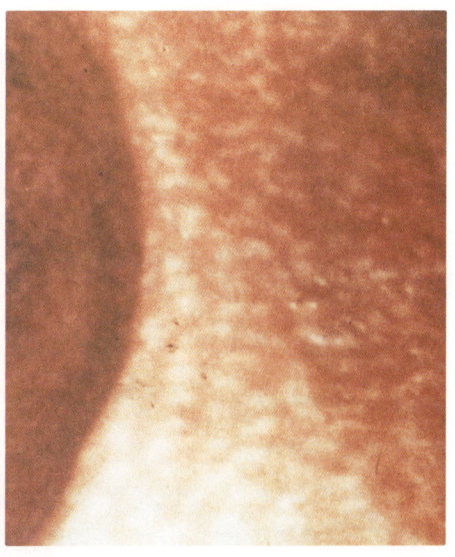

III 食道

1. 食道の構造と機能

■ 食道の区分と走行（a）

- 食道の長さは成人で約25cm．食道入口から胸骨柄上縁までを頸部食道，そこから横隔膜の食道裂孔を貫くまでを胸部食道，腹腔に入り胃の噴門にいたるまでの2〜3cmを腹部食道とする．
- 胸部食道をさらに気管分岐部下縁までを胸部食道の上部，そこから噴門までを2等分した上半分を中部，下半分を下部に分けることがある．
- 食道ははじめ気管の真後ろを下行するが，次第に左よりになり，気管分岐部では左主気管支の後ろを通る．大動脈に対しては，はじめその右側を下行，次第に前に出，横隔膜近くで左側に曲がり，大動脈と交叉する．

■ 食道の生理的狭窄（a）

- 食道には3つの生理的狭窄部がある．・第1狭窄部は食道の入口で，輪状軟骨の高さ（第6〜7頸椎）にあって，輪状咽頭筋で圧迫される．
- 第2狭窄部は気管分岐部の高さ（第4〜5胸椎）にあって，左主気管支によって前から，大動脈弓によって左から圧迫される．・第3狭窄部は食道裂孔の高さ（第10〜11胸椎）にあって，横隔膜で圧迫される．
- これら生理的狭窄部は古くから食道癌，食道憩室の好発部位として知られている．

■ 食道の構造（b，c）

- 食道粘膜は角化しない重層扁平上皮で被われる．
- 縦走する粘膜ひだは，食物を胃に送るのに適している．
- 食道は平素扁平な管であるが，粘膜下組織はわた菓子のような疎性結合組織が豊富で，食塊が通過するときクッションになる．
- 食道の筋層は上1/3が横紋筋，下1/3が平滑筋，中1/3は両者が混じっている．食道下端の輪走筋は括約筋として作用し，胃内容物の逆流を防ぐ．乳児はこの括約筋の発達が未熟なため，吸飲した空気，ミルクを吐きやすい．
- 食道は疎性結合組織からなる外膜で周囲組織に接している．

> **メモ** "のどもと過ぎれば熱さを忘れる"ということわざ通り，食道，胃，腸の粘膜には温感を含め知覚がない．甘い，すっぱい，苦い，塩からいと味を楽しめるのも，のどもとまでである．

■ 食道の蠕動運動

- 食道の運動は不随意性で，バリウムを飲むと，咽頭から始まり下方に向かう第1蠕動波が起こる．・これでバリウムが十分流れてしまわないと，嚥下運動なしに，第2蠕動波が食道中間部に起こり下方に向かい，残りのバリウムを胃に送る．
- バリウムが下部食道に達すると，多数の輪状の収縮が凹凸波としてみられることがある．第3蠕動波と呼ばれる．老人に多い．多くの場合無症状であるが，ときに嚥下困難を訴える．

食道の粘膜ひだは縦走する．

a 食道

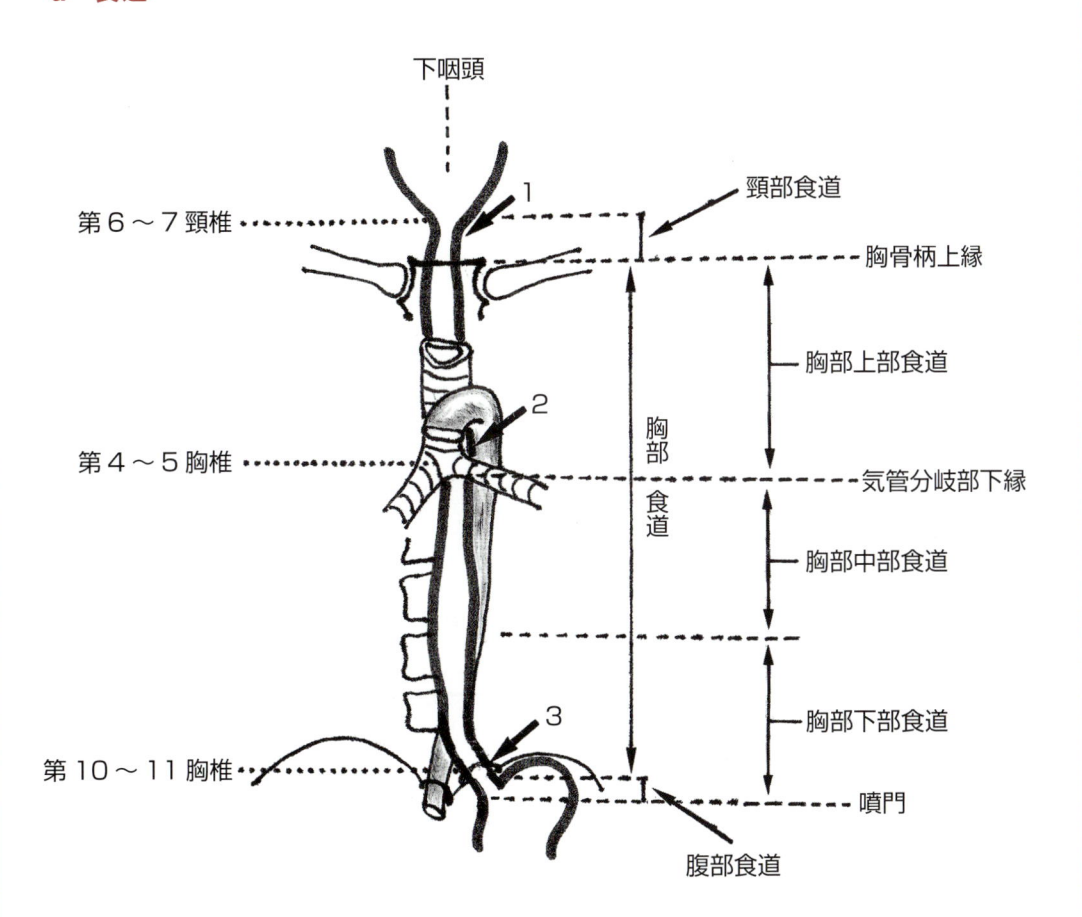

- 下咽頭
- 第6〜7頸椎
- 1
- 頸部食道
- 胸骨柄上縁
- 胸部上部食道
- 2
- 第4〜5胸椎
- 気管分岐部下縁
- 胸部中部食道
- 胸部食道
- 3
- 胸部下部食道
- 第10〜11胸椎
- 噴門
- 腹部食道

b 食道（横断）

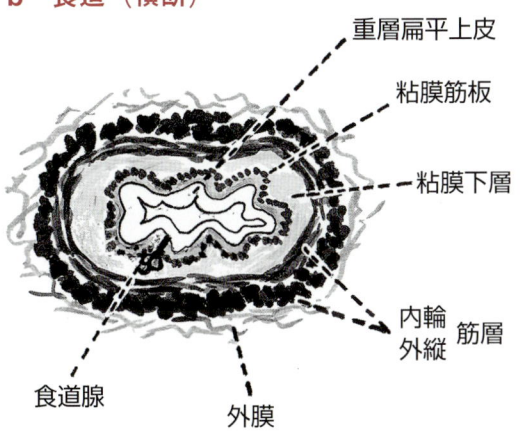

- 重層扁平上皮
- 粘膜筋板
- 粘膜下層
- 内輪 外縦　筋層
- 食道腺
- 外膜

c 食道（粘膜ひだ）

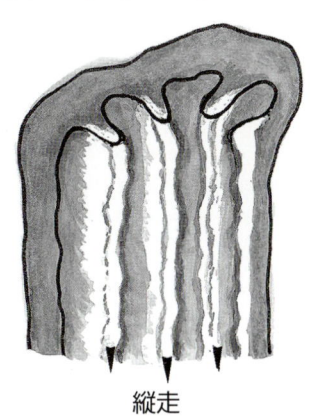

- 縦走

2. 食道の造影

■ 食道の造影法

- 立位でバリウムを飲ませると重力が加わって，バリウムは急速に食道を通過し，4〜6秒で胃に到達する．
- 頸部食道，胸部上部食道は特に速く，瞬間的に通過するので，写真を撮るタイミングがむずかしい．
- タイミングをはずさないために，連続撮影（スポット撮影，狙撃撮影）を行う．
- 中部・下部食道には一時バリウムが停滞し，食道は比較的よく拡がり観察しやすい．
- 頸部食道および胸部の上部・中部食道は呼吸運動の影響を受けないが，下部食道の撮影は呼気で呼吸を停止させる必要がある．

> **メモ** 食道の造影は，胃のようにバリウムを溜めておき，体位を変えたり，圧迫したり，粘膜面に付着させながら撮影することができない．

- 食道の造影は正面（**a**）と第1斜位（**b**）で行われる．第1斜位（RAO）で撮影すると，食道は脊椎陰影と心陰影の間のホルツクネヒト腔（p.134）に描出され，明確な輪郭を現す．

■ 食道のX線画像

- 約300m*l* のバリウムをゴクンゴクンと飲むと，バリウムとともに空気が飲み込まれ，充満像と二重造影像が混じって描出される．
- 正常な食道の辺縁は，凹凸のないきれいな1本の線として現れる．
- 病変があると，辺縁像が二重の線になったり，ギザギザした不整な線になる．
- 病変があると，バリウムが粘膜面に斑状，顆粒状，結節状に付着する．

III 食道

食道は第1斜位（RAO）でホルツクネヒト腔に造影される．

a 食道の造影（立位正面）

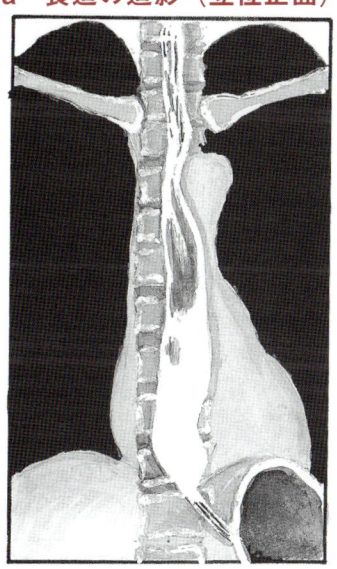

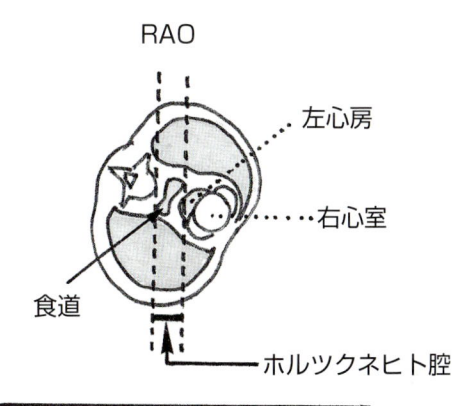

RAO
- 左心房
- 右心室
- 食道
- ホルツクネヒト腔

b 食道の造影（第1斜位）

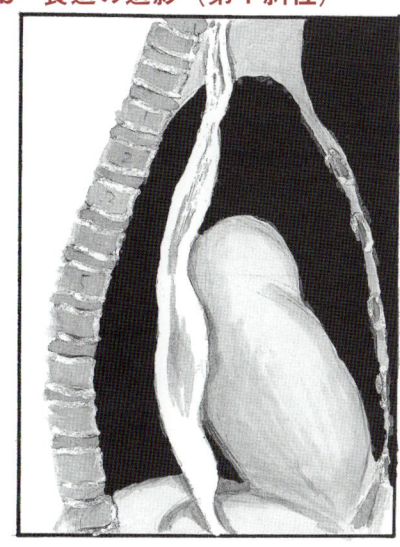

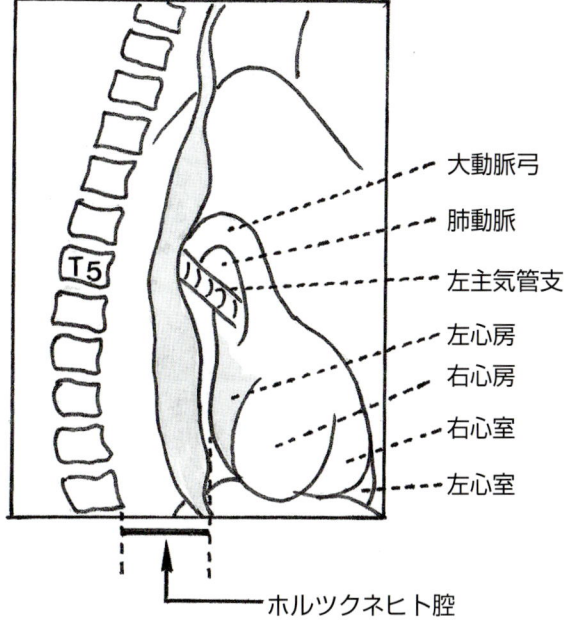

T5
- 大動脈弓
- 肺動脈
- 左主気管支
- 左心房
- 右心房
- 右心室
- 左心室

ホルツクネヒト腔

3. 食道の主な疾患

■ 食道癌

- 食道中部に最も多い．
- 早期癌…表在型(**a**)で表面がやや隆起するもの，平坦なもの，やや陥凹するものがある．バリウムは粘膜面に斑状，顆粒状，網状に付着する．辺縁はとぎれたり，ギザギザになったり，不整な硬化像を示す．
- 進行癌…腫瘤型(**b**)：瘤のように隆起したもの．鋸歯型(**c**)：腫瘤に鋸の歯のような潰瘍が生じたもの．漏斗型(**d**)：腫瘤が漏斗状に隆起したもの．らせん型(**e**)：漏斗型の腫瘤に潰瘍が生じアコーディオン状を呈するもの．(**d**)と(**e**)は癌が壁の全周に及ぶ．

> **メモ** 食道癌の主訴は嚥下困難である．そのころにはかなり進行していること，手術が地域的に困難なこと，リンパ節の郭清がむずかしいこともあって，5年生存率は胃癌，大腸癌などより低い．

■ 食道静脈瘤(**f**)

- 肝硬変(p.56)などの門脈圧亢進によって生じる．
- 食道下部の静脈は左胃静脈を介して門脈へ，奇静脈を介して上大静脈に流入する．
- 門脈血（循環血量の1/2～2/3を占める）が肝臓を通って心臓に返れなくなると，重篤な循環障害をもたらす．そこで，門脈血は左胃静脈を逆行性に食道の方向に流れ，奇静脈，上大静脈を通って心臓に返ろうとする．大量の門脈血の流入によって，食道の静脈は怒張，蛇行し静脈瘤が発生する．

> **メモ** 肝硬変患者の多くは食道静脈瘤が破裂し，大量の吐血によって死にいたる．

- 食道静脈瘤はバリウムの経口投与で診断できる．
- X線画像では，蛇行屈曲した線状，じゅず状，結節状の黒い透亮像として描出される．癌と違って，バリウムの通過障害はほとんどない．蠕動運動もほとんどおかされない．

■ 食道憩室(**g**)

- 内圧性憩室：内圧の高まりによって壁の一部が突出してできる．ツェンカー憩室とも呼ばれる．生理的狭窄部に多い．X線画像では，有茎の囊状物として描出される．
- 牽引性憩室：リンパ節の炎症などによって壁が癒着し外に引っ張られてできる．気管分岐部付近に多い．

■ アカラシア(**h**)

- 自律神経系の失調によって起こる．特発性食道拡張ともいわれる．X線画像では，バリウムが食道下部に停滞し，異常な拡張を示す．壁は滑らかで，蠕動波を認めない．バリウムは間欠的に胃に流入する．

■ 食道裂孔ヘルニア(**i**)

- 滑脱型：腹部食道および胃の一部がともに食道裂孔から脱出するもの．
- 傍食道型：腹部食道は正常位置で，胃の一部が食道裂孔から脱出するもの．

■ シャッキー輪

- 下部食道にみられる全周的狭窄で，わが国ではきわめてまれ．下部食道輪，下部食道ウェブともいう．

III 食道 | 37

食道静脈瘤は肝硬変で起こる．経口造影で描出される．

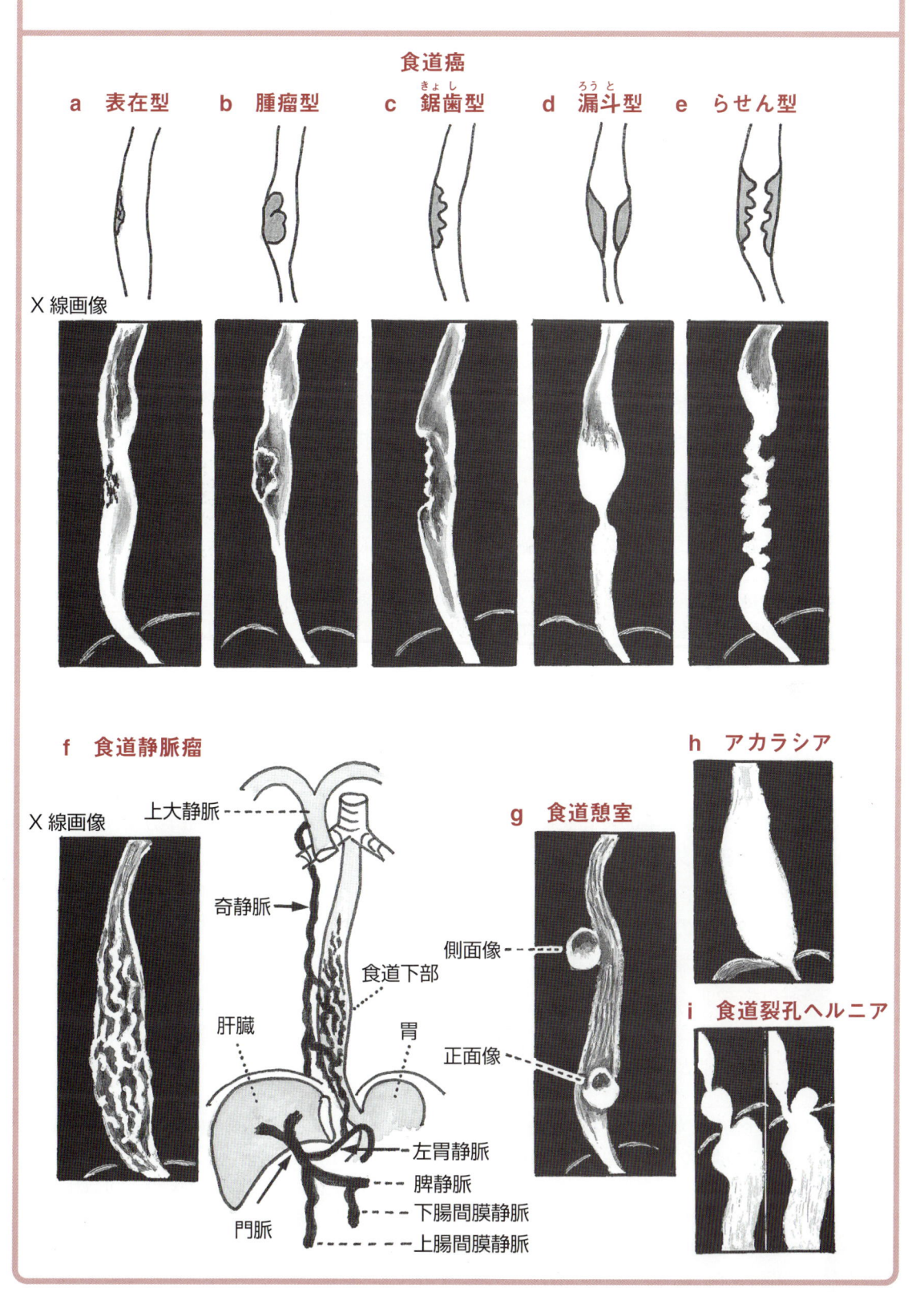

食道癌

a 表在型　b 腫瘤型　c 鋸歯型（きょし）　d 漏斗型（ろうと）　e らせん型

X線画像

f 食道静脈瘤

X線画像

- 上大静脈
- 奇静脈
- 食道下部
- 肝臓
- 胃
- 左胃静脈
- 脾静脈
- 下腸間膜静脈
- 門脈
- 上腸間膜静脈

g 食道憩室
- 側面像
- 正面像

h アカラシア

i 食道裂孔ヘルニア

IV 小腸

1. 小腸の構造と機能

■ 小腸の区分(a)
- 小腸は十二指腸，空腸，回腸からなる．

■ 十二指腸(b)
- 十二指腸はほぼ指を横に12本並べた長さ(25〜30cm)がある． • 上部：十二指腸球部と球後部は第1腰椎の右側に肝十二指腸靱帯で固定される．十二指腸球部はまだ腹腔内にある． • 下行部：上十二指腸曲から脊柱の右に沿って下十二指腸曲まで下行する． • 水平部：下十二指腸曲は第3腰椎の高さにある．ここで急に左に曲がり，第3腰椎の前を走る． • 上行部：間もなく斜左上方に向かい，第2腰椎の左側で，十二指腸空腸曲で空腸に移行し，腹腔内に入る． • 十二指腸空腸曲は腹大動脈からでる平滑筋を含んだトライツ靱帯（十二指腸提筋）によって固定されている． • 十二指腸は全体としてC字形を呈し，その中央の凹んだ所を十二指腸窓という．

■ 空腸と回腸(a)
- 腹腔内にある小腸の上部2/5を空腸，下部3/5を回腸とする． • 腹腔の左上部を空腸が，右下部を回腸が占める． • 両者は長い腸間膜を有し，可動性である．

> **メモ** 小腸の長さは解剖学的に6〜7mあるが，X線学的に計測すると3〜3.5mである．屍体では腸壁の筋が弛緩して長くなる．それにしても長い小腸は輪状ひだ，絨毛，微絨毛によって吸収面積をさらに増加し，その総表面積はテニスコート2面分になるという．

■ 小腸の構造(c〜f)
- 輪状ひだ（ケルクリングひだ）：十二指腸で最も数が多く，丈が高い．空腸，回腸となるに従って数も減り，丈も低くなる． • 絨毛：輪状ひだの表面から無数の絨毛が突出し，ビロード状の観を呈す． • 微絨毛：絨毛の表面を被う各円柱上皮から1,000本を超す微絨毛が突出する．微絨毛は光学顕微鏡でブラシのようにみえ，刷子縁と呼ばれてきた． • 円柱形の吸収上皮に混じって，多数の杯細胞（ゴブレット細胞）が存在する．杯細胞から粘液が火山の噴煙のように噴出し，自己消化と腸内細菌の侵襲を防いでいる． • 絨毛と絨毛の間は陥凹し，腸陰窩をつくる．腸陰窩を囲む上皮は腸液を分泌するので，腸腺またはリーベルキューン腺と呼ばれる． • 腸液はアミラーゼ，マルターゼ，インベルターゼ，ラクターゼ，エレプシンなどの酵素のほか，膵液のトリプシノーゲンを活性化してトリプシンにするエンテロキナーゼを含む． • 腸腺の底部にあるパネート細胞から抗菌性のリゾチームが分泌される．

> **メモ** 脳梗塞や心筋梗塞によって栄養の補給路を断たれた細胞は死滅する．また肝炎によって肝細胞は死滅する．このような細胞障害による細胞死を壊死（ネクローシス）(p.166)と呼ぶ．これに対して，計画された細胞の自然死をアポトーシスという．壊死では核が縮小し，全体が濃く染まる（核濃縮）のに対して，アポトーシスでは核は斑紋状になり，断片化したようにみえる．壊死では細胞の膨化，ミトコンドリアの崩壊，細胞膜の破壊，細胞内容の流出が起きるのに対して，アポトーシスでは速やかに近隣のマクロファージ，組織球に貪食される．オタマジャクシのしっぽはアポトーシスで消滅し，蛙になる．

小腸はケルクリングひだ，絨毛，微絨毛で吸収面積を広げている．

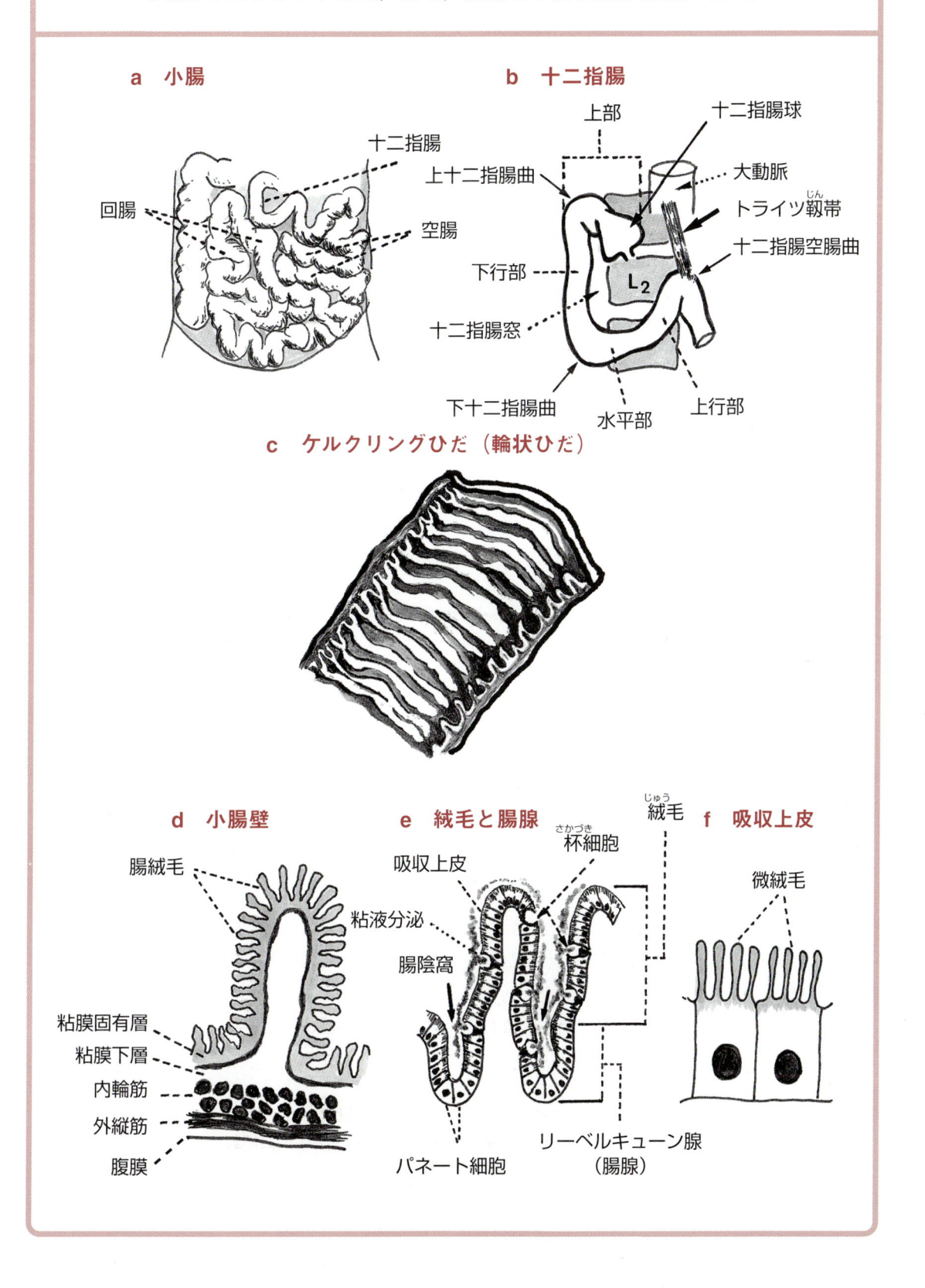

a 小腸
- 十二指腸
- 回腸
- 空腸

b 十二指腸
- 上部
- 十二指腸球
- 上十二指腸曲
- 大動脈
- トライツ靱帯
- 下行部
- 十二指腸空腸曲
- L₂
- 十二指腸窓
- 下十二指腸曲
- 水平部
- 上行部

c ケルクリングひだ（輪状ひだ）

d 小腸壁
- 腸絨毛
- 粘膜固有層
- 粘膜下層
- 内輪筋
- 外縦筋
- 腹膜

e 絨毛と腸腺
- 吸収上皮
- 杯細胞
- 粘液分泌
- 絨毛
- 腸陰窩
- パネート細胞
- リーベルキューン腺（腸腺）

f 吸収上皮
- 微絨毛

■ 小腸の蠕動運動

- 空腸には蠕動運動と振子運動，回腸には分節運動（1分間に20～30回，同一部分が収縮と弛緩を繰り返し，腸内容を混和すると同時に，腸管壁と接触させる）が起こる．回腸の運動はほとんど画像に出ない．ただ回腸末端部には比較的活発な蠕動運動が認められ，バリウムは盲腸に送られる．

2．小腸の造影

■ 小腸の造影法

- 胃の検査に続き，小腸の造影は1時間目までは15分ごと，その後30分ごとバリウムが盲腸に入るまで撮影を続ける．
- バリウムは通常経口投与後1.5～2時間で盲腸に進入する．そのころバリウムの一部はまだ胃に残っている．

> **メモ** バリウムが1時間以内に盲腸に達するときは腸の運動亢進，5時間以上を要するときは運動機能の低下あるいは通過障害が考えられる．

■ 小腸のX線画像（a，b）

- 十二指腸球は円みをおびた三角形のおむすびのように描出される．楕円形の底辺を基底部とし，前壁と後壁，小弯側と大弯側に分ける．

> **メモ** 十二指腸球には通常ひだがなく，内面は円滑である．そのため潰瘍などの病変はみつけやすい．小腸のX線画像の特徴はケルクリングひだに一致して，羽毛状，肋骨状，縞状の画像が現れることである．その像は上部小腸ほど著明で，回腸にはほとんど認められない．回腸はただ充満して造影される．

- 充満した十二指腸球に緊張性収縮が起こり，バリウムは下行部に送られる．
- バリウムは下行部を速やかに通過し，水平部でしばらく停滞する．そのため水平部はやや拡張する．
- 間もなくバリウムは断続的に十二指腸空腸曲を越え空腸に入る．
- 胃から次々排出されたバリウムは比較的一様な速さで，速やかに空腸上部をみたしてゆく．
- その後休止と輸送が不連続に起こり，バリウムは下方に進む．
- 回腸になると，X線上の運動はほとんどみられず，バリウムの進行が遅くなる．

> **メモ** 絨毛，輪状ひだ（ケルクリングひだ），パイエル板（p.52）は小腸にあって大腸にはない．半月ひだ，結腸ひも，結腸膨起（ハウストラ）は大腸（p.44）にあって小腸にはない．

小腸には無数のケルクリングひだが造影される．
口側ほど多く，回腸にはほとんど描出されない．

a 十二指腸球

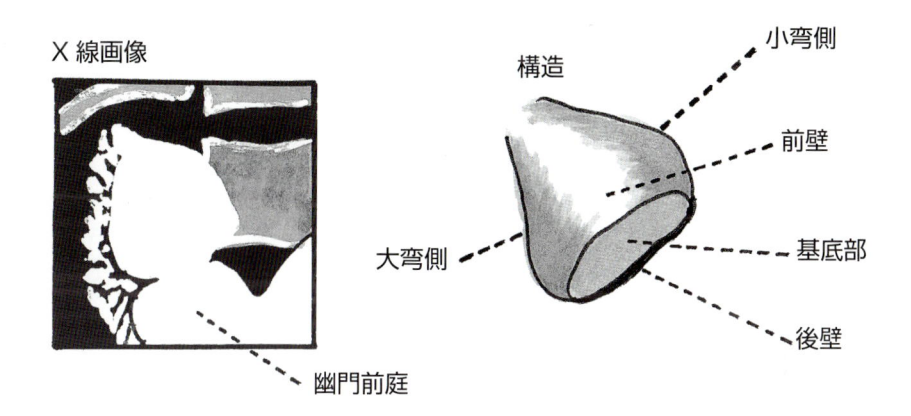

X線画像

構造
- 小弯側
- 前壁
- 基底部
- 後壁
- 大弯側
- 幽門前庭

b 小腸のX線画像（経口造影）

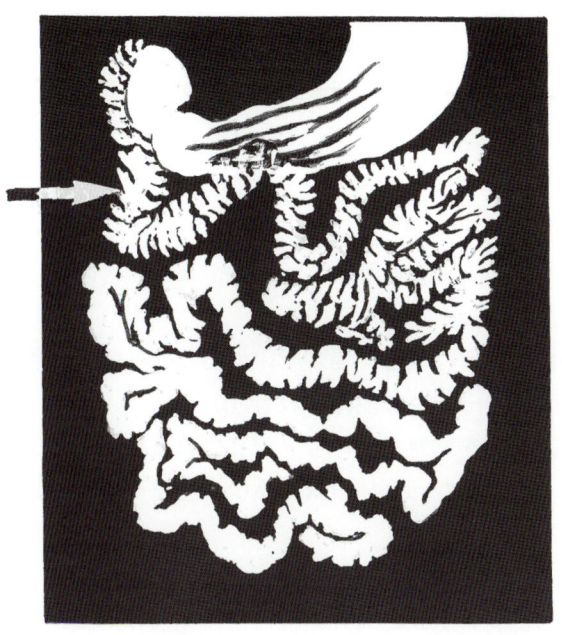

ケルクリングひだ

3. 小腸の主な疾患

■ 十二指腸潰瘍(a～e)

- ほとんどが十二指腸球に，球部でも基底部近くに発生する．前壁に最も多く（約45％），小弯側（約30％），後壁（約20％），これに次ぎ，大弯側（5％以下）に起こることはまれ．
- X線画像では，胃潰瘍に較べると小さいが，ニッシェとして描出される．初期には浮腫による周堤が黒く描出される．また，粘膜集中ひだがしばしば認められる．小弯側の潰瘍は大弯側の陥入を，前壁あるいは後壁の潰瘍は両弯からの陥入によってクローバ状の変形をもたらす．

> **メモ** なぜか小腸には悪性腫瘍が発生しない．胃潰瘍の辺縁から胃癌が発生することがあっても，十二指腸潰瘍から癌は発生しない．

■ 十二指腸憩室(f)

- 約65％が十二指腸ループの内側に，約25％が水平部にできる．多くは無症状．たまたま胃の造影の際発見されることが多い．ときに炎症を起こし，鈍痛，出血の原因になる．
- X線画像では，茎のある辺縁平滑な嚢状の突出物にバリウムが貯留する．

■ メッケルの憩室(g)

- 回盲部から50～80cm上方（回腸）に，小さな突出物をみることがある．
- 発生初期，ヒトもトリと同じように卵黄嚢があり，卵黄腸管で消化管につながっている．発生が進むと，卵黄腸管は完全に消化管に取り込まれ消失する．ごくまれ（0.1％）に，その痕跡が残る．これがメッケルの憩室である．

■ 腸閉塞(イレウス)

- 機械的イレウスは腹部手術後の癒着，腸捻転，腸重積によって起こる．
  - 腸捻転(i)：老人に多い．・腸重積(j)：1歳未満の乳児に多く，回腸が盲腸に嵌入する．
  - 腸捻転，腸重積は絞扼部で血行障害を起こし危険（急性腹症）である．・腹痛，嘔吐など激しい症状を伴う．
- 機能的イレウスは腹部手術時の腸管麻痺や腹膜炎による腸管麻痺によって起こるので麻痺性イレウスとも呼ばれる．
- X線診断は腹部単純撮影で行われる．閉塞部より口側の拡張した腸管内に腸液とガスによる水平面形成（鏡面形成，ニボー形成）が認められる(h)．
- バリウムの経口投与は閉塞を増悪させたり，穿孔の危険性があるので禁忌である．
- 腸重積は注腸法によって肛門からバリウムあるいは空気を注入し，その圧によって盲腸に嵌入した回腸が整復されることがある．

■ クローン病(k)

- 潰瘍が縦走性に多発し，腸管全周に肉芽組織による瘢痕が形成され，腸がゴムホース状に硬く細くなる．原因不明の難病である．
- 病変は非連続性で飛び石状（skip lesion）に拡がり，病変部の間に拡張した正常腸管が介在する．
- 回腸末端部に始まり空腸，十二指腸，胃へ，また反対に大腸へと拡がる．
- X線画像では，何条もの縦走潰瘍に伴う側面，正面ニッシェが無数に描出される．これらに囲まれた部分が小隆起性に敷石のように認められ，cobble stoneと呼ばれる．

IV 小腸　43

十二指腸潰瘍，憩室，クローン病ははっきり造影される．
イレウスの診断は腹部単純撮影で行われる．メッケル憩室は回腸にできる．

十二指腸潰瘍

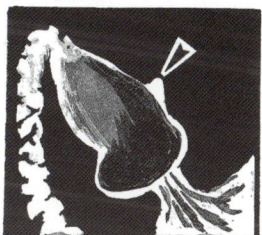

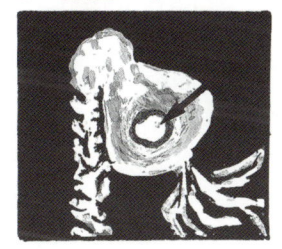

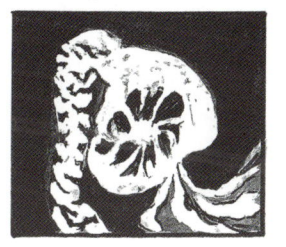

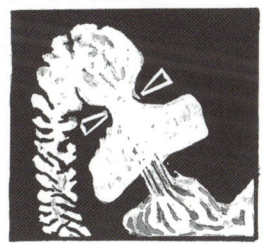

a 側面ニッシェ　　**b** 正面ニッシェ　　**c** 粘膜集中ひだ

d 大弯側陥入 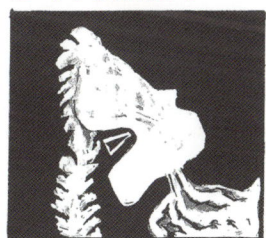　　**e** 両弯側陥入

f 十二指腸憩室 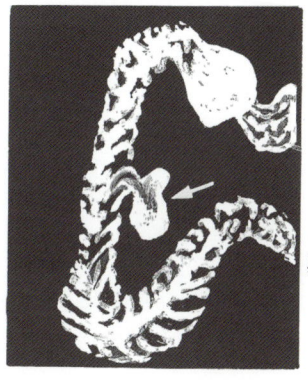 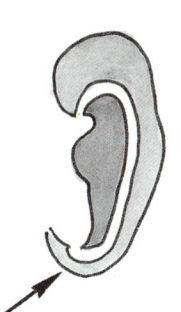　　**g** メッケル憩室発生機序

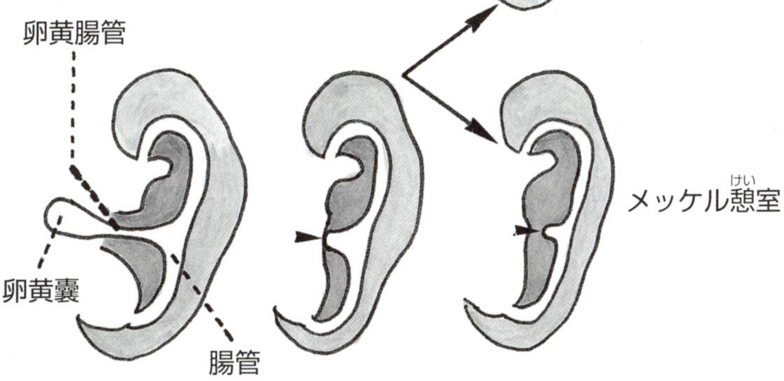

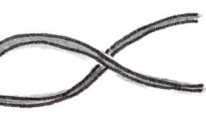

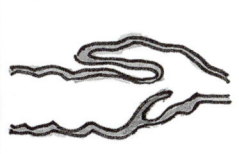

卵黄腸管
卵黄嚢
腸管

正常
メッケル憩室

h 腸閉塞（鏡面形成） 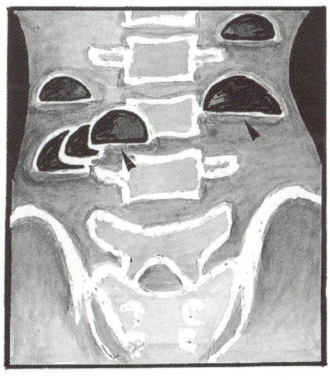　　**i** 腸捻転（ねんてん）　　**k** クローン病

j 腸重積（じゅうせき）

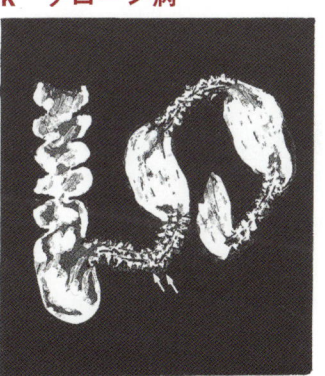

V 大腸，肛門

1．大腸，肛門の構造と機能

■ 大腸の区分（a）
- 大腸は盲腸，結腸，直腸からなる．長さ約 1.5m．
- 結腸をさらに上行結腸，横行結腸，下行結腸，S 状結腸に分ける．

■ 盲腸（c）
- 盲腸は右腸骨窩にある．回腸の盲腸への開口部には回盲弁（バウヒン弁）があり，逆流を防ぐ．その左後方から虫垂が出る．

> **メモ** 臍と上前腸骨棘を結ぶリヒテル・モンロー線の中点はマックバーネの点（b）と呼ばれ，虫垂炎（盲腸炎）のときの圧痛点として知られている．指で押したときより，放したときのほうがより強い痛みを訴える．

■ 結腸（a）
- 上行結腸（約 20cm）は肝弯曲（解剖学でいう右結腸曲）で横行結腸に，横行結腸（約 50cm）は脾弯曲（解剖学でいう左結腸曲）で下行結腸に，下行結腸（約 25cm）は左腸骨窩で S 状結腸に移行する．S 状結腸（約 45cm）は S 状に曲がって小骨盤に入る．

■ 直腸（e）
- 直腸（約 20cm）は軽く S 状に曲がる．中 1/3 のふくれた所を直腸膨大部という．
- ここには左の側壁から横に走る 2 つの小さいひだの間に，右側壁から左に横走する大きいコールラウシュのひだがみられる．
- 直腸が肛門に開くすぐ上の所を肛門管，その下端にある輪状の高まりを痔帯，そこから上方に出る 5〜8 本の縦の高まりを肛門柱，その間の谷間を肛門洞と呼ぶ．

> **メモ** この部には密な肛門直腸静脈叢があり，うっ血すると，肛門柱の静脈が糸球状の血管塊となって膨隆し，内痔核（いわゆるいぼ痔）になる．痔帯の粘膜が縦に破れると裂肛（いわゆる切れ痔）になる．

■ 大腸の構造（d，f）
- 大腸の外縦筋は 3 箇所で厚くなり，結腸ひもを作る．結腸は結腸膨起（ハウストラ）と呼ばれる膨らみをつくる．・内腔には突出した結腸半月ひだがみられる．
- 大腸には深い陰窩が密に並んでいる．それを被う上皮細胞のほとんどが杯細胞である．多量に分泌される粘液は粘膜を保護し，便の通過を助ける．
- 表面に刷子縁（微絨毛）をもった吸収上皮が存在し，水を盛んに吸収して便を作る．
- 大腸からの水の吸収性を利用して，注腸栄養や薬剤（アスピリンなど）の投与が行われる．

■ 肛門（e）
- 肛門の周囲を内肛門括約筋（直腸内輪筋のつづきで平滑筋）と外肛門括約筋（横紋筋）が囲む．随意的な排便は外肛門括約筋と肛門挙筋の弛緩と腹圧によって行われる．
- これらの筋の緊張がゆるむと，直腸が一部脱出して脱肛が起こる．

V 大腸，肛門 | 45

> 大腸には輪状ひだ，絨毛はない．ハウストラ，半月ひだは大腸独自のものである．
> 盲腸は右腸骨窩にある．上行結腸に生理的逆蠕動がみられることがある．

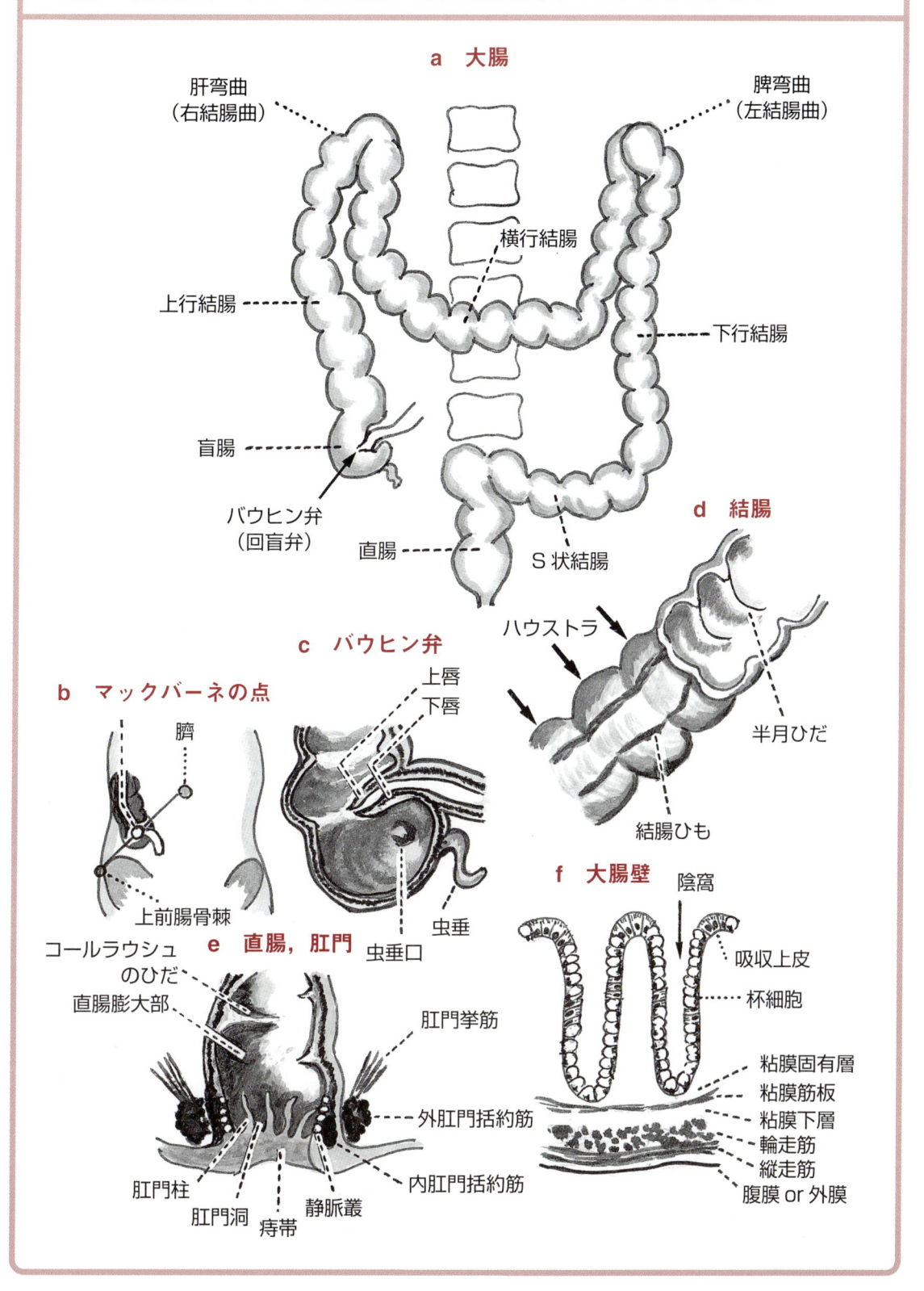

a 大腸

- 肝弯曲（右結腸曲）
- 脾弯曲（左結腸曲）
- 横行結腸
- 上行結腸
- 下行結腸
- 盲腸
- バウヒン弁（回盲弁）
- 直腸
- S状結腸

b マックバーネの点

- 臍
- 上前腸骨棘

c バウヒン弁

- 上唇
- 下唇
- 虫垂
- 虫垂口

d 結腸

- ハウストラ
- 半月ひだ
- 結腸ひも

e 直腸，肛門

- コールラウシュのひだ
- 直腸膨大部
- 肛門挙筋
- 外肛門括約筋
- 内肛門括約筋
- 肛門柱
- 肛門洞
- 痔帯
- 静脈叢

f 大腸壁

- 陰窩
- 吸収上皮
- 杯細胞
- 粘膜固有層
- 粘膜筋板
- 粘膜下層
- 輪走筋
- 縦走筋
- 腹膜 or 外膜

■ 大腸の蠕動運動

- 大腸では蠕動運動と分節運動が起こる．上行結腸に限って，生理的に逆蠕動がみられる．上行結腸では腸内容はまだ粥状である．食事を摂ると，胃結腸反射によって横行結腸からS状結腸にかけ強い蠕動運動が起こり，結腸の内容物が直腸に運ばれる．乳児が乳を飲むたびに排便するのも，成人が食後便意を催すのも，この反射運動によるものである．

2．大腸の造影

■ 大腸の造影法

1) 経口法
   - 上部消化管検査に引き続き，バリウムが盲腸に達してから適当な時期に撮影することができるが，大腸に達するまでに時間がかかること，バリウムが広く消化管に分散し大腸を十分に充満できないこと，糞便にバリウムが混在して大腸の充満が不完全なことなどから，経口法では良い画像が得られない．

2) 注腸法（a，b）
   - 肛門から逆行性にバリウム，空気を注入し，大腸を造影する方法．
   - 造影剤として，胃の透視用バリウム200mlに温湯100mlを加えたものを使用する．
   - 左側臥位または腹臥位でバリウムを注入し始め，S状結腸が充満すると，頭部を低くして骨盤高位にする．バリウムは下行結腸を逆行し脾弯曲から横行結腸の半ばに達す．
   - 左を上にあげ，バリウムが肝弯曲に達するのを助けた後，頭を高くして骨盤低位にすると，バリウムは上行結腸を逆行し，盲腸に達す．回盲部が充満すれば水平位にもどす．
   - 次に，頭部を少し高くして，700～1,000mlの空気を注入し二重造影像を求める．
   - 大腸の各部位が程よく伸展，拡張した時点で，空気の注入を止める．
   - 盲腸部まで空気が達すると，被検者は便意を催す．
   - 腸管のふくらみはS状結腸で3～4cm，上行結腸で7～8cmがめやすになる．
   - バリウムの一部はバウヒン弁を通って回腸に逆流することが多い．

> **メモ** よい二重造影法が得られるかどうかは前処置にかかっている．残渣がないように粘膜面をきれいにすることが大切である．

- 腸を洗浄するため，前夜は注腸食（低脂肪，低線維食：市販のボンコロン）のみとし，8p.m.水下剤，10p.m.錠剤の下剤，さらに当日7a.m.坐薬の下剤を投与する．この処置は被検者にとってかなり苦痛である（このような前処置は内視鏡による検査や手術の前にもとられる）．

■ 大腸のX線画像（c，d，e）

- 造影された大腸の特徴はハウストラの描出である．その辺縁は平滑である．
- 二重造影像として，無数の浅い溝（無名溝あるいは大腸小区間溝と呼ばれる）が管径に平行して線状に，場所によって微細な網目状に現れる．
- バウヒン弁は，側面からみると上唇，下唇によって鳥のくちばしのように描出される．クラリネットのマウスピース様とも表現される．正面像では両唇の間にバリウムが白くはさまれ，口唇のようにみえる．

大腸の造影は逆行性に注腸法で行われる．大腸独特のハウストラが描出される．
バウヒン弁も現れる．

大腸の造影（注腸法）

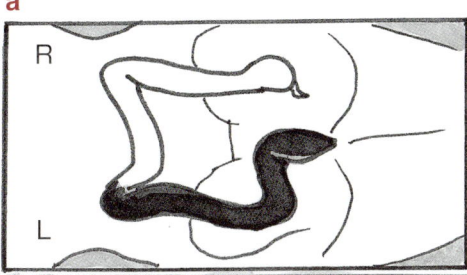

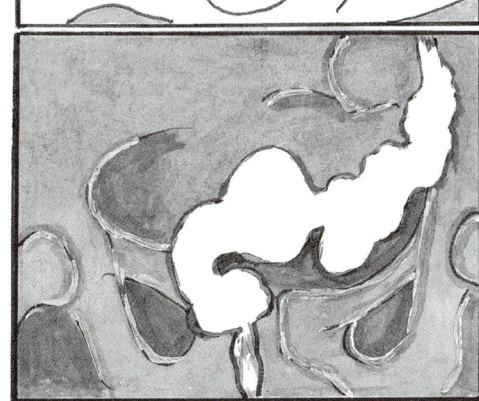

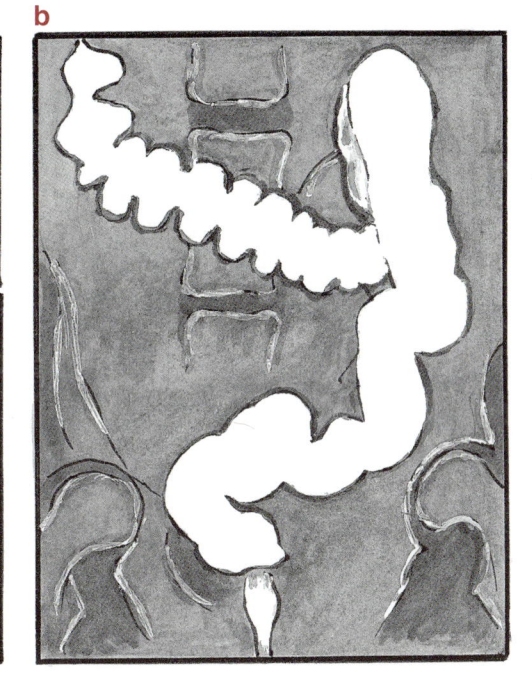

a

b

c　バウヒン弁（側面像）

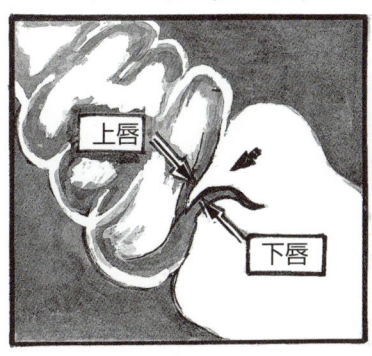

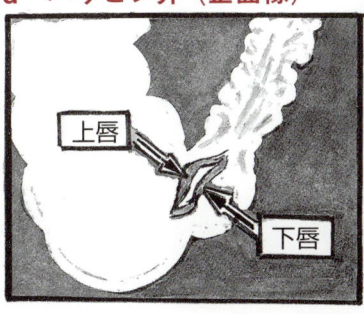

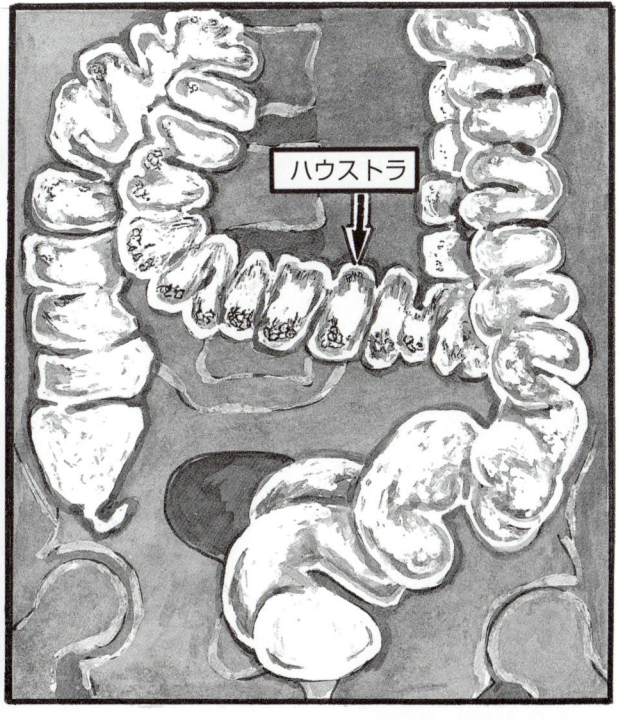

上唇
下唇

d　バウヒン弁（正面像）

上唇
下唇

e　大腸の二重造影像

ハウストラ

3. 大腸の主な疾患

■ 大腸癌

- 直腸（50～55％），S状結腸（20～25％）に，大腸癌の70～80％が発生する．便の潜血反応検査は大腸癌の早期発見につながる．
- ボールマンの分類
  - Ⅰ型(a)：腫瘤型．腫瘤による黒い透亮像を認める．
  - Ⅱ型(b)：限局潰瘍型．大腸癌の中で最も多い．病変部は硬いが，それに接した正常部には伸展性があり，空気注入で膨れ，細くなった病変部の口側および肛側に周堤をつくる．apple core像と称される．
  - Ⅲ型(c)：正常部との境が明確でなく，周堤をつくらない．
  - Ⅳ型(d)：スキルス型で，全周性に長い蛇腹状あるいはアコーディオン状の狭窄を示す．

> **メモ** 食餌のせいか，近年胃癌はむしろ減少傾向にあるが，大腸癌，肝癌は著明に増加している．そのほか著しく増加の傾向にあるものとして，肺癌，乳癌，前立腺癌があげられる．また，子宮癌のなかで子宮体癌の占める比率が著明に増加している．

- 大腸の閉塞は大腸癌によることが多い．まず腹部単純撮影を行って腸管の拡張，鏡面（水平面，ニボー）形成を確かめた後，注腸法で閉鎖部位や原因を確認する．バリウムの経口投与は禁忌である．

■ ポリープ(e)

- 直腸，S状結腸に好発し，60～80％を占める．
- ポリープは本来腺腫で良性であるが，しばしば表面が癌化する．癌化すれば，X線画像で表面に陥凹を生じる．有茎のものは癌化しても進行癌にならない．平盤状のものに良性のものはない．
- 多数のポリープがみられるものをポリポージスという．家族性ポリポージスは若い成人期に初発し，ほとんど癌化する．

■ 潰瘍性大腸炎(f)

- 浅い無数の潰瘍を，広範につくる難病．・直腸，S状結腸に始まり，連続性に口側に拡がる．
- 下血，粘液便，下痢，腹痛などの症状を訴える．・急性増悪と寛解を繰り返しながら次第に慢性化する．・後に癌が発生することも少なくない．
- X線画像では，粘膜面に浅く小さいニッシェがびまん性に無数認められる．大腸の辺縁は不整でハウストラが消失する．

■ 肉芽腫性大腸炎(g)

- 大腸のクローン病である．下行結腸に起こることが多い．腹痛，下痢を訴え，体重が減少する．
- X線画像では，小腸のクローン病と同じく，数条の縦走性の潰瘍と多数の正面および側面ニッシェ，またcobble stoneが認められる．

大腸癌は著しく増加の傾向にある．
ほとんどが直腸，S状結腸に発生する．ポリープもここに多い．

大腸癌

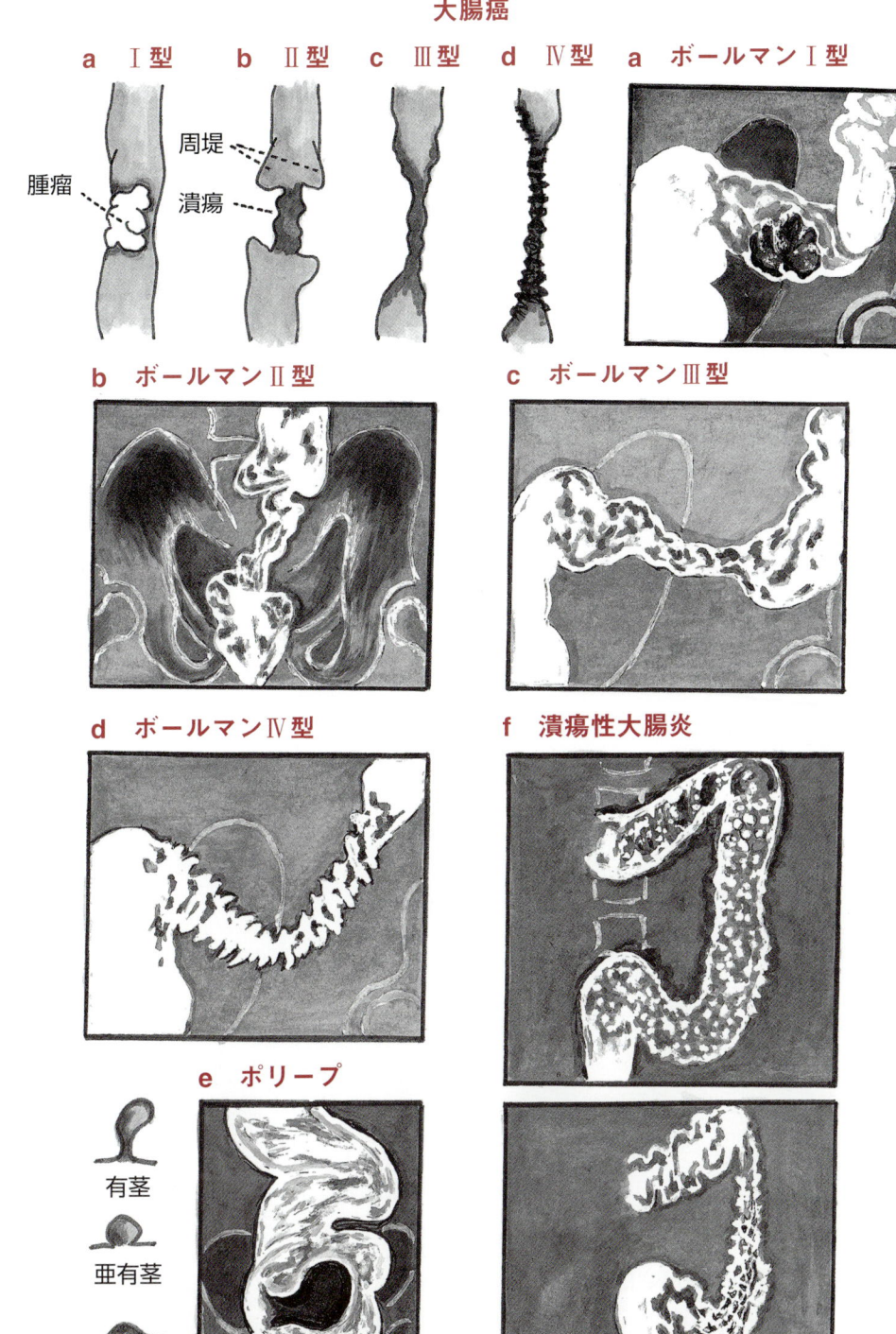

a Ⅰ型　b Ⅱ型　c Ⅲ型　d Ⅳ型

腫瘍
周堤
潰瘍

a ボールマンⅠ型

b ボールマンⅡ型

c ボールマンⅢ型

d ボールマンⅣ型

f 潰瘍性大腸炎

e ポリープ

有茎
亜有茎
無茎

g 大腸のクローン病

Ⅵ 肝臓

1. 肝臓の構造と機能

■ 肝臓の大きさと位置
- 肝臓の重さは約1,200g（体重の約1/50）である．
- 肝臓は横隔面の一部で横隔膜と癒着（腹膜を失い，無漿膜野（b）と呼ばれる）し，呼吸運動に伴って上下（4〜5cm）の呼吸性移動を行う．
- 肝臓の最高位は呼気時第5肋骨の高さになる．
- 肝臓の下縁は肋骨弓より下に出ないので，通常肝臓は触診できない（a）．肝炎などで腫脹すると，コンニャクのように柔かい肝臓を手に触れるようになる．その際1横指触れる，2横指触れるなどと表現する．

■ 肝臓の区分
- 解剖学的区分：右葉，左葉，方形葉，尾状葉の4葉に分ける．
- 臨床的区分：肝動脈（e）と門脈（f）によって右葉と左葉の2葉に分ける．

右葉	右肝動脈	門脈右枝
前区域	前区域枝	
後区域	後区域枝	
左葉	左肝動脈	門脈左枝
内側区域（方形葉，尾状葉）	内側区域枝	
外側区域 ─ 背外側区域	背外側区域枝	
└ 腹外側区域	腹外側区域枝	

- 臨床的な右葉と左葉の境がカントリー線（c，d）で，下大静脈による大静脈溝と胆嚢による胆嚢窩を結ぶ線になる．
- 右肝静脈は右葉の前区域と後区域の間を，中肝静脈はカントリー線にあたる所を走り左肝静脈に注ぐ（g）．
- 左右の肝静脈は合して1本の肝静脈となり，下大静脈に注ぐ．

> **メモ** 生まれたときの肝臓の重量は体重の約1/20で，成人に較べると重い．生後，肝細胞の数は増えないで，個々の肝細胞が大きくなる．

> 肝臓の区分は解剖学と違って，臨床では肝動脈と門脈の分布に従って行われる．

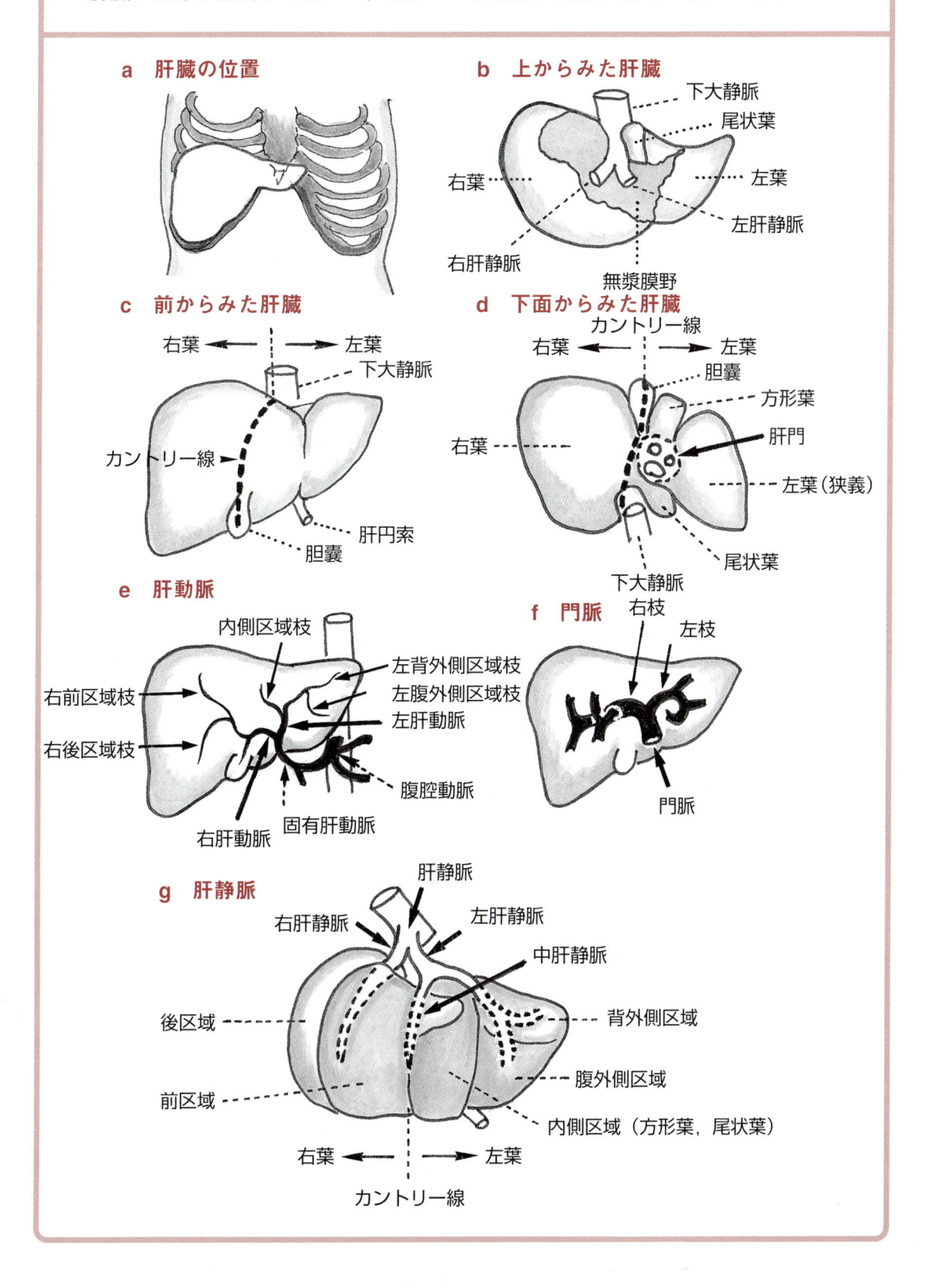

a 肝臓の位置

b 上からみた肝臓
- 下大静脈
- 尾状葉
- 右葉
- 左葉
- 左肝静脈
- 右肝静脈
- 無漿膜野

c 前からみた肝臓
- 右葉 ← → 左葉
- 下大静脈
- カントリー線
- 肝円索
- 胆嚢

d 下面からみた肝臓
- カントリー線
- 右葉 ← → 左葉
- 胆嚢
- 方形葉
- 右葉
- 肝門
- 左葉（狭義）
- 下大静脈
- 尾状葉

e 肝動脈
- 内側区域枝
- 左背外側区域枝
- 左腹外側区域枝
- 左肝動脈
- 右前区域枝
- 右後区域枝
- 腹腔動脈
- 右肝動脈
- 固有肝動脈

f 門脈
- 右枝
- 左枝
- 門脈

g 肝静脈
- 肝静脈
- 右肝静脈
- 左肝静脈
- 中肝静脈
- 後区域
- 背外側区域
- 前区域
- 腹外側区域
- 内側区域（方形葉，尾状葉）
- 右葉 ← → 左葉
- カントリー線

■ 肝臓の構造

- 肝臓は肝小葉で構成される(**a**).
- 小葉間結合組織はグリソン鞘と呼ばれ,その線維は周辺で線維性被膜に移行する.
- 肝小葉はほぼ六角柱状(直径1.5mm,高さ2mm)を呈し,その角の小葉間結合組織のやや豊富な所に肝動脈,門脈,胆管の3つが揃っている.
- 小葉の周辺から毛細血管が中心に向かって求心性に走り,小葉の中心にある中心静脈に注ぐ.中心静脈は集まって,肝静脈を形成する.
- 小葉内の毛細血管は管腔が広く,洞様毛細血管あるいは類洞と呼ばれる.
- 肝細胞は類洞と類洞の間に列をなし,肝細胞索をつくる(**b**).
- 類洞の壁と肝細胞索の間には,ディッセ腔と呼ばれる狭い隙間がある(**c**).
- 類洞の壁をなす内皮細胞には多数の小さい窓があり,この窓を通って血漿成分はディッセ腔に出入し,肝細胞に接触する.
- 肝動脈も門脈も小葉周辺で類洞に開くので,類洞を流れる血液は酸素に富んだ肝動脈血と,腸管から吸収した栄養に富んだ門脈血が混じっている.
- 肝細胞索間の毛細血管が洞様で管腔が広く,流れがゆるやかなのが,肝細胞との物質のやりとりに役立っている.
- 類洞の管腔内に,多数の突起を出す細胞がいて,クッペルの星細胞と呼ばれる(**d**).この細胞は貪食性が強く,流血中の異物,細菌を摂取し,細網内皮系(網内系)の重要な一員として生体防御にあずかる.
- 肝細胞と肝細胞が接する所に毛細胆管があり(**e**),肝細胞で作られた胆汁はここに分泌される.
- 肝臓はもともと胆汁を分泌する腺として発生したものである.
- 毛細胆管は小葉内で毛細胆管網を作った後,小葉間胆管となり,次第に合して太くなり,肝門で1本の総肝管として肝臓を去る.

メモ 成人の肝細胞には通常分裂像は認められない.しかし,肝臓の一部を実験的に,あるいは肝移植のドナーとして切除すると,割面のみならず,肝臓全域に肝細胞の分裂が急激に起こる.いいかえると,肝細胞は分裂能を秘めた細胞である.肝臓の一部を切除すると,肝臓はすばやく再生するが,なぜかもとの大きさになると,肝細胞の分裂は止まる.

メモ リンパ節,脾臓は細網線維の網の目にリンパ球(免疫担当細胞,p.416)がいっぱい入っているだけでなく,貪食性の強い定着性の細網細胞,遊走性のマクロファージが多数存在していて,病原菌や異物を摂取して生体防御にあずかる.ここに分布する血管の内皮細胞にまで強い貪食性がみられる.このような組織を細網内皮系(網内系)と総称する.肝臓も骨髄もその一員である.消化管,呼吸器の入口を口蓋扁桃,舌扁桃,咽頭扁桃が取り囲んでいる.これらのリンパ装置は合わせてワルダイエル(リンパ上皮性)咽頭輪と呼ばれている.空気,食物に混じって侵入する病原菌を捕捉するだけでなく,抗原を認識する.同じようなリンパ装置が腸管に多数存在する.小腸にある集合リンパ小節をパイエル板と呼ぶ.

VI 肝臓 | 53

> 肝臓はグリソン鞘によって多数の肝小葉に分かれる．肝小葉内を肝細胞索と類洞が走る．類洞のクッペル細胞は流れてくる異物，細菌を貪食する．

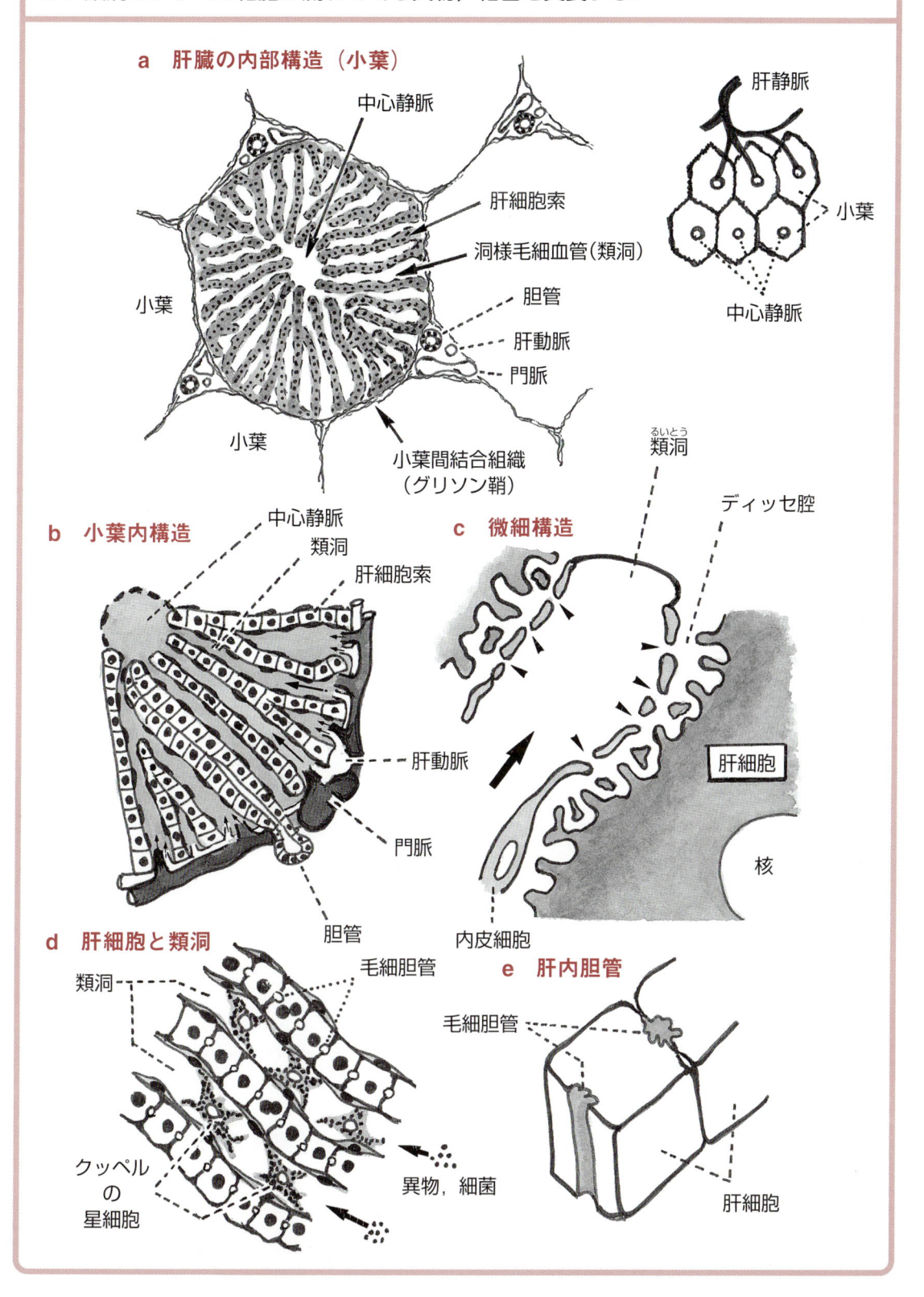

a 肝臓の内部構造（小葉）

- 中心静脈
- 肝細胞索
- 洞様毛細血管（類洞）
- 胆管
- 肝動脈
- 門脈
- 小葉間結合組織（グリソン鞘）
- 小葉
- 肝静脈

b 小葉内構造

- 中心静脈
- 類洞
- 肝細胞索
- 肝動脈
- 門脈
- 胆管

c 微細構造

- 類洞
- ディッセ腔
- 肝細胞
- 核
- 内皮細胞

d 肝細胞と類洞

- 類洞
- 毛細胆管
- クッペルの星細胞
- 異物，細菌

e 肝内胆管

- 毛細胆管
- 肝細胞

■ 肝臓の機能

1) 糖代謝
   - でん粉は腸管でブドウ糖（グルコース）にまで分解され吸収される（a）．
   - 門脈で肝臓に送られたブドウ糖は肝細胞にグリコーゲンとして貯えられる．
   - 血糖値が低下すると，グリコーゲンはブドウ糖に分解され放出される．
   - 果糖やガラクトースもすべて肝臓でブドウ糖にかわり，グリコーゲンとして貯蔵される．
2) 蛋白質代謝
   - 蛋白質は腸管でアミノ酸にまで分解され吸収される（a）．

> **メモ** 抗原のなかでも蛋白質は最も抗原性が強い．そこで，魚を食べても，肉を食べても，抗原性のないアミノ酸にまで分解して腸管から吸収し，肝臓で各人特有の蛋白質に再合成する．

   - 門脈で肝臓に送られたアミノ酸をもとに，肝細胞はアルブミン，グロブリンなどの血漿蛋白をはじめ，血液凝固に関与するフィブリノーゲン，プロトロンビン，ヘパリンなどを産生放出する．
   - 肝細胞はアミノ酸からまたいろいろな酵素を合成し保有する．アルコール分解酵素はその一つであり，肝細胞だけがアルコールを処理することができる．
   - 肝細胞はグルタミン酸とアラニンの間でアミノ基を転移するトランスアミナーゼ（GOT[AST]，GPT[ALT]）を保有する．
   - 肝細胞はまたアルカリホスファターゼを保有する．

> **メモ** これら酵素は肝細胞の破壊によって血中に放出されるので，血清中のトランスアミナーゼ，アルカリホスファターゼの増加は肝細胞の傷害の程度を示し，肝機能検査の指標になる．GOT，GPTは心筋にも含まれているので，心筋梗塞のときにも増加するが，肝細胞はGOTよりGPTをより多く含んでいるので，肝炎ではGPTの増加が著明である．

3) 脂質代謝
   - 脂肪は腸管で脂肪酸とグリセリンにまで分解され吸収される（a）．
   - 吸収された脂肪酸とグリセリンは腸上皮で脂肪に合成され，乳糜（約1μm大）としてリンパ管（中心乳糜腔）に入り，胸管を経て静脈に入る．一般循環系に放出された脂肪は脂肪組織のみならず，肝臓に貯蔵される．
4) 胆汁の生成（p.58）
   - 肝臓は胆汁を生成し，胆道に放出する．
5) 解毒作用
   - 血中に入った細菌，異物，特に腸管から侵入した細菌，異物は肝臓のクッペルの星細胞（p.52）に捕捉処理される．

> **メモ** 細菌が肝臓，脾臓などの網内系（p.52）で除去されず血中で増殖すると敗血症になる．網内系の活性は静脈内に投与したコロイド粒子（金粒子，墨粒子など）の血中からの消失時間（クリアランス）で測定する．

肝臓で糖，蛋白質，脂質の代謝，胆汁の生成，解毒作用，造血作用が営まれる．

a　腸管からの栄養の吸収

- 余ったアミノ酸を肝臓で処理してできたアンモニアおよび腸管から吸収したアンモニアは肝臓で尿素に合成され，尿に排泄される．

> **メモ**　劇症肝炎（p.419）などで大量の肝細胞壊死が起こると，アンモニアの処理ができず，アンモニアが血中に増加し，意識を失い，肝性昏睡に陥る．

6） 造血作用
- 造血は卵黄嚢，胎盤に続いて全身の結合組織に拡がるが，妊娠6週ごろ肝臓に移る．
- 肝造血は妊娠2〜4ヵ月をピークとして，妊娠末期に停止する．
- しかし，肝臓は造血の場としての条件を備えており，生後も必要に応じ造血を行う．貧血の回復期に，肝臓に赤血球造血が認められることがある．

2．肝臓の画像検査

- 肝臓の画像診断として，肝シンチグラフィのほか，血管造影（p.181），X腺CT検査（p.328〜331），MRI検査（p.368〜371），超音波検査（p.380，381）が行われる．

3．肝臓の主な疾患

■ 肝臓癌

原発性肝癌 ── 肝細胞癌（HCC：ヘパトーマともいう）
　　　　　　　肝内胆管癌
転移性肝癌

1) 肝細胞癌（a）
- 肝細胞から発生する球形の腫瘍．多くは孤立性．被膜に囲まれ，境界が明瞭なものが多い．癌になっても肝細胞の性質を残し，胆汁を産生するので黄褐色を呈す．

> **メモ**　肝細胞癌は，胎生期の肝細胞が作るα-フェトプロテイン（AFP）を産生する．肝細胞癌の80〜90％は肝硬変から移行するので，血清中のAFPの検出は癌化の重要なマーカーになる．

- 肝細胞癌の病巣はクッペルの星細胞を欠くため，シンチグラムではアイソトープの欠損域（コールドエリア cold area）として認められる（e）．

> **メモ**　肝シンチグラフィはテクネシウム-99mで標識した ^{99m}Tc-スズコロイドまたは ^{99m}Tc-硫化コロイド 3〜5mCi静注5分後，前面，後面をシンチカメラで撮影し，クッペルの星細胞に摂取されたアイソトープの分布を調べる（d，e，f）．

2) 肝内胆管癌（b）
- 胆管上皮から発生する．発生頻度は肝細胞癌の約1/10．肝門部から発育するものが多い．白くて硬い．胆道を閉塞し，早期に閉塞性黄疸をきたす．また肝内胆管が著明に拡大する．

3) 転移性肝癌
- 原発性肝癌より10〜20倍多い．多くは多発性で，原発巣に似た腫瘍を形成する．
- 門脈経由で大腸，胃，膵からの転移が多い．肺癌，乳癌，子宮癌は肝動脈経由で転移する．

■ 肝硬変

- 大小不同の結節が無数に形成される（c）．結節に一致して肝表面に凹凸をみる．
- ウイルス性肝硬変はウイルスの持続性感染による慢性肝炎（B型，C型）によって起こる．
- アルコール性肝硬変はアルコールによる脂肪肝にアルコール性肝炎が加わって起こる．
- 肝硬変になると門脈圧が亢進し，食道静脈瘤，脾腫，腹水，メドゥサの頭などの症状を呈す（g）．

> **メモ**　臍静脈は出生後閉塞し，肝円索となる（h）．門脈圧が高まると，肝円索は再開し，門脈血は臍傍静脈（p.206）に逆流する．その結果，臍を中心に怒張した静脈は，ギリシャ神話の魔女メドゥサの頭に逆立つ蛇に似る所からメドゥサの頭と称される．

- 肝シンチグラムでは，肝臓への取り込みが減少し，その分だけアイソトープの取り込みは他の網内系（脾臓や骨髄）で著明になる（f）．

肝細胞癌の多くは肝硬変から移行する．肝硬変は食道静脈瘤，脾腫，メドゥサの頭を生じる．肝シンチグラフィは有力な診断法である．

a　肝細胞癌

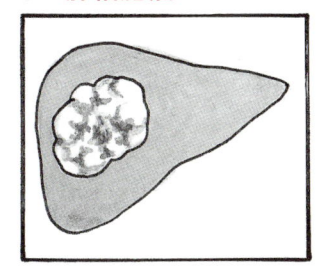

b　肝内胆管癌

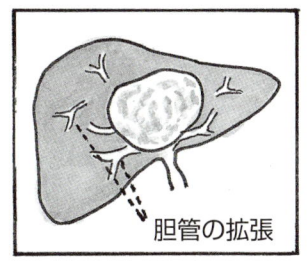

胆管の拡張

c　肝硬変

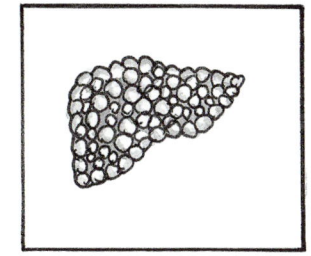

肝シンチグラム（正面）

d　正常

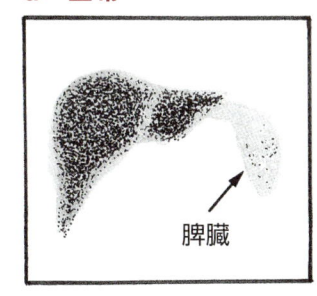

脾臓

e　肝細胞癌

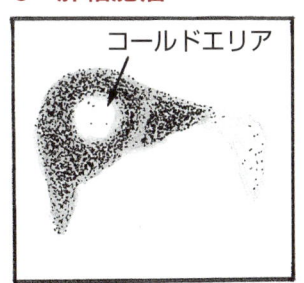

コールドエリア

f　肝硬変

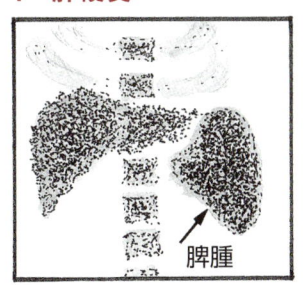

脾腫

g　肝硬変（門脈圧亢進）の症候

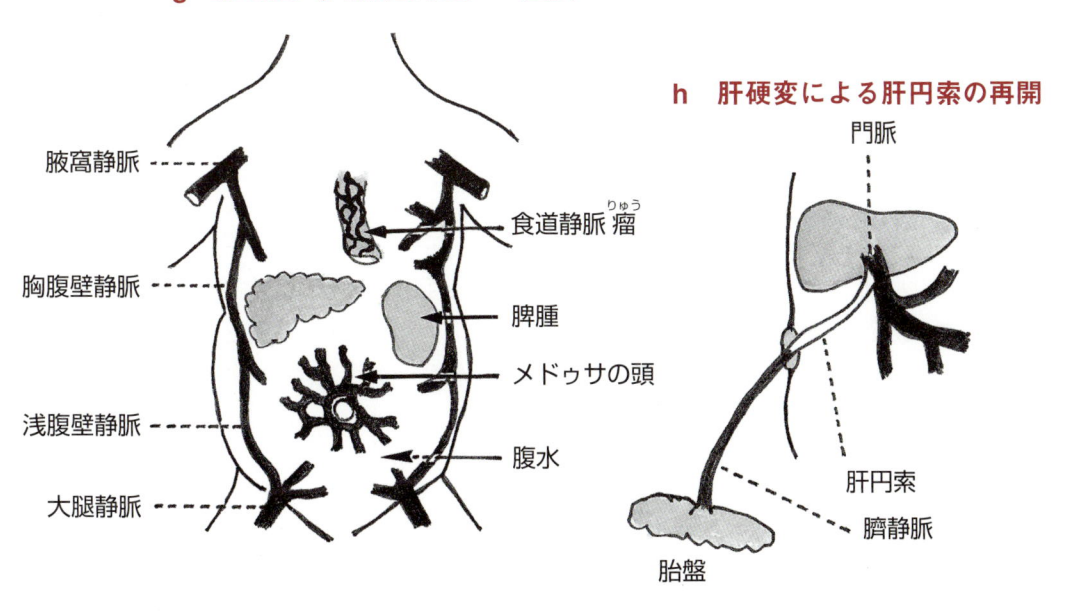

腋窩静脈
胸腹壁静脈
浅腹壁静脈
大腿静脈
食道静脈瘤(りゅう)
脾腫
メドゥサの頭
腹水

h　肝硬変による肝円索の再開

門脈
肝円索
臍静脈
胎盤

VII 胆道

1. 胆道の構造と機能

■ 胆道の区分と走行(a)
- 肝臓からの総肝管(3〜4cm)と胆嚢からの胆嚢管(2.5〜3cm)が合して総胆管(6〜7cm)になる．総胆管は十二指腸球の後ろを下行し，膵頭部を貫いて膵管と合流し，十二指腸に開く．
- 開口部は乳頭状に高まり，ファーター乳頭または大十二指腸乳頭と呼ばれる．その高まりの中にオッディ括約筋があり，逆流を防いでいる．
- 切歯からファーター乳頭までの距離は約70〜75cmである．

■ 胆嚢と胆汁
- 胆嚢は長さ8〜9cm，幅3〜4cmのナス状の嚢で，底，体，頸を区別する．上面は結合織線維で肝臓と結合し，下面は腹膜に被われている．
- 胆嚢管にはらせんひだがあり，胆汁が入りやすく出難くなっている．
- 胆嚢の容量は50〜70ml で，空腹時に大きくなる．肝臓から毎時約30ml（夜間はやや少ない）分泌される胆汁は，不消化時間胆嚢に貯えられ，水分の吸収によって，1/6〜1/10に濃縮される．
- 総肝管の胆汁はC胆汁，胆嚢内の胆汁はB胆汁，総胆管の胆汁はA胆汁と呼ばれる．成分が少し異なる．

■ 胆汁の組成
- 胆汁は胆汁酸塩，胆汁色素(ビリルビン)その他コレステロールやステロイドホルモンを含む．
- 胆汁酸塩は脂肪滴を小さいミセルに分解し，膵液の脂肪分解酵素(リパーゼ)であるステアプシンの作用をうけやすくして，脂肪の消化吸収を助ける．

> **メモ** 先天性胆道閉塞症や胆管結石，胆管癌などによって胆道が閉塞すると，便が色を失うだけでなく，脂肪が消化されないまま出るので，便がギラギラ光ってみえる．

- 胆汁色素(ビリルビン)は黄褐色で便そのものの色である．1日で全赤血球の1％（毎秒250万個の赤血球）が破壊される．そのとき血色素(ヘモグロビン p.414)は鉄を失ってビリルビンになり，胆汁に排出される．ビリルビンは腸内細菌の作用を受け，還元されてウロビリノーゲンとなって便に排泄される．

> **メモ** ウロビリノーゲンの一部は腸壁から吸収され，肝臓で再びビリルビンに合成され腸管に放出される（腸肝循環）．肝機能が低下すると，肝臓でのビリルビン再合成が阻害され，尿に排泄されるウロビリノーゲンが増加する．したがって，尿中のウロビリノーゲンの測定は肝機能検査の指標になる．

胆汁は脂肪の消化吸収に働く．また，壊れた赤血球の血色素をビリルビンとして放出する．胆囊はコレシストキニンによって収縮する．

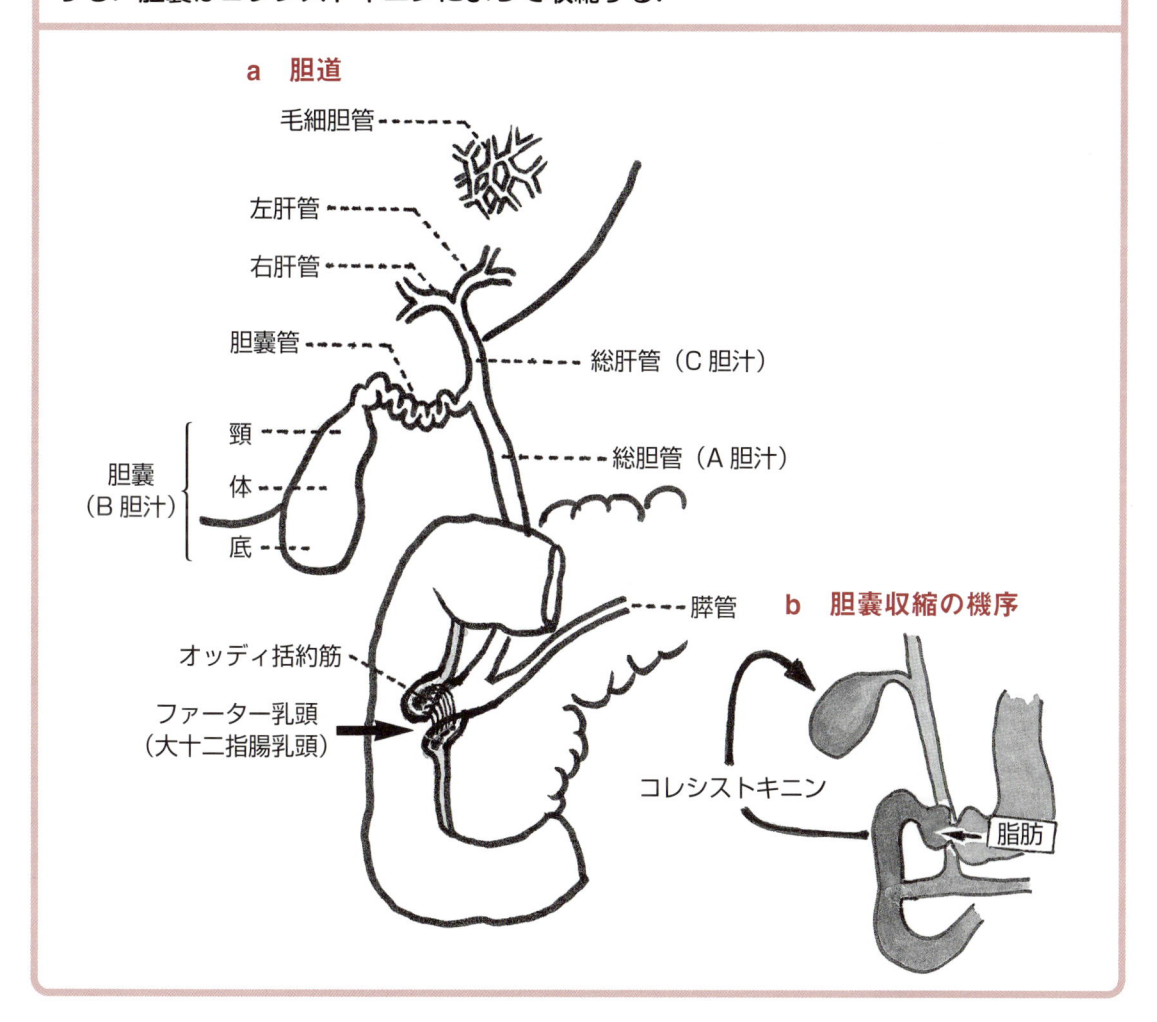

a　胆道

- 毛細胆管
- 左肝管
- 右肝管
- 胆囊管
- 総肝管（C胆汁）
- 総胆管（A胆汁）
- 胆囊（B胆汁）
  - 頸
  - 体
  - 底
- 膵管
- オッディ括約筋
- ファーター乳頭（大十二指腸乳頭）

b　胆囊収縮の機序

- コレシストキニン
- 脂肪

メモ　ビリルビンは酸化されると緑色のビリベルジンになる．母乳栄養の乳児は腸内細菌が乳酸菌なので，緑色便が出ても心配することはないが，一度人工栄養にすると，腸内細菌は大腸菌に変わり，腸内はアルカリ性に変わるので，緑色便は腸内発酵が進んでいることを示し，注意を要する．また，解剖体で胆囊や腸管が緑色を呈するのは，保存のため酸性のホルマリンが使用されるためである．

- 余剰のコレステロールやステロイドホルモン（副腎皮質ホルモン，男性ホルモン，女性ホルモン，p.406）は肝臓で代謝され，胆汁に排出される．

■ 胆汁分泌の機序(b)

- 胆汁は胆囊の収縮とオッディ括約筋の弛緩によって十二指腸に排出される．
- 脂肪性食物が十二指腸にふれると，その粘膜からコレシストキニン（消化管ホルモン）が血管に分泌され，胆囊を収縮させる．腹部X線CT検査(p.328)，腹部超音波検査(p.380)の前に食事をとらないことが大切．

2. 胆道の造影

■ 胆嚢の位置と撮影体位

- 胆嚢は乳頭から下した垂線（Ungarの胆嚢線）と右肋骨弓との交叉点付近に位置する（**a**）．
- 腹臥位第2斜位（約20°傾斜）で撮影すると（**b**），胆道系がフィルムに対して水平に近くなり，腹臥位正面より広く描出される．また脊椎陰影とも重複しない．背臥位第2斜位も良い．

> **メモ** 胆嚢は壁が薄く，胆汁の96%は水であるため，腹部単純撮影で写らない．胆嚢炎を起こすと，水の吸収が悪くなり，より写らなくなる．そこで胆道系の疾患の診断のため，胆道造影が行われる．

■ 胆道造影法

1) 経口胆嚢造影法（OC）oral cholecystography
   - 前日（検査12〜14時間前）に経口造影剤（テレパーク）を1錠ずつ5〜6分ごとに6錠（3g）服用．造影剤は腸管から吸収され，門脈を経て肝臓に入る．2〜3時間で胆管に排出し始め，胆嚢に貯留．水の吸収によって，胆嚢での濃度は12〜14時間後最高に達す．
   - 造影された胆嚢の位置，形は立位，背臥位，腹臥位で変わる（**c, d**）．・撮影後，卵黄2個（あるいはダイアン）を投与する（**e**）．通常，胆嚢は30〜60分後ほぼ1/2に縮小する．コレシストキニン（p.59）による．この方法で胆嚢の収縮機能がわかる．小結石が発見される．

> **メモ** 卵黄は脂肪に富む．胆道閉塞症では卵黄を与えても胆嚢は収縮せず，診断の指標になる．乳幼児にはミルクを与えて先天性胆道閉塞症の診断を行う．

   - 経口造影剤を投与しても造影されない胆嚢を無機能胆嚢という．腸の吸収障害，肝機能不全，胆管閉塞などが原因で起こる．

2) 経静脈性胆道造影法（IVC）intravenous cholangiography
   - 造影剤は，尿路・血管造影剤（p.90, 178）と違って，肝臓から胆汁に排泄される水溶性ヨード剤を用いる．ビリグラフィン，ビリスコピンなど20mlをゆっくり静注する．
   - 静注後10〜15分で総肝管，総胆管が現れる．胆嚢は約1時間後造影されはじめ，2〜3時間で最高濃度になる．経口法と異なり，胆管系がよく造影される（**f**）．
   - 副作用として嘔気，嘔吐を生じることが多い．検査前の食事をとらないことが必要．

3) 点滴静注胆嚢胆管造影法（DIC）drip infusion cholecystocholangiography
   - IVCに使用する造影剤を3倍ぐらいに薄め，100〜250mlを30〜60分間点滴する．点滴開始後適当な間隔で撮影し，経時的所見を得る．
   - 胆汁流量を増加し，胆道の造影率を高める効果がある．
   - 副作用を和らげ，副作用が起きたときはすぐ中止し治療できる効果もある．

4) 内視鏡的膵胆管造影法（ERCP）endoscopic retrograde cholangiopancreatography
   - 十二指腸ファイバースコープを用いて，内視鏡下にチューブをファーター乳頭に挿入し，造影剤を注入する逆行性造影法である（**g, h**）．・胆石や胆管癌によって胆道が閉塞されたとき，閉塞部より末梢を造影する唯一の方法である．・胆管だけでなく膵管も造影され，膵石，膵癌の診断にも有効である．

5) 経皮経肝胆管造影法（PTC）percutaneous transhepatic cholangiography
   - 細い穿刺針を使って（**i**），経皮的に肝内胆管を穿刺し，造影剤を注入する方法．拡張した肝内胆管に針が入ると，胆汁が流出する．

経口胆囊造影法は前日に造影剤を投与する．胆囊をよく造影する．静注造影法は胆管をよく造影する．内視鏡的膵胆管造影は逆行性造影法で膵管も造影する．

a　胆囊の位置

胆囊線

b　胆道撮影体位

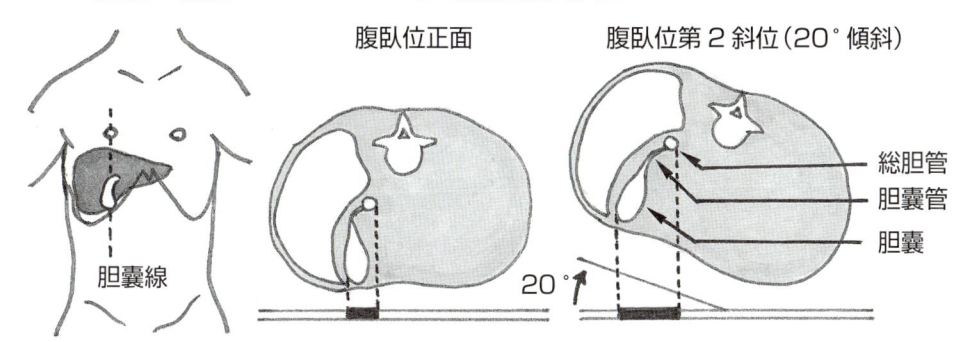

腹臥位正面　　　腹臥位第2斜位（20°傾斜）

総胆管
胆囊管
胆囊

c　経口胆囊造影（立位）

d　経口胆囊造影（背臥位）

e　経口胆囊造影（卵黄投与）

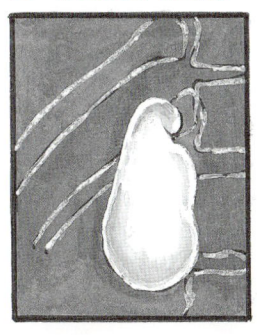

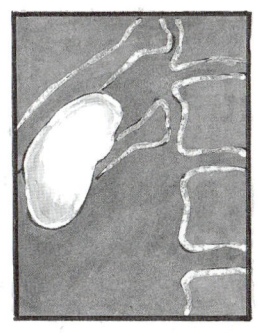

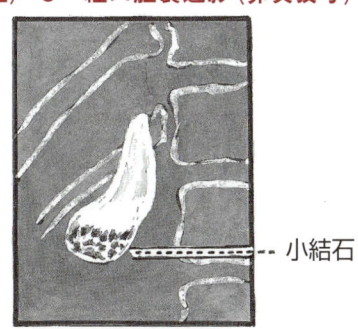

小結石

f　静注胆囊胆管造影

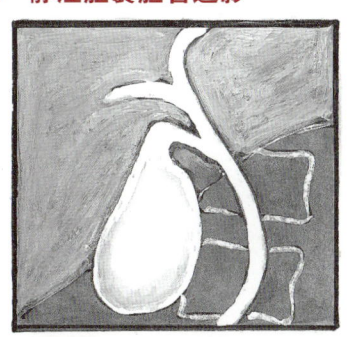

g　内視鏡的膵胆管造影（正常）

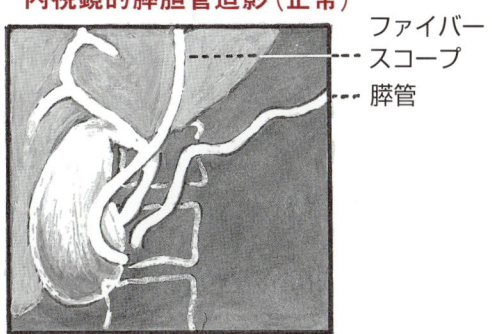

ファイバースコープ
膵管

i　経皮経肝胆道造影

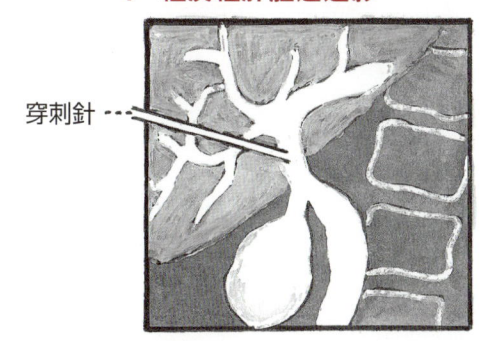

穿刺針

h　内視鏡的膵胆管造影（胆石）

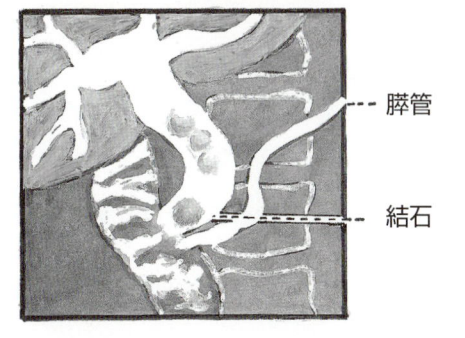

膵管
結石

3. 胆道の主な疾患

■ 胆石

- X線学的分類
    陽性結石：単純X線写真で白く写るもの．
    陰性結石：単純X線写真で写らないもの．造影すると，造影剤の中に黒く写る．

- 組成による分類
    コレステロール結石（**a**）：胆石の約10％．乳白色で真珠のように丸い．主として胆嚢内で作られる．純コレステロール結石は陰性石である．
    ビリルビン・カルシウム結石：胆石の約10％．黒褐色で丸みを欠く．胆管内に多くみられる．陽性石である．
    コレステロール・ビリルビンカルシウム結石（**b**）：胆石の約80％を占める．コレステロールを核にビリルビンとカルシウムが外郭を構成し，X線画像では，中心が黒く周辺が白いリング状結石として描出される．
    稀石：ごくまれ（1～2％）に炭酸カルシウム結石，脂肪酸カルシウム結石がみられる．

> **メモ** ある時間間隔で起こる激しい腹痛を仙痛という．胆石，腎石が主な原因．お芝居で道ゆく女性が突然の発作でうずくまるシーンがよく演出される．

- 胆石には砂状，泥状のものがあり，胆砂，胆泥と呼ばれる．
- 胆石は胆嚢頸や十二指腸乳頭部にはまりこみ（嵌頓），間欠的な激痛（仙痛）を発す．

> **メモ** 油っこい食事をした後よく発作を起こすのは，コレシストキニン（p.59）が分泌され，胆嚢が収縮し，胆石が胆嚢頸に嵌頓するためである．

- 胆石をもつ胆嚢は胆嚢炎を伴い，ときに胆嚢癌に発展する．
- 胆嚢壁を穿孔すると腹膜炎を惹起するので急性腹症にあげられる．
- 画像診断には，超音波検査が最も適している．胆道造影法，CT検査，MRI検査も行われる．陽性結石は腹部単純撮影で描出され（**c**），胃の検診時にしばしば発見される（**d**）．

■ 胆嚢癌，胆管癌

- 60歳以上，胆石保有者に多い．また女性に多い．閉塞性黄疸を起こす．

■ 先天性胆道閉塞症

- 先天性に総胆管などの太い部が閉塞するもの．生後間もなく閉塞性黄疸を発生し，日をおって悪くなる．移植が行われる．

■ 黄疸

- 血清中のビリルビン濃度（1mg/dℓ 以下）が増加し，全身が黄色くなる．眼の結膜に早く強く現れる．

腹部単純撮影で胆石の90％以上が発見される．
黄疸に肝細胞性，閉塞性，溶血性の3種類がある．

胆 石

a　コレステロール結石

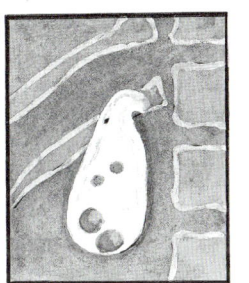

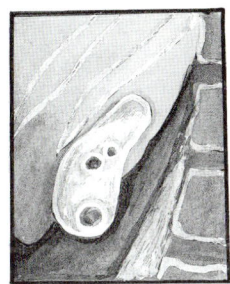

b　コレステロール・ビリルビンカルシウム結石

c　胆石（腹部単純撮影）

d　胆石（胃の検診）

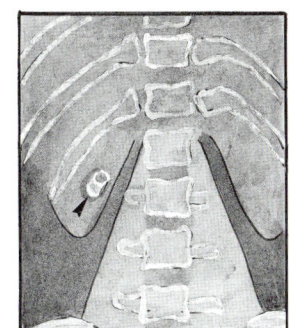

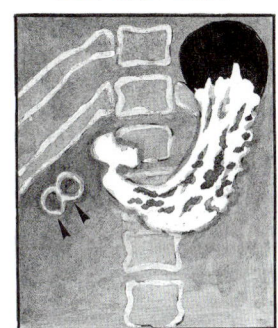

- 黄疸の分類
   肝細胞性黄疸：ウイルス性肝炎などで肝細胞が傷害されて起こる．
   閉塞性黄疸：胆石，胆嚢癌，先天性胆道閉塞症あるいは膵頭部癌などで胆道が閉塞または強く狭窄されて起こる．
   溶血性黄疸：溶血性貧血などで赤血球が大量に破壊されて起こる．
- 黄疸の鑑別診断

	肝細胞性	閉塞性	溶血性
血清			
ビリルビン	上る	上る	上る
アルカリホスファターゼ	上る	上る	
トランスアミナーゼ			
GOT（AST）	上る		
GPT（ALT）	上る		
コレステロール		上る	
尿			
ウロビリノーゲン	上る		上る

（p.54, 58参照）

メモ　胎生期の赤血球は出生直前・直後にすべて破壊され，成人型の赤血球に置き換わるので，程度の差こそあれ，すべての新生児に新生児黄疸が起こる．

VIII 膵臓

1. 膵臓の構造と機能

■ 膵臓の位置と区分（a）
- 膵臓は第12胸椎から第3腰椎上縁の間に位置する．3cmほど呼吸性移動を行う．
- 膵臓はやや扁平で細長（約15cm）く，頭，体，尾を区別する．膵頭部は右端の膨大部で，十二指腸の弯曲部を占める．膵頭の下部は鈎状突起となり，上腸間膜動・静脈をとりまいている．膵体は脊柱の前を横走する部で，膵尾は細くなって脾門に向かう部である．
- 膵管は膵尾から膵頭に向かい，膵頭部で総胆管と合してファーター乳頭に開く．

■ 膵臓の構造
- 膵臓は外分泌部（b）と内分泌部（d）に分かれる．

■ 外分泌部（b）
- 小葉間結合組織によって腺小葉に分かれる．1日約700ml（200〜800ml）の膵液が分泌される．
- 胃の内容物が小腸に入ると，十二指腸粘膜からセクレチン（消化管ホルモン）が分泌され（c），血行性に膵臓に作用して，弱アルカリ性（pH8.5）の希薄な膵液を多量放出して，胃酸を中和してペプシンの作用を終え，膵液のトリプシンに至適のpHを与える．
- 十二指腸粘膜からまたパンクレオザイミン（消化管ホルモン）が分泌され（c），血行性に膵臓に作用して，酵素（アミラーゼ，プロテアーゼ，リパーゼ）に富んだ膵液を分泌する．
- アミラーゼはでん粉をブドウ糖に，プロテアーゼは蛋白質をアミノ酸に，リパーゼは脂肪を脂肪酸とグリセリンに分解する強力な酵素である．
- 膵液のプロテアーゼをトリプシンという．不活性型のトリプシノーゲンとして分泌されるが，腸液のエンテロキナーゼの作用を受け，活性型のトリプシンになる．

■ 内分泌部（d）
- ランゲルハンス島（膵島）は約100万個あるといわれる．頭部より体部，尾部に多い．
- ランゲルハンス島にα（A）細胞，β（B）細胞，δ（D）細胞がみられる．α細胞は島細胞の約20％を占め，島の周辺部に多い．β細胞は約70％を占め，島の中心部に多い．
- β細胞からインスリンが分泌される．インスリンは肝細胞でブドウ糖をグリコーゲンに合成貯蔵し（e），血糖値を下げる．血糖値が下がると，α細胞からグルカゴンが分泌される．グルカゴンはグリコーゲンを分解し，ブドウ糖にして血中に放出し，血糖値を上げる．δ細胞からソマトスタチンが分泌される．インスリン，グルカゴンの分泌抑制作用があると考えられている．

2. 膵臓の画像検査
- 膵癌の画像検査としてはX線CT（p.330, 331）検査が最も優れている．超音波検査（p.380）も診断価値が高い．MRI検査，特に膵管の拡張をみるためMRCP（p.368）が行われる．膵管の狭窄や閉塞をみるためERCP（p.60）も行われる．手術の可能性を検討するために血管造影が行われる．
- 膵石は腹部単純撮影（p.66），超音波検査（p.380），X線CT検査（p.330）で検出される．

VIII 膵臓

> 膵臓には外分泌腺と内分泌腺が併存する．
> 膵液の分泌はセクレチン，パンクレオザイミンによって促進する．

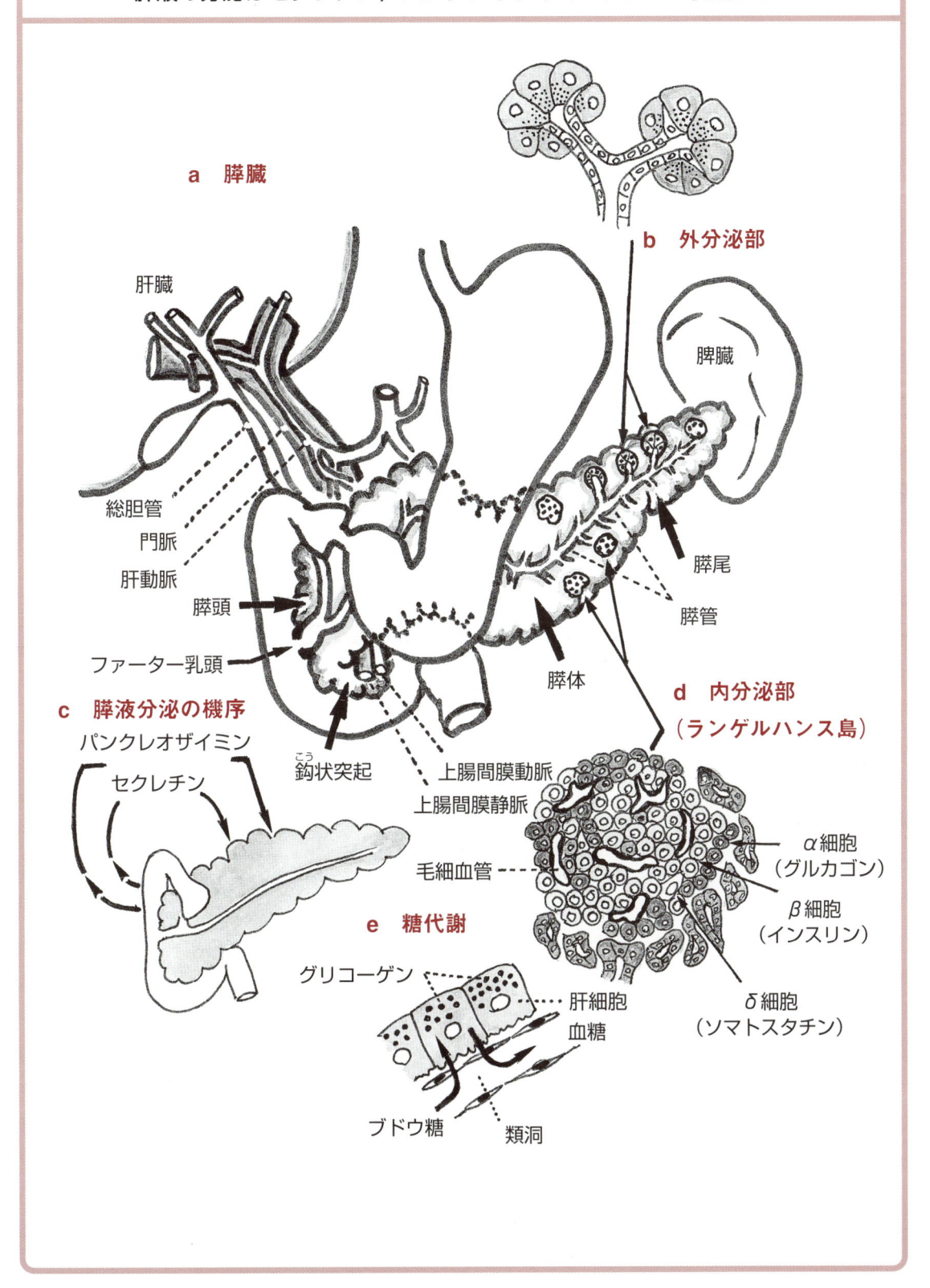

a 膵臓

- 肝臓
- 総胆管
- 門脈
- 肝動脈
- 膵頭
- ファーター乳頭
- 鉤状突起
- 上腸間膜動脈
- 上腸間膜静脈
- 膵体
- 脾臓
- 膵尾
- 膵管

b 外分泌部

c 膵液分泌の機序
- パンクレオザイミン
- セクレチン

d 内分泌部（ランゲルハンス島）
- 毛細血管
- α細胞（グルカゴン）
- β細胞（インスリン）
- δ細胞（ソマトスタチン）

e 糖代謝
- グリコーゲン
- 肝細胞
- 血糖
- ブドウ糖
- 類洞

3. 膵臓の主な疾患

■ 膵癌
- 男性に多い（4：1）．膵頭部（1/2）に最も多く，体部（1/4）にも尾部（1/4）にも発生する．
- 膵頭部癌（a）は総胆管を圧迫して早期に閉塞性黄疸（p.63）を生じ，早く発見されることが多いが，体部，尾部の癌は発見が遅れることが多い．
- 3cm以下は手術可能．血管の病変が膵内に限局していること，肝転移がないことなどが必要．

> **メモ** 外分泌部から発生する腺癌を膵癌といい，内分泌部から発生する腫瘍はインスリノーマとして区別する．したがって，膵癌はホルモンを分泌する腫瘍ではない．

■ インスリノーマ
- ランゲルハンス島のβ細胞に由来する腫瘍で良性のものが多い．
- インスリンの過剰分泌によって低血糖を生じ，意識障害をきたす．

■ 急性膵炎
- 何らかの原因で，腸液が膵管に逆流すると，トリプシノーゲンがトリプシンに活性化され，自己消化を起こす．暴飲，暴食，アルコール過飲などが誘因になる．
- 急激な腹痛が特徴で，放置すれば危険に陥るので急性腹症にあげられる．
- 血清アミラーゼの著しい上昇が診断の根拠になる．尿にも増加する．
- 超音波検査で膵腫脹，X腺CT検査で膵臓の腫大を認める．

■ 慢性膵炎（膵石）
- 膵臓に壊死が反復し，膵管内にも実質内にも多数の結石が生じる．
- 膵石（b）は腹部単純撮影で膵管の走行に一致して斑点状に認められる．結石は脊柱より前にある．

■ 糖尿病
- 血糖の正常値は空腹時100mg/dlで，140mg以上を糖尿病，100〜140mgを境界型とする．
- 空腹時75g糖負荷試験を行い，1時間後200mg/dl（正常型は160mg/dl以下），2時間後200mg/dl（正常型は120mg以下）以上あれば糖尿病と診断する．
- ヘモグロビンのなかにはブドウ糖（グルコース）を結合したものが約5％存在する（HbA1C）．食後の血糖値と違って，1日の平均値を示す．現在糖尿病の指標として広く利用されている．6％以上治療を要す．7％以上合併症が増加する．8％以上失明，腎不全を起こす．
- インスリン分泌低下によるもの，体の細胞がインスリン抵抗性によって糖をうまく利用できないので相対的にインスリン不足になって起こるものが糖尿病の95〜97％を占める．これがⅡ型糖尿病で，中年以降の肥満者に多い．遺伝的要因が高い．β細胞の破壊による絶対的インスリン欠乏によって起こるものはⅠ型糖尿病と呼ばれ，20歳以下に起こる．インスリン依存型糖尿病または若年性糖尿病ともいわれる．自己免疫病と考えられている．インスリン注射で血糖をコントロールするほか，膵島細胞の移植（門脈に注入）が試みられる．

> 糖尿病は膵臓のランゲルハンス島から分泌されるインスリンの欠乏によって起こる.

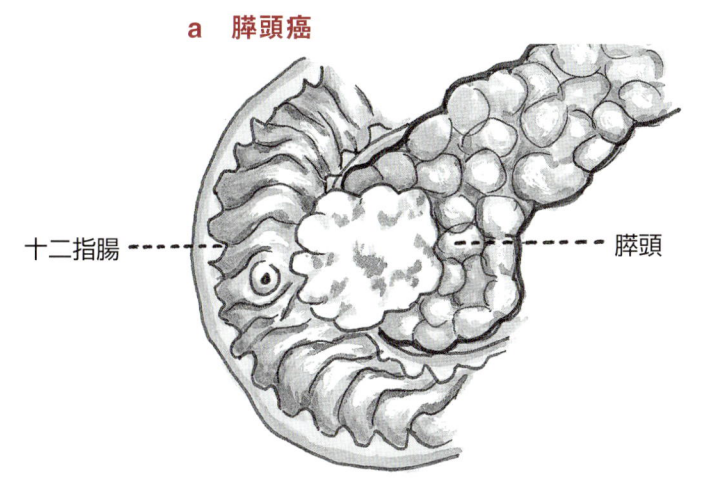

a 膵頭癌

十二指腸 ---- 膵頭

b 膵石(腹部単純撮影)

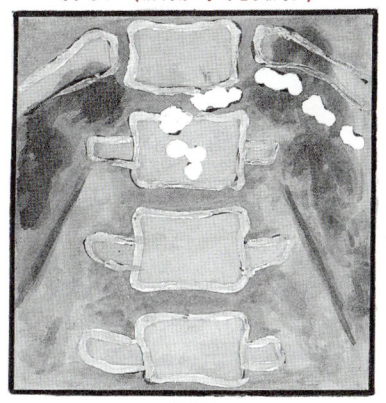

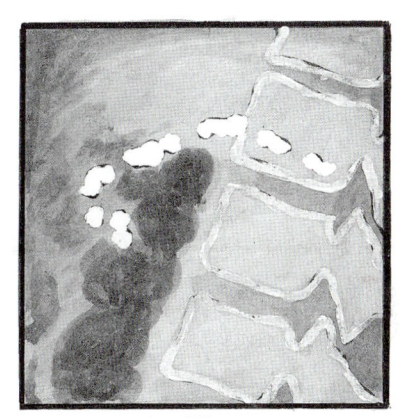

正面　　側面

- 合併症(小血管症)

  糖尿病性腎症：微量蛋白尿(早期診断に重要)で発見され，発症から10〜15年内に腎不全が起こる．人工透析患者の約40％を占める．

  糖尿病性網膜症：眼底の周辺から網膜症(検診用の眼底カメラでみつからないことが多い)が始まる．進行すると網膜後半部にも及び，出血，白斑を生じ失明する．

  糖尿病性神経症：足がしびれる，冷たい，痛むなどの症状を示す．

- 合併症(大血管症)

  心筋梗塞，脳梗塞：糖尿病があると，動脈硬化症を非常に強くする．

  高脂血症，高コレステロール血症：糖の代謝障害は蛋白質，脂質の代謝障害を起こし，高脂血症，高コレステロール血症となり，動脈硬化症を助長する．

IX 唾液腺

1. 唾液腺の構造と機能

■ 唾液腺（a）
- 耳下腺，顎下腺，舌下腺などの大唾液腺のほか，口唇，頬粘膜に米粒大の小唾液腺が無数に存在する．
- 耳下腺だけが純漿液腺（蛋白腺）で，顎下腺，舌下腺は漿液と粘液を分泌する混合腺である．
- 唾液は1日1～1.5l分泌される．唾液はプチアリン（アミラーゼの一種）を含む．でん粉を糖に分解する．ご飯を長く噛んでいると甘くなるのはそのためである．プチアリンの作用は胃に入ってからもしばらく続く．

> **メモ** 交感神経の刺激によって，少量の粘っこい唾液が，副交感神経の刺激で，さらさらした水分の多い唾液が大量に出る．

2. 唾液腺の造影

■ 耳下腺造影
- 耳下腺管（ステンセン管）は5～6cmの長さがあり，上顎第2大臼歯の高さで，頬粘膜に開口する（a）．
- やや高まった開口部（耳下腺乳頭）に，先端を丸めた注射針（1/1ゲージ）を挿入し，造影剤1.5～2mlをゆっくり注入する（b）．正面および側面を撮影する．
- 逆行性造影である．

■ 顎下腺造影
- 顎下腺管（ワルトン管）は5～6cmの長さがあり，舌下腺の内側を前進して，舌下小丘に開口する（a）．
- ここに鈍針（1/2～1/3ゲージ）を挿入し，1～1.2mlの造影剤を注入（c）．側面および軸位を撮影する．
- 逆行性造影である．

3. 唾液腺の主な疾患

■ シェーグレン症候群
- 唾液腺が萎縮し，唾液の分泌が低下．喉の乾き，渇を訴える．
- 自己免疫病で，しばしば全身性紅斑性ループス（SLE）や膠原病が合併する．また涙腺も同時におかされ乾燥性角膜炎を起こすことが多い．
- 圧倒的に女性に多い．

IX 唾液腺

唾液腺の造影は逆行性に行われる．

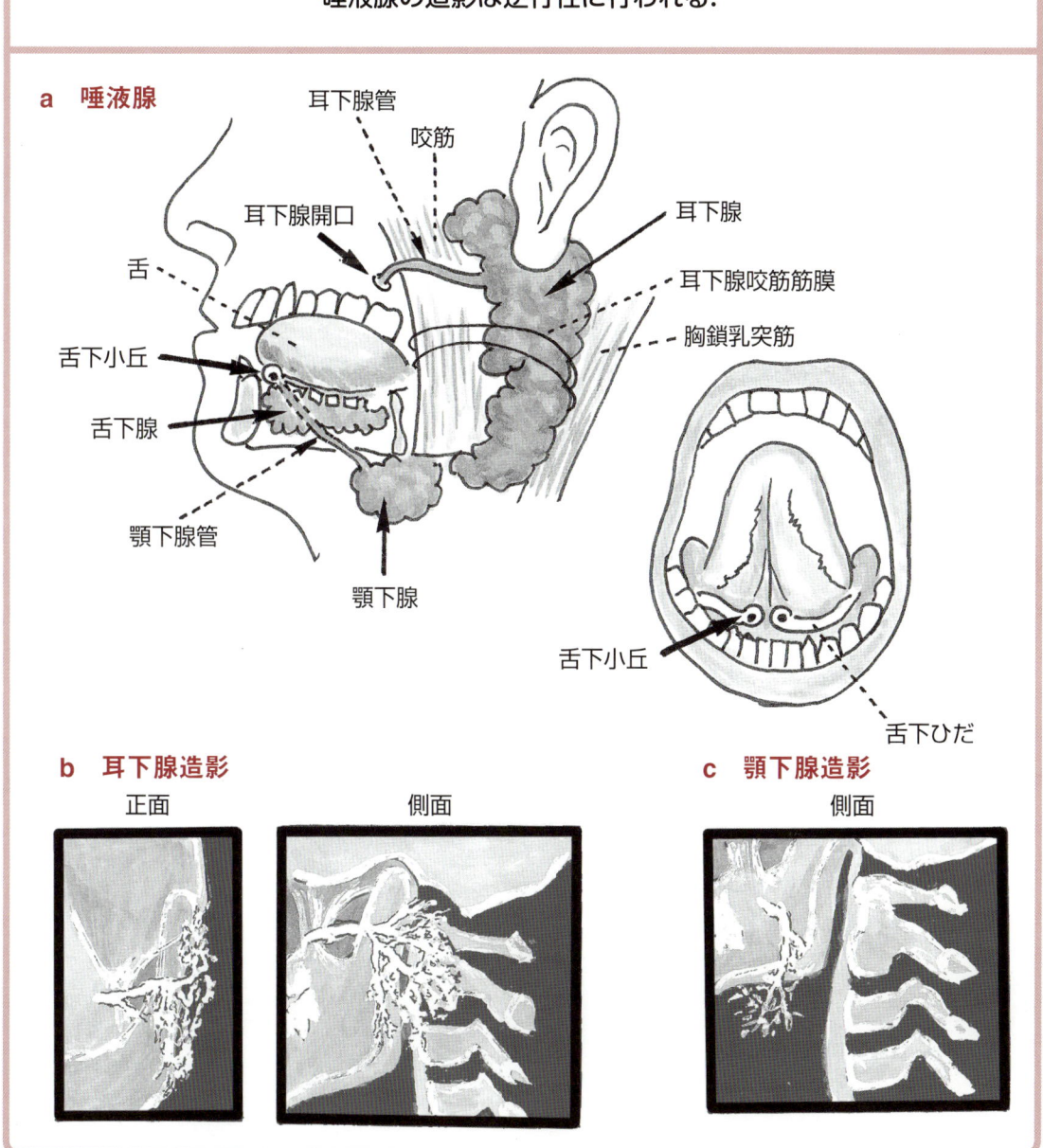

a 唾液腺

（図：耳下腺管，咬筋，耳下腺開口，舌，舌下小丘，舌下腺，顎下腺管，顎下腺，耳下腺，耳下腺咬筋筋膜，胸鎖乳突筋，舌下小丘，舌下ひだ）

b 耳下腺造影 正面／側面

c 顎下腺造影 側面

■ 唾石
- 慢性炎症に伴って，しばしば結石が画像診断で描出される．

■ 混合腫瘍
- 良性の腺腫であるが，豊富な間質に軟骨ができたりするので，この名がある．

■ 流行性耳下腺炎
- 子供に多いウイルス感染症である．
- "おたふくかぜ"と呼ばれるように，両側の頬が腫れ，痛くて物が噛めない．それは，炎症による腫れが，咬筋筋膜で圧迫されるから，また耳下腺が下顎骨の下にまでのびているからである．
- 思春期以降にかかると，しばしば精巣炎を併発し，精子形成障害を残す．

2

腹部臓器と腹部単純撮影

1. 腹腔内臓器と腹膜腔

- 腹膜は1層の扁平な内皮細胞（中胚葉から発生するので中皮ともいう）とそれを裏づける少量の結合組織からなる．
- 臓側腹膜は内臓の表面を被い，壁側腹膜は腹壁の内面を被い，その間のスペースを腹(膜)腔という(a, b)
- 腹腔内臓器：ほとんどその全周を腹膜で被われたもの(a, b)

　　胃，肝臓，脾臓
　　空腸，回腸　　　　　　　　　　　｝腸間膜がある．
　　横行結腸，S状結腸

- 腹腔内臓器でないもの：前面だけが腹膜で被われ，後面は後腹壁に癒着したもの(a, b)

　　膵
　　十二指腸　　　　　　｝腸間膜がない．
　　上行結腸，下行結腸

- 腸間膜があることは動くことを意味し，腸間膜がないことは動かないことを意味する．

> **メモ** 虫垂は短い腸間膜をもつ．盲腸も短いながら腸間膜をもっているので本来可動性である．しかし，生理的可動性の域を越え，不快感や鈍痛を訴えると，移動性盲腸という診断がつく．

- 腸間膜は臓器の可動性だけでなく，腹腔内臓器を養う血管，リンパ管の通路になっている(c)．
- 十二指腸，上行結腸，下行結腸はもともと腸間膜をもっていたのだが，次第に短くなり，ついに後腹壁に癒着して消失し，癒着部の腹膜も消失する(d)．
- 開腹すると，胃の大弯から薄い膜が恥骨結合まで垂れ下がり，腹部内臓の表面を広く被っている．これが大網(e, f)で，脂肪と乳斑(大食細胞の集団)がついて黄褐色の斑模様にみえる．

> **メモ** 胃潰瘍，胆嚢炎，虫垂炎などが穿孔したとき，大網が局所にまつわりついて，腹膜炎が全般に波及することを防ごうとする．

> **メモ** 播種(はしゅ)：腹膜腔，胸膜腔，心膜腔の漿膜に達した腫瘍細胞が内臓の動きに伴い，漿膜面に拡がることをいう．粘膜に発生した胃癌は筋層を貫いて腹膜に達す．腹膜に顔を出した癌細胞は胃腸の運動に伴って腹膜の表面にばらまかれ，腹腔に多数の腫瘍をつくる．腹水を伴い癌性腹膜炎を発生する．

1. 腹腔内臓器と腹膜腔

十二指腸，上行結腸，下行結腸には腸間膜がなく，腹腔内臓器ではない．
膵臓も後腹壁に癒着し，腹腔内臓器ではない．

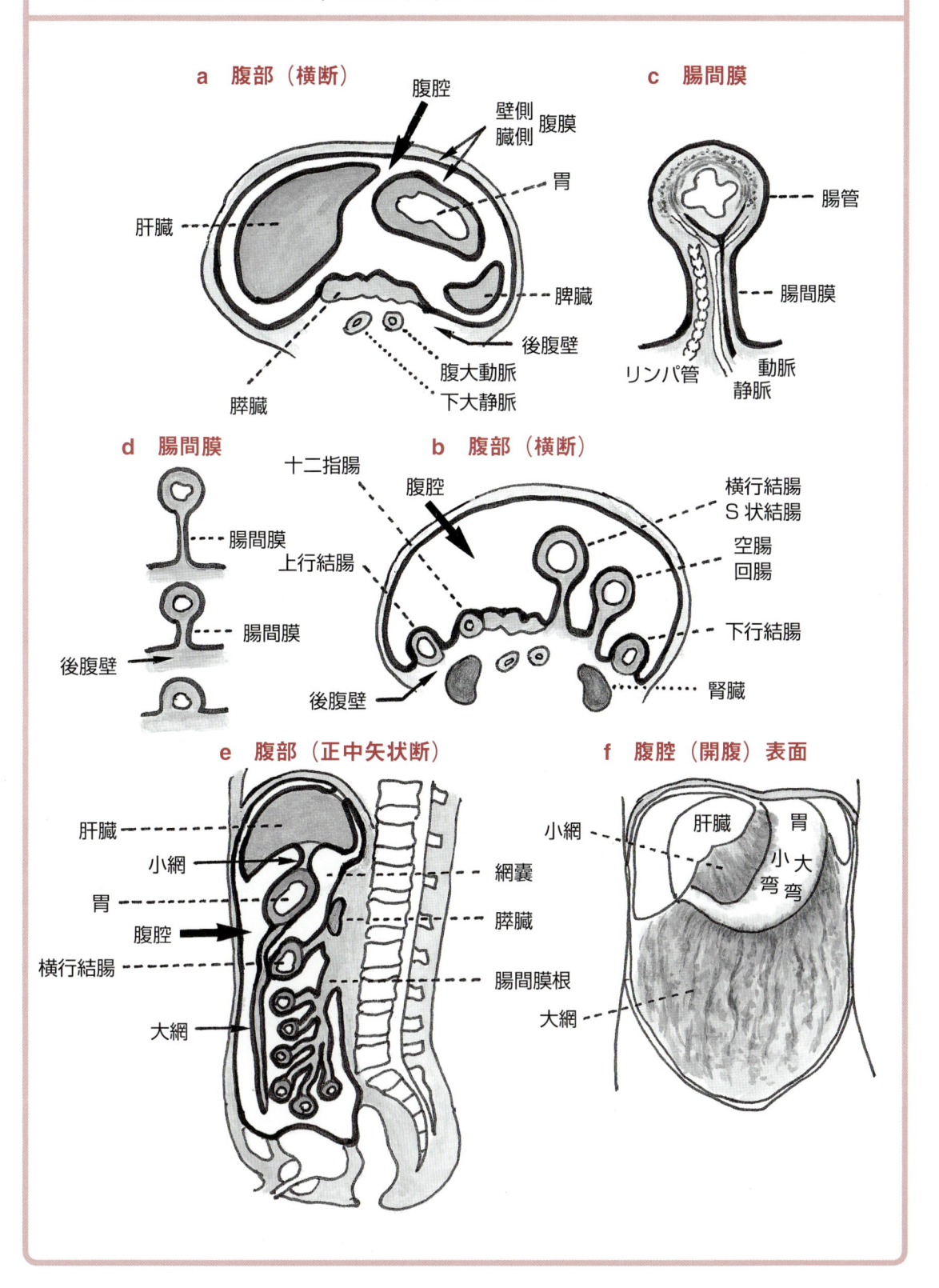

a 腹部（横断）
腹腔／壁側腹膜／臓側腹膜／胃／脾臓／後腹壁／腹大動脈／下大静脈／膵臓／肝臓

c 腸間膜
腸管／腸間膜／リンパ管／動脈／静脈

d 腸間膜
腸間膜／後腹壁

b 腹部（横断）
十二指腸／腹腔／上行結腸／横行結腸／S状結腸／空腸／回腸／下行結腸／腎臓／後腹壁

e 腹部（正中矢状断）
肝臓／小網／胃／腹腔／横行結腸／大網／網嚢／膵臓／腸間膜根

f 腹腔（開腹）表面
小網／肝臓／胃／小弯／大弯／大網

2. 後腹膜臓器と後腹膜腔（a）

- 腎臓，副腎，尿管などは腹膜腔より後ろに発生する臓器で，後腹膜臓器と呼ばれる．腹膜に被われないので，勿論腹腔内臓器ではない．
- 腹膜下筋膜は腎臓に近づくと前葉（腎前筋膜）と後葉（腎後筋膜）に分かれ，腎臓を袋のようにつつみ，中を脂肪で満たして腎臓を固定する．この脂肪で満たされたスペースを腎周囲腔と呼ぶ．
- 腎前筋膜と腎後筋膜を合わせてゲロータの筋膜という．

> **メモ** 急激なダイエットなどによって腎周囲腔の脂肪が減少すると，腎臓の固定が悪くなり，遊走腎が発生する．腹部，腰背部の重圧感，不快感を訴える．

- 前葉の前，後葉の後ろにも脂肪に富んだスペースがあり，それぞれを前腎傍腔（ぼうくう），後腎傍腔と呼ぶ．これらの腔も腹膜腔のような腔間があるわけでなく，脂肪に富んだ組織で満たされている．
- 前腎傍腔，腎周囲腔，後腎傍腔を合して後腹膜腔と呼ぶ．
- 十二指腸，上行結腸，下行結腸，膵臓はもともと後腹膜臓器ではないが，腹膜に被われるのは前面だけなので，後腹膜臓器に入れる人もいる．

> **メモ** 後腹膜臓器の手術を開腹して行うと，視野を広くする利点はあるが，大きな負担を与えること，癒着などの後遺症を残すことにもなる．腎結石，尿管結石をはじめ後腹膜臓器の手術は開腹することなく，背側より行うことができる．

腎臓，副腎，尿管は後腹膜臓器である．

a 後腹膜腔

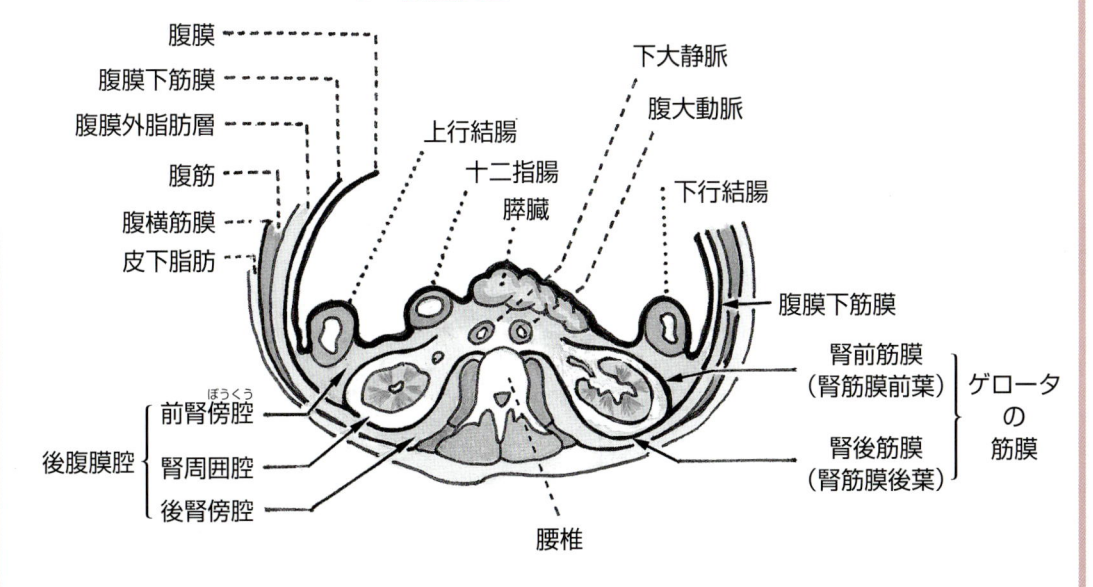

- 腹膜
- 腹膜下筋膜
- 腹膜外脂肪層
- 腹筋
- 腹横筋膜
- 皮下脂肪
- 上行結腸
- 十二指腸
- 膵臓
- 下大静脈
- 腹大動脈
- 下行結腸
- 腹膜下筋膜
- 腎前筋膜（腎筋膜前葉）
- 腎後筋膜（腎筋膜後葉）
- ゲロータの筋膜
- 後腹膜腔
  - 前腎傍腔（ぼうくう）
  - 腎周囲腔
  - 後腎傍腔
- 腰椎

3. 腹部単純撮影（a）

- 腹部造影検査の基礎なので，造影剤による検査に先だって必ずこの検査を行う．
- 背臥位で，横隔膜上縁から恥骨上縁まで入るように，呼吸停止下で撮影する．
- 腹部単純撮影で，正常で臓器の輪郭が明確に描出されるのは腎臓と大腰筋だけ．肝臓の下縁と脾臓の下極がわかることがある．
- 腎臓の輪郭が描出されるのは，周囲を囲む脂肪（p.74）が黒く写るためである．
- 大腰筋の外縁は脊柱に対してほぼ20°の角度をとり，腎臓の長軸はそれに平行する．

メモ	大腰筋は腸骨筋と合して腸腰筋と呼ぶ．腸腰筋は大腿骨の小転子に着き，大腿を挙げる（坂を上るとき，階段を上るときなど）．老化現象として歩幅が小さくなるのは，この筋が弱くなるためである．

- ガス像は通常小腸にはほとんど認められない．大腸には常時みられる．特に肝および脾弯曲部にかなり大量のガスが存在し，ハウストラがしばしば認識される．
- 腹部単純撮影で，腹膜外脂肪層（p.75, a）が帯状に黒く描出される．これを側腹線（flank strip）または側腹線条と呼ぶ．

4. 腹部単純撮影が診断に有効な疾患

結石：胆石（p.62），膵石（p.66），腎結石（p.92），尿管結石（p.92），膀胱結石（p.98）
腸閉塞（イレウス）：小腸（p.42），大腸（p.48）
消化管穿孔：胃潰瘍（p.24），十二指腸潰瘍（p.42）

- これらの疾患は放置すると腹膜炎を惹起し，重篤な危険に陥るので急性腹症と呼ばれる．

メモ	腹膜炎は劇痛を発す．胃・腸の粘膜に知覚はないが，腹膜には知覚神経線維が分布している．腹膜炎ならずとも，強い蠕動運動は腹膜に波及し，腹に痛みを起こす．

5. デクビタス撮影（b）

- 側臥位正面撮影をデクビタス撮影という．
- 消化管穿孔が起こると，空気，ガスが腹腔にもれる．立位で撮影すると，空気，ガスは横隔膜と肝臓の間に集まり，横隔膜下に正常にない帯状の黒い透亮像を描出する．右を上にした側臥位に変えると，帯状の黒い透亮像は肝臓と右腹壁の間に移動する．
- デクビタス撮影は消化管穿孔のほか，胸水（p.151, e, f）の診断にも有効である．

6. 腹水の証明（c）

- 腹水あるいは血液は腹腔内で，まず直腸膀胱窩に貯留する．
- 背臥位で，膀胱の正面単純撮影を行うと，膀胱の左右上部に，膀胱と等濃度の淡い陰影がみられる．膀胱陰影を犬の顔に見立てると，腹水の陰影はその耳のように見えるのでdog's earと表現される．

3. 腹部単純撮影 | 77

腹部単純撮影で描出されるのは腎臓と大腰筋である．それは腎臓が厚い脂肪に囲まれているため．腹部単純撮影は結石，腸閉塞，消化管穿孔の診断に有用である．

a 腹部単純撮影

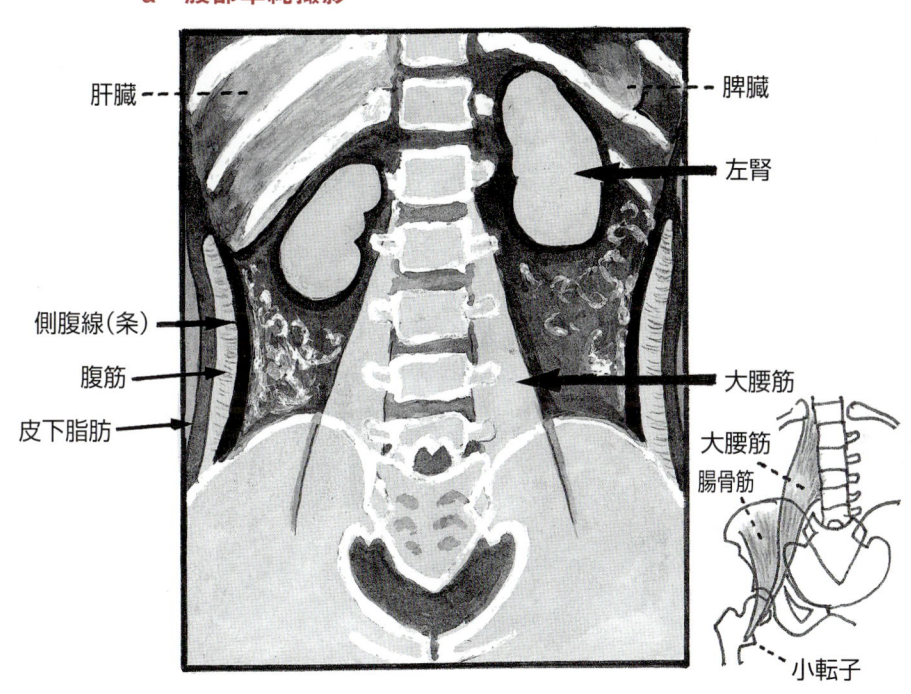

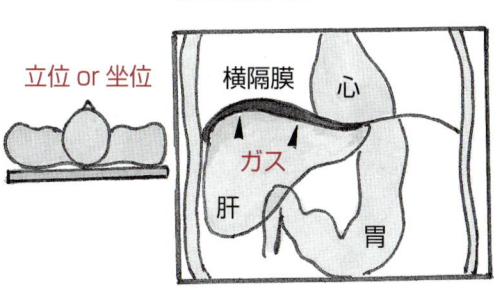

- 肝臓
- 脾臓
- 左腎
- 側腹線（条）
- 腹筋
- 大腰筋
- 皮下脂肪
- 大腰筋
- 腸骨筋
- 小転子

b 消化管穿孔(せんこう)

立位 or 坐位
- 横隔膜
- 心
- ガス
- 肝
- 胃

デクビタス撮影
- ガス
- 腹壁
- 肝
- 心
- 胃

c 腹水

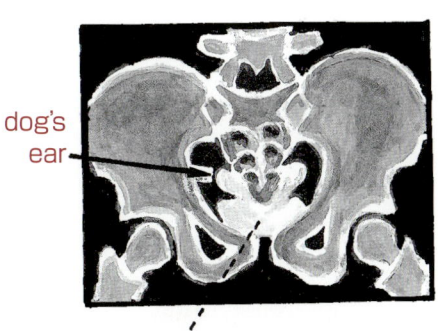

- dog's ear
- 膀胱陰影
- 膀胱
- 腹水

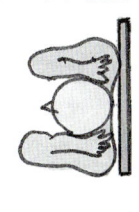

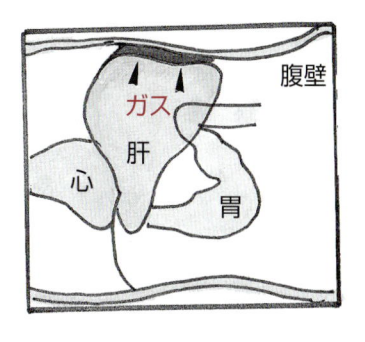

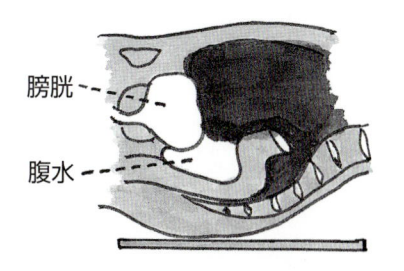

3
泌尿器系

I 腎臓

1．腎臓の構造と機能

■ 腎臓の大きさと位置

- 腎臓は後腹膜臓器(p.74)で，腹膜に被われない．
- 形はそら豆状で，凹んだ所が腎門．ここに前から腎静脈，腎動脈，尿管が出入する．
- 長さ9〜11cm，幅4〜5cm，厚さ2.5〜3cmで，重さ95〜110g．加齢とともに小さくなる．
- 成人男子の左腎は第11胸椎下縁―第3腰椎上縁の間にあり(**a**)，第12肋骨が腎臓の上1/3と中1/3の境界を斜めに横切る．腎門は第1腰椎の高さにある．
- 右腎は肝臓に圧迫され，左腎より1/2〜1錐体(1〜2cm)低い(肝硬変で肝臓が小さくなると，右腎の位置が上がる)．通常左腎より小さい．
- 女性の腎臓は男性よりやや小さく，また1/2錐体ほど低い．
- 小児の腎臓は相対的に成人より大きく，低い位置にある．
- 立位では臥位より2〜3cm低くなる．
- 右腎の前面は大部分肝臓に被われ，下方の一部は右結腸曲に接す(**b**)．
- 左腎の前面は上部が胃底，中部が膵臓，下部が左結腸曲に接す(**b**，**c**)．また前面上部の外側縁は脾臓に接す．
- 腎臓はまわりを厚い脂肪で取り囲まれるので，腹部単純撮影(p.76)，X線CT検査(p.326)，MRI検査(p.368)，超音波検査(p.382)で，その輪郭が明瞭に描出される．
- 腎臓は呼吸性移動を行う．吸気で3cmほど下がる．右腎の方がやや移動性が少ない．

> **メモ** 呼吸性移動(肝臓，膵臓，腎臓)を行うことは，すべての検査(腹部単純撮影をはじめ，超音波検査，X線CT検査，MRI検査など)の撮像を―息を止めて―行わねばならないことを示している．さもないと，アーチファクトを生じる．

右腎は左腎より低く，腎臓は呼吸性移動を行う．

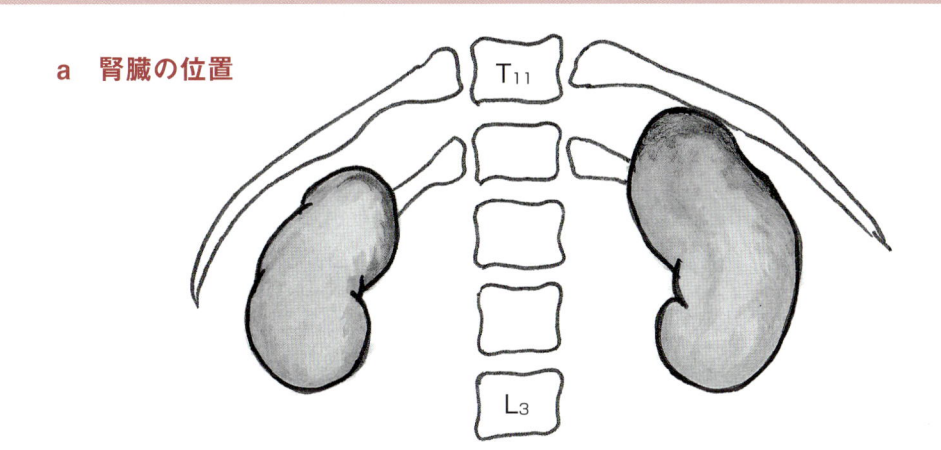

a 腎臓の位置

T₁₁

L₃

b 腎臓と周囲臓器との関係

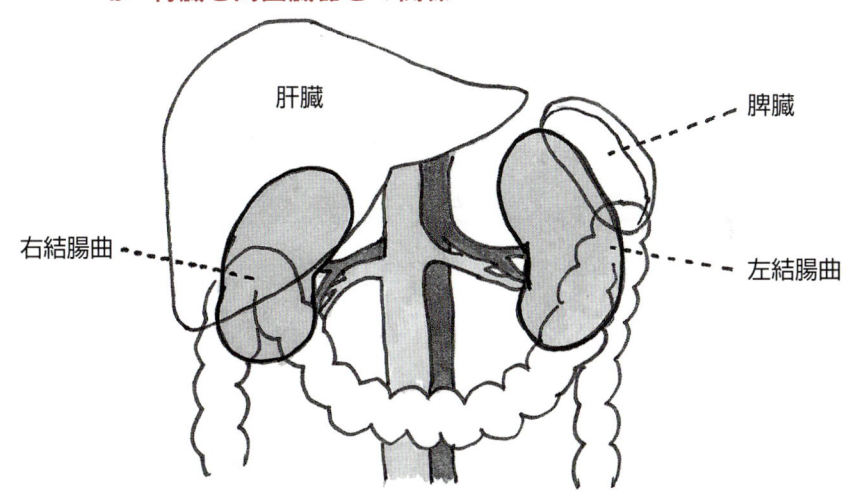

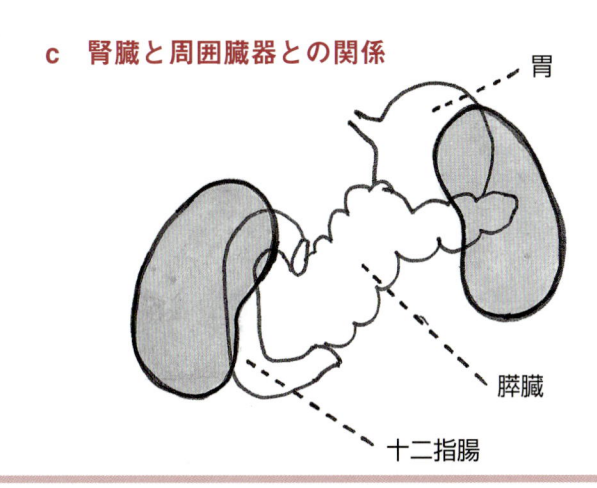

肝臓　　　脾臓

右結腸曲　　　左結腸曲

c 腎臓と周囲臓器との関係

胃

膵臓

十二指腸

■ 腎臓の断面（a）

- 腎臓は線維性の被膜に被われている．正常であれば剥がしやすいが，腎炎を繰り返すと剥がれ難くなる．
- 腎臓の実質は皮質と髄質に分かれる．皮質はやや赤みをおび，無数の腎小体が散在している．皮質には髄質から放線状に侵入する線条が多数認められ，これを髄放線と呼ぶ．
- 髄質は数個の腎錐体からなる．錐体の先端は腎乳頭と呼ばれる．錐体は全体的に蒼白であるが，乳頭側のやや明るい内帯と，錐体底のやや暗い外帯に分ける．腎錐体には縦走する無数の線条がみられる．
- 腎錐体と腎錐体の間は皮質と同じ組織で埋められており，ここを腎柱またはベルタン柱と呼ぶ．
- 腎杯（はい）は腎乳頭を杯状に囲み，乳頭孔から流れ出る尿を受ける．
- 腎乳頭を直接つつむ腎杯を小腎杯，2〜3の小腎杯の流出路が合してつくる膨らみを大腎杯と呼ぶ．
- 大腎杯からの漏斗状の管は集まって広い腎盂（う）（腎盤（ばん））を形成し，尿管に移行する．
- 腎盂と尿管の移行部に腎盤括約筋がみられる（b）．括約筋は小腎杯と大腎杯，大腎杯と腎盂の移行部にも存在する．
- 腎杯と腎杯の間，腎杯と腎盂の間のスペースは脂肪で埋められ，ここを腎洞と呼ぶ．
- 尿管は腎盂から膀胱に続く約30cmの管．尿の輸送のため，尿管のひだは縦走し，内縦，外輪筋がよく発達している．

> **メモ** 尿はダラダラと尿管を下がるのではなく，一定量の尿がある間隔でシュー，シューと下りてくる．リズミカルな尿の排出は膀胱鏡を使って尿管口でも観察される．

> **メモ** 腎盂，尿管，膀胱は移行上皮（p.97a'）で被われ，ここから移行上皮癌（p.18）が発生する．腎実質（近位尿細管は丈の高い上皮，ヘンレのわなの細い部分は扁平な上皮，ヘンレのわなの太い部分と遠位尿細管は立方形の上皮，集合管は円柱形の上皮）と尿道（男性尿道の大部分は重層円柱上皮，女性尿道は重層扁平上皮）は移行上皮ではない．

腎臓は皮質と髄質に分かれる．皮質には無数の赤褐色の糸球体が散在する．
腎乳頭は腎杯に突出．腎杯は集まって腎盂を形成し，尿管に移行する．

a 腎臓断面

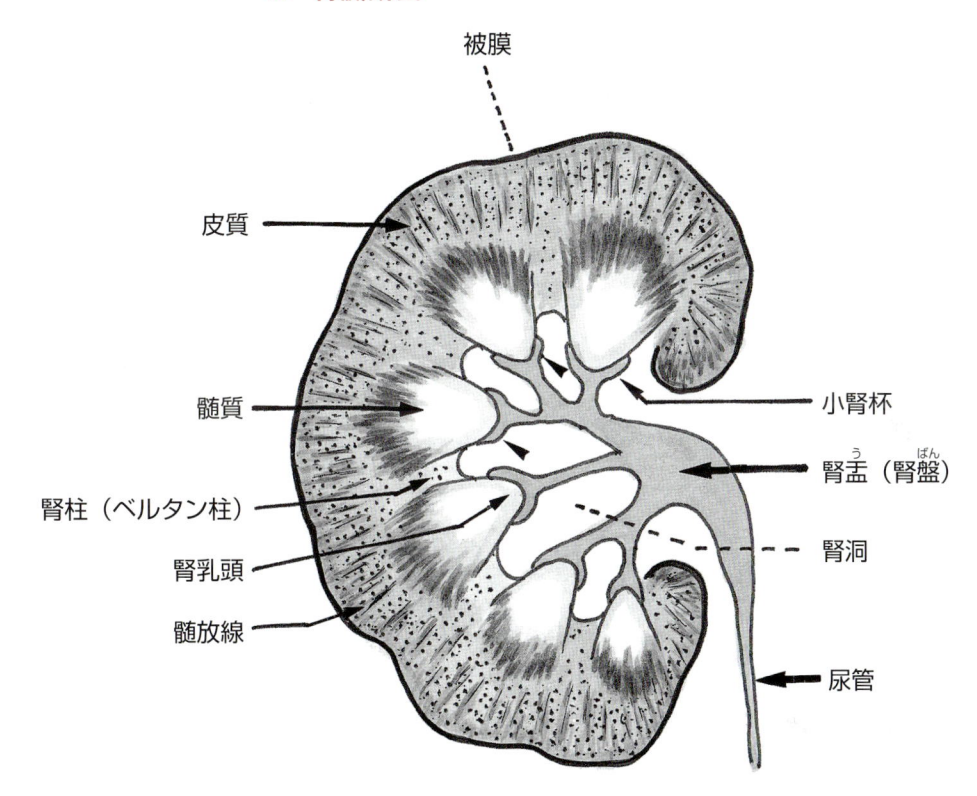

- 被膜
- 皮質
- 髄質
- 腎柱（ベルタン柱）
- 腎乳頭
- 髄放線
- 小腎杯
- 腎盂（腎盤）
- 腎洞
- 尿管

b 腎盂断面

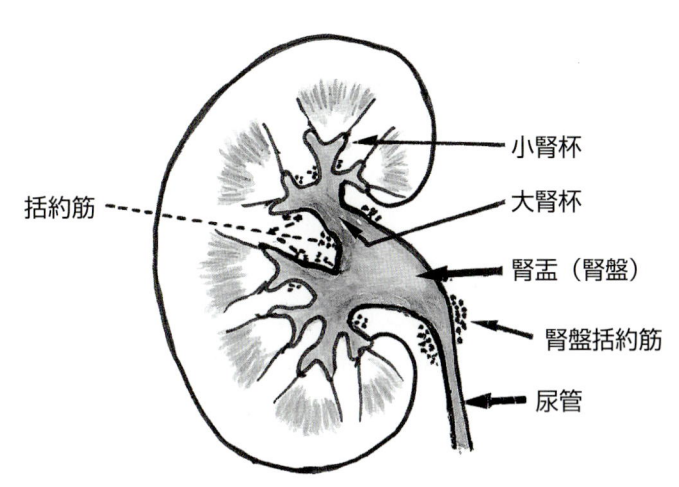

- 括約筋
- 小腎杯
- 大腎杯
- 腎盂（腎盤）
- 腎盤括約筋
- 尿管

■ 腎小体

- 直径約 0.2mm の球状体で, 皮質に肉眼で赤い点としてみえる. 1 つの腎臓に 100〜150 万個ある.
- 腎小体は毛細血管の塊りである糸球体と, これを包むボーマン嚢という袋からなる (a).
- 糸球体の血管極から輸入細動脈が入り, 輸出細動脈が出る. 毛細血管は通常動脈と静脈の間にあるものであるが, 糸球体では動脈と動脈の間にある.
- 輸出細動脈は輸入細動脈より細いので, 糸球体毛細血管の圧は高まり, 血漿が濾過されやすい. さらに, 毛細血管の内皮細胞 (b) には無数の小孔がある (窓あき内皮).
- ボーマン嚢は糸球体で濾過された血漿 (原尿) を受け, 尿管極から尿細管に送る.
- ボーマン嚢の毛細血管側の細胞は太い足を多数出し, 毛細血管の基底膜を外から被い, タコ足細胞と呼ばれる (a, b).
- 血漿は毛細血管内皮の小孔を通り, 基底膜を通り, タコ足細胞の足の間を通ってボーマン嚢腔に入り原尿となる.
- 輸入細動脈が糸球体に入る前, その平滑筋細胞は丸く, 太くなり, 上皮細胞のように 2〜3 層に重なる. この細胞は糸球体傍細胞 (a) と呼ばれ, 血圧上昇物質レニンを分泌する.
- 糸球体の血管極に接する遠位曲尿細管の血管極側の細胞は丈が高く, 密集して緻密斑 (a) を形成する. 遠位曲尿細管を流れる尿の Na イオン濃度を感知し, レニン分泌の引き金になる.
- 緻密斑直下に, 瓦を積んだように重なった扁平なゴールマハティヒ細胞をみる. 糸球体傍細胞, 緻密斑を合わせて糸球体傍装置と呼ぶ.

> **メモ** 実験的に腎動脈を狭窄すると, 直ちに血圧が上昇する. レニンの分泌によるものである. 臨床的には腎動脈の動脈硬化症によっても起こるし, 腎癌による腎動脈の圧迫によっても起こる. これらは腎性高血圧と呼ばれる (p.88, 94).

- 糸球体毛細血管の間に, わずかながら結合組織がみられる所があり, ここをメサンギウム (b) と呼び, ここに存在する細胞をメサンギウム細胞と呼ぶ. 糸球体腎炎の際著明に増加する.

◎ 糸球体腎炎

- **急性糸球体腎炎**:主に子供に起こる. 溶血性連鎖状球菌 (溶連菌) に感染して扁桃腺炎を起こした後 10 日ぐらいで発症する. 糸球体が菌におかされるのではなく, 菌が産生する毒素を抗原として作られた抗体が抗原と結合して抗原抗体複合体ができ, それが糸球体に沈着して発症する. Ⅲ型アレルギー (p.420) に属す. 糸球体の透過性亢進によって蛋白尿, 血尿さらに全身浮腫が起こる. 通常数週間で治る.
- **慢性糸球体腎炎**:急性糸球体腎炎が慢性化するものもあるが, いつ病気が始まったのかわからないまま腎臓が悪くなる場合も少なくない. 糸球体は破壊され, 荒廃し, 瘢痕化し, 最後には腎臓全体が小さい萎縮腎になり腎不全に陥る. 人工透析か腎移植をまたねばならない.

腎臓から血圧上昇物質レニンが分泌される．

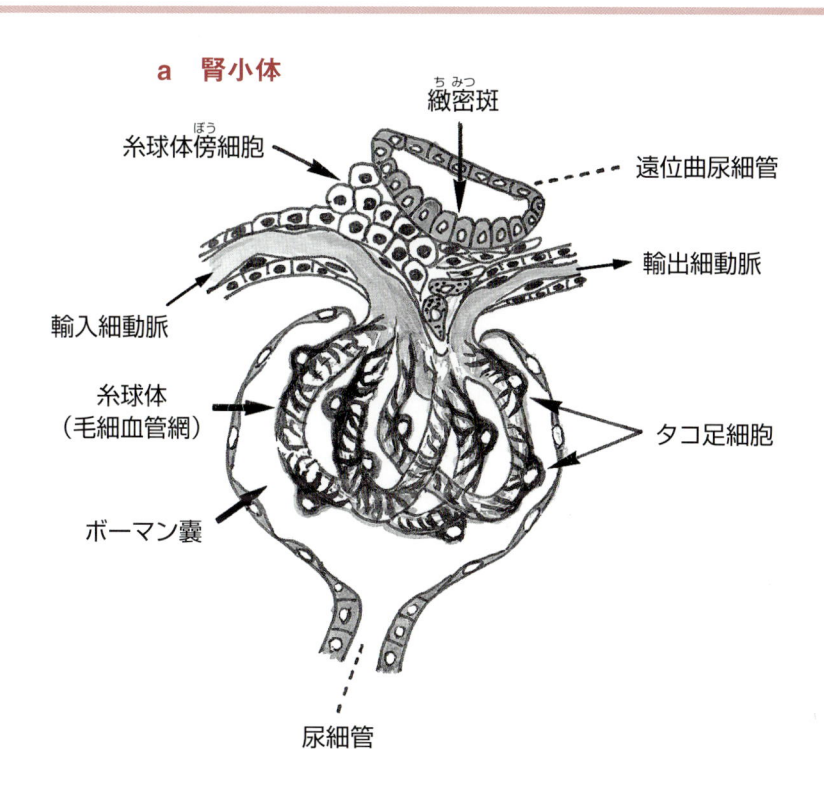

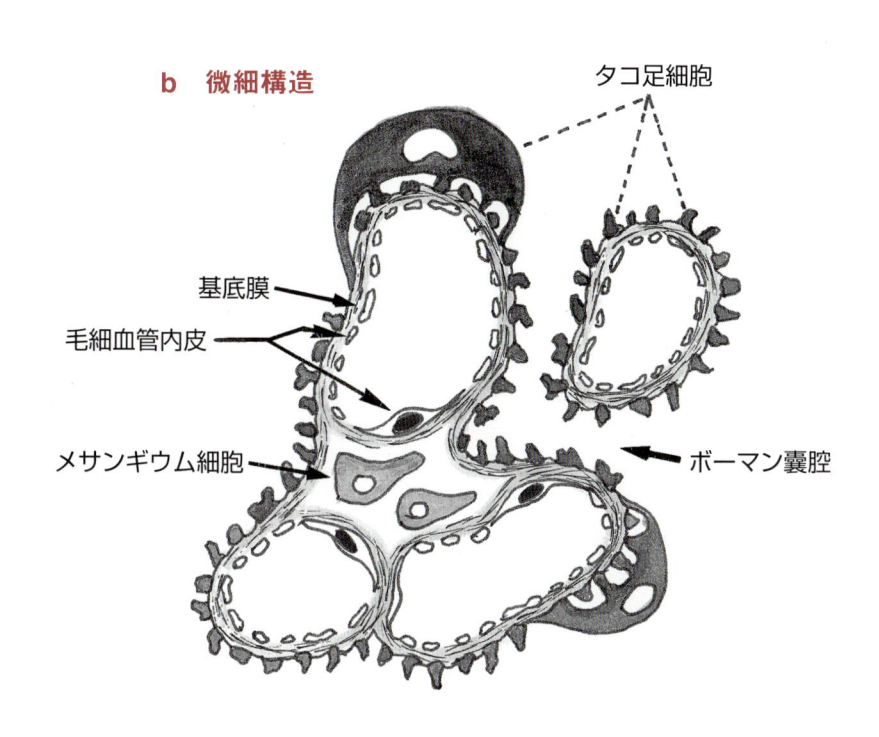

a 腎小体

- 緻密斑
- 糸球体傍細胞
- 遠位曲尿細管
- 輸出細動脈
- 輸入細動脈
- 糸球体（毛細血管網）
- タコ足細胞
- ボーマン嚢
- 尿細管

b 微細構造

- タコ足細胞
- 基底膜
- 毛細血管内皮
- メサンギウム細胞
- ボーマン嚢腔

■ 尿細管（a）

- 腎小体で濾過産生された原尿は尿細管によって集合管に運ばれる．
- 腎小体と尿細管を合わせて，尿の生産と排泄の単位として腎単位（ネフロン）と呼ぶ．
- 尿細管はまず腎小体の近くで迂曲し，近位曲尿細管を作る．近位曲尿細管は急に細くなって髄質に向かい，まっすぐ髄質を下った後反転して太くなり，再び皮質にもどる．Uターンする下行脚，上行脚を合わせてヘンレのわな（係蹄）と呼ぶ．皮質にもどった尿細管は腎小体の近くで再び迂曲し，遠位曲尿細管を形成する．

■ 集合管（a）

- 遠位曲尿細管から出た集合細管は合流して太い集合管を形成する．
- 集合管は腎錐体の外帯から内帯に移ると，乳頭管と呼ばれるようになる．
- 乳頭管は各乳頭の先端にある20〜30個の乳頭孔で腎杯に開口する．

■ 腎臓の血管（b）

- 腎動脈から出た葉間動脈は腎柱を進んだ後，皮質と髄質の間を走る弓状動脈に移行する．
- 弓状動脈から皮質に向かって小葉間動脈が出る．小葉間動脈からある間隔ごとに糸球体に向かう輸入細動脈が出，糸球体で毛細血管網を形成する．
- 糸球体毛細血管網を出た輸出細動脈は尿細管のまわりで再び毛細血管網を形成し，尿細管から再吸収した水を収容する．
- 尿細管周囲の毛細血管網から出た静脈は小葉間静脈，弓状静脈，葉間静脈を経て腎静脈にかえる．
- 髄質へは，弓状動脈近くにある糸球体からの輸出動脈が直細動脈として，髄質に向かって走り下り，尿細管のまわりで毛細血管網を形成した後，直細静脈として弓状静脈にかえる．

■ 尿の組成

- 尿はウロクローム色素を含み黄色味を呈す．芳香を発す．
- 尿の95％は水で，残りの5％は有機物質と無機物が溶けた状態で存在する．
- 有機物として尿素，尿酸，クレアチン，クレアチニンなどが含まれ，そのうち尿素が50％を占める（1日の排出量にすると約25g）．尿素は肝臓で合成される（p.55，88）．
- 無機物としては食塩が主で，1日約10g排出される．
- 尿のpHは通常6前後で，弱酸性を示す．

> **メモ**　肉などの酸性食品を多くとると尿は酸性に傾き，野菜などのアルカリ性食品を多くとると尿はアルカリ性に傾き，血液のpHをいつも7.4に保つ（p.412）．1日に尿に排泄される食塩量は約10g．したがって，1日の食塩摂取量は10g以下が望ましい．食塩摂取量が増えると，血液のpHを保つために水，ひいては血液量が増え，血圧が上がることになる．

1個の腎小体と1本の尿細管を合わせて，尿の生産と排泄の単位としてネフロンと呼ぶ．

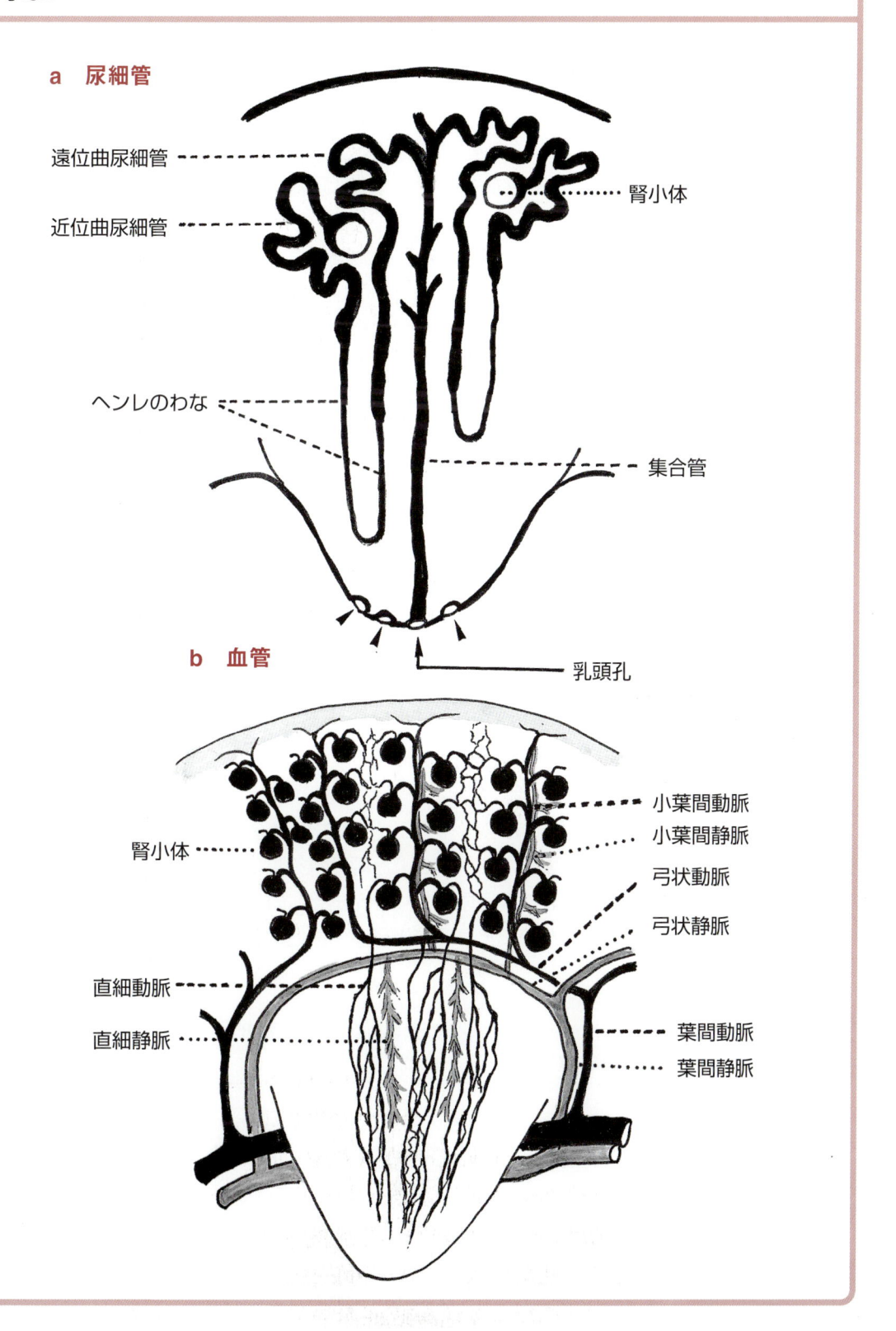

a 尿細管

- 遠位曲尿細管
- 近位曲尿細管
- 腎小体
- ヘンレのわな
- 集合管
- 乳頭孔

b 血管

- 腎小体
- 小葉間動脈
- 小葉間静脈
- 弓状動脈
- 弓状静脈
- 直細動脈
- 直細静脈
- 葉間動脈
- 葉間静脈

■ 腎臓の機能

1) 体液水分の調節作用（**a**）
   - 糸球体を濾過する原尿は1日約180*l*に上るが，尿量は約1.5*l*にすぎない．これは原尿の99％以上が再吸収されることを示している．水の再吸収は，70〜80％が近位尿細管で，20〜30％がヘンレのわな，遠位尿細管および集合管で行われる．

   a) 近位尿細管での水の再吸収
   - 尿細管上皮細胞がNaイオンを能動的に汲み上げる（ナトリウムポンプ）と，組織の浸透圧が上がり，それに伴って水が移動する．その水は尿細管周囲の毛細血管に吸収される．

   b) ヘンレのわなでの水の再吸収
   - ヘンレのわなのようなヘアピン状（U字管状）の管の中を液が互いに反対方向に流れるのを"対向流"という．
   - 上行脚でNaイオンの能動的輸送が行われると，組織の浸透圧が上がり，それに伴って下行脚から水が外に出て，尿細管周囲の毛細血管に吸収される．

   c) 遠位尿細管での水の再吸収
   - 副腎皮質ホルモンのアルドステロン（p.406）は遠位尿細管からNaイオンの吸収を促し，水を再吸収する．
   - アルドステロンの分泌はレニン・アンギオテンシン系で調節される．まず，腎動脈の血圧低下，流量の減少を感知した糸球体傍細胞（p.84）からレニンが分泌される．レニンは血中のアンギオテンシノーゲンをアンギオテンシンに変える．アンギオテンシンは副腎皮質に働いてアルドステロンを分泌させる．

   > **メモ** アンギオテンシンはアルドステロンを介して腎臓からの水の吸収を促し，血流量を増加するほか，直接末梢血管を収縮して血圧を上昇させる．レニン・アンギオテンシン系による血圧上昇を腎性高血圧という．動脈硬化症による腎動脈の狭窄が原因で起こることが多い．腎癌にも起こる（p.94）．

   d) 集合管での水の再吸収
   - 下垂体後葉から分泌されるバゾプレッシン（p.408）は集合管からの水の吸収を促進し，尿量を減少させるので抗利尿ホルモン（ADH）と呼ばれる．
   - 水やビールをたくさん飲むと薄い尿がたくさん出る．バゾプレッシンの分泌が抑制されるためである．汗をたくさんかくと尿量が減り濃い尿になる．バゾプレッシンが多く分泌されるためである．

   > **メモ** 下垂体後葉が障害され，バゾプレッシンが欠乏すると，尿量が著しく増加し，尿崩症になる．尿崩症になると，水分補給のため多量の水を飲む．

2) 老廃物の排泄
   - 尿素，尿酸，クレアチニンなど新陳代謝の老廃物は水に溶かして尿に排泄する．
   - 腎障害が起これば，これらの物質の血中濃度が上昇する．クレアチニン，尿素窒素の血中濃度の測定は腎機能の重要な指標になる．
   - 尿素は蛋白質の最終代謝産物で，肝臓で合成され，尿に排泄される．糸球体腎炎，尿路の閉塞，薬物中毒などによる急性腎不全によって尿素が体外に排泄されないと，尿毒症にな

> 腎小体で濾過された水の99％は尿細管および集合管で再吸収される．
> 糖もすべて再吸収される．蛋白質ははじめから濾過されない．

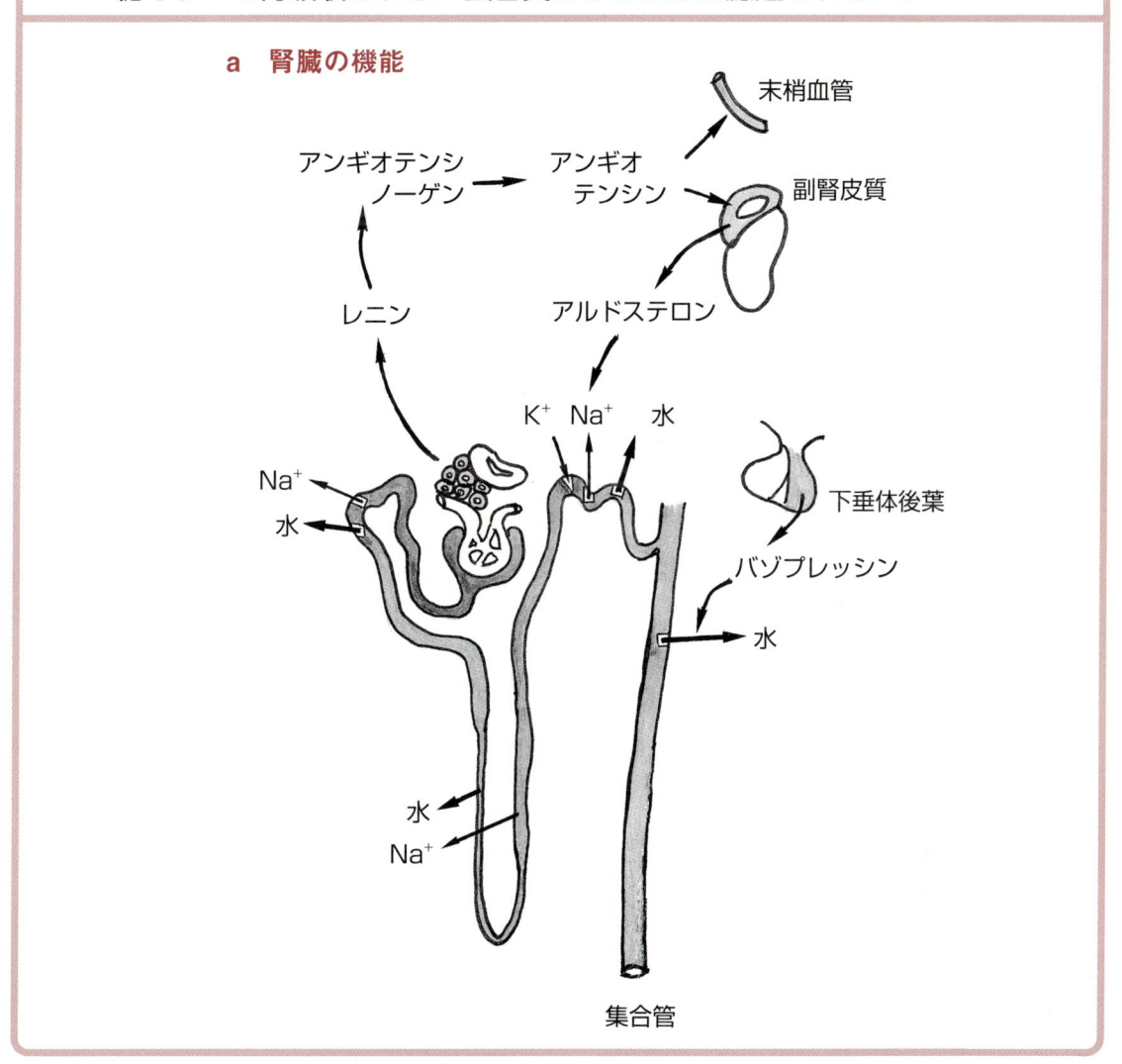

a　腎臓の機能

り，脳障害による尿毒症性昏睡に陥る．

- プリン体の過剰摂取（肉などの食べすぎ，ビールの飲みすぎ）とか，過度の運動などで尿酸の産生が異常に高まるとか，腎障害で尿酸の排泄が悪くなると，高尿酸血症になり，尿酸塩が関節，特に手足の関節包内面の滑膜に沈着し，発作的激痛を感じる．風にふれても痛むので痛風の名がある．尿素は汗に出るが，尿酸は汗に出ない．汗をかくと尿量が減少し，尿酸の排泄は悪くなる．サウナはよくない．

3)　糖の再吸収と蛋白質の濾過

- ブドウ糖は水に溶け自由に糸球体を濾過するが，近位尿細管ですべて再吸収される．尿細管の再吸収域をこえると，糖が尿に含まれる．これが糖尿病（p.66）である．

- 蛋白質は分子量が大きく，糸球体を濾過しない．腎炎やネフローゼによって糸球体が障害され，透過性が高まると蛋白尿が起こる．

2. 腎臓の造影

■ **泌尿器系腹部単純撮影**（KUB）腎（kidney），尿管（ureter），膀胱（bladder）
- 尿路造影の基礎として必ず行う．
- 第11胸椎（季肋部）から恥骨結合下縁までが入るように撮影する．呼吸を停止（p.80）して撮影する．

■ **経静脈性尿路造影法**（IVU）intravenous urography
   経静脈性腎盂造影法（IVP）intravenous pyelography
   排泄性尿路造影法（EU）excretory urography
- 速やかに尿に排泄される非イオン性血管造影剤（p.178）を用いる．20〜40ml を急速に静注（ボーラス注入，p.180）し，3分，5分，10分，20分後撮影する（**a**）．
- 静注後まず腎杯が，続いて腎盂，尿管が描出される．血管内および尿細管内の造影剤の濃度は造影されるまでに達しないので，腎実質は造影されない．

> **メモ**　正常な腎杯の特徴は辺縁が鋭く尖っていることである．

■ **点滴静注尿路造影法**（DIU）drip infusion urography，**点滴静注腎盂造影法**（DIP）drip infusion pyelography
- 点滴用造影剤 100ml を 5〜10 分で比較的急速に点滴する．点滴開始 5分，10分，20分後に撮影する．
- IVP と違って尿量が増加し，腎杯，腎盂，尿管のよい像が得られる．

■ **逆行性腎盂造影法**（RP）retrograde pyelography
- 尿管カテーテルを尿道，膀胱を経て尿管に挿入し，逆行性造影を行う（**b**）．
- 排泄性に類似した像を得るが，逆行性に注入する造影剤の圧のため，小腎杯が凹形を失い，平らになることが多い．しかし，縁は尖鋭である．大腎杯も幅広く平滑になる．尿管は挿入するカテーテルによって変形され，位置も自然のままでない．
- この方法は，腎盂，尿管などの閉塞により，IVP，DIP で閉塞部より下方の尿路が造影されない場合に有用である．

■ **後腹膜充気法**（PRP）pneumoretroperitoneography
- 背部から約 1,000ml の炭酸ガス，酸素あるいは空気を後腹膜腔に注入し，腎，副腎などの後腹膜臓器の輪郭を描出する方法．

腎臓の造影は経静脈性腎盂造影と逆行性腎盂造影が行われる．
腎杯の辺縁は常に鋭く尖っている．

a 経静脈性腎盂造影

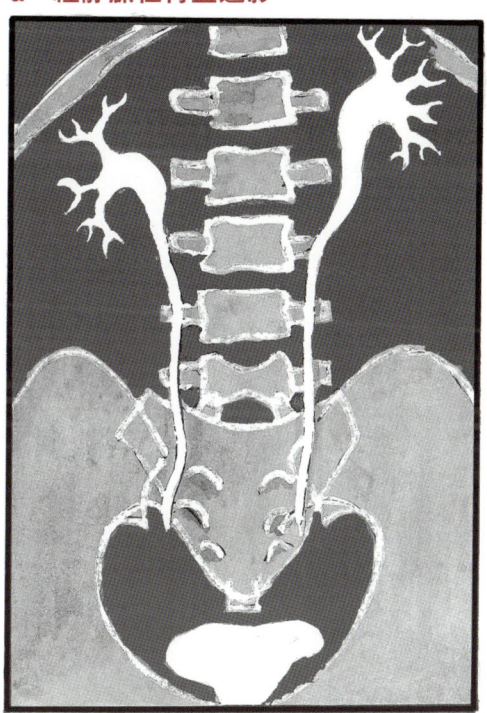

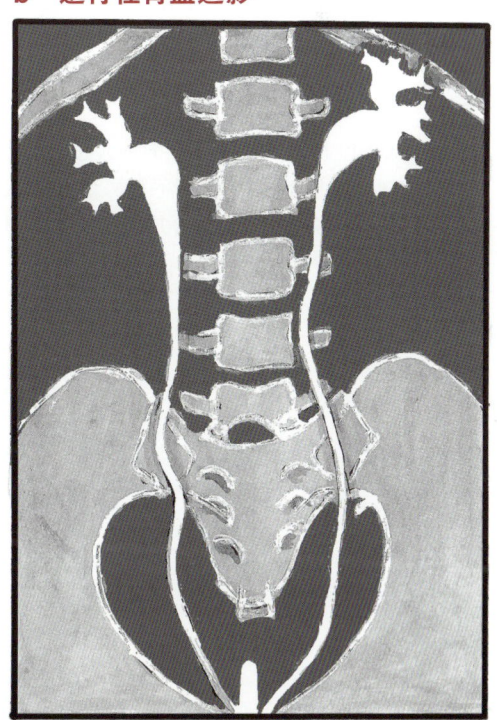

b 逆行性腎盂造影

3．腎臓の主な疾患

■ 腎結石（a，b）
- 存在部位により腎実質結石，腎杯結石，腎盂結石と呼ぶ．
- 20〜50歳代の男性に多い（女性の約2倍）．女性では閉経後に多い．
- 結石の80％はカルシウムが主成分．カルシウム代謝が成因に深く関与する．
- 組成による分類
  シュウ酸カルシウム結石：腎結石の1/2を占める．成長は緩徐．
  リン酸カルシウム結石：比較的早く成長する．
  リン酸マグネシウム・アンモニウム結石：慢性の腎炎，腎盂炎に伴う続発的なもの．
  炭酸カルシウム結石，シスチン結石，尿酸結石，キサンチン結石：後2者は陰性石．
- 画像診断では，腎結石，尿管結石の90％以上が腹部単純撮影（KUB）で検出される．シュウ酸石が最も濃く，リン酸石，炭酸石がこれに次ぐ．リン酸マグネシウム・アンモニウム結石はそのものの造影力は低いが，多くはリン酸カルシウムの層を含み，かなりの造影力をもつ．尿路造影法（IVP，DIP，RP）は結石の存在部位，尿停滞の有無を知るうえで重要である．腎盂造影は結石陰影をしばしば見にくくする．超音波検査，CT検査は陰性石も検出する．

■ 尿管結石（c，d）
- 腎結石が尿管に下降したもの．
- 尿管の生理的狭窄部．1）腎盂尿管移行部，2）精巣動脈の後らで交叉する部，3）総腸骨動脈の前を通過する部，4）膀胱壁を斜めに貫通する部（f）にはまりこむ（嵌頓する）とさしこむような激痛（仙痛）が起こる．血尿を伴う．尿道を閉塞すれば無尿となる．

> **メモ** 結石の80％以上は多量のお茶，ビールを飲むことで自然排出が可能であるが，短径0.8cm以上のものは手術か，衝撃波による結石破砕が必要である．体外衝撃波は特殊な結石破砕装置を用いて，体外で衝撃波を発生させ，体内の結石に伝播・集束して破砕し，小さく壊れた石を自然に排出させるものである．外来で治療できる便がある．

■ 水腎症（e）
- 結石，腫瘍などで尿路が閉塞されると，腎盂内圧が上昇し，腎杯凹部の平坦化に始まり，棍棒状となり，最後は腎杯，腎盂が拡張して袋のようになる．

腎結石，尿管結石の90％以上が腹部単純撮影で造影される．
結石が嵌頓すると仙痛をきたす．

a 腎結石（腹部単純撮影）

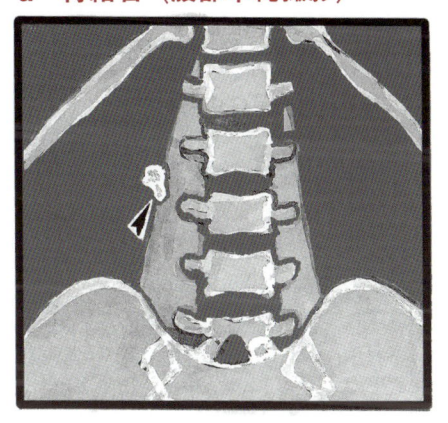

b 腎結石（経静脈性尿路造影）

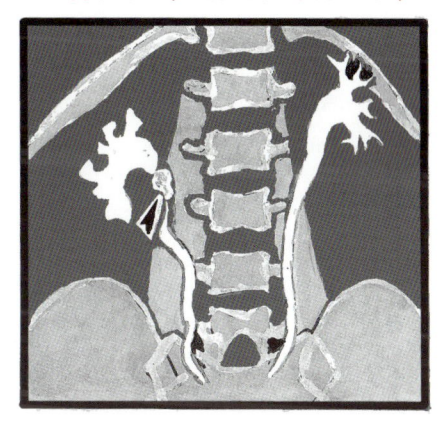

c 尿管結石（腹部単純撮影）

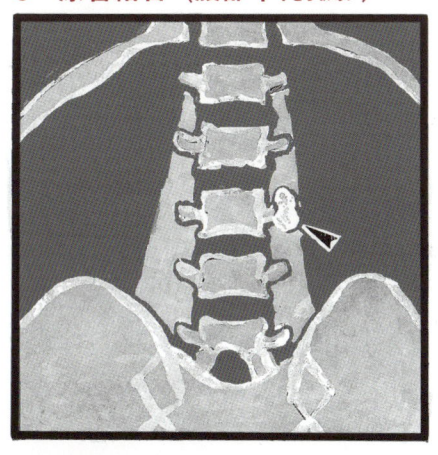

d 尿管結石（経静脈性尿路造影）

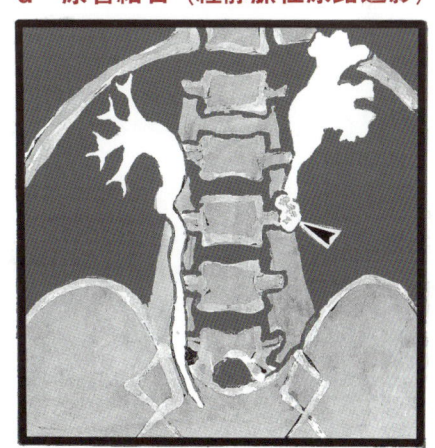

e 水腎症（逆行性腎盂造影）

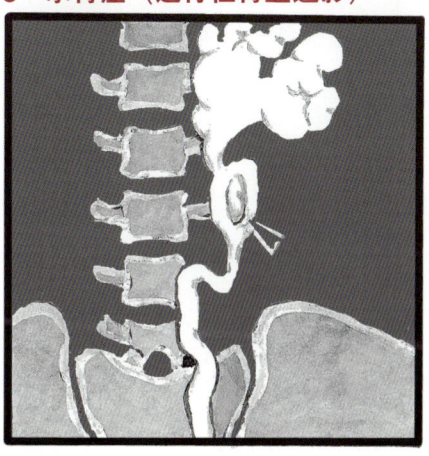

f 結石の嵌頓部位

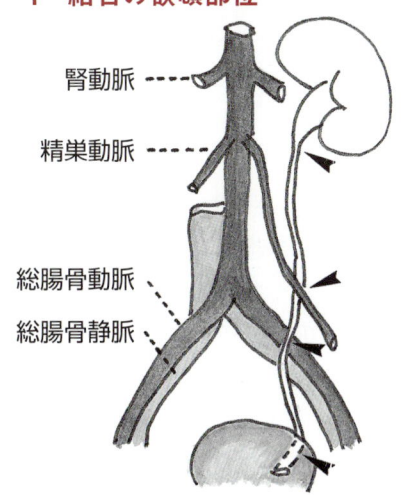

腎動脈
精巣動脈
総腸骨動脈
総腸骨静脈

■ グラヴィッツの腫瘍（腎癌）

- 成人に発生する腎臓の悪性腫瘍（a）．50歳代に最も多く，ついで60歳代に多い．男性に多い（女性の約2倍）．
- 尿細管上皮細胞から発生する腺癌で，癌細胞は脂肪やグリコーゲンを含み，肉眼で黄色く見える．
- 腫瘍により血管が圧迫され，腎性高血圧(p.84, 88)をきたす．
- 早期に肺，肝，骨に転移する．

> **メモ** 40歳を過ぎた男性が，ちょっとした外圧で肋骨などに骨折を起こすとき，まず腎癌を疑う．しばしば高血圧を伴う．

- 画像診断では，病変が実質に位置するので腎盂造影(IVP)では発見が遅れる．血管に富むので，診断には血管造影が有効である（a）．X線CT検査(p.332)，超音波検査(p.382)で早期診断が可能になった．

■ ウィルムスの腫瘍（腎芽腫）

- 小児に発生する腎臓の悪性腫瘍．1歳以下で発見されることが多い．早く発見されるもののほうが予後が良い．
- 胎生期のまだでき上がっていないネフロンの構造に似ている．大きな腫瘤を形成する．
- 肺，肝，脳へ早期に転移する．
- 放射線感受性が高い(p.316)．腫瘤があまりにも大きいときは放射線照射後手術を行う．
- 画像診断では，血管に富むので造影CTが有効である（b）．超音波検査も重要な所見を提供する．

■ 腎嚢胞

- 黄色味をおびた液を満たした袋で，単胞性のものと多胞性のものがある．
- 画像診断では，血管造影(p.200)でコントラストがエンハンスし，超音波検査で嚢胞型パターン(p.382)を示し，X線CT(p.332)および造影CT(p.332)で明確に輪郭を現す．

■ 遊走腎

- 急激なダイエットなどによって腎周囲腔の脂肪が減少し，腎周囲筋膜が弛緩することによって起こる．
- 画像診断では，KUBでもIVPでもやや低位にあるほか，異常陰影は認められない．

■ ネフローゼ症候群

- 強い蛋白尿は低蛋白血症を，続いて強い全身性浮腫を引き起こす．
- さらに高脂血症を引き起こすが，血圧は正常．
- これらの症状を呈するものをネフローゼ症候群という．
- 成人では基底膜への免疫複合体の沈着に基づく膜性腎症が原因で起こり，小児ではタコ足細胞の異常なリポイド腎症によって起こる．

> **メモ** 心臓の働きが弱って起きる心臓性浮腫はまず下肢にむくみがくる．夕刻に強くなる．これに対して，腎臓性浮腫は全身に，特に顔面，そのなかでも瞼が腫れるので気づく．

腎臓の悪性腫瘍として，成人からグラヴィッツ，小児からウィルムスの腫瘍が発生する．いずれも血管に富み，血管造影，造影 CT が診断に有用である．

a　グラヴィッツの腫瘍

肉眼所見（割面）

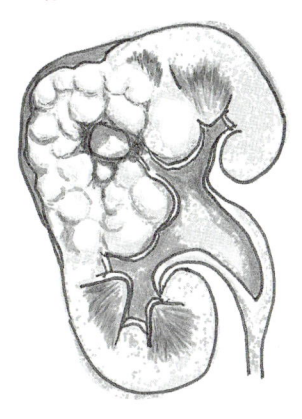

血管造影（動脈相） 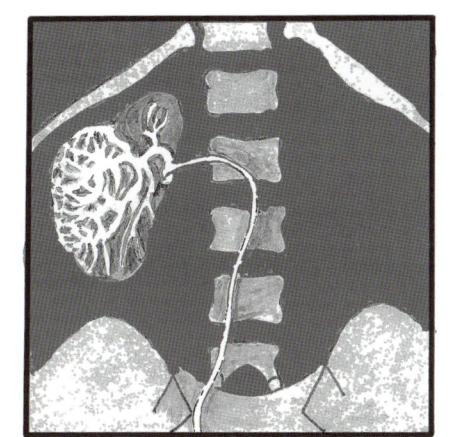　　　血管造影（静脈相）

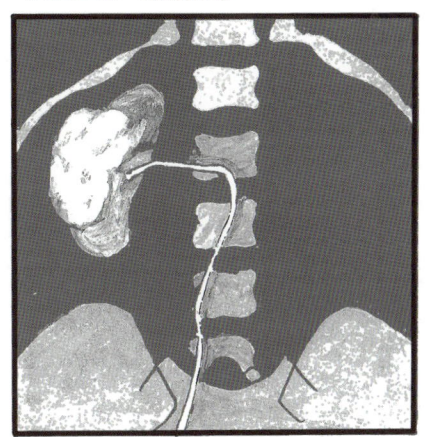

b　ウィルムスの腫瘍（造影 CT）

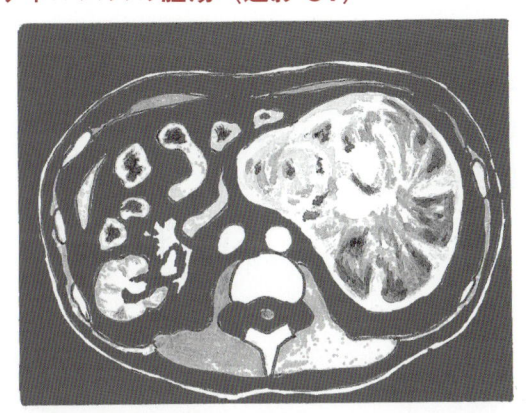

II 膀胱

1. 膀胱の構造と機能

■ 膀胱の大きさと形(a, b, c)
- 膀胱の容量は 450〜500ml．200〜250ml の尿が溜ると尿意を催す．
- 膀胱を膀胱頂(尖)，膀胱体，膀胱底の 3 部に分かつ．
- 尿管は膀胱壁を斜めに貫いて膀胱底の両側に開口する．厚い膀胱壁は尿管への逆流を防ぎ，弁の役目をする．
- 膀胱は内尿道口で尿道に移行する．左右の尿管口と内尿道口を結んだ部を膀胱三角と呼ぶ．ここにはひだがなく，常に平坦である．膀胱鏡で最初にみえる部でもあり，膀胱癌の好発部位としても知られている．
- 左右の尿管口の間に横走するひだがみられ，尿管口間稜または尿管間ひだと呼ばれる．排尿後より著明になる．
- 排尿後の空虚な膀胱は壁が厚く，ひだが多い．尿が満ちると，膀胱壁は薄くなり，ひだが消失する．膀胱壁の平滑筋線維は互いに交錯して走っているので，膀胱は平等に収縮する．
- 膀胱の内面は移行上皮(a')で被われる．空虚時には厚く，充満時には薄くなる．

> **メモ** 尿は通常無菌であるが，膀胱炎を起こすと大腸菌などが検出される．女性は尿道が短く太いので，膀胱炎にかかりやすい．

2. 膀胱の造影

■ 経静脈(排泄)性膀胱造影法 excretory cystography
- 腎臓の経静脈性(IVP)あるいは点滴静注腎盂造影法(DIP)に引き続いて行われるもので，通常造影開始後 20〜30 分で膀胱は充満する．
- 逆行性造影と異なり，腎機能に障害がない限り，自然な膀胱像が得られる．感染の危険性もない．

■ 逆行性膀胱造影法 retrograde cystography
- 尿道からカテーテルを挿入し，IVP に用いられる造影剤(ウログラフイン)を 3〜5 倍に希釈したもの 150〜200ml を逆行性に注入する．
- この逆行性造影法は尿管へ逆流が起こるかどうかを診断するうえに不可欠な方法である．
- 酸素あるいは空気注入による気体膀胱造影法も行われる．
- バリウム(15〜20ml)と空気(150〜200ml)による二重造影法は粘膜の微細な変化を描出するために行われる．撮像後バリウムをよく洗浄して完全に除去し，結石の原因にならぬよう留意せねばならない．

膀胱の壁は空虚時に厚く，充満時に薄くなる．移行上皮で被われる．
逆行性膀胱造影は尿管への逆行の有無を知る唯一の造影法である．

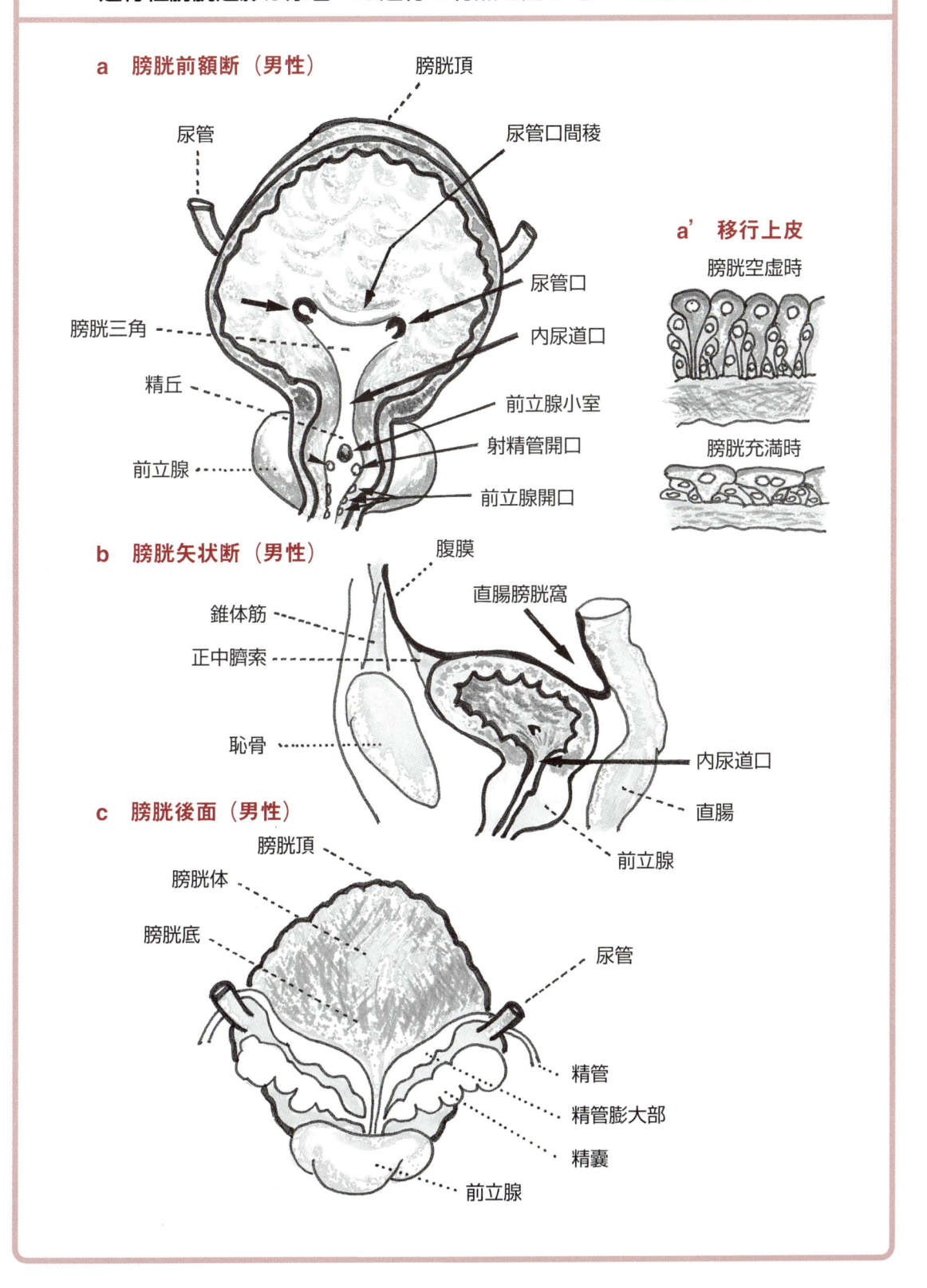

a　膀胱前額断（男性）

- 膀胱頂
- 尿管
- 尿管口間稜
- 尿管口
- 膀胱三角
- 内尿道口
- 精丘
- 前立腺小室
- 前立腺
- 射精管開口
- 前立腺開口

a'　移行上皮
- 膀胱空虚時
- 膀胱充満時

b　膀胱矢状断（男性）

- 腹膜
- 直腸膀胱窩
- 錐体筋
- 正中臍索
- 恥骨
- 内尿道口
- 直腸
- 前立腺

c　膀胱後面（男性）

- 膀胱頂
- 膀胱体
- 膀胱底
- 尿管
- 精管
- 精管膨大部
- 精囊
- 前立腺

3. 膀胱の主な疾患

■ 膀胱結石

- 腎結石，尿管結石が膀胱に落下したもののほとんどは尿道に排泄されるが，排泄されずに膀胱で増大するものがある．
- 尿の感染あるいは代謝異常（高カルシウム，高リン酸，高シュウ酸，高尿酸尿など），あるいは残尿などで膀胱内で発生増大するものがある．
- 男性は女性より約3倍高率．
- 組成から尿酸石，リン酸石，シュウ酸石に分類される．
- 画像診断では，腹部単純撮影（KUB）で90％以上描出される．経静脈性，逆行性膀胱造影法で陰影欠損として認める．超音波検査で音響陰影を伴う高エコー像として検出される．

■ 膀胱癌

- 膀胱腫瘍の95％以上が悪性で，良性腫瘍は少ない．
- 移行上皮癌で，ほとんど（70～80％）が乳頭状を呈す（a）．
- 主訴は血尿である．
- 画像診断では，腹部単純撮影（KUB）では描出されないが，経静脈性（b）および逆行性膀胱造影（c，d）で陰影欠損として描出される．超音波検査で辺縁不整な隆起性腫瘤として認める．

> **メモ**
> 昔，京都は膀胱癌の発生率が非常に高かった．友禅染めの職人さんに筆をなめることのないよう勧告がなされて以降，膀胱癌の発生をほとんどみなくなった．近年膀胱癌と喫煙との関係が指摘されている．気道および消化管上部より吸収されたタール成分が尿に排泄されるためと考えられる．

膀胱癌は移行上皮癌である．
経静脈性，逆行性膀胱造影で乳頭状の陰影欠損として描出される．

a 膀胱癌（乳頭腫）

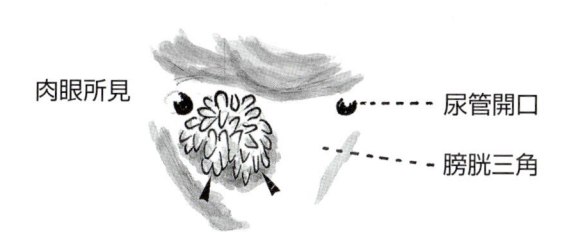

肉眼所見 ----- 尿管開口
----- 膀胱三角

b 膀胱癌（経静脈性尿路造影）

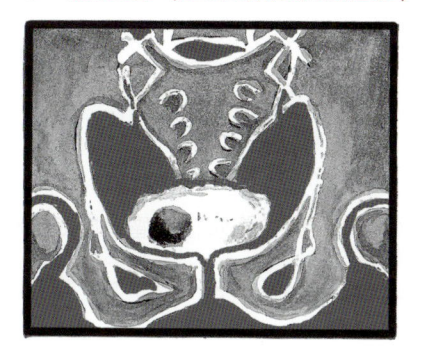

c 膀胱癌（逆行性気体膀胱造影）

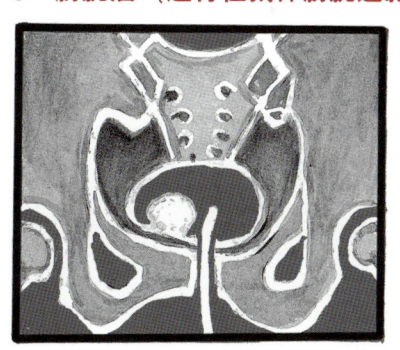

d 膀胱癌（逆行性膀胱造影）

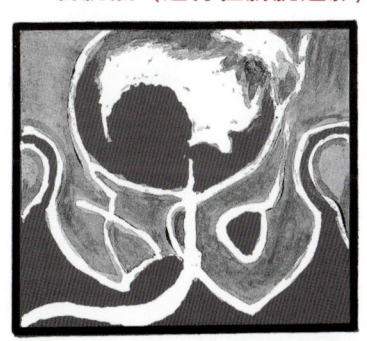

III 尿道

1. 尿道の構造と機能

■ 尿道の区分と位置(a)

- 男性の尿道は 16〜18cm の長さがあり，前立腺部，隔膜部，海綿体部に分ける．隔膜部を境に前立腺部を後部尿道，海綿体部を前部尿道とも呼ぶ．
- 前立腺部は前立腺を貫く部で，その後壁に精丘(p.97，a)という高まりがあり，その中央に前立腺小室と呼ばれる凹みがある．この凹みは胎生期のミュレル管(女性生殖器原基)の遺残で，男性子宮とも呼ばれる．その両側に射精管が開口する．精丘の両側には前立腺管が各十数個開口する．
- 隔膜部は尿生殖隔膜を貫く狭い部をいう．尿生殖隔膜は深会陰横筋からなり，骨盤内臓を下から支えている．この中に一対の尿道球腺(カウパー腺)が埋まっていて，短い導管で尿道海綿体部に開口する．

> **メモ** 膀胱の平滑筋は内尿道口で厚くなり括約筋となるが，不随意性である．尿生殖隔膜を構成する深会陰横筋は横紋筋で，その一部は尿道を取り囲みながら上方にのび，随意性の括約筋となり，排尿を意志で制御する．カウパー腺は女性のバルトリン腺に相応するもので，性的興奮により尿道を経て粘液を分泌し，亀頭を滑らかにする．

- 海綿体部は陰茎の尿道海綿体を貫いて外尿道口に開くまでの長い部分で，亀頭でやや広くなり，舟状窩をつくる．
- 女性の尿道は太く短く 3〜4cm で，腟前庭に開く．

2. 尿道の造影

■ 排尿時(排泄性)膀胱尿道造影法(b) voiding cystourethrography

- 経静脈性腎盂造影(IVP)によって膀胱に造影剤が満ちた後，あるいは逆行性膀胱造影によって膀胱に造影剤が満ちた後一気に排尿させ，1〜3秒間隔で連続撮影(スポット撮影)を行う(b)．

■ 逆行性尿道造影法(c) retrograde urethrography

- 舟状窩に挿入したカテーテルから，IVP 用造影剤を 5〜6 倍に希釈したものを 25〜30ml 注入して撮影する．
- 排尿時膀胱尿道造影では，放尿を始めると後部尿道が広くなるが，逆行性尿道造影では，隔膜部の前に造影剤が溜り，円錐形に広くなる(尿道球部)．
- 尿道造影法は尿道の損傷，狭窄，前立腺肥大症などの診断に用いられる．

尿生殖隔膜は骨盤腔と外界を境し，骨盤内臓を保持している．
尿道がこれを貫く隔膜部は造影でも狭く描出される．

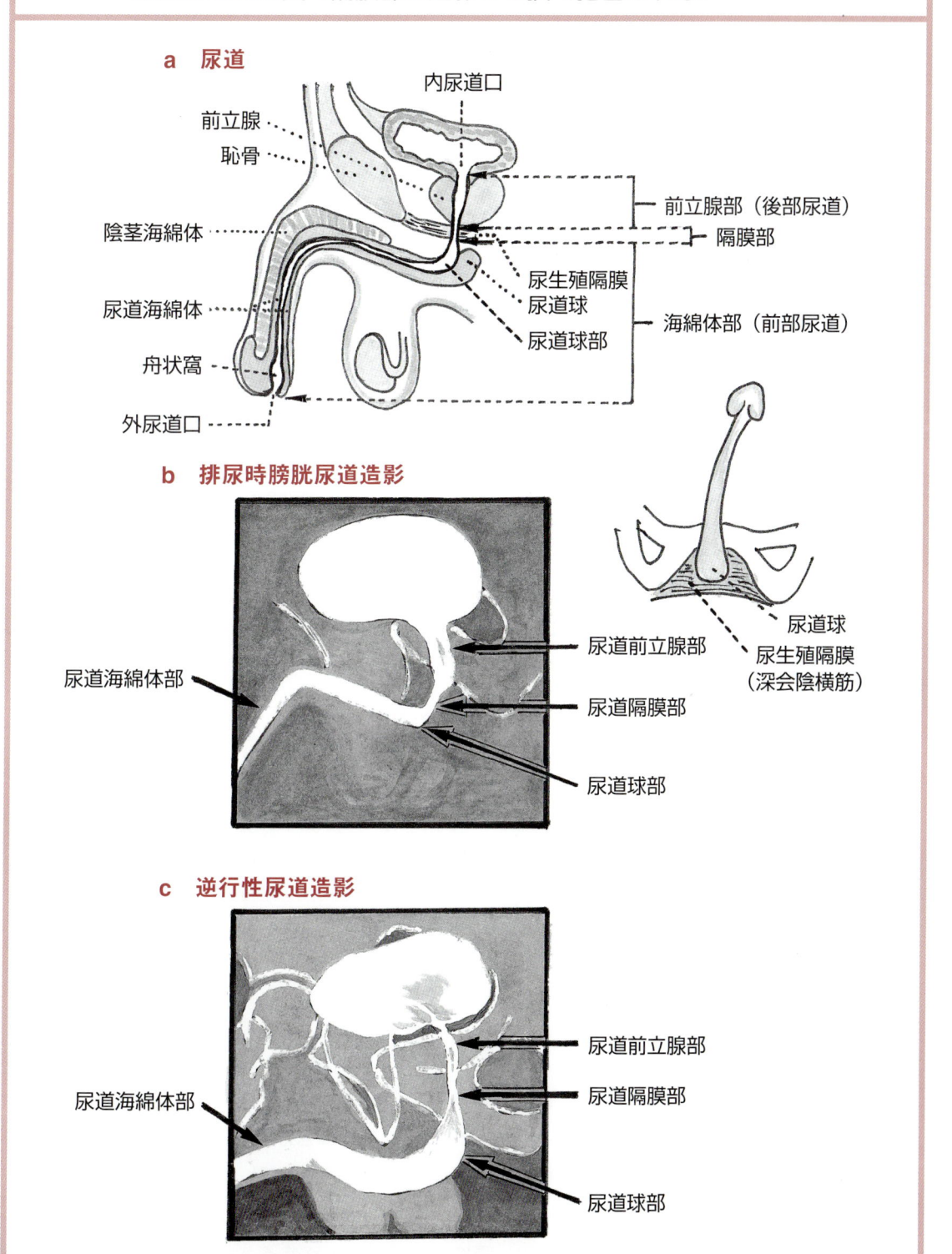

a 尿道

- 前立腺
- 恥骨
- 内尿道口
- 陰茎海綿体
- 尿道海綿体
- 舟状窩
- 外尿道口
- 尿生殖隔膜
- 尿道球
- 尿道球部
- 前立腺部（後部尿道）
- 隔膜部
- 海綿体部（前部尿道）

- 尿道球
- 尿生殖隔膜（深会陰横筋）

b 排尿時膀胱尿道造影

- 尿道海綿体部
- 尿道前立腺部
- 尿道隔膜部
- 尿道球部

c 逆行性尿道造影

- 尿道海綿体部
- 尿道前立腺部
- 尿道隔膜部
- 尿道球部

IV 前立腺

1. 前立腺の構造と機能

■ 前立腺の区分と位置

- 後部尿道をぐるりと取りまく栗の実状の腺．直腸から触診できる．前葉，後葉，右葉，左葉に分かつ（**a**，**b**）．前葉は狭く，腺組織に乏しい．他の葉は腺房に富み，腺房を囲む豊富な平滑筋は分泌物の排出に役立つ．後葉は男性ホルモン（テストステロン）の影響を特に受けやすい．
- 内尿道口からほぼ前立腺小室の高さまでに限って，尿道に開口する腺がよく発達した部がある．この部を臨床的に前立腺の内腺，他の部を外腺（辺縁域）と呼んでいる（**c**）．
- 前立腺の分泌物は精液の主成分をなし，乳白色で刺激臭をはなつ．精子の運動性を促進する．またアルカリ性で，腟の酸性から精子を守る．

2. 前立腺の造影

- 直接X線で描出できないが，単純撮影または尿道造影で輪郭を知りうる．
- 超音波検査は経直腸的に行う．体外からの検査では恥骨が障害となる．内腺は高エコー，外腺は低エコーを呈する．

3. 前立腺の主な疾患

■ 前立腺肥大症

- 内腺が肥大し（**f**），排尿障害（排尿に時間がかかり，残尿感があり，夜何回もトイレに行く）を起こす．直腸診で触れる（**g**）．増殖した腺組織を線維と筋線維が小結節状に取りまく．
- 画像診断：経直腸的超音波検査で高エコー，均一な内部エコー，左右対称性の腫大を認める．逆行性尿道造影で後部尿道の著明な延長が認められ，膀胱底の挙上によって膀胱底が傘のような形に描出される（**e**）．

■ 前立腺癌

- 前立腺癌は外腺（辺縁域）から発生する．近年，高齢者の増加に伴い，著しく増加の傾向にある．
- 前立腺肥大症と異なり，無症状に過ぎることが多く，排尿障害はかなり進行してから起こる．前立腺肥大症と異なり，直腸からの触診では硬く，表面に凹凸を感じる（**i**）．
- 血清マーカーとして，前立腺特有の酸ホスファターゼ（PSA）が上昇する．
- 前立腺癌は骨に転移しやすい．特に骨盤，腰椎，大腿骨に転移する．癌の骨転移は一般的に骨破壊性であるが，前立腺癌の骨転移ははじめ破骨性と造骨性が混じって斑紋状を呈するが，やがて造骨性が主体となり，骨は大理石様濃厚陰影を呈するようになる．

> 前立腺肥大，前立腺癌は著しく増加の傾向にある．
> 触診も超音波検査も経直腸的に行う．前立腺癌はホルモン療法の適応になる．

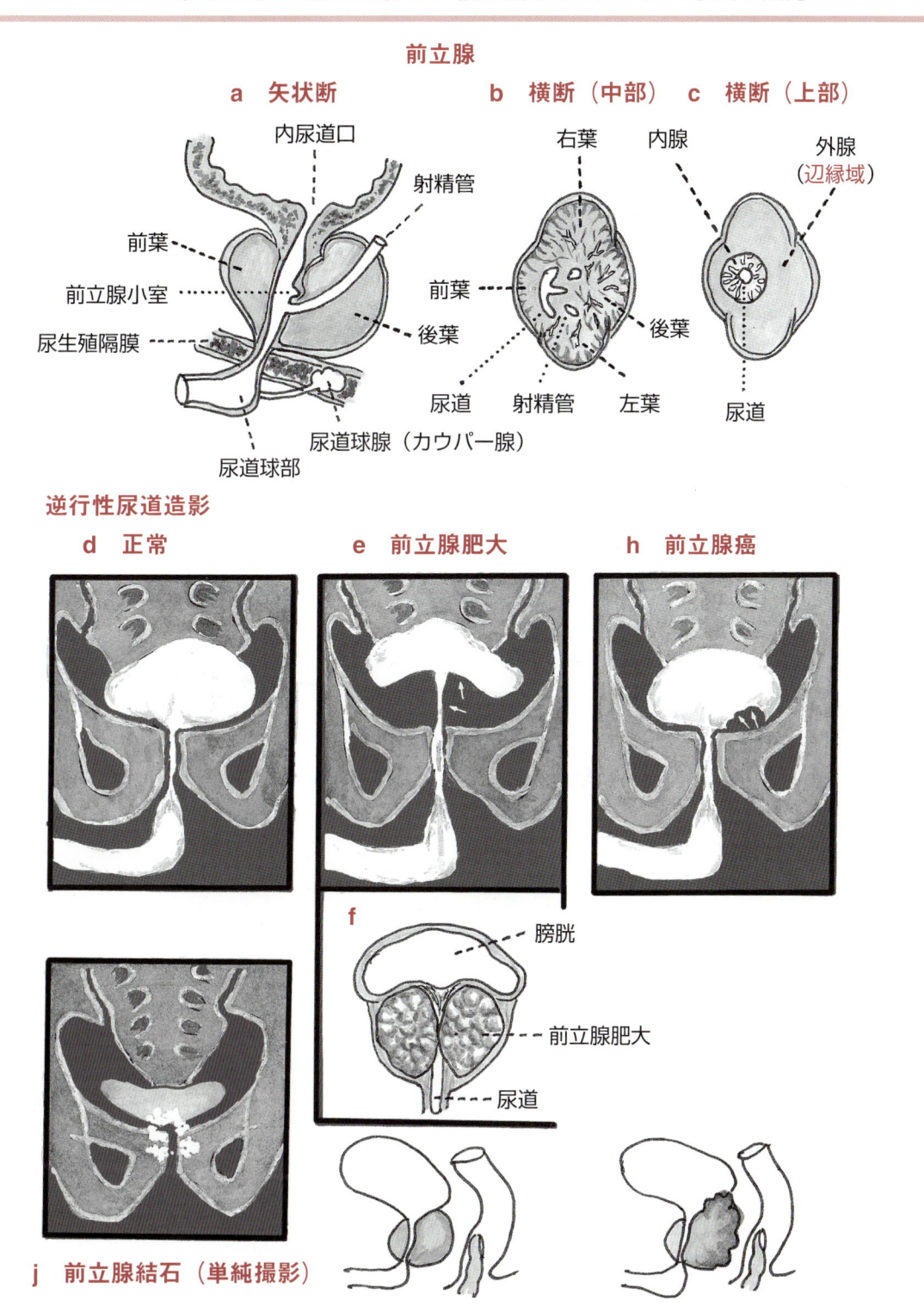

前立腺

a 矢状断

- 内尿道口
- 射精管
- 前葉
- 前立腺小室
- 尿生殖隔膜
- 後葉
- 尿道球腺（カウパー腺）
- 尿道球部

b 横断（中部）

- 右葉
- 前葉
- 後葉
- 尿道
- 射精管
- 左葉

c 横断（上部）

- 内腺
- 外腺（辺縁域）
- 尿道

逆行性尿道造影

d 正常

e 前立腺肥大

h 前立腺癌

f
- 膀胱
- 前立腺肥大
- 尿道

j 前立腺結石（単純撮影）

g 前立腺肥大（触診）

i 前立腺癌（触診）

- **画像診断**：経直腸的超音波検査で，前立腺肥大症と違って，低エコー，内部エコー不均一，左右非対称性の腫大として認められる．表面に凹凸がある．癌が膀胱底に波及すると，経静脈性あるいは逆行性膀胱造影で陰影欠損が認められる（前頁 h）．
- PSA 検査，直腸診，超音波検査の結果，癌の疑いがあれば，直腸から針を刺して組織を採取し，生検（バイオプシー）を行う．経直腸的超音波検査は前立腺生検のガイドとしても利用される．
- 癌が確定すると，転移しているのかどうかを X 線 CT，MRI を使ってしらべる．はじめリンパ節に転移することが多いので，骨盤部分を撮影して確認する．次に多いのが骨への転移なので，骨シンチグラフィ（p.296）を行う．
- 前立腺全摘術や放射線治療のほか，ホルモン療法が行われる．

> **メモ** 癌のホルモン療法は前立腺癌と乳癌（p.400）で行われる．前立腺癌は男性ホルモン（テストステロン）によって発育・増殖するので，まず男性ホルモンを分泌する精巣の摘出（去勢）が行われ，次に男性ホルモンに拮抗する女性ホルモン（エストロゲン）の投与が行われた．近年ゴセレリンによる治療が広く行われている．ゴセレリン（市販名ゾラデックス）は下垂体の LH・RH（視床下部からの黄体ホルモン放出ホルモン，p.409）アゴニスト（受容体に作用する薬剤）で，はじめ下垂体のゴナドトロピン（性腺刺激ホルモン GTH，p.409）の分泌を増大するが，継続的刺激により受容体の活性はかえって阻害され，ゴナドトロピンの産生・放出が低下する．その結果，精巣からの男性ホルモン（テストステロン），あるいは卵巣からの女性ホルモン（エストラジオール）の分泌を抑制する．この下垂体-性腺系の抑制効果により，前立腺癌あるいは乳癌に対する抗腫瘍効果が得られる．

■ 前立腺結石

- 前立腺の腺腔内に分泌物の凝縮による約 1mm 大の結石が生じる．
- **画像診断**では，単純 X 線写真で，恥骨結合部あるいはそのやや上方に石灰化陰影を認める（前頁 j）．

4

生殖器系

I 男性生殖器

1. 男性生殖器の構造と機能

■ 精巣，精巣上体，精管(a)

- 精巣は白膜で被われ，精巣中隔によって多数の小葉に分けられる．精子は曲精細管で作られる．曲精細管は精巣縦隔に集まり，精巣網をつくる．精巣網を出た十数条の精巣輸出管は精巣上体頭で一本に合流し，精巣上体管をつくる．精巣上体管は精巣上体を下行し，精管に移行する．精管は血管，神経とともに被膜に包まれて精索を形成し，鼠径管の外口(浅鼠径輪)に達した後，鼠径管を通って腹壁を貫き腹腔に入る．鼠径管の内口(深鼠径輪)を出た精管は膀胱の後ろで膨らみ，精管膨大部となった後，精嚢の導管と合して射精管となる(p.97，c)．射精管は前立腺を貫いて(p.103，a)，精丘の前立腺小室の両側に開口する(p.97，a)．精嚢は互いに交通する多数の小室からなり，壁には平滑筋がよく発達し，射精の際収縮して分泌物を送る．

> **メモ** 1回の射精量は3〜4mℓ．そのなかに約2億の精子が含まれる．精子は全長0.06mm．精巣で作られただけの精子には受精能がなく，精巣上体管上皮の分泌物の作用を受け，受精能を獲得し，ここで射精を待つ．前立腺，精嚢の分泌物は精子に運動のエネルギーを与える．腟はデーデルライン桿菌(乳酸菌の一種)によって酸性に保たれ，自浄作用をもつ．前立腺および精嚢の分泌物はアルカリ性で，射精された精子が腟で死滅することを防ぐ．

2. 精管・精嚢の造影(b，c)

- 局所麻酔下に精管を露出し，精管に注射針または細いカテーテルで造影剤各側約5mℓ注入する．
- 男性不妊症の診断，あるいは膀胱癌や前立腺癌の進展度をみるために行われる．

3. 男性生殖器の主な疾患

■ セミノーマ(精上皮腫)

- 精子を作る細胞系に由来する悪性腫瘍．肺に転移する．
- 放射線感受性が非常に高い(p.316)．原発巣摘出，鼠径部や骨盤内リンパ節の郭清後，低線量の放射線で十分な治療効果が上げられる．

> **メモ** 胎生初期横隔膜直下の腹腔内にあった精巣は次第に下降し，胎生末期(胎生8ヵ月末から9ヵ月にかけ)鼠径管を通って腹膜腔を伴ったまま陰嚢に落下する(精巣下降)．落下後精巣のまわりに腹膜腔を一部残すが，他は鞘状突起として閉鎖する．閉じないでいると，その中に腹部内臓が脱出する．これが鼠径ヘルニアである．近年環境ホルモン(ダイオキシンなど)の影響で，精巣が鼠径管に止まるものがあることが知られ，繋留(あるいは潜在)精巣として注目されている．

精上皮腫（セミノーマ）は悪性腫瘍である．

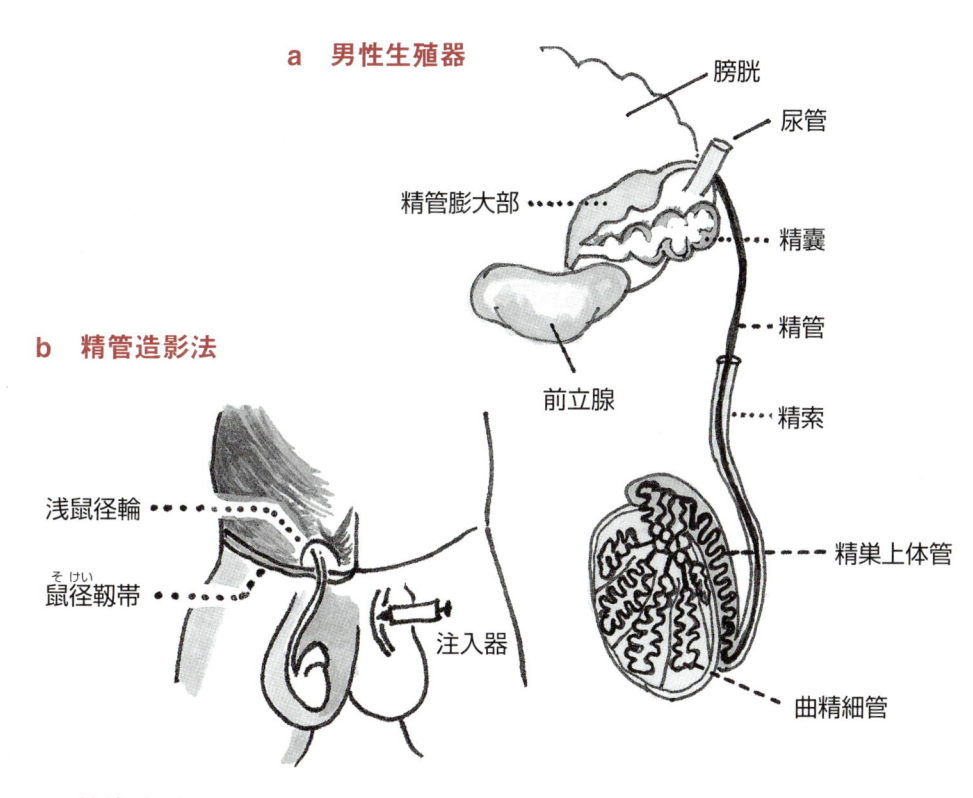

a 男性生殖器

- 膀胱
- 尿管
- 精管膨大部
- 精囊
- 精管
- 前立腺
- 精索
- 精巣上体管
- 曲精細管

b 精管造影法

- 浅鼠径輪
- 鼠径靱帯（そけい）
- 注入器

c 精管造影

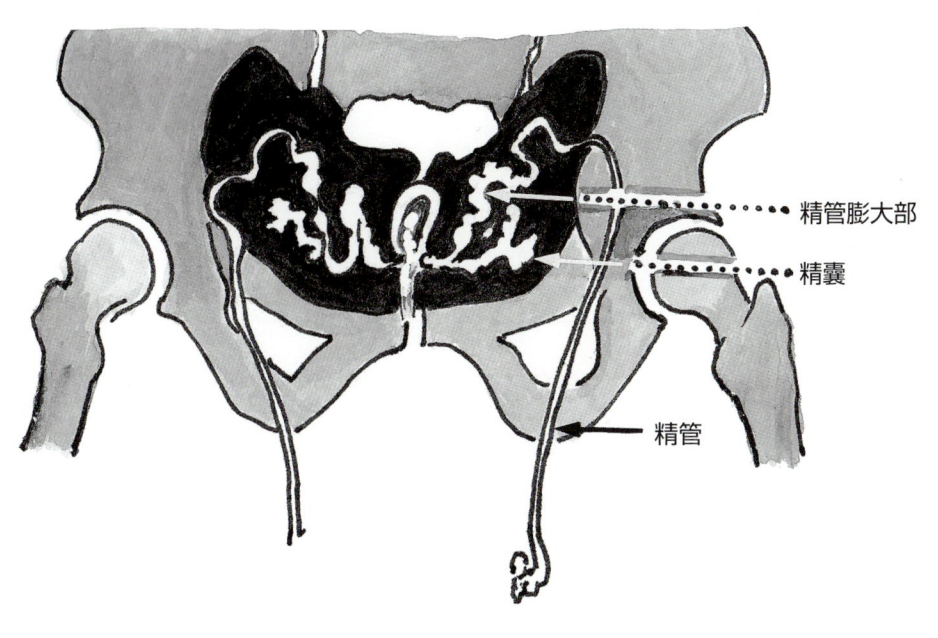

- 精管膨大部
- 精囊
- 精管

II 女性生殖器

1. 女性生殖器の構造と機能

■ 卵巣(a)
- 子宮の両側に広がる子宮広間膜の後面に付着する母指頭大の扁平な楕円体．上外側端は卵管采に接す．
- 卵巣の表層にいろいろな成熟段階の卵胞がみられる．原始卵胞(一次卵胞)は二次卵胞を経て，成熟卵胞(グラーフ卵胞)となり排卵が起こる．

> **メモ** 新生児の卵巣には一側約20万個の原始卵胞が存在する．その大部分は卵胞閉鎖により6〜7歳ごろまでに消失する．生後十数年，長いもので30〜40年，思春期以降成熟の機会を得るまで卵は卵巣の中にひそんでいる．一人の女性で排卵される卵の数は生殖期間を30年としてわずか400個に過ぎない．

■ 卵管(a)
- 子宮底から子宮広間膜の上縁を横走する約10cmの細い管で，先端は卵管漏斗となって腹腔に開く．漏斗の先にふさ状の卵管采がつく．
- 卵管漏斗に近い部分は膨れて卵管膨大部となる．そこから子宮腔に達するまでの部を卵管峡部という．子宮壁を貫く部は特に狭い．
- 卵子は腹腔内に排卵される．排卵された卵は卵管采，卵管漏斗に吸い込まれて，卵管膨大部に達す．卵管は丈の高い単層の線毛上皮で被われる．
- 受精はふつう卵管膨大部で行われ，受精卵は分裂を繰り返しながら，卵管の線毛運動と蠕動運動によって子宮に送られ，子宮粘膜に着床する．

> **メモ** 受精卵が卵管粘膜に着床(卵管妊娠)すると，胎児の成長に耐えきれず卵管が破裂し，激痛とともに大出血を起こす．受精卵が腹腔に着床(腹腔妊娠)することもある．これらは子宮外妊娠と呼ばれ，直ちに開腹手術を行わねばならない．急性腹症である．

2. 子宮卵管造影法(b) HSG Histero Salpingography

- 子宮頸管に注入器を挿入し，油性ヨード造影剤(リピオドール)約5〜8mlを注入する．逆行性造影法である．
- 正常であれば，造影剤は子宮より卵管を通り，卵管漏斗から腹腔に漏出する．
- 漏出がなければ，卵管に通過障害があり，不妊症の原因が卵管にあると診断される．
- 油性の造影剤を使用すると，子宮および卵管粘膜の微細な変化を知ることができるが，漏出した造影剤が永く腹腔内に留まる．水溶性造影剤は吸収は早いが，得られる情報が少ない．
- 月経の前後は，造影剤が血管に入る危険性があるので避ける．

子宮卵管造影は逆行性造影法であり，不妊症の診断に用いられる．

a 女性生殖器

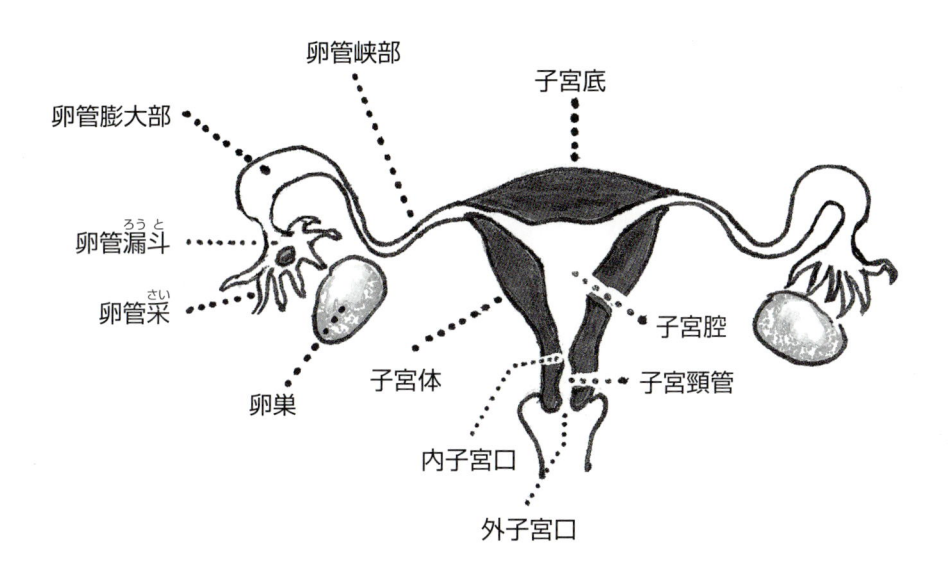

- 卵管膨大部
- 卵管漏斗
- 卵管采
- 卵管峡部
- 子宮底
- 子宮腔
- 子宮頸管
- 卵巣
- 子宮体
- 内子宮口
- 外子宮口

b 子宮卵管造影

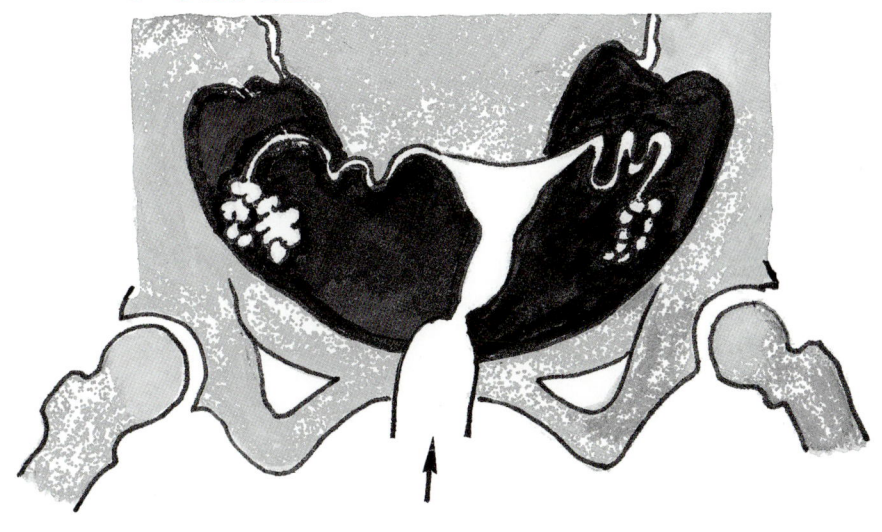

■ 子宮(a)
- 子宮は膀胱との間に膀胱子宮窩を，直腸との間に直腸子宮窩をつくる．

> **メモ** 直腸子宮窩は深く，腟円蓋の後ろにまで達し，ダグラス窩と呼ばれる．腹腔内に発生した腹水や，血液，膿はここに貯留する．

- 子宮を体，峡部，頸の3部に分ける．正常な子宮は前傾，前屈する．
- 子宮体上部の凸面をなす部分を子宮底という．子宮峡部は子宮体と子宮頸の移行部にあるくびれた短い部分を指す．子宮頸を腟に面した腟部と腟上部に分ける．その内腔を子宮頸管と呼ぶ．
- 子宮壁は内膜，筋層，外膜の3層からなる．子宮内膜は月経周期によって変化し，月経で剥離する表層を機能層，残るわずかな深層を基底層と呼ぶ．筋層は厚い平滑筋からなる．妊娠すると筋線維は十倍以上の長さになる．子宮外膜は結合組織からなり，血管，リンパ管に富む．

3．女性生殖器の主な疾患

■ 子宮癌(b)
- 子宮頸癌，子宮体癌に分かれる．

■ 子宮頸癌
- 20～40歳代に好発する扁平上皮癌(p.18)．
- 性交によるヒトパピローマウイルス(HPV)の感染によって起こる．
- 予防ワクチンはHPV(16型と18型)に対する抗体をつくり侵入するウイルスの感染を防御する．予想される性交の初体験時期の前(12～16歳)にワクチン接種を受けることが望ましい．ワクチンは既に感染しているウイルスや癌細胞を排除することはできない．ワクチン接種で7～8年，長ければ20年予防が期待される．
- 密封小線源(コバルト，セシウム，イリジウムなど)による治療が行われる．腔内照射の代表的なものである．

■ 子宮体癌
- 高齢で肥満した婦人に好発する腺癌(p.18)．また未産婦に多い．不正性器出血を訴える．
- 発症に女性ホルモン(エストロゲン)が関連すると考えられている．副腎から分泌されるアンドロゲン(p.406)の女性ホルモン(エストロゲン)への転換を脂肪細胞が活性化するともいわれる．

■ 子宮筋腫(c)
- 良性の平滑筋腫．大多数が体部に発生．月経不順，月経困難，不妊を訴える．
- 画像診断では，超音波検査で子宮の腫大，筋層より低エコーの類円形充実性結節を示す．

■ 卵巣嚢腫(d)
- 平滑な薄い壁の中に液を満たし嚢胞の形をとる良性腫瘍．通常片側性．
- 嚢腫の茎がよじれると，血管が閉塞し危険な状態となる．急性腹症である．
- 画像診断では，超音波検査で内部エコーのない典型的な嚢胞型を示す．

子宮体癌は著しく増加の傾向にある．子宮筋腫は良性の腫瘍である．

a　女性骨盤

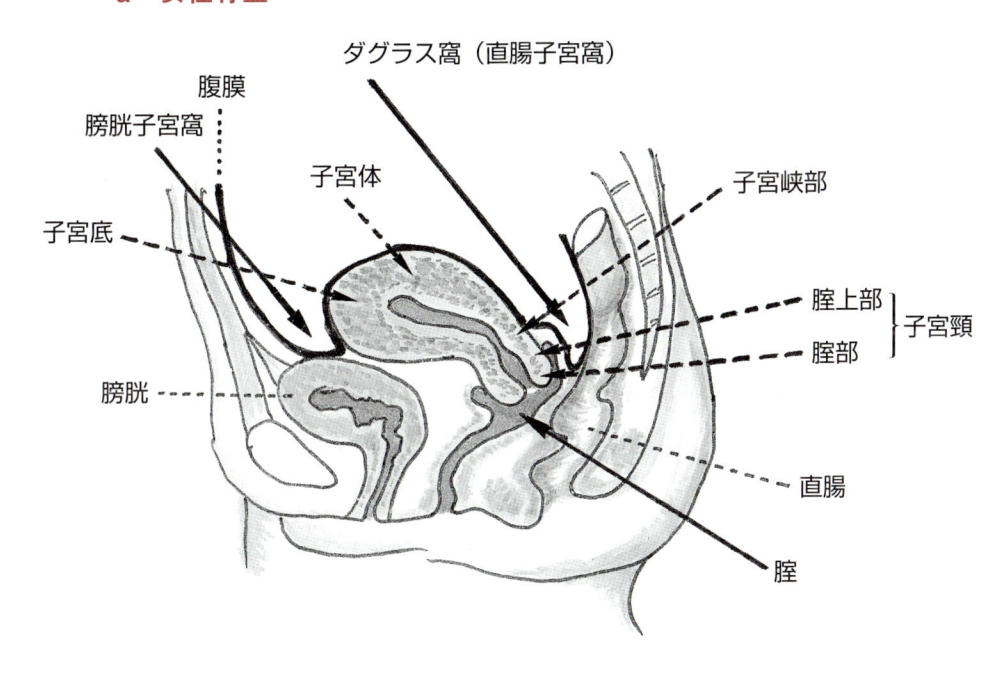

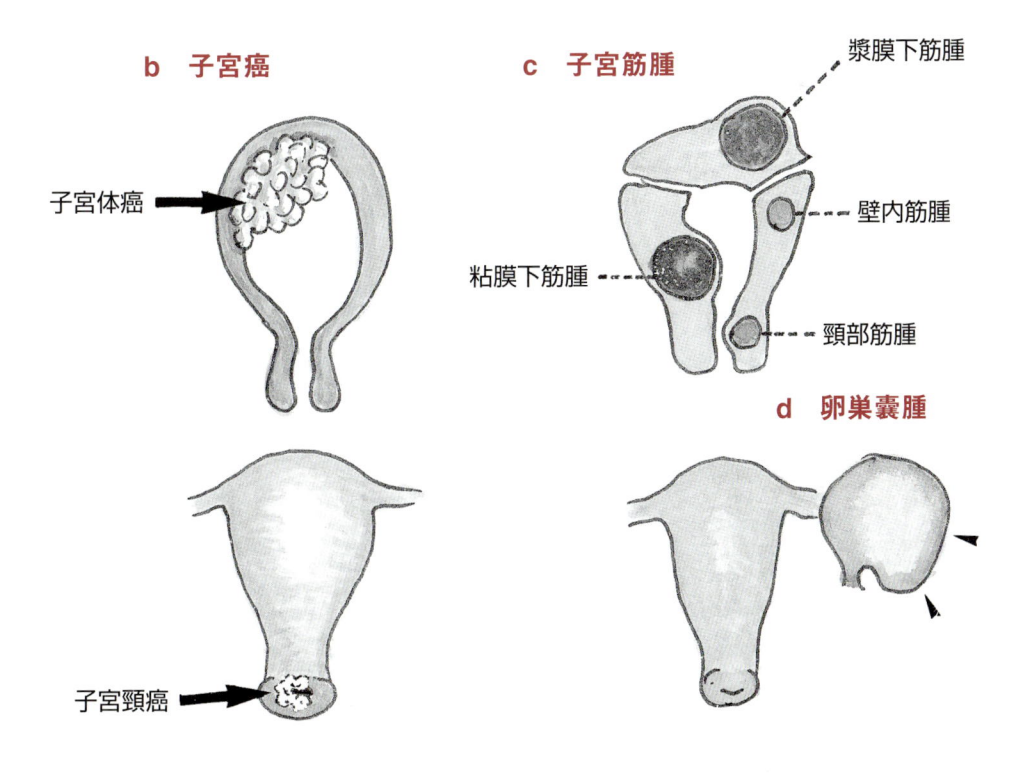

- 腹膜
- 膀胱子宮窩
- ダグラス窩（直腸子宮窩）
- 子宮体
- 子宮底
- 子宮峡部
- 腟上部 ｝子宮頸
- 腟部
- 膀胱
- 直腸
- 腟

b　子宮癌

- 子宮体癌
- 子宮頸癌

c　子宮筋腫

- 漿膜下筋腫
- 壁内筋腫
- 粘膜下筋腫
- 頸部筋腫

d　卵巣囊腫

5

呼吸器系

I 気管と気管支

1. 気管，気管支の構造と機能

■ 気管，気管支の形と位置

- 気管は喉頭の下に連なる長さ10〜12cmの管で，第6頸椎の高さに始まり，第4〜5胸椎の高さで左右の気管支（X線学では主気管支）に分かれる（**a**）.
- 心臓が左に偏し，右肺の容積が左肺より大きいので，右主気管支は左主気管支より太く短い．またより少なく傾斜する．気管との角度は右が23〜24°，左が46〜47°である．
- 気管分岐部では軟骨が正中から竜骨状に突出し，空気の流れを左右に分ける．ここをカリーナと呼ぶ（**c**）.
- 気管，気管支の壁には気管軟骨（16〜20個），気管支軟骨（右が6〜8個，左が9〜12個）がある幅の輪状靱帯をはさんで並んでいる．
- 軟骨は気管，気管支の前約2/3を占め，後ろ約1/3は軟骨を欠く（**b**）．軟骨を欠く後壁は膜性壁と呼ばれ，平滑筋を含む．

メモ	気道が塞がらないように軟骨が張っている．しかし，全面を軟骨にする必要はない．後面は軟骨を欠くことによって気道の占める面積を少なくし，かつ食道を食塊が容易に通過できる．また，軟骨と軟骨の間に輪状靱帯をはさむことによって，屈伸が可能になる．

- 気道（鼻腔，副鼻腔，気管，気管支）は多列線毛上皮で被われる（**d**）.

メモ	気道のうち喉頭は重層扁平上皮に被われ，ここから発生する喉頭癌は扁平上皮癌（p.18）である．多くは声帯に白斑（前癌状態）として始まる．硬い組織が声帯にできると，振動しなくなり，声がかれる（嗄声）．レーザーで焼き切る治療が行われる．

2. 気管・気管支のX線画像

- 単純X線撮影で，気管は空気が満ちているため管状の透亮像（p.125, a）として描出される．黒い気管陰影のほぼ中央に頸椎，胸椎の棘突起が白く認められる．
- 気管陰影が偏位する場合にはその病的原因を考察する必要がある．
- 第4頸椎の高さで，透亮像が狭窄する．ここが声門（p.246）である．

> 第4～5胸椎の高さで気管は左右の主気管支に分かれる．
> 右主気管支は左主気管支より太く短い．またより少なく傾斜する．

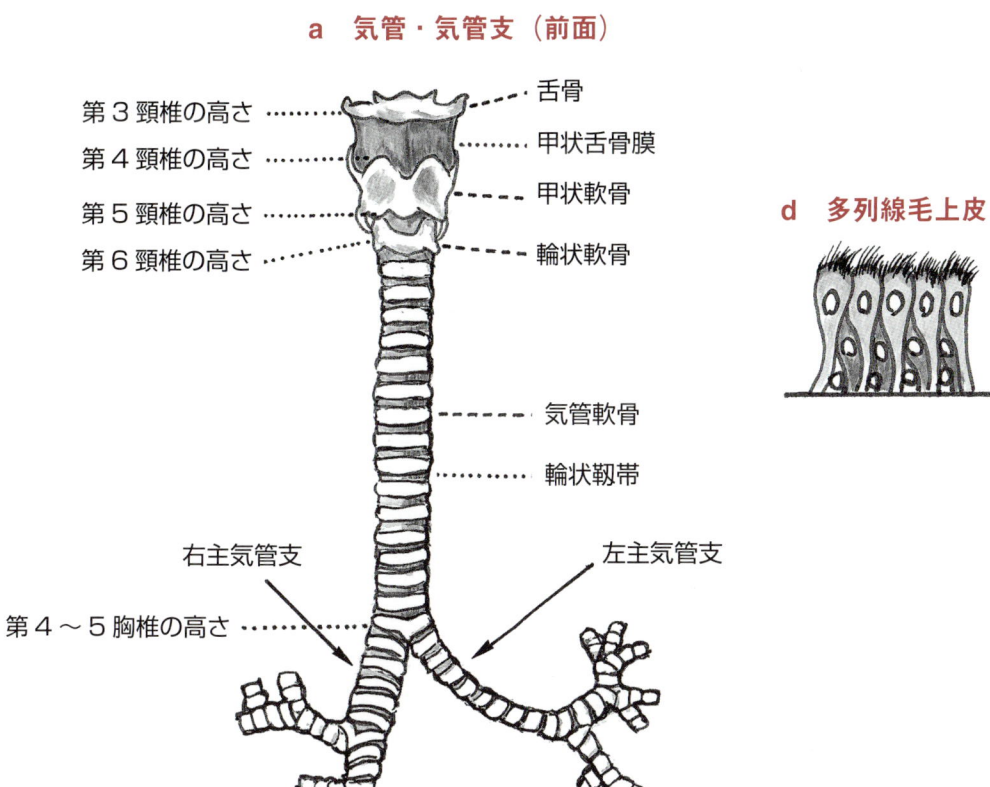

a 気管・気管支（前面）

- 第3頸椎の高さ — 舌骨
- 第4頸椎の高さ — 甲状舌骨膜
- 第5頸椎の高さ — 甲状軟骨
- 第6頸椎の高さ — 輪状軟骨
- 気管軟骨
- 輪状靱帯
- 右主気管支
- 左主気管支
- 第4～5胸椎の高さ

d 多列線毛上皮

b 気管（横断）

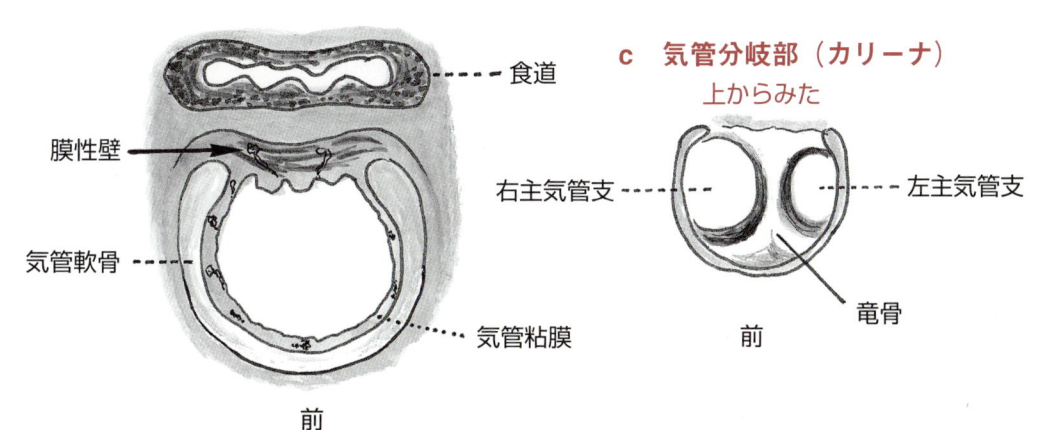

- 食道
- 膜性壁
- 気管軟骨
- 気管粘膜
- 前

c 気管分岐部（カリーナ）
上からみた

- 右主気管支
- 左主気管支
- 竜骨
- 前

II 肺

1. 肺の構造と機能

■ 肺の形
- 心臓を含む縦隔で左右の肺に分けられる（**a**）.
- 鎖骨の上縁より2～3cm上に突出した部を肺尖と呼ぶ．右肺尖は左肺尖より高い．
- 胸壁に面した部を肋骨面，縦隔に面した部を内側面，横隔膜に面した部を肺底と呼ぶ．
- 左肺は心臓のために心切痕と小舌をつくる．

■ 肺葉と葉間裂
- 左右の肺はそれぞれ深い切れ込み（葉間裂）によって，右肺は上葉，中葉，下葉の3葉に，左肺は上葉，下葉の2葉に分かれる（**a**）.
- 右上葉と中葉の葉間裂を小葉間裂，中葉と下葉の葉間裂を大葉間裂という．小葉間裂は第4肋骨に沿うように走り，水平裂と呼ばれる．大葉間裂は第5胸椎の高さから第6肋骨に沿うように前下方に斜めに走り，斜裂と呼ばれる．
- 左肺は後上方より前下方へ斜めに走る斜裂によって上葉と下葉に分かれる．
- X線画像で，葉間裂が細く白い線状陰影として描出される場合がある．これを毛髪線（hair line）と呼ぶ（**b**）．肺の表面を被う胸膜は葉間裂に沿って深く入り込む．この葉間胸膜をX線が切線方向に通過した場合に描出される．毛髪線がしばしば認められるのは右上葉，中葉間の水平裂である．ときに右側面像で斜裂が毛髪線として認められることがある．

> **メモ** 毛髪線がみられても，正常ではきわめて細い線状陰影である．葉間胸膜炎で胸水の貯留がある場合，葉間胸膜炎の治癒後胸膜の癒着が起こった場合に太く写る（**b**）．

■ 肺門
- 肺門は気管支，動・静脈，リンパ管が出入する所で（**c**），胸膜に被われない．
- 肺に出入するこれらは結合組織で束にまとめられ，肺根と呼ばれる．
- 右肺門を見ると，気管支が肺動脈より上に位置し，動脈上気管支と呼ばれる（**c**, **d**）．左肺門では肺動脈のほうが気管支より上にある．

■ 胸膜
- 肺の表面を被う肺胸膜は肺門部で折れ返り，胸壁内面を被う壁側胸膜に移行する．両者の間に胸膜腔ができる．
- 胸膜腔の内圧は陰圧である．呼気のときでも陰圧で，肺胞がつぶれることを防いでいる．吸気時には陰圧がさらに高まり，肺への空気の流入を助ける．

肺は右が3葉，左が2葉に分かれる．肺動脈は右肺門部では気管支の下，左肺門部では気管支の上を通る．その結果，肺門陰影は右より左のほうが高くなる．

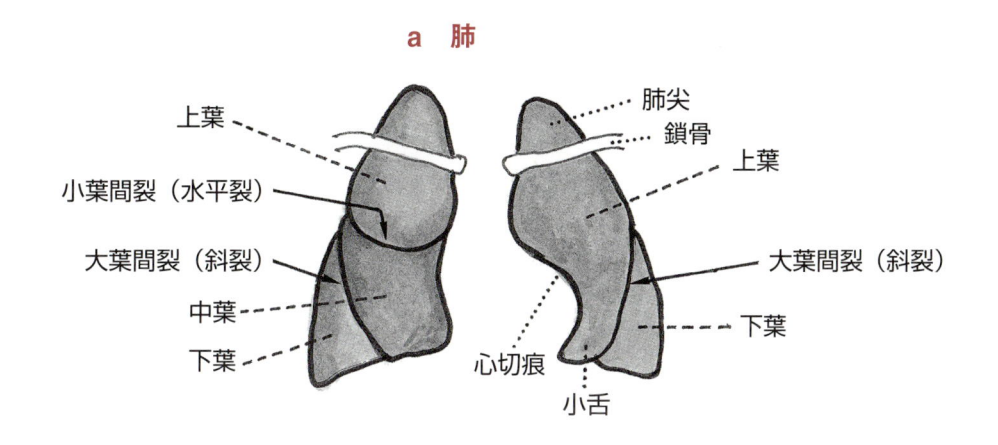

a 肺

- 上葉
- 小葉間裂（水平裂）
- 大葉間裂（斜裂）
- 中葉
- 下葉
- 肺尖
- 鎖骨
- 上葉
- 大葉間裂（斜裂）
- 下葉
- 心切痕
- 小舌

b 毛髪線（胸部X線撮影）

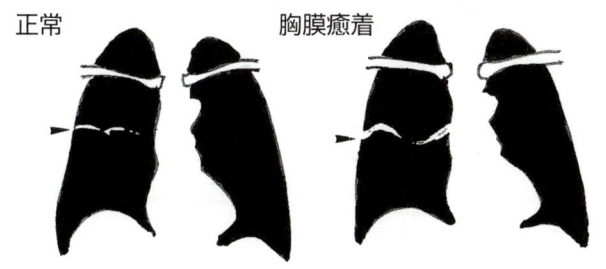

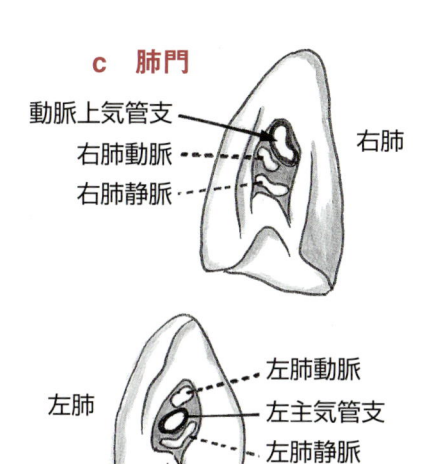

正常　　　胸膜癒着

c 肺門

- 動脈上気管支
- 右肺動脈
- 右肺静脈
- 右肺
- 左肺
- 左肺動脈
- 左主気管支
- 左肺静脈

d 肺動脈と気管支

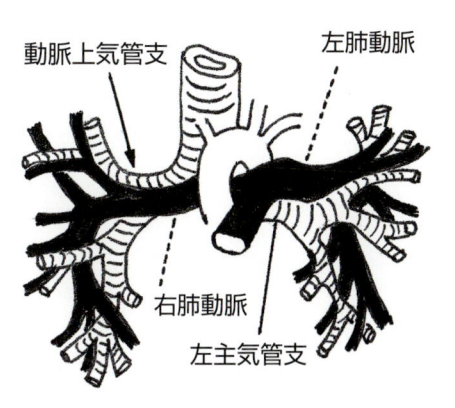

- 動脈上気管支
- 左肺動脈
- 右肺動脈
- 左主気管支

■ 肺区域

- 肺葉の次の単位は肺区域である（**a**）．主気管支は肺葉に応じて右は3本の，左は2本の葉気管支に分かれた後，区域気管支に分岐する．
- 肺区域と区域気管支には同じ番号が付され，肺区域はS，区域気管支はBで標示される．肺動脈は気管支に並行して走るので，肺動脈にも同じ番号（p.125, a）が付され，Aで標示される．

右 肺			左 肺		
上葉	S_1	肺尖区	上葉	S_{1+2}	肺尖後区
	S_2	後上葉区		S_3	前上葉区
	S_3	前上葉区		S_4	上舌区
中葉	S_4	外側中葉区		S_5	下舌区
	S_5	内側中葉区			
下葉	S_6	上下葉区	下葉	S_6	上下葉区
	S_7	内側肺底区		S_8	前肺底区
	S_8	前肺底区		S_9	外側肺底区
	S_9	外側肺底区		S_{10}	後肺底区
	S_{10}	後肺底区			

左肺は7番目の区域気管支がなくS_7を欠く．

> **メモ**　X線CTなど診断技術の進歩に伴い，肺癌の早期発見が可能になった．早期に発見できれば，肺区域切除によって切除部を最低限にし，手術後の肺機能を多く維持することができる．そのためにも気管支，肺動脈を含めた肺区域の設定が大切である．

右葉，左葉それぞれ10の肺区域に分かれる．左葉は第7区域を欠く．

a 肺区域と気管支

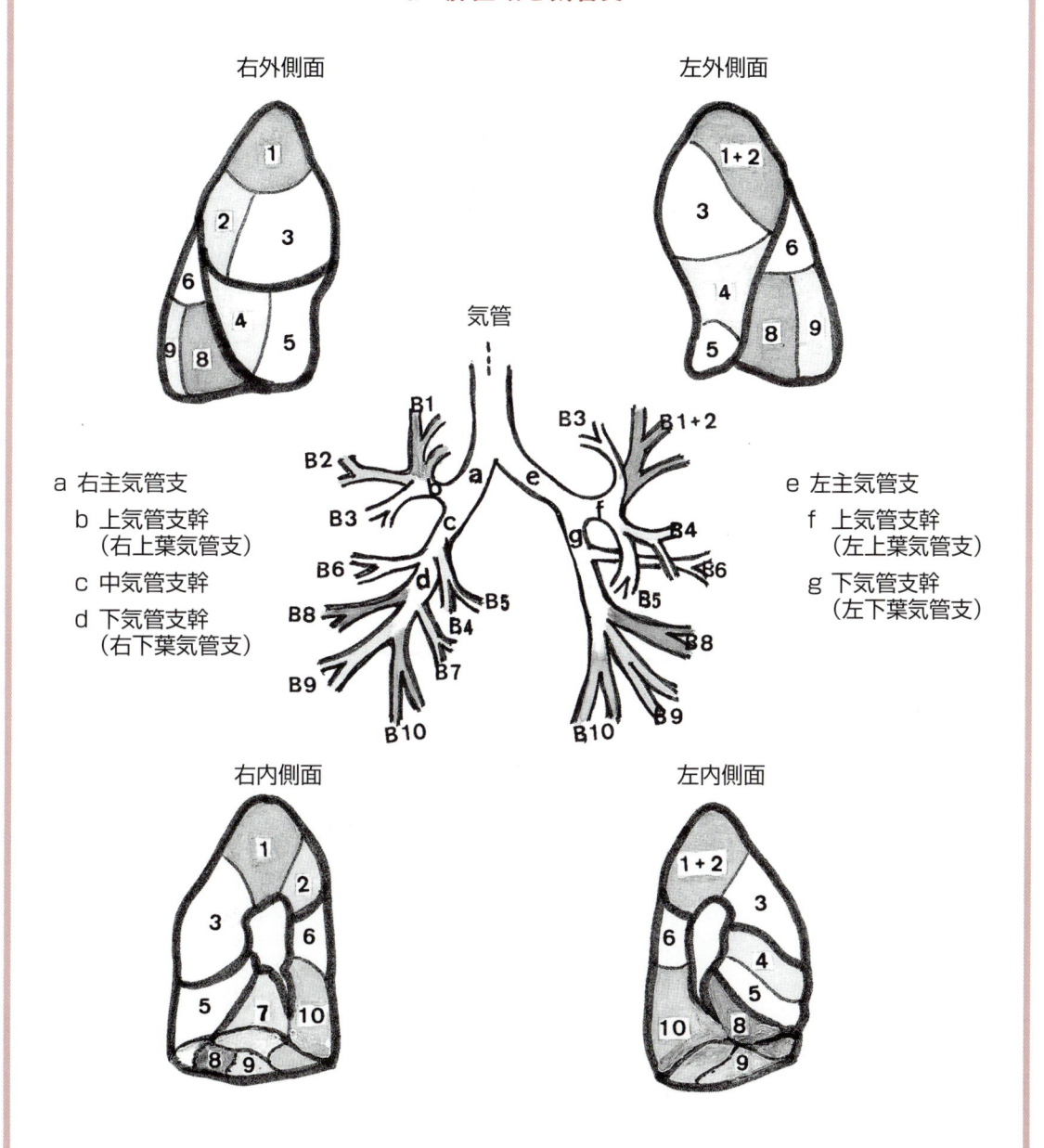

右外側面　　　左外側面

気管

a 右主気管支
  b 上気管支幹
    （右上葉気管支）
  c 中気管支幹
  d 下気管支幹
    （右下葉気管支）

e 左主気管支
  f 上気管支幹
    （左上葉気管支）
  g 下気管支幹
    （左下葉気管支）

右内側面　　　左内側面

■ 肺小葉

- 肺の表面に 2cm 内外の多角形の区画がみられる．これが肺小葉で，肺区域の次の単位である（a，d）．
- 小葉間結合組織に沈着した炭粉のため，各小葉の境界は黒く縁どられている．
- 各葉気管支は 7〜9 回分岐した後，直径 0.2〜0.3mm の細気管支になる（b）．
- 1 本の細気管支の分布域が肺小葉で，小葉内で細気管は分岐して終末細気管支になる．終末細気管支の壁にはもはや軟骨はない．
- 終末細気管支は 2 本に分岐して呼吸細気管支（一次呼吸細気管支）になり，さらに 2 本の呼吸細気管支（二次呼吸細気管支）に分岐する．呼吸細気管支の壁から所々肺胞が膨れ出る．
- 各呼吸細気管支は 2 本に分かれ肺胞管になる．その壁から多数の肺胞が膨れ出る．
- 肺胞管の先は 2〜3 個の肺胞囊になり，肺胞に囲まれる．
- 終末気管支より末梢の部分を細葉（acinus）として，肺小葉より小さい単位とすることがある．各小葉は数個から十数個の細葉から構成される．

> **メモ** X 線画像で，細葉の病変は粟粒大か米粒大の陰影として，小葉の病変は小豆大の陰影として描出される．

■ 肺胞

- 直径 0.1〜0.2mm の薄い囊で（b），その外を密に囲む毛細血管との間で，ガス交換が営まれる．両肺合わせて，その数 5 億とも 6 億ともいわれる．
- 隣接する肺胞間は肺胞中隔と呼ばれる結合組織でしきられているが，所々肺胞孔と呼ばれる小孔で交通している（b）．
- 肺胞の内面は扁平な扁平肺胞細胞（Ⅰ型肺胞上皮細胞，小肺胞細胞）と丈の高い大肺胞細胞（Ⅱ型肺胞上皮細胞）で被われている（c）．扁平肺胞細胞はガス交換を営み，大肺胞細胞は肺胞腔内に表面活性剤（サーファクタント）を分泌する．表面活性剤は脂質性物質で，肺胞表面に薄い膜をはり，肺が収縮するときは肺胞が粘着しないように，肺が拡張するときは肺胞が平等に膨れるように作用する．

> **メモ** 未熟児にとって最も危険なことは，表面活性剤の欠乏によって肺胞がうまく膨らまず，呼吸困難に陥ることである．副腎皮質ホルモンは大肺胞細胞を急速に発育させる作用がある．これをあらかじめ母親に投与することによって，未熟児を救うことができる．

- 肺胞の中に炭粉や塵埃を摂取した細胞が数個みられる．このマクロファージ（大食細胞）を塵埃細胞と呼ぶ（c）．肺胞中隔にも炭粉を摂取した間質マクロファージが存在する．

> **メモ** 心弁膜症などの患者さんの痰に茶褐色をした細胞が混じり，心不全細胞（heart failure cells）とか弁膜症細胞と呼ばれる．肺のうっ血時に赤血球から生じたヘモジデリンを食ったマクロファージである．

細気管支は終末細気管支，呼吸細気管支，肺胞管を経て肺胞になる．肺胞の表面は毛細血管網で囲まれる．

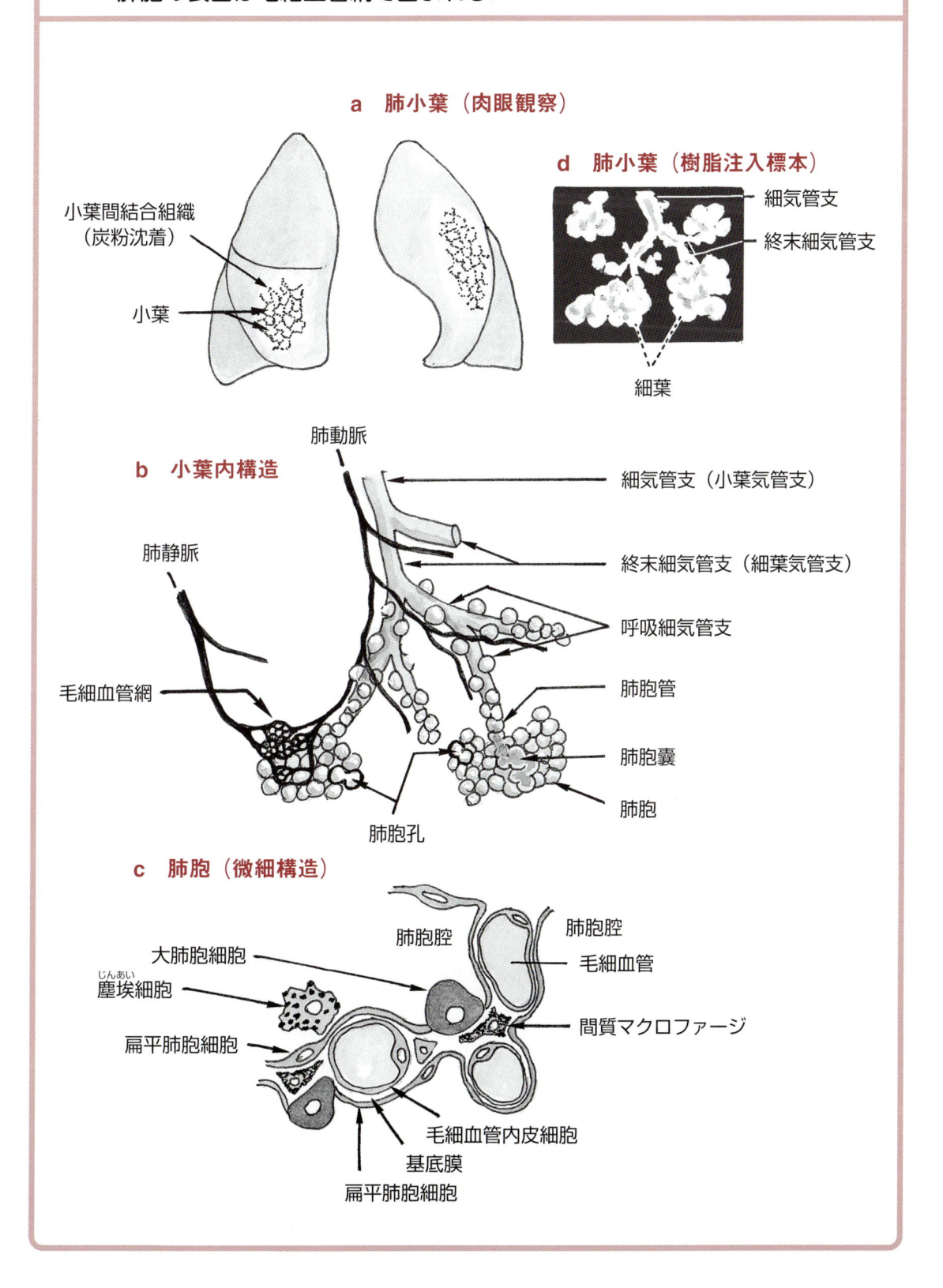

a　肺小葉（肉眼観察）

- 小葉間結合組織（炭粉沈着）
- 小葉

d　肺小葉（樹脂注入標本）

- 細気管支
- 終末細気管支
- 細葉

b　小葉内構造

- 肺動脈
- 細気管支（小葉気管支）
- 終末細気管支（細葉気管支）
- 肺静脈
- 呼吸細気管支
- 毛細血管網
- 肺胞管
- 肺胞嚢
- 肺胞
- 肺胞孔

c　肺胞（微細構造）

- 大肺胞細胞
- 塵埃（じんあい）細胞
- 肺胞腔
- 肺胞腔
- 毛細血管
- 間質マクロファージ
- 扁平肺胞細胞
- 毛細血管内皮細胞
- 基底膜
- 扁平肺胞細胞

2．肺の撮影

a．胸部単純撮影

■ **撮影の基本**

- 胸部単純撮影の特徴を一言でいえば遠距離高圧撮影である（a）．2m（少なくとも 1.5m）の距離から 120〜150kV の管電圧で撮影する．
- 近距離（A）から撮影すると，像は大きく投影されるが，その分だけ解像力が悪くなる．遠距離（B）から撮影することによってほぼ実物大に近い尖鋭な像が得られる．
- 胸部は鎖骨や肋骨で囲まれている．通常の 50〜70kV で撮影すると，これらの骨が真っ白に写り，背後の病巣がかくれてしまう．120〜150kV の高圧撮影を行うと，X 線の透過性が高まり，骨梁（p.222）がみえる程度に骨がすけて写る．その結果，鎖骨や肋骨さらに心臓にかくれた病変も識別できる．その反面，骨病変や石灰巣を見落とす可能性がある．

b．正面像

■ **撮影法**

- 立位で，前胸部をカセッテに密着させ，背腹（PA）方向に，第 5〜6 胸椎棘突起に向かって入射する．

> **メモ** 約 18cm の厚みの胸部が 1 枚のフィルムに投影される．フィルムに近いものほど実物大に近く，また鮮明に投影される．腹背（AP）に入射すると（c），心臓はフィルム面から遠くなり，PA（b）より大きく写るが，尖鋭さに欠ける．また PA にすると，X 線は眼球に入らない．

- 実際の撮影にあたっては（e），
  - ：肩を下げる……鎖骨が水平になり，肺尖野が広く写る．
  - ：上腕を内旋し，肘を前方につき出す……肩甲骨が肺野からはずれる．
  - ："うんと息を吸って"……肺の空気含有量が増え，肺野が黒く，白く写る病変とのコントラストが強くなる．
  - ："息を止めて"……呼吸は止められても心臓は停止できない．撮影時間を 0.05 秒以下にする．

> **メモ** 病巣の位置によって陰影が一部あるいは全部重複する（d）．

胸部撮影は遠距離高圧撮影が行われる．また背腹方向に撮影される．

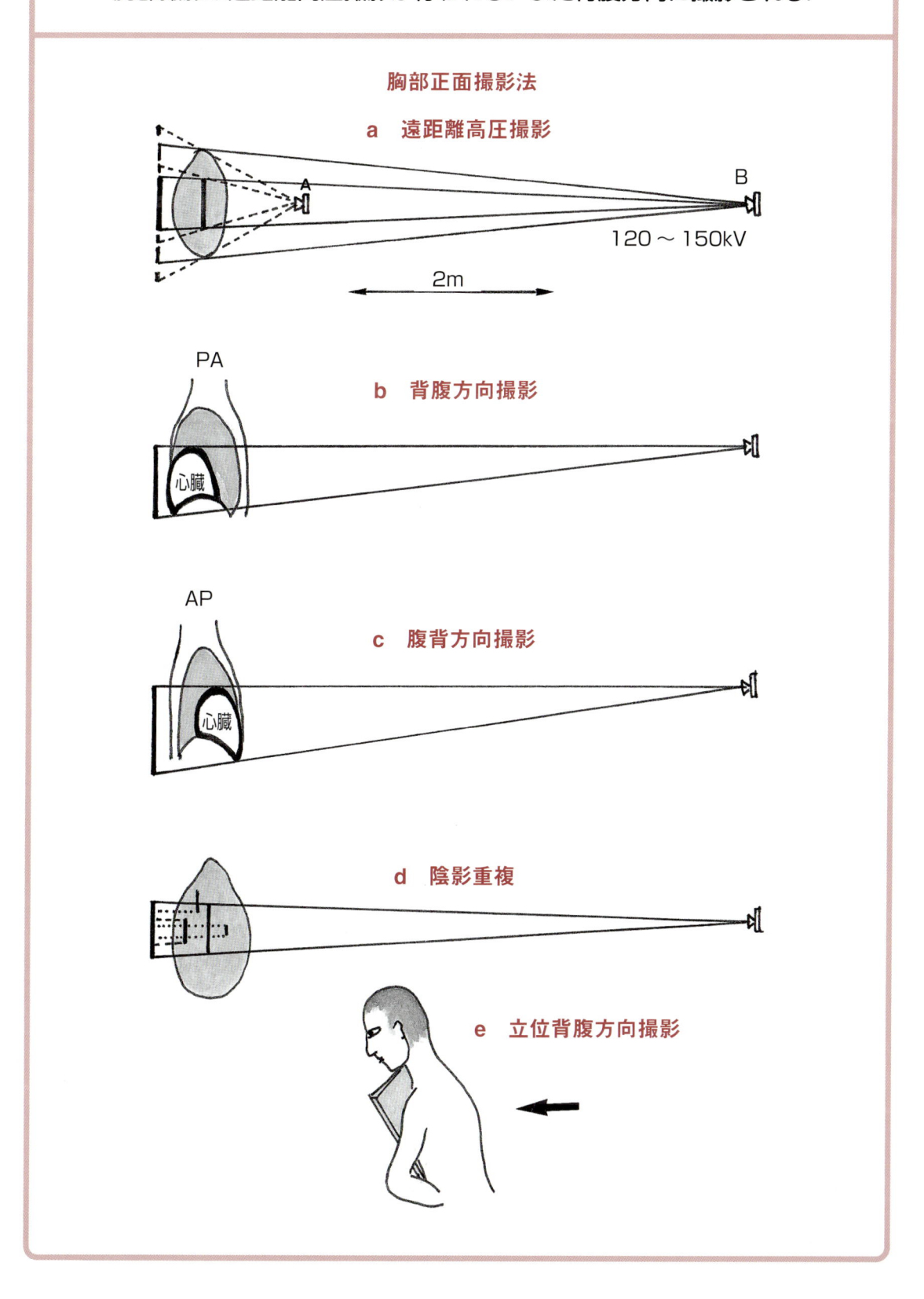

胸部正面撮影法

a 遠距離高圧撮影

A

B

120〜150kV

2m

PA

b 背腹方向撮影

心臓

AP

c 腹背方向撮影

心臓

d 陰影重複

e 立位背腹方向撮影

■ 正面画像

■ 肺紋理(a)

- 中央陰影の両側に肺野があり，肺野には樹枝状の肺紋理がみられる．
- 肺紋理を構成するのは肺動・静脈である．立体的に分岐した肺の動・静脈が1つの平面に投影されるので，樹枝状の陰影になる．
- 肺紋理の大部分は肺動脈である．肺静脈は壁が薄く，血液の充満度に左右されるうえ，肺静脈の大部分が心陰影にかくれるためである．
- 気管支は空気を含む．その周辺の肺胞も空気を含む．しかも両者を隔てる気管支の壁は薄いので，通常気管支は写らない．
- ただ，比較的太い気管支がX線と平行する場合，その断面が小輪状陰影として写しだされる(b)．その場合，気管支には必ず肺動脈が伴行するので，気管支の輪状陰影に並んで肺動脈の輪状陰影が認められる．中が黒いほうが気管支である．

> **メモ** 肺にうっ血が起こり，血管が拡張すると，肺紋理が太くなったり，写らなかった血管まで写るようになる．これを肺紋理の増強という．気管支周辺の炎症などにより，気管支壁周囲組織が増殖したり，組織液がうっ滞する場合にも肺紋理の増強がみられる．

■ 肺門陰影(a)

- 肺門陰影は肺動脈がつくる．左肺門陰影は右より高い．肺門部で右肺動脈は気管支の前下方を走るが，左肺動脈は気管支の上を乗り越えるからである(p.117, d)．
- 右肺門陰影は中央陰影との間に気管支による黒い透亮部をはさみ，中央陰影から少し離れている．左肺門陰影は心陰影にほとんど密着している．

■ 肺野(c)

- 第2肋骨の先端上縁を通る水平線より上を上肺野，第4肋骨の先端下縁を通る水平線より下を下肺野，その間を中肺野とする．
- 下肺野が最も明るく（黒く）写り，中肺野，上肺野の順に暗くなる．肺は下部ほど厚みがあり，空気含有量が多く，X線透過性が高いためである．
- 下肺野の下端に鋭角をなす心横隔膜角と肋骨横隔膜角がみられる．

■ 肋骨陰影(d)

- 肋骨および肋間腔は左右対称性である．
- 背側肋骨（後部肋骨）は腹側肋骨（前部肋骨）より骨質が密で硬く，丸みがあり厚いので，フィルムより遠い背側部の方が白く写る．また，扁平でX線透過性の高い腹側部より骨梁がよく認知される．

> 肺紋理は肺の動・静脈が投影されたものである．気管支は写らない．
> 肺門陰影は肺動脈が投影されたもので，右が左より低い．

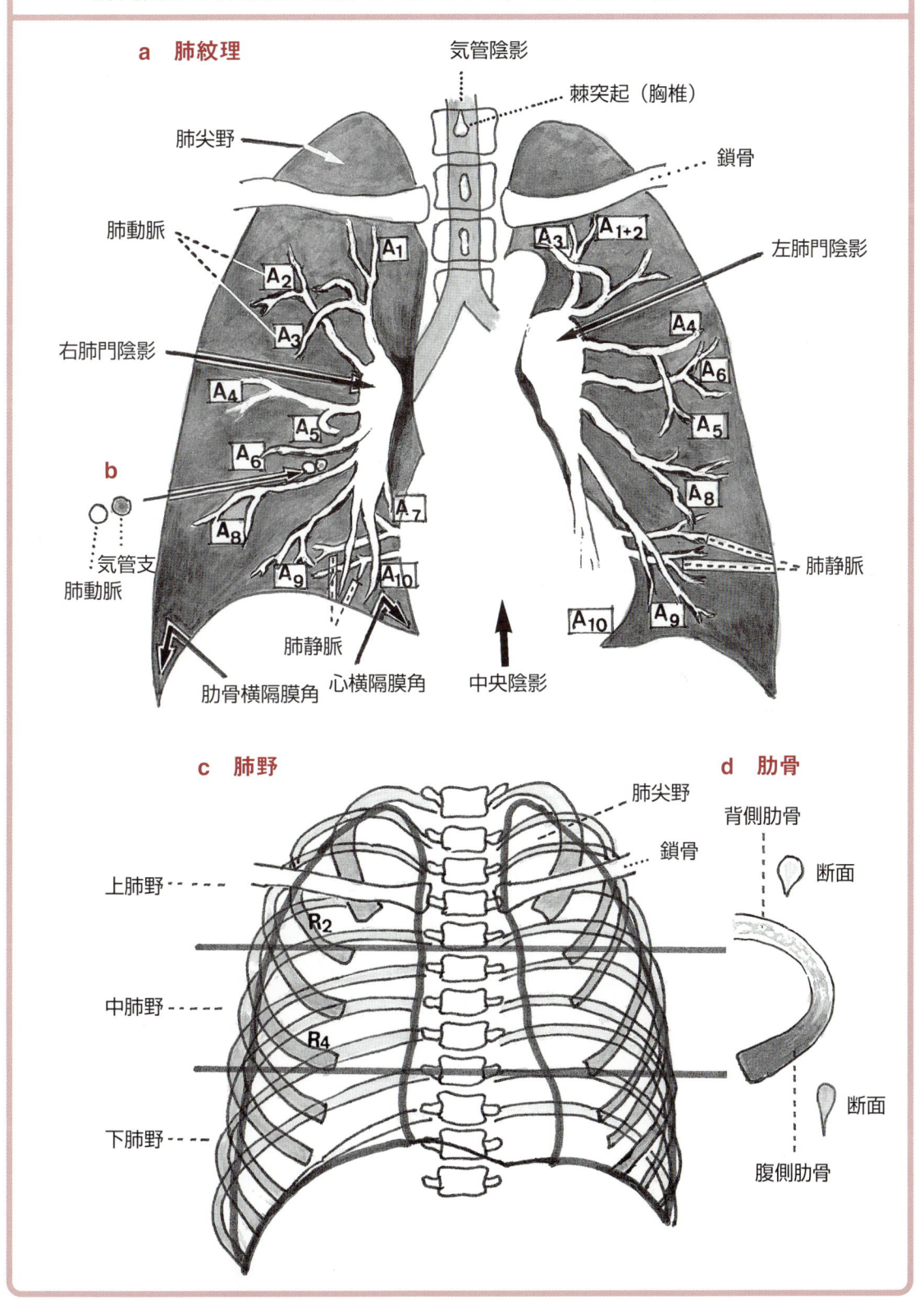

a 肺紋理

- 気管陰影
- 棘突起（胸椎）
- 肺尖野
- 鎖骨
- 肺動脈
- 左肺門陰影
- 右肺門陰影
- A_1, A_2, A_3, A_4, A_5, A_6, A_7, A_8, A_9, A_{10}
- A_{1+2}, A_3, A_4, A_5, A_6, A_8, A_9, A_{10}
- 肺静脈

b
- 気管支
- 肺動脈
- 肋骨横隔膜角
- 心横隔膜角
- 中央陰影

c 肺野
- 肺尖野
- 鎖骨
- 上肺野
- R_2
- 中肺野
- R_4
- 下肺野

d 肋骨
- 背側肋骨
- 断面
- 断面
- 腹側肋骨

■ 中央陰影(a, b)

- 心臓ならびに心臓に出入する大血管が投影されたもの．縦隔陰影とも呼ばれる．
- その辺縁はなめらかで，右は2つの弓を，左は4つの弓をつくる．
- 右第1弓は上大静脈，第2弓は右心房の右縁がつくる．
- 左第1弓は大動脈弓，第2弓は肺動脈幹，第3弓は左心耳，第4弓は左心室の左縁がつくる．
- 右第1弓の上に腕頭静脈，左第1弓の上に左鎖骨下動脈の外縁が続く．
- 右第2弓と横隔膜との間に鋭角をなす心横隔膜角はしばしば下大静脈陰影によってわずか欠ける．

> **メモ** 高血圧によって上行大動脈が拡張すると，右第1弓が隆起する．動脈硬化症がさらに強くなると，上行大動脈が蛇行偏位し，右第1弓をつくることがある．大動脈瘤(p.182)が生じると左第1弓が著しく拡大する．

- 右心室は胸骨に面し，心陰影の前面に位置し，心陰影の大部分を占めるが，正常では中央陰影の辺縁を形成することはない．
- 中央陰影の中央に気管の管状陰影が黒く描出され(p.125, a)その中に胸椎の棘突起が白く認められる．分岐した主気管枝まで追跡できる．

■ 縦隔肺境界線(c)

- 右肺と気管側壁の接触面にできる白線を右傍気管線と呼ぶ．
- 左右肺の前縦隔における接触面にできる白線を前接合線と呼ぶ．上方がV字型に開き，下方はやや左に寄った逆V字型を呈す．
- 左右肺の食道後方における接触面にできる白線を後接合線と呼ぶ．上方は両側肺尖に移行する．
- 右肺と食道側壁の接触面にできる白線を傍食道線と呼ぶ．左側にはない．
- 左肺と下行大動脈の左縁の接触面にできる白線を傍大動脈線または下行大動脈稜線と呼ぶ．動脈硬化症が進んで大動脈が蛇行すると，強く弯曲する．
- 胸膜が脊椎に接する部分が切線状に投影されてできる白線を傍脊椎線と呼ぶ．左傍脊椎線が右より高頻度に，脊椎と下行大動脈の中間位に現れる．

中央陰影は心臓ならびに心臓に出入りする大血管によってできる．

a　心臓と心臓に出入する大血管

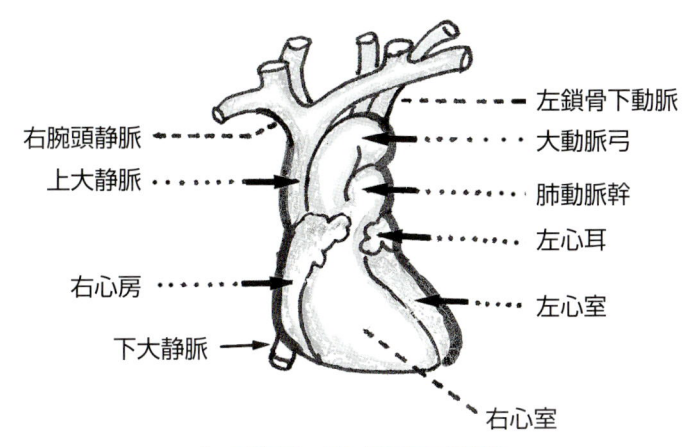

- 右腕頭静脈
- 上大静脈
- 右心房
- 下大静脈
- 左鎖骨下動脈
- 大動脈弓
- 肺動脈幹
- 左心耳
- 左心室
- 右心室

b　中央陰影（胸部正面撮影）

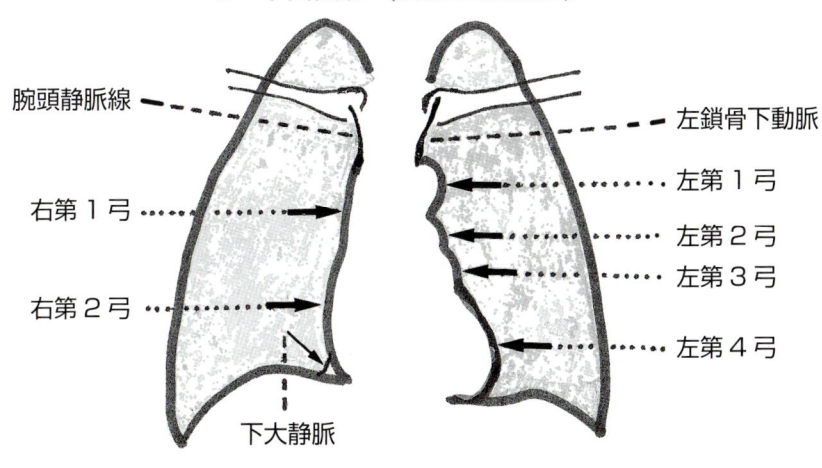

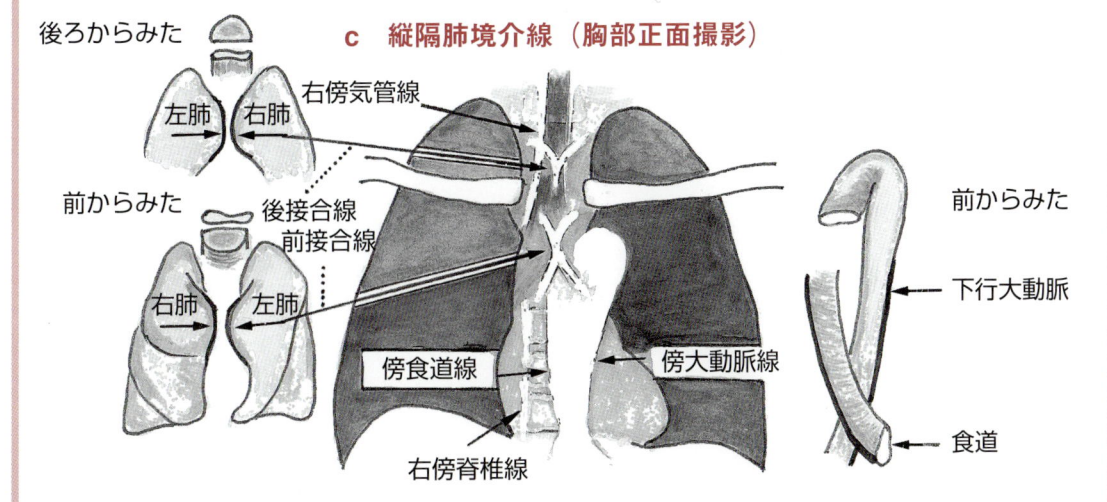

- 腕頭静脈線
- 右第1弓
- 右第2弓
- 下大静脈
- 左鎖骨下動脈
- 左第1弓
- 左第2弓
- 左第3弓
- 左第4弓

c　縦隔肺境介線（胸部正面撮影）

- 後ろからみた
- 左肺　右肺
- 前からみた
- 右肺　左肺
- 右傍気管線
- 後接合線
- 前接合線
- 傍食道線
- 傍大動脈線
- 右傍脊椎線
- 前からみた
- 下行大動脈
- 食道

奇静脈陰影

- 中央陰影の右気管気管支角の所に楕円形の奇静脈陰影が認められることがある(b)．
- 奇静脈，半奇静脈はそれぞれ腰椎の両側を上行する上行腰静脈に始まる(a)．上行腰静脈の下は総腸骨静脈と交通する．それぞれ横隔膜を貫いて胸腔に入る．
- 奇静脈は胸椎前面の右側を上行し(a)，第3胸椎の高さで弓状に曲がり奇静脈弓を形成し，右肺根の上を越えて上大静脈に入る．この奇静脈弓の部分が画像に投影される．
- 半奇静脈は胸椎前面の左側を上行し，およそ第9胸椎の高さで胸椎の前を斜めに横切って奇静脈に入る．
- 単純X線正面像での奇静脈陰影の読影は通常困難であるが，気管の深さ(背面からほぼ9cm)での正面断層像ではっきり認められる．
- 奇静脈，奇静脈弓はCT画像(p.323, c_2)で明瞭に描出される．

> **メモ** 奇静脈は食道下部で門脈系の左胃静脈と交通する．肝硬変(p.56)で門脈圧が亢進すると(p.37, f)，門脈血が左胃静脈を逆流して奇静脈に流入し，奇静脈が拡張する．そのときは単純X線写真でも奇静脈陰影が大きく明瞭に描出される．

- 奇静脈，半奇静脈は発生学的に上大静脈，下大静脈よりも古い静脈で，胎生期静脈の主幹をなすものである．それで体節的な肋間静脈，腰静脈は奇静脈，半奇静脈に流入する．

奇静脈の走行とその陰影

a 奇静脈の走行

正面からみた

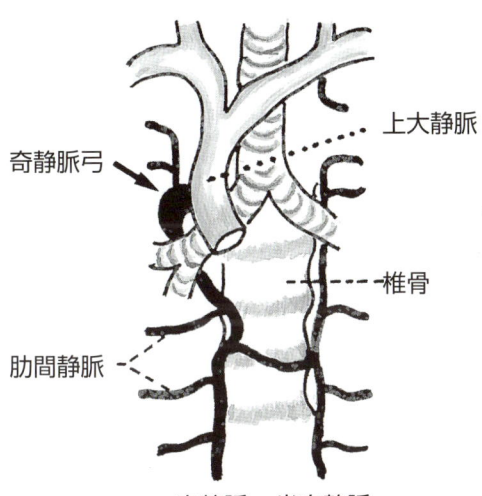

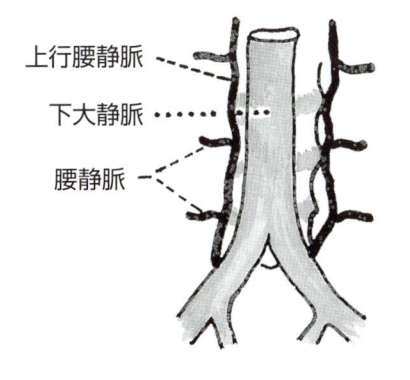

- 上大静脈
- 奇静脈弓
- 椎骨
- 肋間静脈
- 奇静脈　半奇静脈
- 上行腰静脈
- 下大静脈
- 腰静脈

右側面からみた

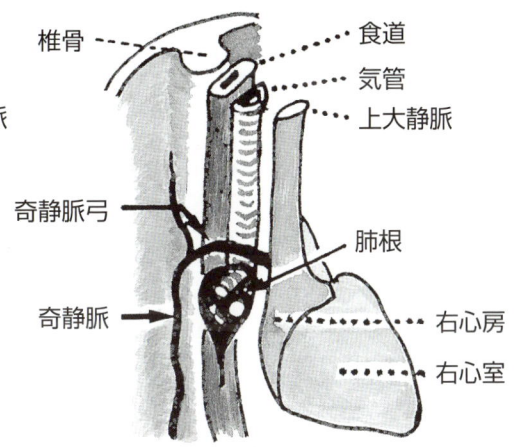

- 椎骨
- 食道
- 気管
- 上大静脈
- 奇静脈弓
- 奇静脈
- 肺根
- 右心房
- 右心室

b 奇静脈陰影（胸部正面撮影）

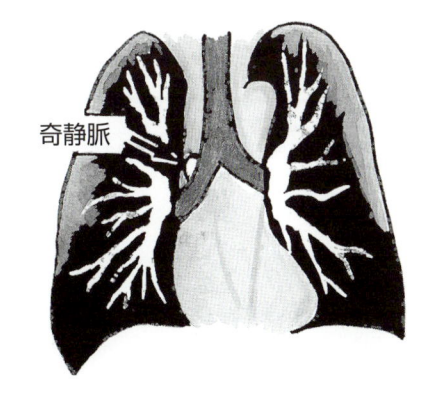

- 奇静脈

■ 横隔膜陰影

- 滑らかな円弧（横隔膜円蓋）を描く．右は左より高い．
- 安静時ドームの頂点は右が第4肋間間隙に，左が第5肋間間隙にある．
- 最大呼気時はそれより1〜2肋間間隙上がり（a），最大吸気時は1〜2肋間間隙下がる（b）．
- 胸部X線写真は通常深吸気で撮影される．そのとき右横隔膜は第10肋骨の後部（背側肋骨）に接して投影される．
- 横隔膜は臥位で挙上する（c）．横隔膜が挙上すれば心陰影は拡大する．
- 小児の横隔膜は成人に比べて高く，心陰影が大きい．

> **メモ** 横隔膜は無気肺（p.148）で上がり，肺気腫（p.146）で下がる（d, f）．

■ 随伴陰影

1) 鎖骨の随伴陰影（g）
   - 鎖骨の上縁に沿って認められる淡い陰影（矢印）をいう．
   - 鎖骨の上は凹んでいて鎖骨上窩と呼ばれる．この皮膚の凹みが投影されたものである．随伴陰影の内側は胸鎖乳突筋の陰影に移行し，外側は肺野外までのびる．

2) 肋骨の随伴陰影（h）
   - 背側肋骨の下縁に沿って認められる淡い陰影（矢印）をいう．第6〜9肋骨に最も顕著に現れる．
   - これは肋骨溝が投影されたものである．ここには上から肋間静脈，肋間動脈，肋間神経が走る．

> 横隔膜陰影は右が左より高い．無気肺で上がり，肺気腫で下がる．

横隔膜の位置

a 深呼気（立位）　**b** 深吸気（立位）　**c** 深吸気（背臥位）

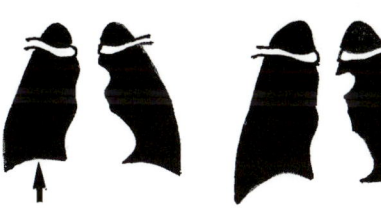

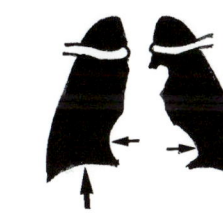

d 無気肺　**e** 正常　**f** 肺気腫

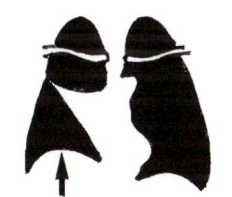

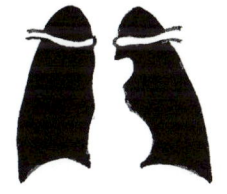

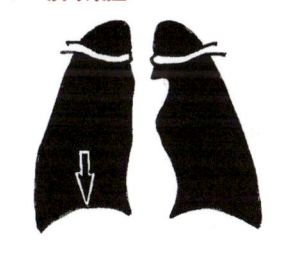

随伴陰影（胸部正面撮影）

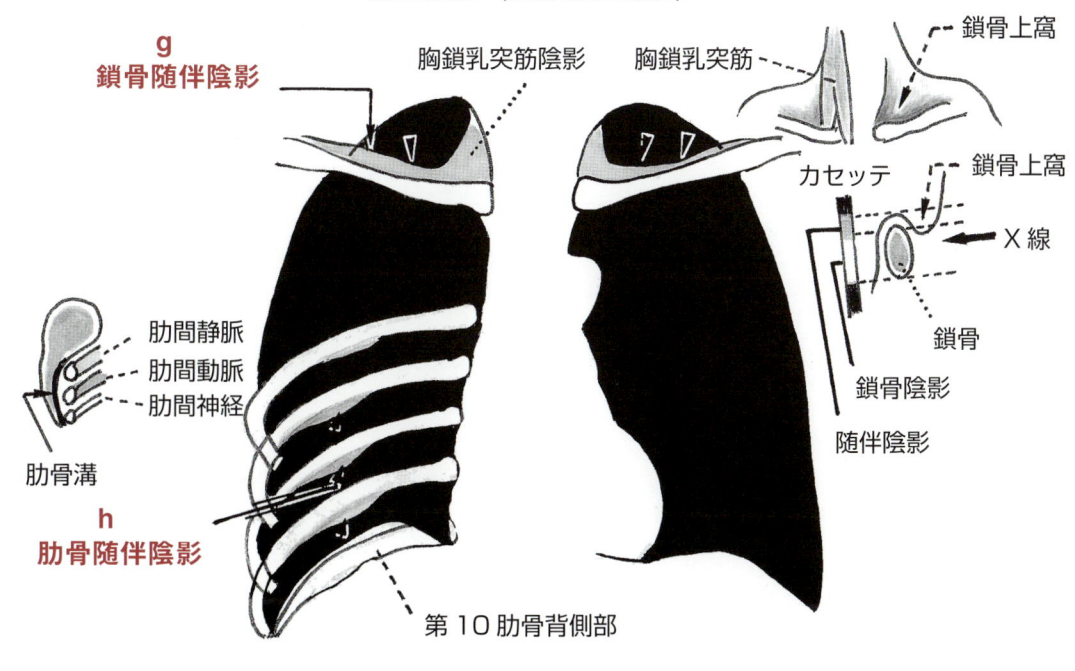

g 鎖骨随伴陰影
胸鎖乳突筋陰影
胸鎖乳突筋
鎖骨上窩
鎖骨上窩
カセッテ
X線
鎖骨
鎖骨陰影
随伴陰影

肋間静脈
肋間動脈
肋間神経
肋骨溝

h 肋骨随伴陰影

第10肋骨背側部

c．側面像

■ 撮影法（a）

- 立位で，両手を垂直に挙上し，できるだけ後方にひかせることによって，肩甲骨下角が脊柱に重複投影することを避ける．
- 左→右方向（右側面）
  右→左方向（左側面）の撮影法があるが，特に必要のない場合は左側面で撮影する．

> **メモ** 心臓は左側面のほうが右側面よりフィルムに近いので，左側面画像のほうが右側面画像より心陰影は尖鋭に写る．

■ 側面画像（b，c）

- 正面像で，心臓，胸骨，脊柱，横隔膜などにかくされた部分の情報が補える．また正面像で得られなかった病変の位置を知ることができる．左右肺が同一画面に投影される．
- 胸壁の厚さは正面より厚くなるので（a），X線の透過性が低くなり，正面像より全体として暗くなる．
- 左・右側面像とも，前縦隔上部で左右の肺はほとんど接し，前胸壁と心臓大血管との間に明るい（写真では黒い）胸骨後部透亮域をつくる．
- 心臓と脊柱の間にも両肺が近接して，明るい心臓後部透亮域ができる．
- 右側面像では，心陰影の前縁を右房と右室が，後縁を左房がつくる．
- 左側面像では，心陰影の前縁を右房と右室が，後縁を左房と左室がつくる．

> **メモ** 左室が拡大すると，膨隆して脊柱に近づくので，左側面像は左室拡大の診断（p.155, b）に適している．

- 左側面像で，気管，大動脈弓，胸椎に囲まれてできる透亮域を気管後三角という（c）．

胸部側面像

a 胸部撮影（側面）

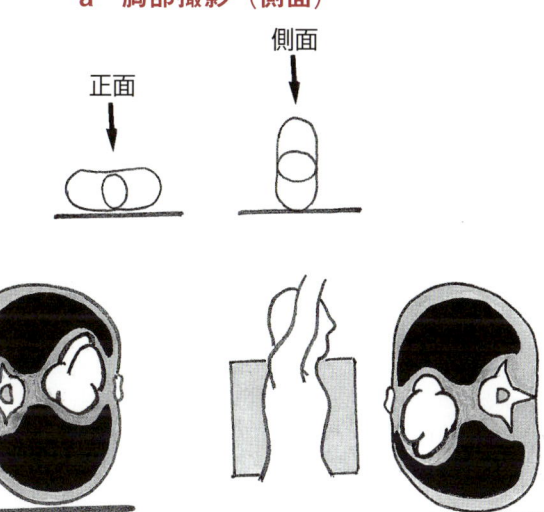

b 胸部撮影（右側面）　　　**c 胸部撮影（左側面）**

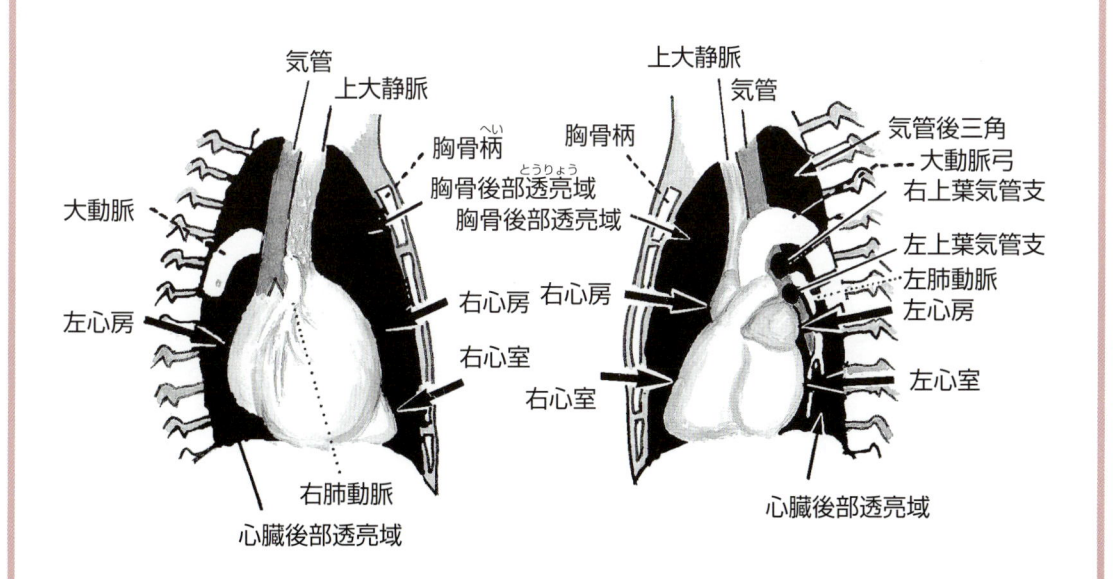

右側面像ラベル：気管、上大静脈、胸骨柄、胸骨後部透亮域、右心房、右心室、大動脈、左心房、右肺動脈、心臓後部透亮域

左側面像ラベル：上大静脈、気管、胸骨柄、右心房、右心室、気管後三角、大動脈弓、右上葉気管支、左上葉気管支、左肺動脈、左心房、左心室、心臓後部透亮域

d. 斜位像

■ 第1斜位像(RAO)

1) 撮影法
- 立位で，カセッテに対し右肩を前にしたフェンシングの姿勢で，背方からフィルムに向かって入射する．

2) 第1斜位画像(**a**)
- 胸骨柄，胸骨体が前上肺野に写し出される．
- 心陰影の前縁を上行大動脈，肺動脈幹，右室が，後縁を左房がつくる．
- 心陰影後縁と脊柱の間は左右の肺が近接し，幅広い透亮域をつくる．この透亮域をホルツクネヒト腔と呼ぶ．その中を左房に沿って食道が下がる(p.34)．

> **メモ** 左房が拡大すると，膨隆して食道を後方に圧迫して脊柱に近づくので，第1斜位像は左房拡大(p.155, d)の診断に適している．

■ 第2斜位像(LAO)

1) 撮影法
- 立位で，カセッテに対し左肩を前にしたボクシングの姿勢で，背方からフィルムに向かって入射する．

2) 第2斜位画像(**b**)
- 胸骨柄，胸骨体が前上肺野に写し出される．
- 心陰影の前縁を右房と右室が，後縁を左房と左室がつくる．
- 斜位角が小さいと，左室の後縁が胸椎陰影に重複する．55°くらいにすると，この間に透亮な間隙ができる．
- 大動脈弓と左肺動脈との間に，肺野が三角形の小さく黒い透亮域としてのぞく．ここを大動脈窓(aortico-pulmonary window)と呼ぶ．

> **メモ** 左室が拡大すると，脊柱に向かって膨隆するので，第2斜位像は左室拡大の診断に適している．また，大動脈の走行や石灰化の観察に適している．

胸部斜位像

a　胸部撮影（第1斜位）

ホルツクネヒト腔

b　胸部撮影（第2斜位）

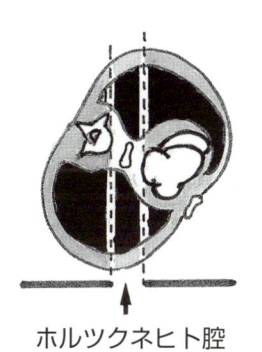

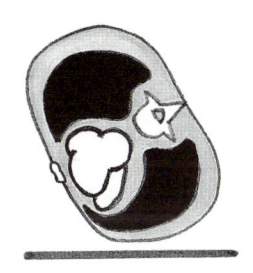

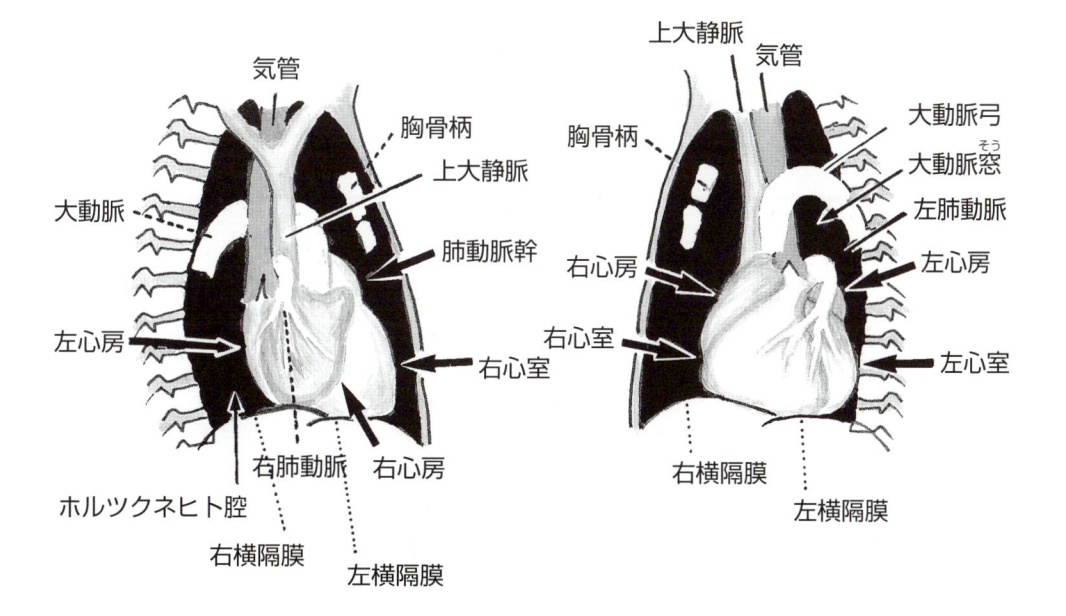

第1斜位のラベル：気管、胸骨柄、上大静脈、大動脈、肺動脈幹、左心房、右心室、ホルツクネヒト腔、右肺動脈、右心房、右横隔膜、左横隔膜

第2斜位のラベル：上大静脈、気管、胸骨柄、大動脈弓、大動脈窓、左肺動脈、右心房、左心房、右心室、左心室、右横隔膜、左横隔膜

e．気管支造影（a，b）

- 胸部単純撮影では気管支はほとんど写らない．気管支拡張症など気管支自体の病変を知るため，あるいは気管支と空洞との関係，肺結核と肺癌の鑑別診断など病巣と気管支の関係を知るために気管支に直接造影剤を注入して撮影する．
- 咳を防ぐために気道を麻酔（硫酸アトロピン筋注，リン酸コデイン内服，キシロカイン噴霧吸入など）した後，透視下でカテーテル，メトラゾンデあるいは気管支ファイバースコープを目的の気管支に挿入し，水溶性ヨード製剤を片肺で 10～15 ml 注入する．
- 撮影後，造影剤の大部分は喀出される．残った一部も腎臓から排出され，1 週間以内にすべて消失する．

f．肺尖撮影（c）

- 結核病巣が好発する肺尖野をよく観察できるように，いろいろな肺尖撮影法が行われる．
- X 線を肋骨に平行な方向（前下方から斜め後上方約 30°）に腹背方向に入射すると，鎖骨が肺野からはずれ，肺尖野がよく観察される．腹背方向に照射するのは，肺尖部の背側に好発する結核病巣をフィルムに近くおくためである．また，この方法では肋骨の背腹部が重なり，肋間腔が広く観察される．
- 入射角の代わりに，上体を約 30°後方にそらし，胸骨角の高さでカセッテに垂直に入射する．

g．断層撮影（d）

- 単純撮影のあと，病巣の位置，空洞の有無などさらに情報が必要な場合，断層撮影を行う．
- 体表面からいろいろな深さの断層面を設定して連続撮影を行うと，撮影台に平行して設定されたある面だけがはっきりした像を描出し，その上下の層にあるものはボケて写る．
- 胸壁の厚さは平均 18cm で，体背面より肺の後面までの距離，肺門部までの距離，気管分岐部までの距離はそれぞれ 3cm，8cm，9～9.5cm である．まず肺門の気管支を同定し，これを基に前後に進める．

> **メモ** X 線 CT 検査，MRI 検査の発達に伴い，気管支造影，肺尖撮影，断層撮影などは現在ほとんど行われない．

気管支造影像ならびに肺尖撮影像と断層撮影像.

a 右気管支造影

正面

側面

b 左気管支造影

正面

側面

c 肺尖撮影法

鎖骨

c' 肺尖撮影像

d 断層撮影

空洞

活動性肺結核（空洞）

3. 肺の異常陰影

■ 円形陰影（a）

- 円形ないし楕円形の孤立性の陰影の総称．コインレージョン（コインの形をした病巣）とも銭型陰影（昔日本ではコインをぜにと呼んだ）とも呼ばれる．濃度はほぼ均等で，境界の鮮明なものが多い．
- 肺尖野（S_1, S_2），下肺野（S_6）の円形陰影は結核が多く，中肺野，下肺野のものは肺癌が多い．
- 肺癌は 2cm を越えて発見されることが多く，結核と違って，周辺に放射状の針状陰影（癌放射 spicular radiation）を認める．

■ 塊状陰影（a）

- 円形陰影が 4cm を越えると，塊状陰影と呼ばれる．ほとんどが肺癌．

■ 空洞陰影（b）

- 空洞を形成するのは肺結核，肺癌，肺嚢胞，肺膿瘍など．
- 肺結核や肺癌の空洞は壁が厚い．肺結核の空洞は内壁が平滑で，ほぼ円形を示すことが多いが，肺癌では内壁が不整なことが多い．
- 肺嚢胞は壁が薄く，内部陰影は均一な透亮像を示す．
- 肺膿瘍は液体を貯留し，内部に鏡面を形成することがある．

■ 浸潤陰影（c）

- 周辺が淡くぼんやりしていて，正常肺との境がはっきりしない陰影．肺胞に細胞成分を混じえた滲出液が溜り，X線透過性が悪くなってできる．
- 肺炎のみならず，肺結核の初期，肺癌の初期にも浸潤陰影として発見されることが多い．

■ 網目状陰影，微細斑点状陰影（c）

- 間質に増殖した線維が1つの面に投影されると，線状陰影が重なって網目となって描出される．また間質の肥厚は微細斑点として描出される．これらの間質性陰影が合して，しばしば網目斑点状陰影をつくる．
- 肺線維症や塵肺，珪肺，サルコイドーシスなどにみられる．

■ エアブロンコグラム（c）

- 通常写らない気管支の管状陰影が樹枝状に描出されるもの．大葉性肺炎などで，気管支の周囲に多量の滲出液が溜ると，白いバックグランドの中に空気を含んだ気管支が黒い透亮像として浮かび上がる．

■ シルエットサイン（d）

- 大葉性肺炎，無気肺，肺門癌，胸水貯留などで病巣の陰影と中央陰影の境がわからないものをシルエットサイン陽性という．

> 肺結核，肺癌，肺嚢胞，肺膿瘍は肺に空洞をつくる．
> 円形，平滑な肺結核の空洞に対して，肺癌は形の不整な空洞をつくる．

肺の異常陰影

a 円形陰影（コインレージョン）塊状陰影

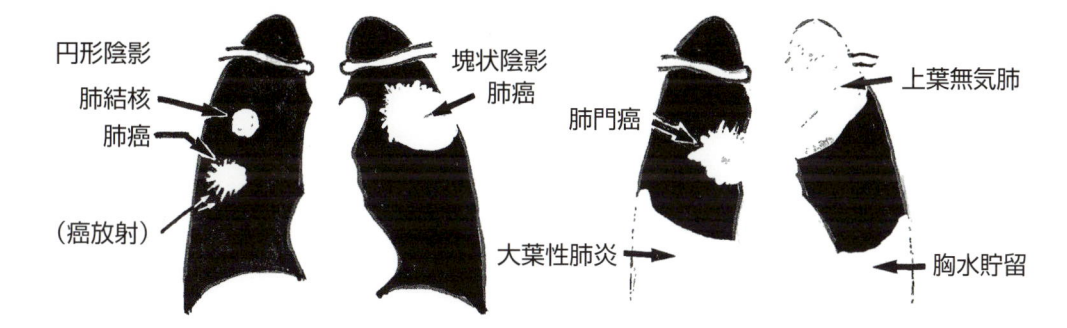

- 円形陰影
- 肺結核
- 肺癌
- （癌放射）
- 塊状陰影
- 肺癌

d シルエットサイン

- 肺門癌
- 大葉性肺炎
- 上葉無気肺
- 胸水貯留

b 空洞陰影

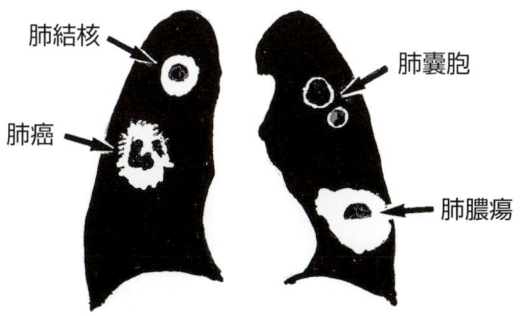

- 肺結核
- 肺癌
- 肺嚢胞
- 肺膿瘍

c 浸潤陰影　網目斑点状陰影　エアブロンコグラム

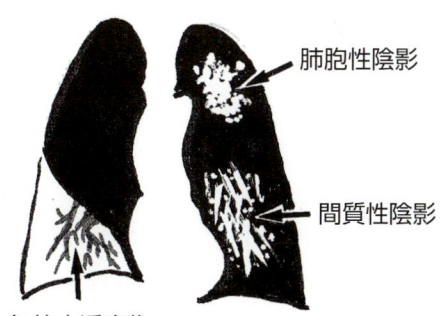

- 肺胞性陰影
- 間質性陰影
- 気管支透亮像（エアブロンコグラム）

4. 肺の主な疾患

■ 肺炎
1) 気管支肺炎，大葉性肺炎……肺胞，気管支など気道の中に起こる滲出性炎症（a'）．
2) 間質性肺炎……肺胞壁およびその外の間質に起こる炎症．線維増殖を伴う（b'）．

■ 気管支肺炎（a）
- 急激な発熱をもって発症し，咳，膿性の痰を出す．
- 病因による分類

  化膿性肺炎：肺炎双球菌，ブドウ状球菌，連鎖状球菌．・アスペルギルス肺炎：かび型真菌（かび）．・カンジダ肺炎：酵母型真菌（かび）．・レジオネラ肺炎：冷却塔に繁殖．空調からの集団感染を起こす．温泉にも集団感染が起こっている．・ニューモシスチス肺炎：ニューモシスチス・イロベチイ．・ウイルス性肺炎：インフルエンザウイルス．・マイコプラズマ肺炎：マウスなどの実験動物によくみられる．人にも感染する．・誤嚥性肺炎：食物が誤って気道に入って起こる．

- X線画像では，小葉単位の斑点状陰影が気管支を中心に描出される．

> **メモ** はな，のどには無数の常在菌がいる．通常気道上皮の線毛運動に守られて肺胞に達しない．平素無害の常在菌は免疫力の低下した人（悪性腫瘍治療中，糖尿病，腎不全，臓器移植，エイズなど）に感染症を起こし，肺炎を発症する．これを日和見感染という．ペニシリンによって肺炎で死亡する人がなくなったと思ったら，ペニシリン耐性菌が現れた．これに対してメチシリンが開発されたが，まもなくメチシリン耐性黄色ブドウ球菌（MRSA）が現れた．これに対してバンコマイシンが開発されると，バンコマイシン耐性黄色ブドウ球菌（VRSA）が現れた．これらは緑膿菌，セラチア菌などと共に院内感染を起こす．肺炎球菌による肺炎の予防にワクチンが開発され接種できるようになった．

■ 大葉性肺炎（a）
- 1つあるいはそれ以上の肺葉に炎症が拡がったもの．
- X線画像では，肺葉全体にわたる大きな白い陰影が認められる．シルエットサイン陽性で，しばしばエアブロンコグラムがみられる．

■ 肺膿瘍（a）
- 気管支肺炎，大葉性肺炎に合併して，膿が溜まったもの．気管支に破れると空洞をつくる．
- X線画像では，膿の貯留によって鏡面形成が認められる．

■ 間質性肺炎（b）
- 間質に炎症を起こす．原因不明で特発性間質性肺炎と呼ばれる．抗癌剤の副作用として起こることがある．慢性に経過して肺線維症といわれる状態になってゆく．間質の肥厚によって肺は硬くなり，肺胞は圧縮されて呼吸困難を訴える．息切れが激しく，絶えず乾性の咳をする．
- X線画像では，初期に微細な粒状，斑状陰影が下肺野，特に辺縁部に密に現れ，やがて融合して小結節状，小斑点状の陰影になる．線維化が起こると，濃い線状陰影がびまん性に網目をつくり，網目斑点状陰影となり，両側の肺全域に拡がる．線維化が進むと，肺野とくに下肺野が縮小し，横隔膜が挙上する．

■ 放射線による間質性肺炎（b）
- 肺に多量の放射線（35Gy以上で起こることが多く，40Gy以上になると頻発）が照射された場合に起こる．照射終了後8週くらいで，非限局性の小結節，小斑点状の淡い陰影が現れる（放射線肺臓炎）．可逆性でステロイドホルモンが有効．4～6ヵ月あるいは9～12ヵ月後に，正常肺とはっきり境された線維化像が現れる（放射線肺線維症）．

気管支，大葉性肺炎は感染によって起こる．原因不明の間質性肺炎は肺線維症に移行し，進行を止められない．網目斑点状陰影を呈す．

a　肺炎のX線画像

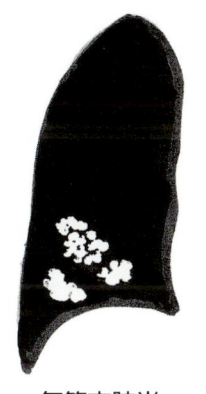

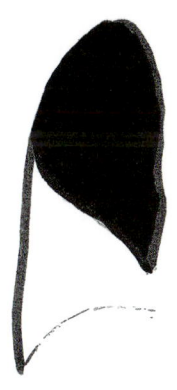

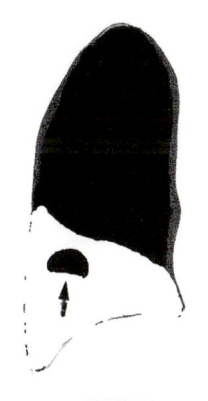

気管支肺炎　　　大葉性肺炎　　　肺膿瘍

b　間質性肺炎のX線画像

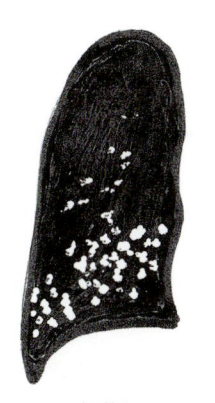

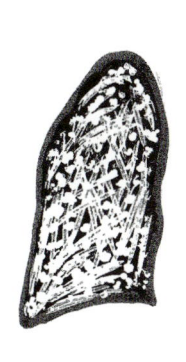

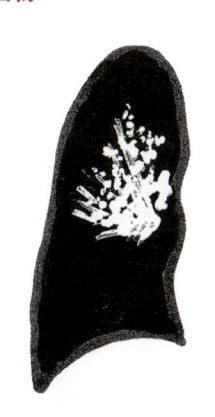

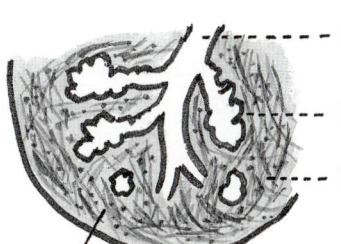

初期　　　肺線維症　　　放射線肺線維症

a'　気管支肺炎の病理

滲出液
白血球遊出
フィブリン析出

b'　肺線維症の病理

気管支拡張
肺胞退縮
線維増殖

間質

■ 肺癌

- 原発性肺癌と転移性肺癌に分かれる．
- X線検査と喀痰の細胞診が早期発見につながる．

■ 原発性肺癌

X線学的分類	病理学的分類
肺門癌	扁平上皮癌（肺門あるいは肺門に近い太い気管支から発生）
肺野癌	腺癌（細気管支，肺胞の上皮から発生） 未分化癌（亜区域，亜々区域気管支から発生）

- 肺門癌のほとんどが扁平上皮癌（b）．慢性の刺激によって多列線毛上皮が正常にない重層扁平上皮に化生することによって起こる．
- 腺癌は肺の表面に近い所に腫瘤を形成する（b）．
- 未分化癌の多くは小細胞癌で，気管支粘膜を上方，下方に向かって進展する（b）．脳に早く転移する．放射線感受性が高い（p.316）．大細胞癌がまれに発生する．

> **メモ** 肺癌は近年著しく増加している癌の一つである．男性に多い（4：1）．喫煙によって起こるのは肺門癌である．近年女性に肺癌が増加しているのは女性喫煙者の増加によるといわれる．公害も原因になる．

- X線画像では，肺門癌（扁平上皮癌）は肺門部に凹凸のある大きな腫瘤陰影をつくり，八つ頭状と表現される（a）．そこから太い線状陰影が放射状に走る．血管，気管支周囲組織の肥厚，静脈のうっ血などによるもので，これも癌放射（spicular radiation）といわれる．また太い気管支を閉塞し，しばしば無気肺（p.148）を起こす．シルエットサインが陽性になる．
- 肺野癌（腺癌）は円形陰影の形をとるものが多い（a）．肺結核と違って，周辺に毛羽立ち，針状の癌放射が認められる．
- 肺野癌（未分化癌）は気管に沿う辺縁不明確な白い陰影をつくる（a）．
- 肺癌にもTNM分類が用いられる．T_1：肺区域に限局するもの．T_2：1葉に限局するもの．T_3：1葉以上に拡がるもの．

■ 転移性肺癌

- 胃癌，直腸癌，乳癌，甲状腺からの転移巣は小結節性で，腎癌や肉腫の転移巣は大結節性のことが多い．前立腺癌，肝癌，セミノーマ，子宮癌，絨毛上皮腫からの転移も少なくない．
- X線画像では，辺縁が平滑で鮮明な円形陰影を呈するものが多い．多くは多発性である（c）．

II 肺 143

肺癌は著しく増加の傾向にある．X線画像で特有の癌放射を示す．
転移性肺癌は多発性のことが多い．

肺癌

a 原発性肺癌のX線画像

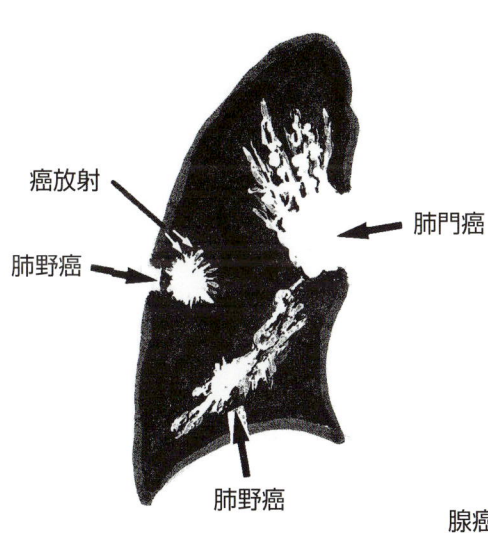

- 癌放射
- 肺野癌
- 肺門癌
- 肺野癌

b 原発性肺癌の病理

- 扁平上皮癌
- 腺癌
- 未分化癌

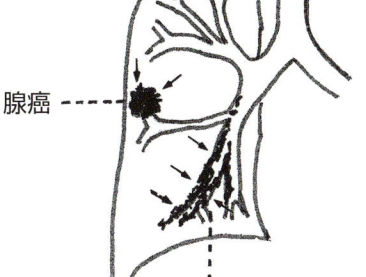

c 転移性肺癌のX線画像

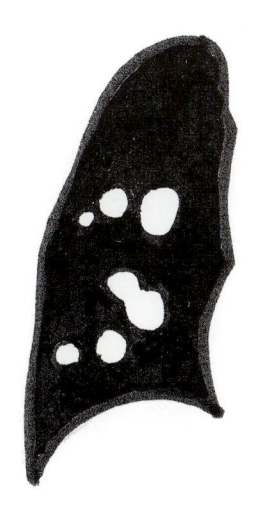

■ 肺結核

- 結節状の病巣をつくるので結核と呼ばれる．

■ 初期結核症（第一次結核症）

- 初感染巣の多くは1個で，小豆大の小さい結節状病変を胸膜下に生じる（a）．
- 結核菌は初感染巣からリンパ管を経由して肺門リンパ節に達しリンパ節炎を起こす．
- 結節性の初感染巣と腫脹した肺門リンパ節を合わせ初期変化群と呼ぶ．
- 一次結核の病変は治りやすい．まわりを線維性の被膜で包まれ，カルシウムが沈着（石灰化）し，瘢痕になる．
- 結核菌に対する免疫が成立し，ツベルクリン反応（p.420）が陽性になる．
- X線画像では，肺野の円形陰影と肺門リンパ節の腫脹が認められる．肺門リンパ節の腫脹のみが著明に認められることが多い．数個の肺門リンパ節が腫脹すると，肺門陰影が大きくなり，表面に凹凸がみられる．

■ 第二次結核症

- 初期変化群から発病する．初期変化群は治癒したようにみえても，結核菌はなかなか死滅せず，個体の抵抗力が低下すると暴れだし，再燃し，二次結核症を起こす．
- 二次結核症の多くは経気道性に広がるが，一部は血行性に広がる．
- 経気道性のもの（b）は，初感染巣から結核菌が吐き出されては別の気管支に吸い込まれ，肺に新しい病変をつくる．このような結核病巣の進展をシューブという．結核結節の中心部はチーズのように白くてもろい乾酪壊死に陥り，それをマクロファージの層が取り囲む．マクロファージの中にラングハンス巨細胞と呼ばれる多核細胞がみられる．乾酪化したチーズ状の塊が気道に吐き出されると，あとに空洞が残る．その際血管が破壊され喀血する．気道に交通すると喀痰に結核菌が証明される．開放性結核は空気感染の危険性が高い．
- 血行性のもの（b）は，初感染の肺門リンパ節から再燃し，気管に沿って存在するリンパ節を次々に侵襲し，最後は左右の静脈角で一般循環系に流入する．血流に入った菌は全身にばらまかれ，肺では直径1mm大の円い結節を無数につくる．これを粟粒結核という（b）．
- X線画像では，経気道性に広がったものは，主病巣の円形陰影の近くに小さな散布性病変（satellite lesion）をみることが多い（c）．活動性病変では，滲出反応によって陰影が"軟らかく"，ぼんやりして周囲との境界も明瞭でない．活動がおさまると，肉芽組織の増殖によって陰影が"硬く"なる．また病変周囲の線維増殖によって病巣が被包され，周囲との境界が明瞭になる．肺結核は空洞をつくる．二次結核症では肺門リンパ節の腫脹は通常みられない．
- 血行性に広がった粟粒結核では，粟粒大の陰影が各肺野に均等に密に現れる．しばしば肺紋理がみえなくなる．

> **メモ** 肺結核の円形陰影には，肺癌のような毛羽立ちや癌放射はみられない．肺結核の円形陰影には，近くに小さい散布性病巣の陰影がみられることが多い．肺結核の空洞は内壁が平滑でほぼ円形のことが多く，内壁の不整な形の肺癌の空洞から区別される．

肺結核の病理とX線画像

c 肺結核のX線画像

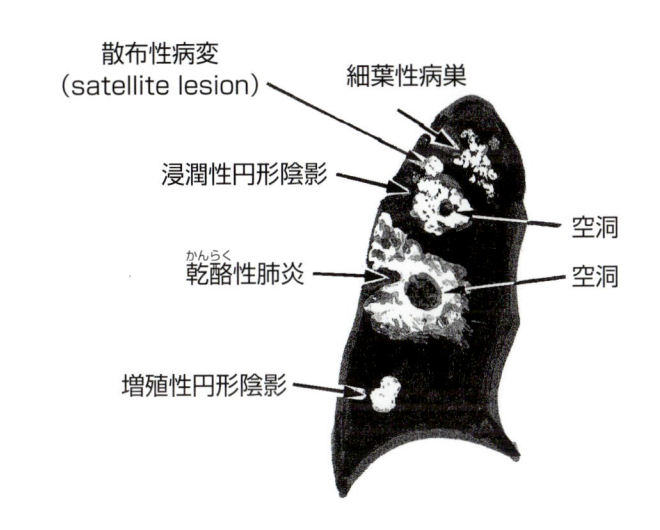

- 散布性病変 (satellite lesion)
- 細葉性病巣
- 浸潤性円形陰影
- 空洞
- 乾酪性肺炎
- 空洞
- 増殖性円形陰影

肺結核の病理

a 第一次結核症

- 肺門リンパ節
- 初感染巣
- リンパ管

初期変化群

b 第二次結核症

- 粟粒結核
- 静脈角
- リンパ管
- X線画像

経気道性　　血行性

■ 肺気腫（b）

- 安静時の吸気は主として外肋間筋の収縮と横隔膜の収縮によって行われる．呼気は肺胞壁に分布する豊富な弾性線維が縮むことによって行われる．
- 加齢とともにその弾性が失われると，肺胞が膨らんだまま伸びっぱなしになって縮めなくなり，呼吸困難に陥る．さらに進むと，隣接する肺胞が融合して肺胞壁が消失し，より強い呼吸困難を生じる．特に呼気での呼吸困難が強い．老人性肺気腫は治癒が期待できない．
- たばこや大気汚染などによる慢性気管支炎，じん肺などによる肺の線維化，気管支喘息などが原因で慢性肺気腫が起こる．
- X線画像では，透過性の亢進によって，肺野が異常に明るく黒く写る．肺紋理はきわ立ってはっきりするが，樹状陰影が疎で，分岐角度が大きく，肺の周辺で突然消失する．肺門陰影は小さい．横隔膜は下降し，心陰影が小さくなる．肋骨横隔膜角が鈍化する．肋骨は水平となり，肋間腔が拡大する．

■ 肺水腫（c）

- 大動脈弁，僧帽弁の閉鎖不全，狭窄による左心不全によって肺がうっ血し，液体が間質にしみ出して起こる．
- X線画像では，心陰影の拡大，肺門陰影の拡大，肺紋理の増強，肺野の透過性減少などがみられる．左心不全が高度になると，両肺を中心にしてびまん性の陰影が出現し，その形から"butterfly"または"bat's wing"状陰影と呼ばれる．

> **メモ** 大循環系に比して，肺循環系は著しく低い血圧で血液が循環する低圧系（大動脈の血圧120mmHgに対して，肺動脈口での血圧25mmHg）である．肺の毛細血管の血圧はわずか8mmHgに過ぎない（他臓器の毛細血管圧に比し，はるかに低い．p.174参照）．したがって，肺の毛細血管では，血漿を血管外へ押し出す力（血圧）よりも，組織内の水分を血管内へ吸収する力（膠質浸透圧，25mmHg）が強く，ここでは毛細血管周囲の水，さらに肺胞に入ってきた少量の水もすぐ吸収されてしまう．その結果，肺胞内は常に乾燥状態にあって，ガス交換がスムースに行われる．しかし，うっ血によって肺毛細血管圧が上昇すると，血管から肺胞内に水が移動し，肺水腫が起こる．

■ 気胸（d）

- 先天性に末梢気管支の先にできた閉鎖性の嚢胞をブラ（bulla）という．これが胸膜腔に破れ自然気胸を起こす．胸膜腔に破れたものをブレブ（bleb）という．
- X線画像では，ブラが破れると空気は肺尖部に集まり，上葉が虚脱する．含気部と圧縮され虚脱した肺との間に，はっきりした線状の境界線が認められる．

> **メモ** 昔，肺結核の治療法として，胸膜腔に大量の空気を注入し，人工気胸が行われたことがある．右あるいは左の肺全体が虚脱する．

肺気腫，肺水腫，気胸のX線画像

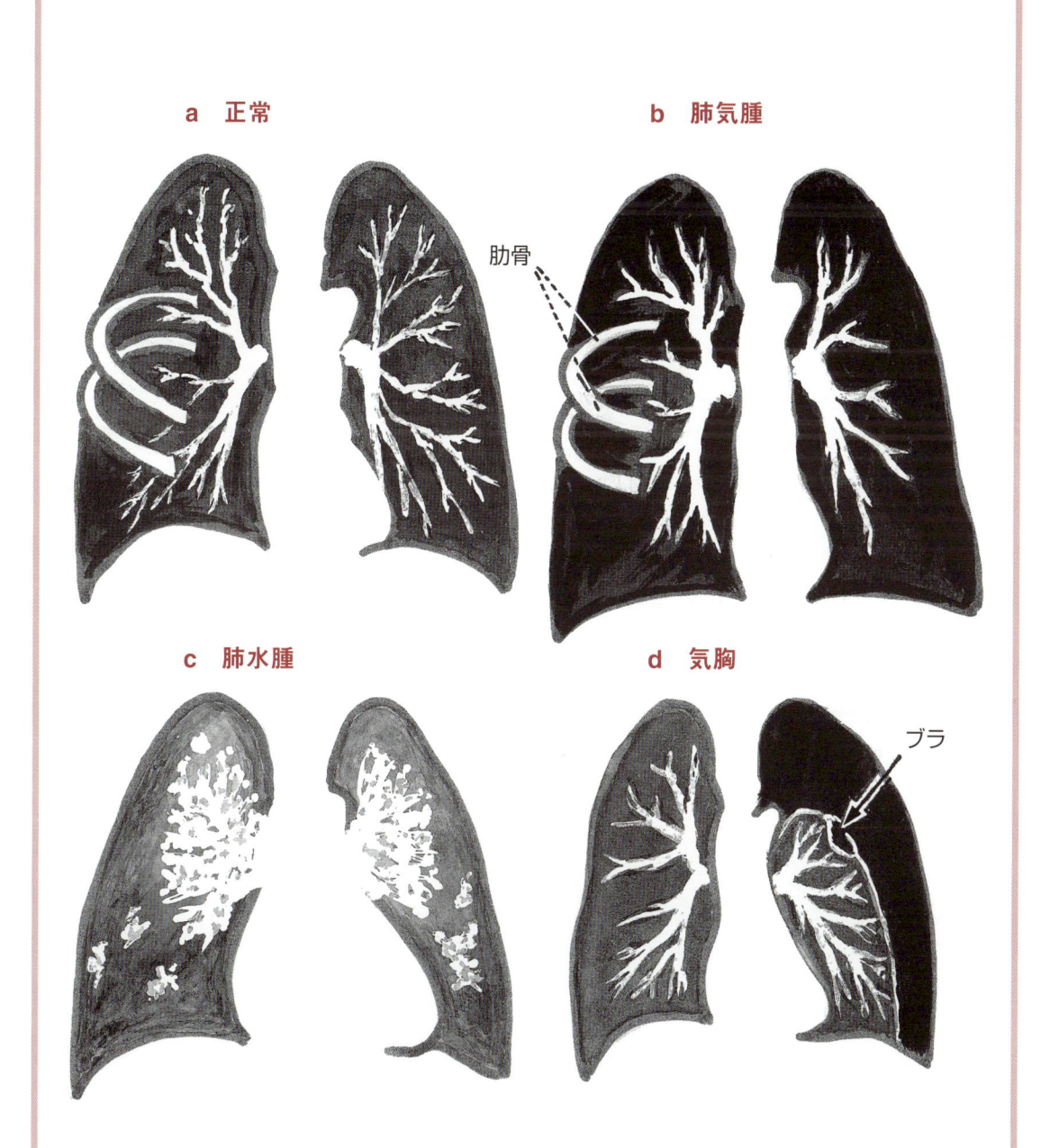

a　正常

b　肺気腫

肋骨

c　肺水腫

d　気胸

ブラ

■ 塵肺(a)

- 吸った炭粉や粉塵が多量に肺に沈着し，咳や息切れなどの呼吸障害を訴える．
- X線画像では，数mm以下の微細斑点状陰影が無数に散在する．特に上肺野に多い．陰影の境界は鮮明．腫大した肺門リンパ節をみる．ときに石灰沈着による卵殻状陰影を認める．

■ 珪肺(b)

- 鉱山，炭坑などでシリカ（珪酸）を含む粉塵を長年月吸入することによって気管支の周囲に沈着．そこに線維が増殖して結節をつくる．咳や息切れなどの呼吸障害をきたす．
- X線画像では，全肺野に微細斑点状陰影が無数に散在する．特に上肺野に多い．腫大した肺門リンパ節に石灰が沈着し，ドーナツ状の卵殻状石灰化陰影（egg-shell）を示すのが特徴である．

> **メモ** 建材などに広く使用されていたアスベストは肺に沈着して石綿肺を起こす．肥厚した胸膜にしばしば石灰化が認められる（石灰化胸膜斑）．20〜40年という長い潜伏期間を経て肺癌（胸膜から発生する悪性中皮腫）の原因になる．抗癌剤，放射線治療の効果がない．

■ サルコイドーシス(c)

- 原因不明の全身性肉芽腫（膠原線維が増殖し結節をつくる）である．肺，肝，皮膚，眼などに結節をつくる．肺が圧倒的に多い．20歳代に好発する．多くは無症状であるが，ときに呼吸困難を訴える．
- X線画像では，両側肺門リンパ節が著明に腫大する．また，1mm以下の境界鮮明な微細斑点状陰影が全肺野に均等に散布する．

■ 無気肺(d)

- 肺門癌あるいは肺癌や肺結核によって腫大した肺門リンパ節に圧迫されて，肺門部あるいは肺門部近くの大きい気管支が閉塞されて生じる．
- 肺門癌では無気肺が初発症状になることがある．
- 幼児では結核の初期変化群の肺門リンパ節腫脹が原因で，柔らかい幼児の気管支幹を圧迫して起こることがある．上葉に主としてみられ，エピツベルクローゼと呼ばれている．

> **メモ** 無気肺の起こる頻度は中葉が最も多く，上葉がこれに次ぐ．中葉に多いのは中葉気管支が長い割に内腔が狭く，その基部のまわりにリンパ節が多いためである．主気管支からの分岐角度が急峻であることも原因になる．

- X線画像では，無気肺の部は透過性が低く，真っ白に写り，肺紋理がみえない．シルエットサイン陽性である．また，無気肺になると横隔膜の挙上が認められる．

サルコイドーシスは肺にはじまることが多く，肺門リンパ節がつらなって腫脹する．

微細斑点状陰影

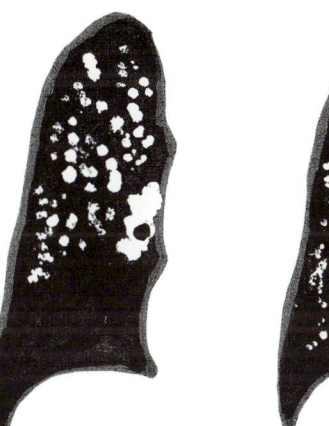

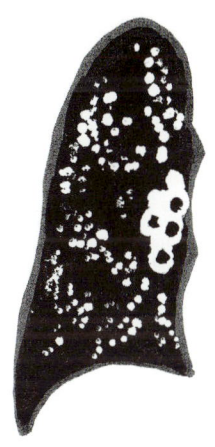

a　じん肺　　**b　珪肺**　　**c　サルコイドーシス**

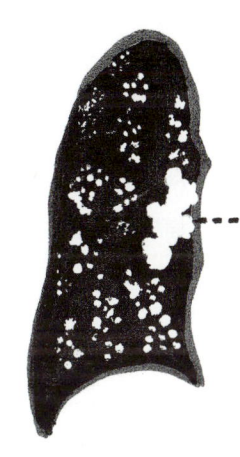

肺門リンパ節

d　無気肺

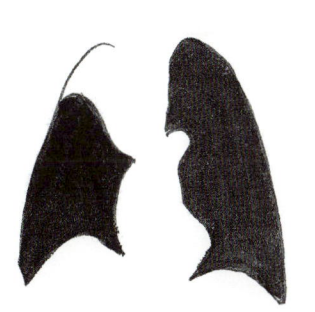

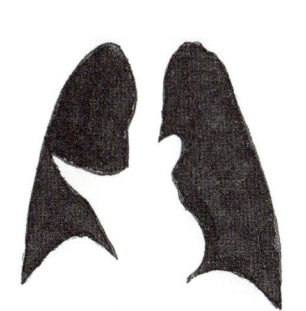

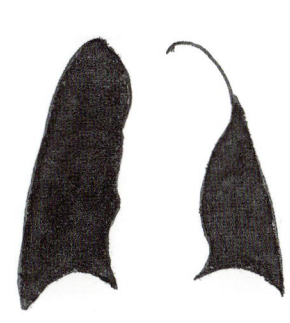

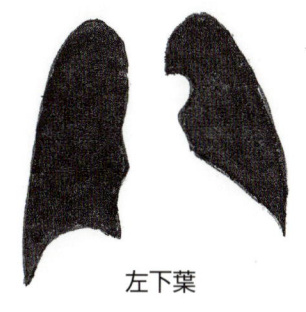

右上葉　　　　　右中葉　　　　　左上葉

左下葉

■ 胸水

- 胸膜炎を起こすと胸水が貯留する．滲出液の少ないものを乾性胸膜炎，滲出液の多いものを湿性胸膜炎という．葉間や縦隔に起こったものを葉間胸膜炎，縦隔胸膜炎という．
- 原因によって結核性胸膜炎，癌性胸膜炎と呼ぶ．
- 結核性胸膜炎には，胸膜下に好発する初感染に引き続いて発生するものと，肺内に存在する結核病巣のシューブ(p.144)による炎症が胸膜に波及して発生するものがある．後者の第二次感染症に伴う随伴性胸膜炎が多い．
- 胸膜炎が治癒すると，胸水は吸収され，あとに癒着を残し，胸膜の肥厚，横隔膜の変形，テント形成などがみられる．
- X線画像では，胸水が少量の場合には肋骨横隔膜角がまず消失する(a)．胸水が増えると，不透明な陰影(肺紋理がみえない陰影をよく不透明な陰影という)が側胸部に向かって弧を描いて高くなり(b，c)，横隔膜が高くなったかのようにみえる．シルエットサインが陽性になる．
- 患側を下にした側臥位正面(デクビタス)撮影は胸水の診断を助ける(f)．胸水の上縁がニボーを形成する．

> **メモ** 胸水の採集は胸膜穿刺で行われる．胸膜穿刺は通常第7，第8肋間腔または第9肋間腔で行われる．前腋窩線と後腋窩線の間で肋骨の真上に針を刺す．ここで針を刺せば，肋骨下縁(p.131, g)を肋間動・静脈に伴って走ってきた肋間神経を刺すことはない．胸膜炎は結核性胸膜炎が最も多く，胸水は漿液性滲出液であるが，老人には癌性胸膜炎が多く，胸水は血性で，癌細胞が検出される．

■ 膿胸

- 滲出液が化膿性で，多数の白血球を含む化膿性胸膜炎を膿胸という(d)．
- X線画像では，陰影が濃く，ニボーあるいは鏡面を形成する．

> **メモ** 慢性の肺疾患で，肺線維症のように肺を拡げることが困難で，息を十分吸い込めず，吸気が障害されるものを拘束性肺疾患といい，肺活量が減少する．慢性気管支炎や肺気腫のように肺を収縮できず，呼気が障害されるものを閉塞性肺疾患という．慢性閉塞性肺疾患はCOPD(chronic obstructive pulmonary disease)と称され，咳，痰，息切れを主症状とする．知らず知らずの間に進行する．肺機能検査が早期診断に必要．

> **メモ** 飛沫，経口，接触などによって，人から人へ感染が波及するものを水平感染といい，B型肝炎(p.419)やエイズ(p.418)のように，胎内あるいは産道で起こる母子感染を垂直感染という．また，医療機関で感染する院内感染(p.140)に対して，医療機関以外の場所で感染するものを市中感染という．

◎肺塞栓症：下肢静脈にできた血栓が離れて血流にのり，肺の血管(p.166)につまると急激な呼吸困難を起こし死に至る．下肢静脈の血栓は静脈瘤(p.206)のほか，災害による狭い車内などでの長い非難生活でできる．エコノミークラスで長時間飛行機に乗ったときにできるものと似ていることから，エコノミークラス症候群と呼ばれ注目されている．下肢静脈の血栓は超音波検査，下肢静脈造影(p.178)で診断できる．下大静脈にフィルタ(p.180)を設置し，下肢からの血栓を捕獲し，肺塞栓症の発症，再発を防止する．

> 胸水には結核性と癌性のものがある．癌性のものには胸水に癌細胞が証明される．
> 化膿性の場合には胸水に白血球が証明される．

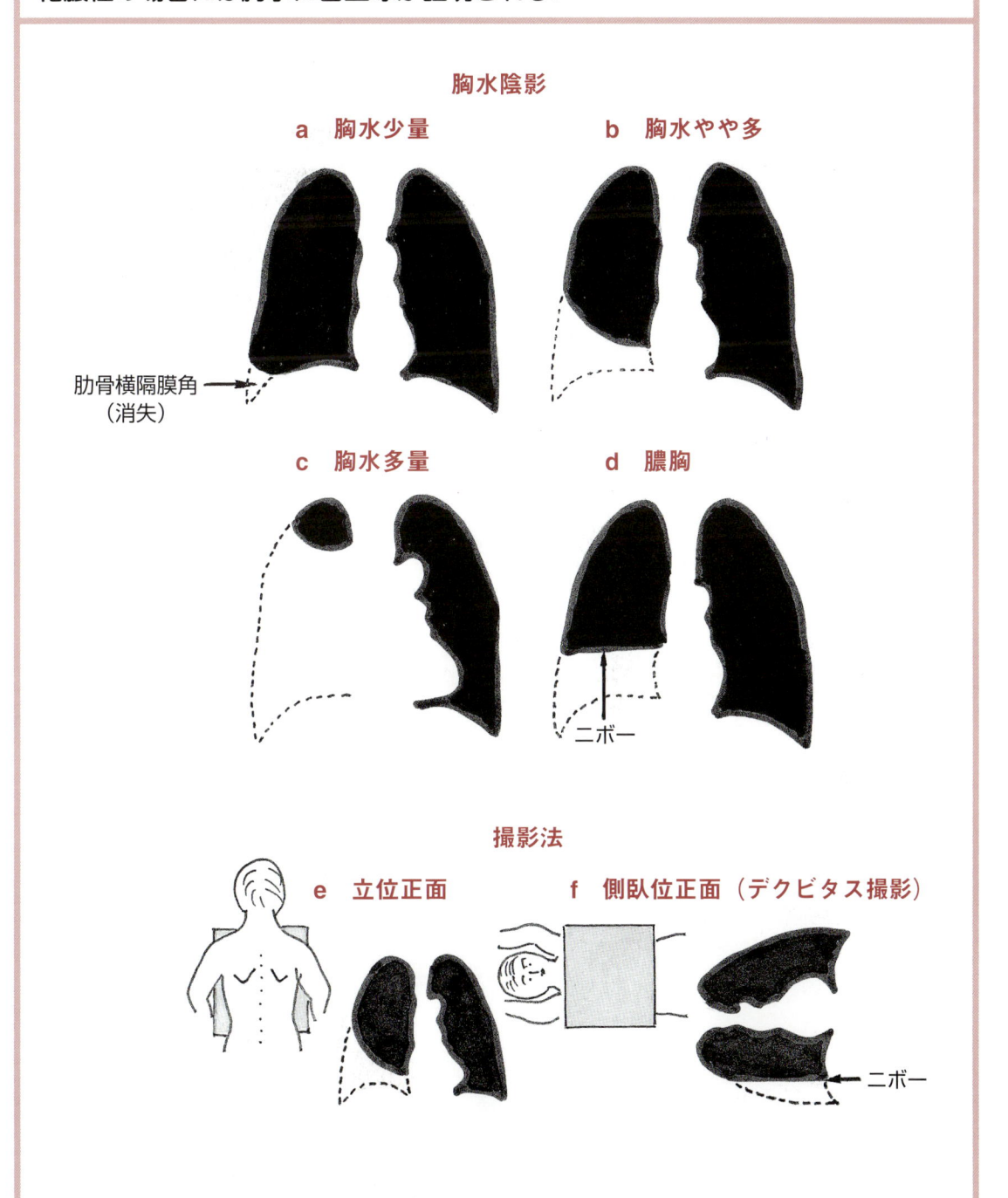

胸水陰影

a 胸水少量

b 胸水やや多

肋骨横隔膜角（消失）

c 胸水多量

d 膿胸

ニボー

撮影法

e 立位正面

f 側臥位正面（デクビタス撮影）

ニボー

III 縦隔

1. 縦隔の構造と機能

■ 縦隔の区分(a)
- 左右の肺の間にあって，胸腔を左右に分ける縦の隔壁を縦隔という．
- 胸骨柄下端と第4胸椎下端を結ぶ線は大動脈弓の下縁を通る．この線より上が上部縦隔，下が下部縦隔である．
- 下部縦隔を前・中・後の3部に分ける．前縦隔は心臓前縁と胸骨の間，後縦隔は心臓後縁と胸椎の間，中縦隔はその間を指す．

■ 縦隔に存在する主な臓器(f)

縦隔		
上部縦隔	気管，食道，胸腺	大動脈弓，腕頭動脈，右総頸動脈，右鎖骨下動脈，左総頸動脈，左鎖骨下動脈，上大静脈，右・左腕頭静脈，右・左内頸静脈，右・左鎖骨下静脈，交感神経幹，迷走神経
前縦隔	胸腺	
中縦隔		心臓，上行大動脈，横隔神経，肺動脈，上大静脈
後縦隔	食道	下行大動脈，奇静脈，半奇静脈，交感神経幹，迷走神経，胸管

- 気管の前縁をもって，縦隔は単に前縦隔と後縦隔に分けられる．この分けかたに従うと，前縦隔には心臓ならびにここに出入りする大血管が含まれ，後縦隔には気管，気管支，食道，迷走神経，胸大動脈，奇静脈，半奇静脈，交感神経幹，胸管などが含まれる．
- 縦隔には多数の縦隔リンパ節が広く存在する．

2. 縦隔の主な疾患

■ 縦隔腫瘍(b)
- 縦隔から原発性の腫瘍が発生する．すべて良性の腫瘍である．そのうち最も多いのは胸腺腫(c)で，神経原性腫瘍(神経鞘腫 e，神経線維腫，交感神経由来の腫瘍)と奇形腫(d, p.18)がこれに次ぐ．
- 胸腺腫(p.324)は上縦隔および前縦隔に，奇形腫は前縦隔に，神経原性腫瘍は後縦隔に発生する．後縦隔から平滑筋腫も発生する．
- X線画像では，辺縁が滑らかで，シルエットサイン陰性である．
- 原発性腫瘍のほか，縦隔リンパ節に癌の転移がしばしば起こる．また悪性リンパ腫(p.210)として縦隔リンパ節に腫脹がみられる．

III 縦隔 | 153

> 前縦隔には胸腺腫が最も多く，後縦隔には神経鞘腫が最も多く発生する．

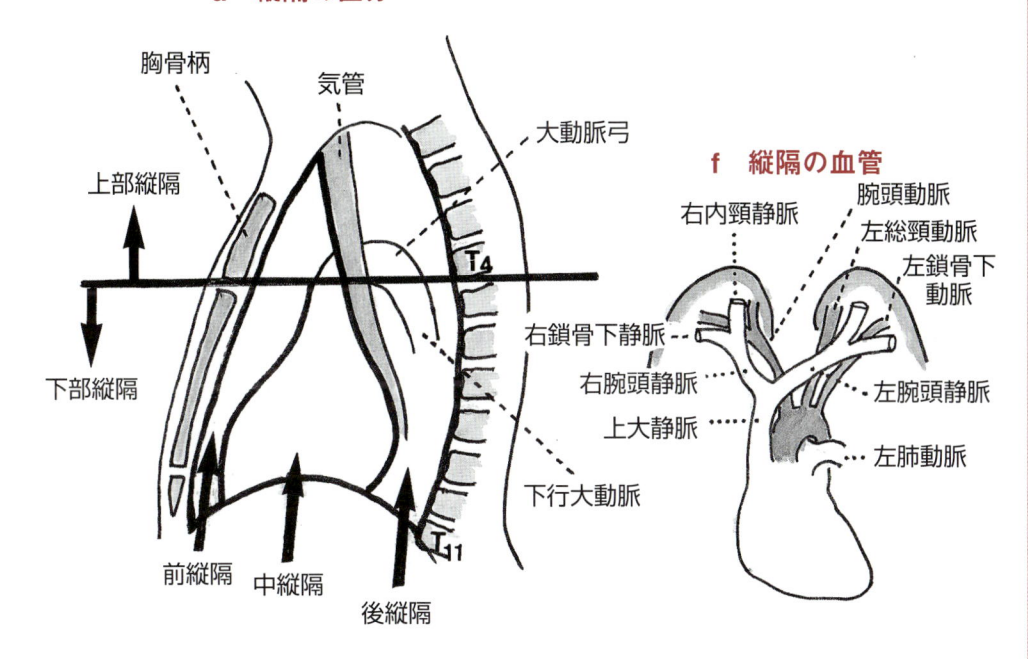

a 縦隔の区分

- 胸骨柄
- 気管
- 大動脈弓
- 上部縦隔
- 下部縦隔
- T4
- 右鎖骨下静脈
- 右腕頭静脈
- 上大静脈
- 下行大動脈
- T11
- 前縦隔
- 中縦隔
- 後縦隔

f 縦隔の血管

- 右内頸静脈
- 腕頭動脈
- 左総頸動脈
- 左鎖骨下動脈
- 左腕頭静脈
- 左肺動脈

b 縦隔腫瘍

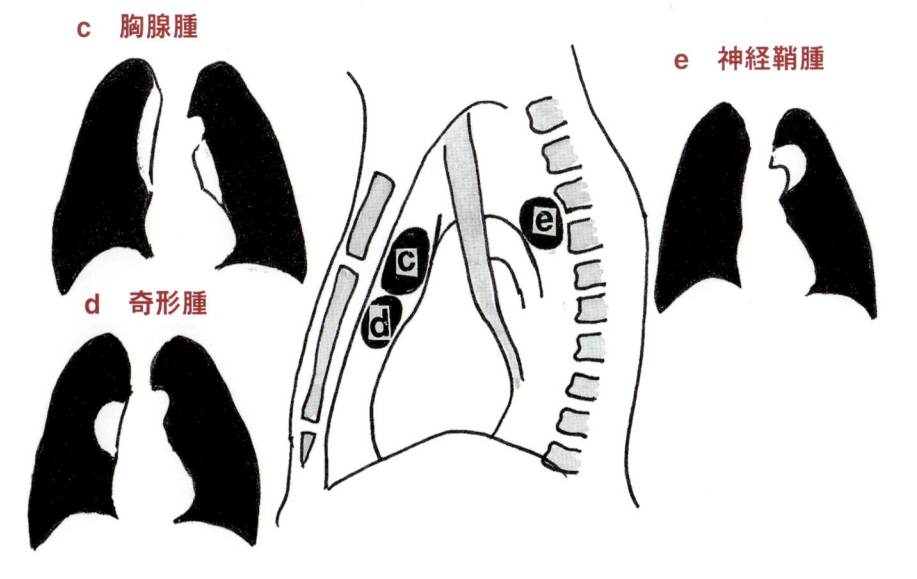

c 胸腺腫

d 奇形腫

e 神経鞘腫

■ 心疾患 (p.170, 172)

1) 左室の拡大 (**b**)
   - 大動脈弁閉鎖不全，大動脈弁狭窄，僧帽弁閉鎖不全によって起こる．リウマチが主な原因である．また，高血圧症(動脈硬化症)，先天性心室中隔欠損などでも起こる．
   - X線画像では，正面像で中央陰影左第4弓のみが著明に突出し，ブーツ型(boots-like shape)を呈す．左室から駆出される大量の血液によって，上行大動脈が拡張し，大動脈陰影が中央陰影右第1弓と第2弓の間に突出することがある．左側面および第2斜位像(LAO)で心陰影が後方に膨隆し，脊柱に重なる．

2) 右室の拡大 (**c**)
   - 僧帽弁狭窄によって左房拡大，肺うっ血が起こり，続いて右室の拡大が起こる．また，肺性心(肺線維症，肺気腫，気管支拡張症，じん肺，珪肺などの肺疾患によって肺循環の抵抗が増大し，心臓に障害を起こすもの)によって起こることがある．
   - X線画像では，右室は心陰影の大部分を占めるが，正常では辺縁を形成しない．そのため右室の拡大が軽度であれば異常を判断することはむずかしい．拡大が高度になると，左右に拡大し，中央陰影の右第2弓を右室が形成するようになる．

3) 左房の拡大 (**d**)
   - リウマチによる僧帽弁狭窄によって起こる．左房の拡大は肺のうっ血，続いて右室の拡大をもたらす．
   - X線画像では，正面像で中央陰影左第3弓が膨隆する．第1斜位像(RAO)でより早く後方への膨隆が認められ，食道を後方に圧排する．また，左房の拡大は肺にうっ血を起こし，肺紋理が増強する．

4) 右房の拡大 (**e**)
   - 肺性心による右室の機能不全に伴って起こる．先天性心房中隔欠損でも起こる．三尖弁の狭窄や閉鎖不全で右房単独の拡大が起こることがあるが稀．
   - X線画像では，正面像で中央陰影右第2弓が膨隆する．

> **メモ** 心肥大があっても心拡大がないと，X線画像で心陰影は大きくならない．逆に心拡大があれば心肥大があると思ってよい．

心陰影と心疾患

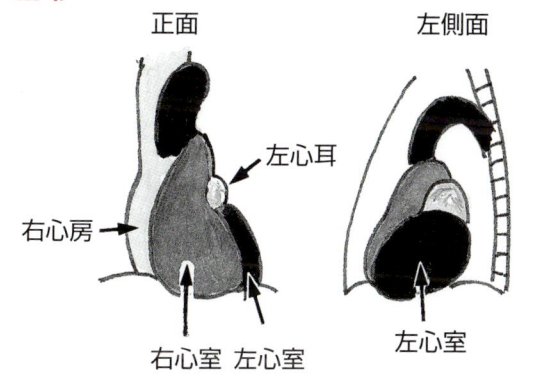

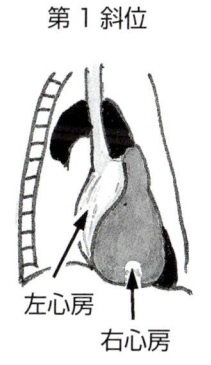

a 正常

正面　　　左側面　　　第1斜位

左心耳
右心房
右心室　左心室
左心室
左心房
右心房

b 左室拡大

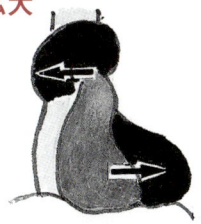

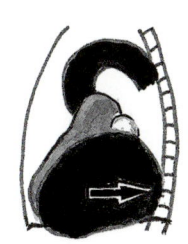

c 右室拡大

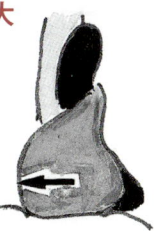

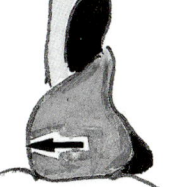

d 左房拡大

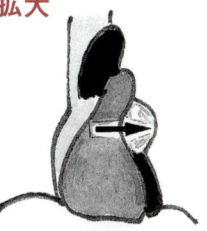

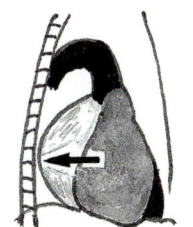

e 右房拡大

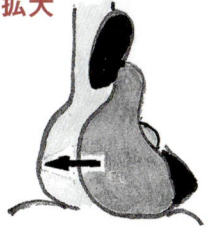

6
循環器系

I 心臓

1．心臓の構造と機能

■ 心臓の位置（触診，打診，聴診）
- 左第5肋間腔で，乳頭線より1横指内側に拍動を触れる．ここが心尖である（**a**）．

> **メモ** 心臓が収縮するとき，心臓はねじれて右心室より後方にあった左心室の先端（ここが心尖）が前に出て胸壁を打つ．心臓が拡大すると，心尖は乳頭線上，さらに乳頭線を越えて左に移動する．

- 打診すると，肺の明るい響く音に対して，心臓は濁音を呈し，心臓の輪郭を知ることができる．
- 聴診で2つの音を聞く．第1音は心室収縮期に僧帽弁の閉じる音と大動脈弁の開く音が合わさったもので，第2音は弛緩期のはじまりに，大動脈弁と肺動脈弁が閉じるときの音である．
- 心音は弁からの血流が胸壁に最も近づく所で最もよく聞こえる．僧帽弁の音は心尖（b_1）に，三尖弁の音は右第5肋骨の胸骨付着部（b_2）に，大動脈弁の音は右第2肋間腔の胸骨縁（b_3）に，肺動脈弁の音は左第2肋間腔の胸骨縁（b_4）に伝わる．

■ 心臓の表面と内腔
- 心房と心室の間に深い冠状溝が，左右心室の間に前面と後面に縦に走る前室間溝と後室間溝がみられる（**c**）．
- 左右の心房はそれぞれ心耳という膨出部を前面につくる（**c**）．右心室が肺動脈幹に移行する所は円錐形に膨らみ動脈円錐と呼ばれる．上行大動脈の基部の膨らみは大動脈球（p.161, e）と呼ばれる．内側からみると，凹んでいるので大動脈洞あるいはバルサルバ洞と呼ぶ．
- 心臓の内腔は心房中隔によって左右の心房に，心室中隔によって左右の心室に分かれる（**d**）．
- 心房中隔には卵円窩という浅い凹みがある（**e**）．胎生期左右の心房が交通していた卵円孔（p.172）の跡．
- 心室中隔の大部分は筋性で筋性部，上方の一部は結合織性で膜性部と呼ばれる（**d**）．
- 心房の内壁は大部分平滑であるが，心耳には肉柱がみられる．心耳は本来の心房の部分で，平滑な部分は心臓の発育過程で心臓に取り込まれた静脈の部分である．
- 心室の内壁には肉柱がよく発達している．右心室の肉柱は左心室より粗大である．肉柱の一部は大きく内腔に突出して乳頭筋を形成する（**d**）．

> **メモ** 心房は静脈を取り込んで大きくなる（**f**）．右心房に開口していた1本の静脈洞が次第に心房に取り込まれた結果，その静脈洞に流入していた上大静脈，下大静脈，冠状静脈洞が直接右心房に開口することになる．左心房では，開口していた1本の肺静脈が第2分岐部まで心房に取り込まれ，結果として4本の肺静脈が左心房に直接開口することになる．

心臓の位置と心臓の表面および内腔

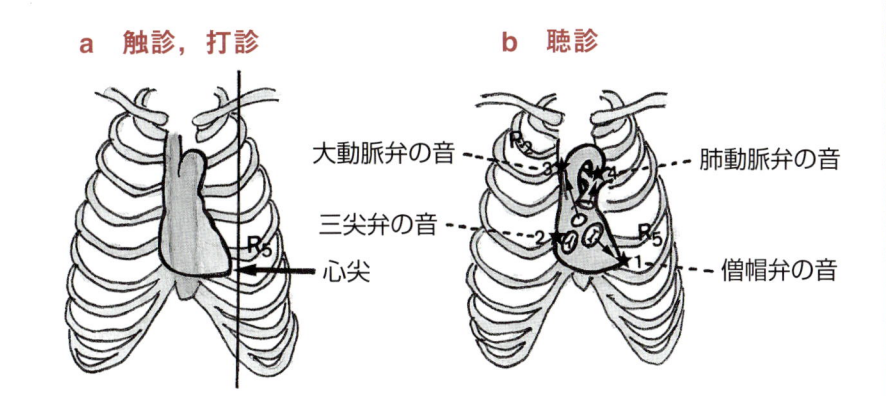

a 触診，打診

心尖

b 聴診

- 大動脈弁の音
- 三尖弁の音
- 肺動脈弁の音
- 僧帽弁の音

c 心臓の前面

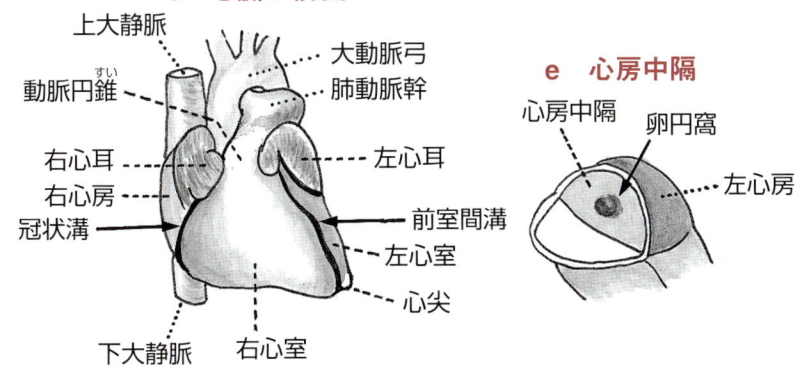

- 上大静脈
- 動脈円錐（すい）
- 右心耳
- 右心房
- 冠状溝
- 下大静脈
- 右心室
- 大動脈弓
- 肺動脈幹
- 左心耳
- 前室間溝
- 左心室
- 心尖

e 心房中隔

- 心房中隔
- 卵円窩
- 左心房

f 心房の発達（模式図）

- 上大静脈
- 静脈洞
- 冠状静脈洞
- 下大静脈
- 右心房原基
- 左心房原基
- 肺静脈
- 冠状静脈洞開口部

d 心臓の内腔

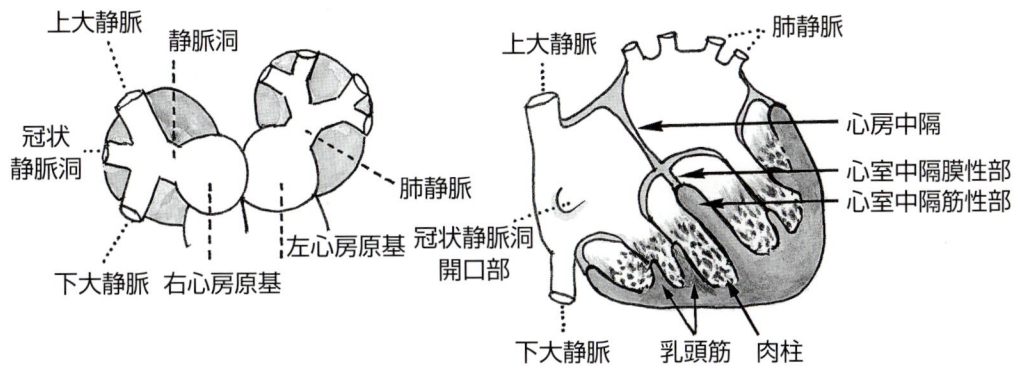

- 上大静脈
- 肺静脈
- 心房中隔
- 心室中隔膜性部
- 心室中隔筋性部
- 下大静脈
- 乳頭筋
- 肉柱

■ 心臓の弁

- 右の房室口に三尖弁(a, c), 左の房室口に二尖弁(b, c)がある. 二尖弁はカトリック司教の帽子に似ているので僧帽弁とも呼ばれる. それぞれ先の尖った帆の形をした結合織性の膜で, 筋線維を含まない. 各弁尖から腱索が出て, 乳頭筋の先端に付着し, 心室収縮期に弁が反転するのを防ぐ.
- 三尖弁は前尖, 後尖, 中隔尖からなり, 右房から右室への流入路を形成している.
- 僧帽弁は前尖と後尖からなり, 前尖は大動脈壁に付着し, 左室の流入路と流出路を分けている.
- 右心室から肺動脈が, 左心室から大動脈が出る. 出口にはそれぞれ肺動脈弁, 大動脈弁が備わっていて(a, b, c), 血液の逆流を防いでいる. これらの弁は3枚の半月状の弁からなり, 半月弁(d)と称せられる.

■ 心臓の壁

- 心内膜, 心筋層, 心外膜の3層からなる.
- 心房と心室の間に厚い結合織性の線維輪(c)があり, 心房と心室の筋は全く隔てられている.
- 心房の筋層は2層からなり(g), 浅層は左右の心房を共通に取り巻いて横走し, 深層は左右別々に前から後ろへ縦走し, 線維輪から出て線維輪に終わる.
- 心室の筋層は3層からなる(g). 外層は左右の心室を共通に取り巻いて斜走し, 心尖に集まって心渦を形成する. 中層は左右別々に輪走する. 内層は線維輪から線維輪に縦走する. 肉柱や乳頭筋はその一部である.

■ 心膜(f)

- 心臓の表面を直接被う心外膜(臓側板)は心臓から出る大血管の基部を包んだ後反転して心膜(壁側板)になる. 両者の間に心膜腔ができ, その中に少量の心膜液を容れる. 心膜は底面で横隔膜と, 側面で壁側胸膜と, 前面で胸骨後面と癒着し, 心膜腔の広さを保っている.
- ◎ 心臓タンポナーゼ: 心筋梗塞(p.170, 176)による壊死の部分が激しい心臓の収縮に伴って破裂することがある. 心膜腔への大出血が起こり, たちまち心不全に陥る. この状態を心臓タンポナーゼという. したがって, 心筋梗塞の発作が起こると絶対安静が必要である.

> **メモ**
> 心臓から強力なNa利尿作用のあるペプチドホルモンが分泌される. 心房負荷が生じると心房性ナトリウム利尿ホルモン(ANP)が心房で生成され, 心室負荷が生じると脳性ナトリウム利尿ホルモン(BNP)が心室で生成される. これらのホルモンはレニン・アンギオテンシン・アルドステロン系(p.88)の作用に拮抗し, 下垂体後葉から分泌されるバゾプレッシン(抗利尿ホルモン, ADH, p.88, 408)の分泌を抑制する. ANP, BNPの血中濃度は心臓病の診断, 治療経過の判定に重要な指標となっている.

右房室口には三尖弁，左房室口には二尖弁（僧帽弁）が備わっている．大動脈弁，肺動脈弁は半月弁である．心房と心室の筋は線維輪で隔てられ連なっていない．

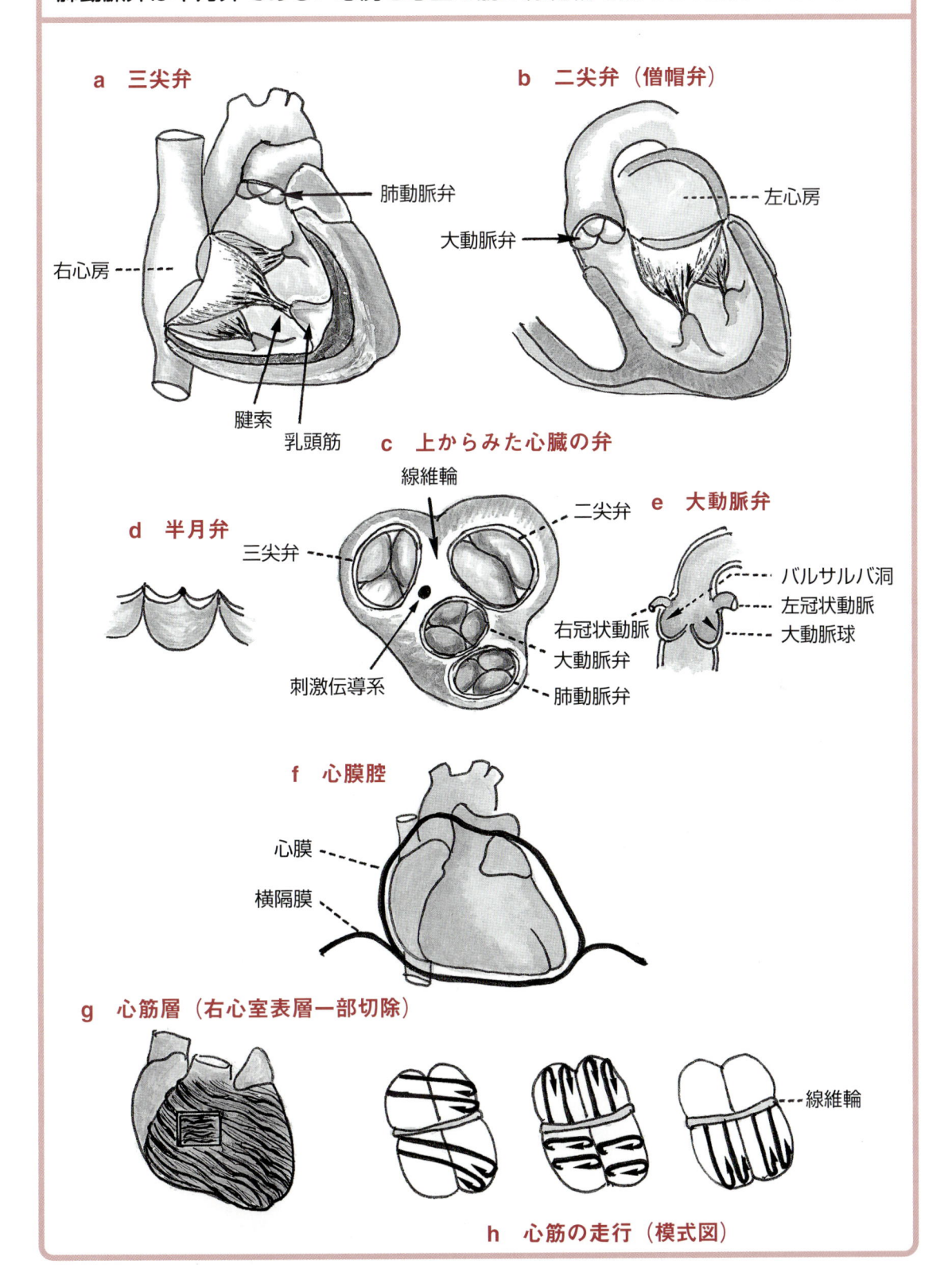

a 三尖弁
肺動脈弁
右心房
腱索
乳頭筋

b 二尖弁（僧帽弁）
左心房
大動脈弁

c 上からみた心臓の弁
線維輪
三尖弁
二尖弁
右冠状動脈
大動脈弁
肺動脈弁
刺激伝導系

d 半月弁

e 大動脈弁
バルサルバ洞
左冠状動脈
大動脈球

f 心膜腔
心膜
横隔膜

g 心筋層（右心室表層一部切除）
線維輪

h 心筋の走行（模式図）

■ 刺激伝導系（興奮伝導系）

- 心臓は自律神経系の支配を受けている．交感神経の刺激によって心拍数は増加し，副交感神経の刺激によって減少する．しかし，これらの神経を切断しても，心臓は自発性収縮を営む．これを行うのが刺激伝導系である（a）．
- 興奮は洞（房）結節（キース・フラックの結節）に発す．ここから心臓全体の拍動が始まるので，洞房結節のことを歩調とり（ペースメーカー）と呼ぶ．洞房結節は上大静脈の右心房開口部近くから右心耳との間に位置し，左右心房の内面に分布する．これを洞房系または洞耳系と称す．
- 心房収縮の波は房室結節（田原の結節）に伝わる．房室結節は冠状静脈洞の右心房開口部近くに存在する．房室結節はヒス束に連なり，ヒス束は線維輪を貫いて心室中隔筋性部の上端にいたり，ここで左右の2脚に分かれて心室中隔に沿って下り，左右心室の心内膜下で樹枝状に分かれてプルキンエ線維となる．房室結節からプルキンエ線維にいたる経路を房室系と称す．

> **メモ** 心房と心室の筋は線維輪（p.160）で遮断されている．唯一心房から心室に連なる筋線維束がある．これが刺激伝導系である．ふつう興奮を伝導するのは神経線維であるが，心臓の刺激伝導系は筋線維束である．

- 刺激伝導系の細胞は一般の心筋線維より大きく，筋原線維に乏しい．洞房結節，房室結節はこのような筋細胞の集団である．その中に多数の自律神経線維が侵入しているが，骨格筋にみるような直接の接合はみられない．

■ 心臓の収縮

- ペースメーカーからの刺激で，左右心房が同時に，ついで左右の心室が同時に収縮する．
- 心室筋が収縮しはじめると，心室内圧が上昇し，房室弁がおし上げられて閉じる．収縮が進むと，内圧はますます上がり，動脈の内圧を越え，動脈弁がおし開かれて血液が動脈に駆出される（収縮期）．
- 収縮期が終わると，心室は空虚となり，心室圧が動脈圧より低くなると動脈弁が閉じる．心室筋が弛緩し，心室が拡張すると，心室内圧が心房内圧より低くなり，房室弁が開いて心房から心室に血液が流入し，心室を充満する（拡張期）．

> **メモ** カリウムイオンは心筋の興奮性を抑制し，ついには拍動を停止させる．心臓移植のドナーの心臓はカリウム液に保存される．

洞房結節（ペースメーカー）で起きた興奮は心房に伝わり，心房を収縮させる．その波は房室結節に伝わり，ヒス束，プルキンエ線維を経て左右心室に達し，心室を同時に収縮させる．

a　刺激伝導系

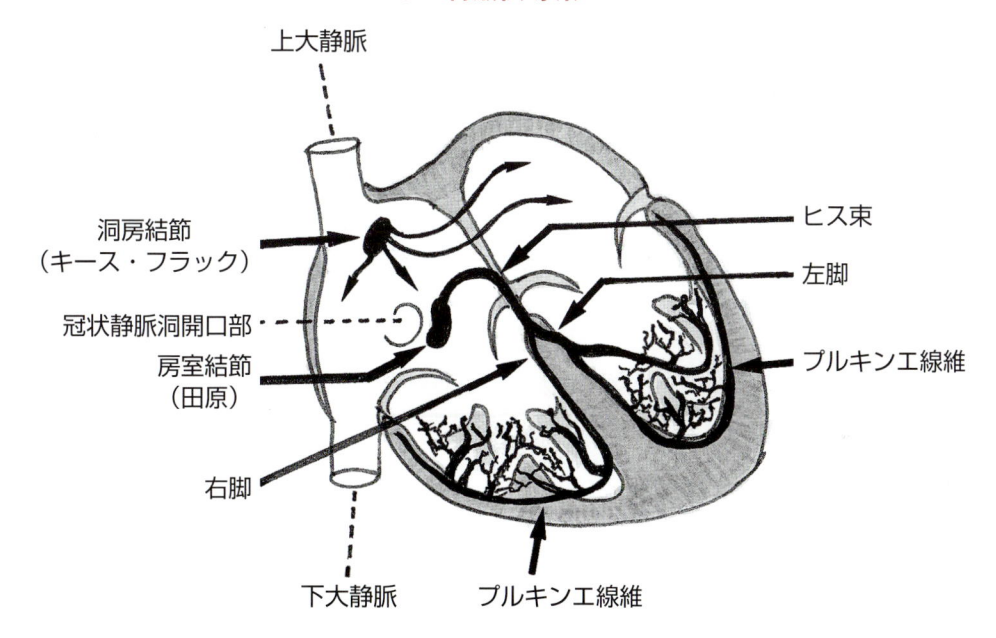

■ 心拍数と拍出量

- 成人の心拍数は1分70回，1回の拍出量は約70ml．心臓は1日約10万回収縮し，7～8tの血液を拍出する．児童の心拍数は80～90回，乳児の心拍数は110～130回．
- 体温が1℃上昇すると，心拍数は10回ほど増加する．心拍数は交感神経の刺激で増加する．甲状腺の機能亢進（バセドウ病）で増加する．呼吸によっても変わり，吸気で増加し，呼気で減少する．副交感神経の刺激で減少し，眼球を圧迫すると減少する．
- 心拍数が少ないもの（60/分以下）を徐脈，多いもの（100/分以上）を頻脈，不規則なものを不整脈という．
- 鍛錬した運動家には洞性徐脈がみられ，運動しても心拍数はあまり増加しない．
- 高山に登ると酸素不足を補うために頻脈が起こる．放射線や抗癌剤の副作用でヘモグロビン量が低下すると頻脈が起こるのも酸素不足を補うためである．
- 異常な心房の興奮によって，1分間に200を越す心房収縮が起こるとき心房粗動という．さらに興奮が400～600回にもなると，心房は局所的に痙攣するだけで，その刺激は心室に伝わらない．これを心房細動という．

> **メモ** 心房粗動や心房細動が起こると，人工のペースメーカーを右心房に埋め込み，体外からの電気刺激で拍動数を規則正しく一定に保たせる．ペースメーカーを埋め込んだ人は酒を飲んでも，運動しても脈拍数は変わらない．

- 規則正しい歩調の間に余分の興奮が入ると拍動が乱れる．これを期外収縮という．期外収縮が起こると，次に起こるべき拍動が抜けて脈に間があく．脈拍が抜けるのを結代という．

■ 心電図（a）

- 心筋の興奮によって生じる活動電位を四肢または胸壁に電極を置き測定したもの．
- 曲線のP波は心房の興奮，QRS群は心室の興奮，T波は心室興奮の回復を示す．
- 心筋梗塞など心筋が障害されると，T波が逆転しSTが上昇する．房室間の伝導が遮断される房室ブロックではPRの間隔が長くなる．左右脚の伝導が遮断される脚ブロックではQRSの幅が広くなる．期外収縮は心電図で明確にとらえられる．

心筋梗塞ではT波が逆転し，ST が上昇する．

a　心電図

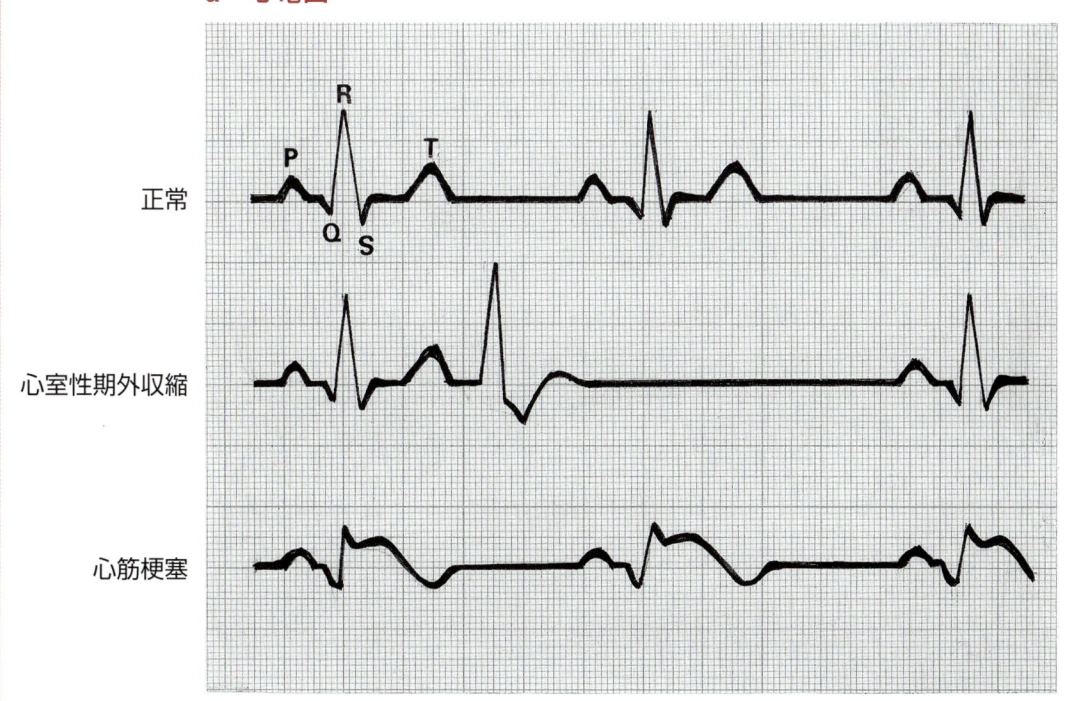

正常

心室性期外収縮

心筋梗塞

■ 心臓の血管

- 心臓は全身に血液を送る前にまず自分を養わねばならない．それが冠状動脈である．冠（状）動脈は左右2本出る（**a**）．
- 右冠動脈は右半月弁の上から出て冠状溝に入り，右廻りで心臓の後面に達し，後室間枝（後下行枝）となって後室間溝を下る．
- 左冠動脈は右よりやや太く，左半月弁の上から出て肺動脈の後ろを通って冠状溝を左に走り，前室間溝を下る前室間枝（前下行枝）と冠状溝を左廻りして心臓の後面に達する回旋枝に分かれる．
- 右冠動脈は右心室の前面および左右心室の後面に分布し，左冠動脈は左右心室の前面および左心室の後面に分布する（**b**）．心室中隔の大部分は左冠動脈，後方の一部は右冠動脈で養われる．
- 冠動脈は終動脈である（**c**）．分枝はするが吻合はない．

> **メモ** 終動脈はどこかで閉塞すると，完全に血流がとだえ，その支配域の組織は壊死に陥る．終動脈は心臓，脳，肺，腎臓などに認められ，その閉塞によって心筋梗塞（p.170），脳梗塞（p.314），肺梗塞（p.206），腎梗塞が起こる．もし冠動脈に腸のような吻合があれば，ある場所で閉塞しても，隣りの枝から血液が流れるので壊死に陥ることなく，心筋梗塞は起こらない．

> **メモ** 心筋梗塞の場合の壊死は，細胞の死によって蛋白が凝固し塊となるので凝固壊死と呼ばれる（たいていの壊死がこの形をとる）．脳梗塞の場合は壊死部が溶けてゆくので融解壊死と呼ばれる．それが脳軟化症（p.314）である．肺梗塞の場合は気管支動脈からの出血によって出血性壊死が起こる．

2．心臓の造影

■ 冠状動脈造影

- 血管造影法（p.178）に基づいて，大腿動脈からカテーテルを挿入し，
- 大動脈弁の直上で造影剤を放出すると，左右の冠動脈が同時に描出される（**d**）．末梢の細い枝まで造影することはむずかしい．
- カテーテルをさらに右あるいは左冠動脈の中に挿入し，造影剤を放出すると，右あるいは左冠動脈が選択的に造影される．それぞれ第1斜位（RAO 30°），第2斜位（LAO 60°）で撮影する（**e**，**f**）．

> **メモ** 右冠状動脈はL字形に投影される（**f**）．冠動脈造影によって動脈硬化による狭窄部が描出される（**e** 矢印）．心筋梗塞は右より左冠動脈に起こりやすい．

> 冠動脈は終動なるがゆえに心筋梗塞が起こる．右冠動脈は右室のみならず左室の後壁を，左冠動脈は左室のみならず右室の前壁を養う．

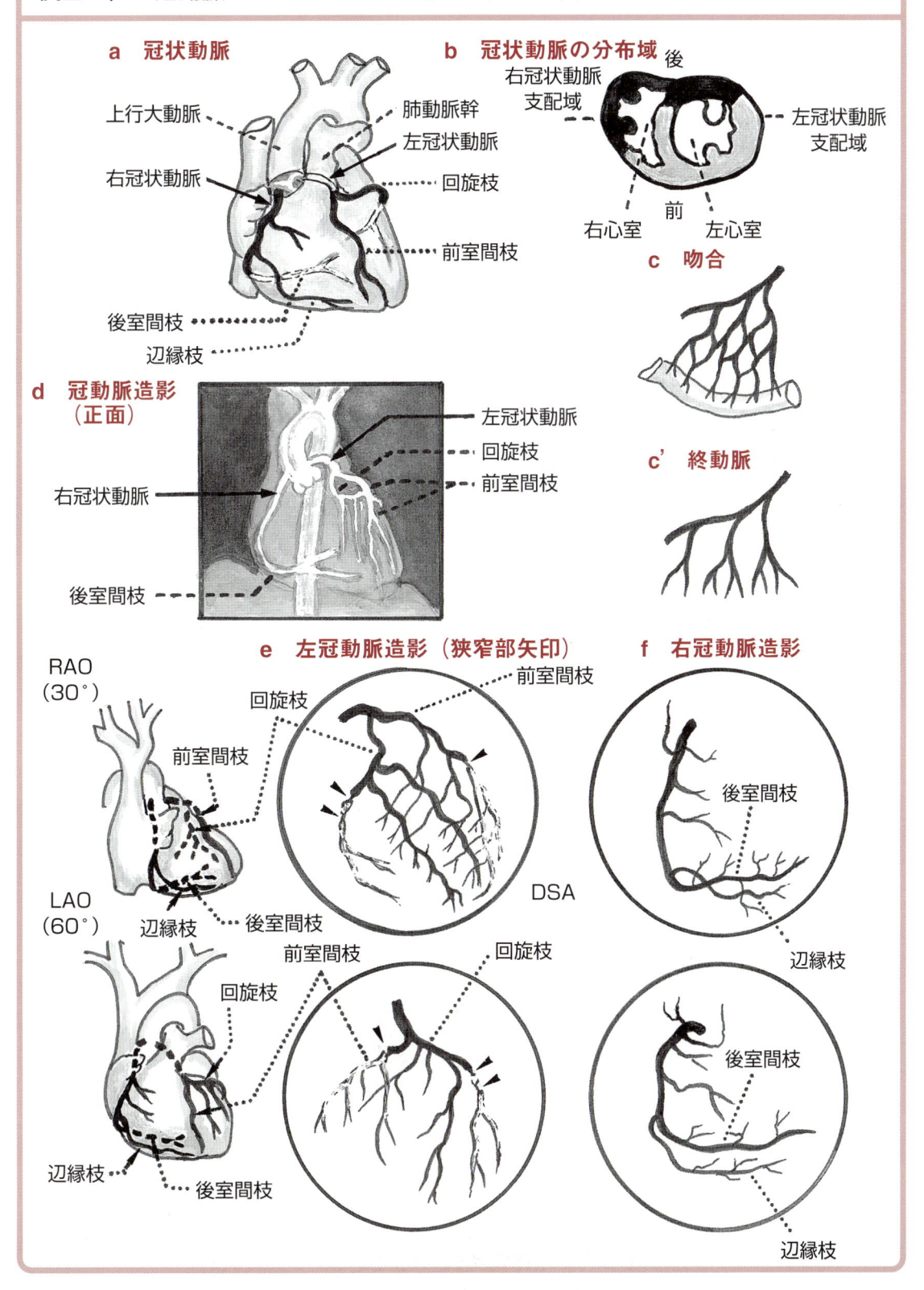

a 冠状動脈
- 上行大動脈
- 肺動脈幹
- 左冠状動脈
- 右冠状動脈
- 回旋枝
- 前室間枝
- 後室間枝
- 辺縁枝

b 冠状動脈の分布域
- 右冠状動脈支配域
- 左冠状動脈支配域
- 後
- 前
- 右心室
- 左心室

c 吻合

c' 終動脈

d 冠動脈造影（正面）
- 左冠状動脈
- 回旋枝
- 前室間枝
- 右冠状動脈
- 後室間枝

e 左冠動脈造影（狭窄部矢印）
RAO（30°）
- 前室間枝
- 辺縁枝
- 後室間枝

LAO（60°）
- 回旋枝
- 辺縁枝
- 後室間枝

- 回旋枝
- 前室間枝
DSA
- 前室間枝
- 回旋枝

f 右冠動脈造影
- 後室間枝
- 辺縁枝
- 後室間枝
- 辺縁枝

■ 心臓カテーテル法
- 右心カテーテル法と左心カテーテル法がある．

■ 右心カテーテル法（a）
- 肘静脈→鎖骨下静脈→腕頭静脈→上大静脈（a_1）を経て，あるいは大腿静脈→外腸骨静脈→総腸骨静脈→下大静脈（a_2）を経て，カテーテルを右房から右室さらには肺動脈に進める．
- 右房，右室，肺動脈各部の血圧を測定したり，採取した血液のガス（O_2，CO_2）分析を行う．

■ 左心カテーテル法（b）
- 血管造影法（p.178）に基づいて，大腿動脈からカテーテルを挿入し，大動脈起始部で造影剤を放出し，大動脈弁閉鎖不全，バルサルバ洞動脈瘤の診断を行う．さらにカテーテルを大動脈弁を逆行性に通して左室に進め（b_1），左室内で造影剤を放出し，大動脈弁狭窄や僧帽弁閉鎖不全（逆流によって，正常でみられない左房造影が起こる）の診断を行う．
- 肘静脈→上大静脈を経て右房に達したカテーテルで心房中隔を貫き（b_2），左房にカテーテルを進め，左房で造影剤を注入して僧帽弁狭窄の診断を行う．さらにカテーテルを左室に進める．

> **メモ**　肘静脈−上大静脈−右房から心房中隔を貫いて左房に達する方法は僧帽弁裂開術として，僧帽弁狭窄症の治療に使用される．瓢箪型風船のついたカテーテルを右心房より心房中隔を穿刺し，左心房に挿入．カテーテル先端を僧帽弁を通して左心室に入れる．まず少量の造影剤を風船に入れ，先端部分を膨らまし，少しカテーテルを引き，僧帽弁弁口部分に風船の中央を固定し（c_1），一気に空気を注入して風船を膨らませ，狭窄している僧帽弁を裂開し（c_2），弁口を拡大する．

■ 血管心臓造影法（d），心血管造影法
- 肘静脈から大量の造影剤を急速注入（ボーラス注入）し，連続撮影（ダイナミック撮影）を行うと，造影剤は上大静脈−心臓−肺循環−大動脈へと移動し，右心系から左心系への時間的な形態学的変化が得られる．
- まず右心室の流入路（三尖弁に囲まれた漏斗状の水平部）と流出路（漏斗先端から肺動脈弁までの垂直部）がL字形に描出される（d_1）．肺動脈幹は右肺動脈より高位に，左肺動脈は右肺動脈より後方に向かって投影される．
- 次第に肺動脈陰影は淡くなり，肺静脈陰影が濃くなり，左心房，左心室が描出される（d_2）．
- 続いて肺静脈，左房の陰影が淡くなり，左室，大動脈が濃く造影される（d_3）．左室は第1斜位（RAO 30°）で，その長軸が最も長く投影される．

169

いわゆる"心カテ"は診断のみならず治療のために行われる．

a 右心カテーテル法

- 右内頸静脈
- 右腕頭静脈
- 左腕頭静脈
- 右鎖骨下静脈
- 左内頸静脈
- 左鎖骨下静脈
- a_1
- 肺動脈弁
- 動脈円錐
- 上大静脈
- 下大静脈
- a_2
- 三尖弁

b 左心カテーテル法

- b_1
- b_2
- 肘静脈より
- 心房中隔
- 大腿動脈より

c 僧帽弁裂開術

- c_1
- c_2

d 経静脈性血管心臓造影法（DSA）

d_1
- 右肺動脈
- 肺動脈幹
- 左肺動脈
- 肺動脈弁
- 右心房
- 三尖弁
- 右心室

d_2
- 左上肺静脈
- 右上肺静脈
- 右下肺静脈
- 左下肺静脈
- 左心房
- 左心室

d_3
- 大動脈
- 左心房
- 左心室

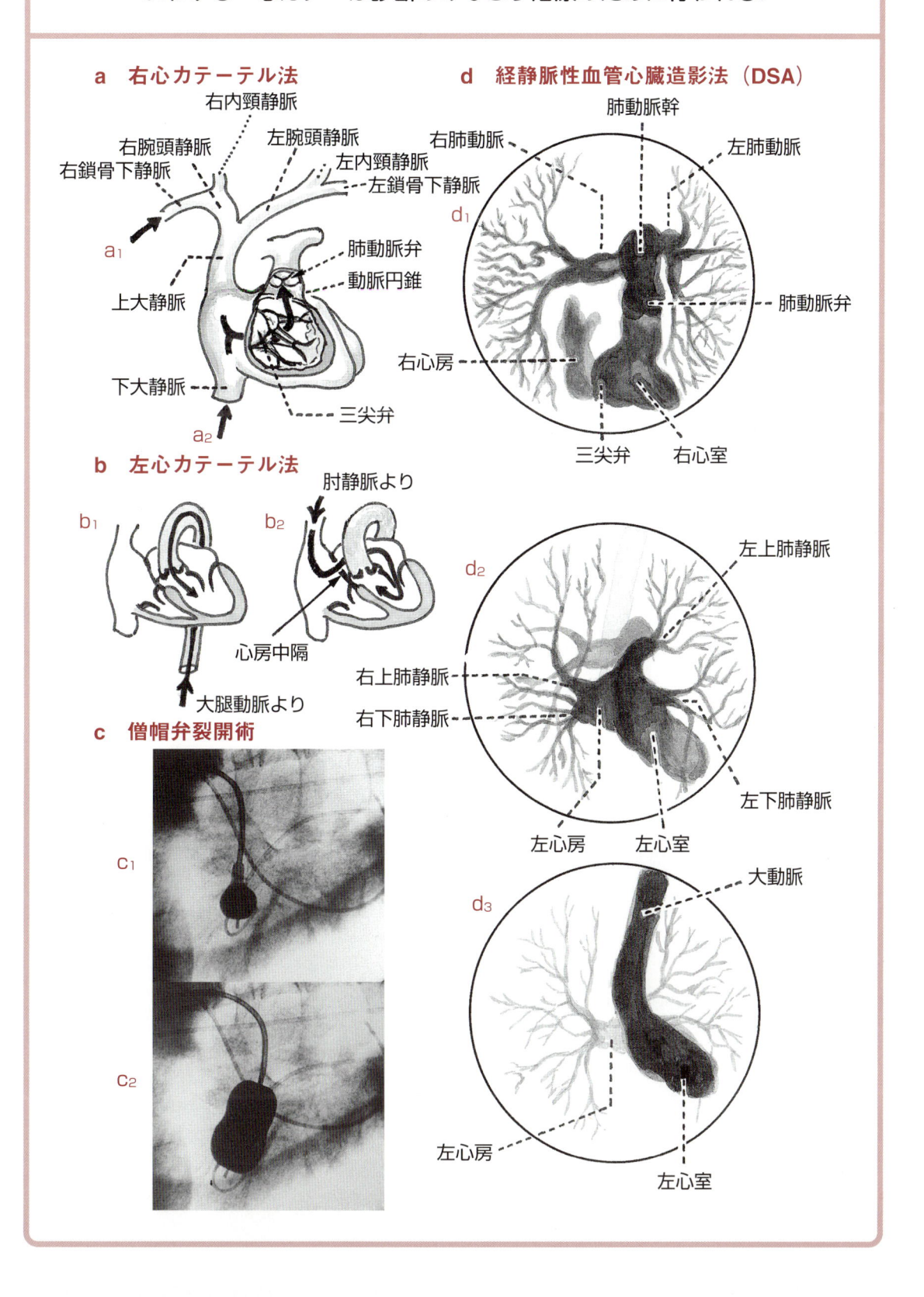

3. 心臓の主な疾患

■ 虚血性心疾患

- 冠状動脈硬化症によって心筋が虚血状態になり発生する．狭心症と心筋梗塞がこれに入る．
- 狭心症は発作性に胸をしめつけられるような痛みを訴える．心電図で陰性T波とSTの低下をみる．通常運動負荷を与えて心電図の変化を誘発する方法で診断する．狭心症は心筋梗塞が起こる前ぶれである．
- 心筋梗塞は動脈硬化症を起こした冠状動脈の太い部分に血栓が付着し，内腔が急に閉塞して起こる（p.177, b）．前胸部に激しい痛みを訴える．心電図で陰性T波とSTの上昇をみる（p.165, a）．幸いにして急性期を乗り越え心不全を起こさなかった場合にも，心筋細胞の再生は期待できず，結合織性の大きな瘢痕を残す．発作は血圧が高い早朝に起こることが多い．
- 心筋梗塞が起こると，冠動脈にカテーテルを挿入し血栓溶解術（p.180），バルーン拡張術（p.180），さらにステント設置（p.180）を行う．発作後早期（6時間以内）に行うほど結果が良い．さらに冠動脈にバイパス形成が行われる．

■ 心臓弁膜症（p.154, 155）

- リウマチ性あるいは細菌性心内膜炎が原因で起こる．起こるのは僧帽弁と大動脈弁に限られる．
  僧帽弁狭窄（b）：左房拡大—肺のうっ血—右室拡大
  僧帽弁閉鎖不全（a）：左室拡大—左房拡大—肺のうっ血—右室拡大
  大動脈弁狭窄：左室肥大
  大動脈弁閉鎖不全：左室拡大
- 画像診断として，単純胸部撮影（p.155, a～e），超音波検査（p.384～387）が行われる．

■ 心筋症

- 拡張型心筋症：原因不明の心筋細胞の変性によって心室壁が薄くなり，心室が拡張して拍出力が弱くなり心不全を起こす．心筋症の多くが拡張型．現在心臓移植しか方法がない．
- 肥大型心筋症：原因不明の肥大が心室の一部，例えば心室中隔の一部が肥大し，左室から大動脈への流出路が狭窄して心不全を発生する．

> **メモ** 心臓が十分の血液を拍出できない状態を心不全という．肺にうっ血をきたし，呼吸困難を訴え，心臓性喘息を起こす．寝ると重力の関係で肺のうっ血が強くなり，呼吸困難が強くなるので，夜でも上体を起こして起坐呼吸を行う．

■ 刺激伝導系の障害

- 刺激伝導系（p.162, 164）の遮断をブロックという．
- 房室間の伝導が完全にブロックすると，房室結節が自発的に興奮しペースメーカーとなる．心室は心房と無関係に1分40回ぐらいのリズムで収縮する．
- 不完全ブロックが起こると，心房からの興奮を2回に1回，あるいは3回に1回しか心室に伝えず，心拍数が減る．
- 左右脚の一方だけに脚ブロックが起こると，左右心室の収縮がずれてくる．
- どこでブロックが起きたかは心電図に現れる．房室ブロックではP-R間隔が延長し，脚ブロックではQRS幅が広くなる．

心臓弁膜症は僧帽弁と大動脈弁に限って起こる．心筋症（拡張型が多い）は心臓移植を行うしかない．しかし，現在日本では小児の移植は行えない．

心臓弁膜症

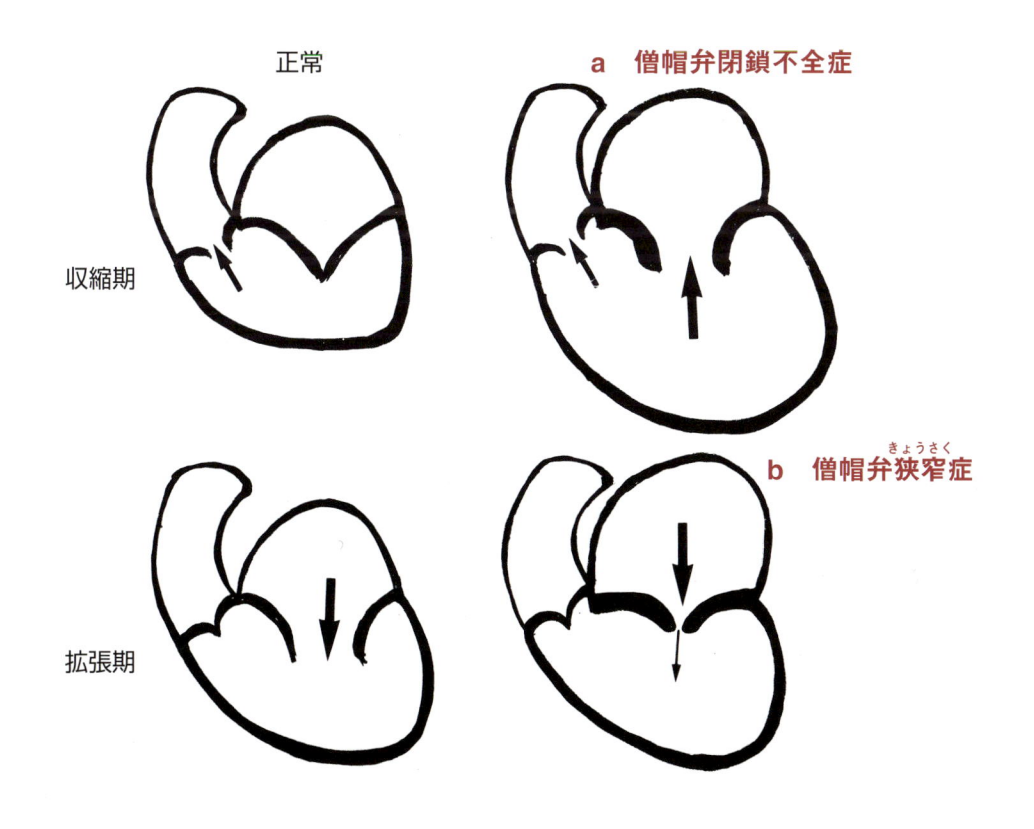

正常　　　　　a　僧帽弁閉鎖不全症

収縮期

b　僧帽弁狭窄症

拡張期

■ 先天性心疾患

1) 動脈管開存症（ボタロー管開存症）(**b**)
   - 胎生期は肺呼吸が行われないため，右心房—右心室—肺動脈へと送られた血液の大部分は肺動脈分岐部と大動脈弓を連絡する動脈管（ボタロー管）を通って大動脈に流入する(**a**). 出産後すぐ閉じるはずの動脈管が開存するものを動脈管開存あるいはボタロー管開存という.
   - 開存していても，生後は大動脈圧のほうが肺動脈圧より高いので，血液は大動脈から肺動脈へ流れても，肺動脈（静脈血）から大動脈へ流れることはなく，チアノーゼは生じない.

2) 卵円孔開存症，心房中隔欠損症(**c**, **d**)
   - 胎生期，左右の心房は心房中隔にある卵円孔によって交通している(**a**). 胎生期の下大静脈は臍静脈からの動脈血を受け，右心房—卵円孔—左心房—左心室—大動脈へと血液が送られる. 生後肺呼吸が始まると，卵円孔の左側に上からカーテン状に垂れ下がっていた膜がピタリと卵円孔に密着して卵円孔を閉ざす. 生後これが完全に閉ざされずに交通が残っているものを卵円孔開存という. 卵円孔開存と比較にならないほど大きな交通孔がみられるものを心房中隔欠損という.
   - 生後左右心房間に交通孔があっても，左心房の圧が右心房の圧より高いので，血液は左心房から右心房に流れても，右心房（静脈血）から左心房に流れることはないので，チアノーゼは生じない.

3) 心室中隔欠損症(**e**)
   - 心室中隔欠損は心室中隔の膜性部(p.158)に起こる.
   - 心室中隔欠損があっても，左心室の圧が右心室の圧より高いので，血液は左心室から右心室に流れても，右心室（静脈血）から左心室に流れることはないので，チアノーゼは生じない.

4) ファローの四徴症(**f**)
   - 肺動脈狭窄，大動脈右方転位，心室中隔欠損，右心室肥大を合併するものをいう.
   - もともと心臓から出る動脈は1本である. その動脈に中隔ができ大動脈と肺動脈に平等に分かれる. 中隔は上から心内膜枕に向かってらせん状に降りてくる(**g**). 成人における大動脈と肺動脈の位置的関係はそれを示している(**h**).
   - ファローの四徴症は大動脈と肺動脈の中隔が不平等に行われることに始まる. 肺動脈の狭窄は右心室に大きな負荷を与え，その肥大をもたらす(**f**). 大動脈の強い右方転位によって心室中隔は心内膜枕と接続できず心室中隔欠損をもたらす.
   - 大動脈は左右心室にまたがる（騎乗）ため，大動脈に左心室だけでなく，右心室（静脈血）から血液が流入するため，生まれながらにして強いチアノーゼを生じる.

> **メモ**
> 鮮紅色の動脈血に満たされるはずの大動脈に，青黒色の静脈血が混入すると，顔色が悪くどす黒くみえる. これをチアノーゼという. ファローの四徴症はチアノーゼが強い. 動脈管開存，卵円孔開存，心室中隔欠損でチアノーゼは起こらない. 大きい心室中隔欠損が右心室肥大，肺高血圧，肺循環障害を起こし，流れが右室から左室になるとチアノーゼが発生する（アイゼンメンジャー症候群）. それまでに手術をして孔を閉じねばならない.

I 心臓 | 173

> チアノーゼは大動脈血に静脈血が混じって起こる．
> 先天性心疾患のうち，強いチアノーゼが起こるのはファローの四徴症である．

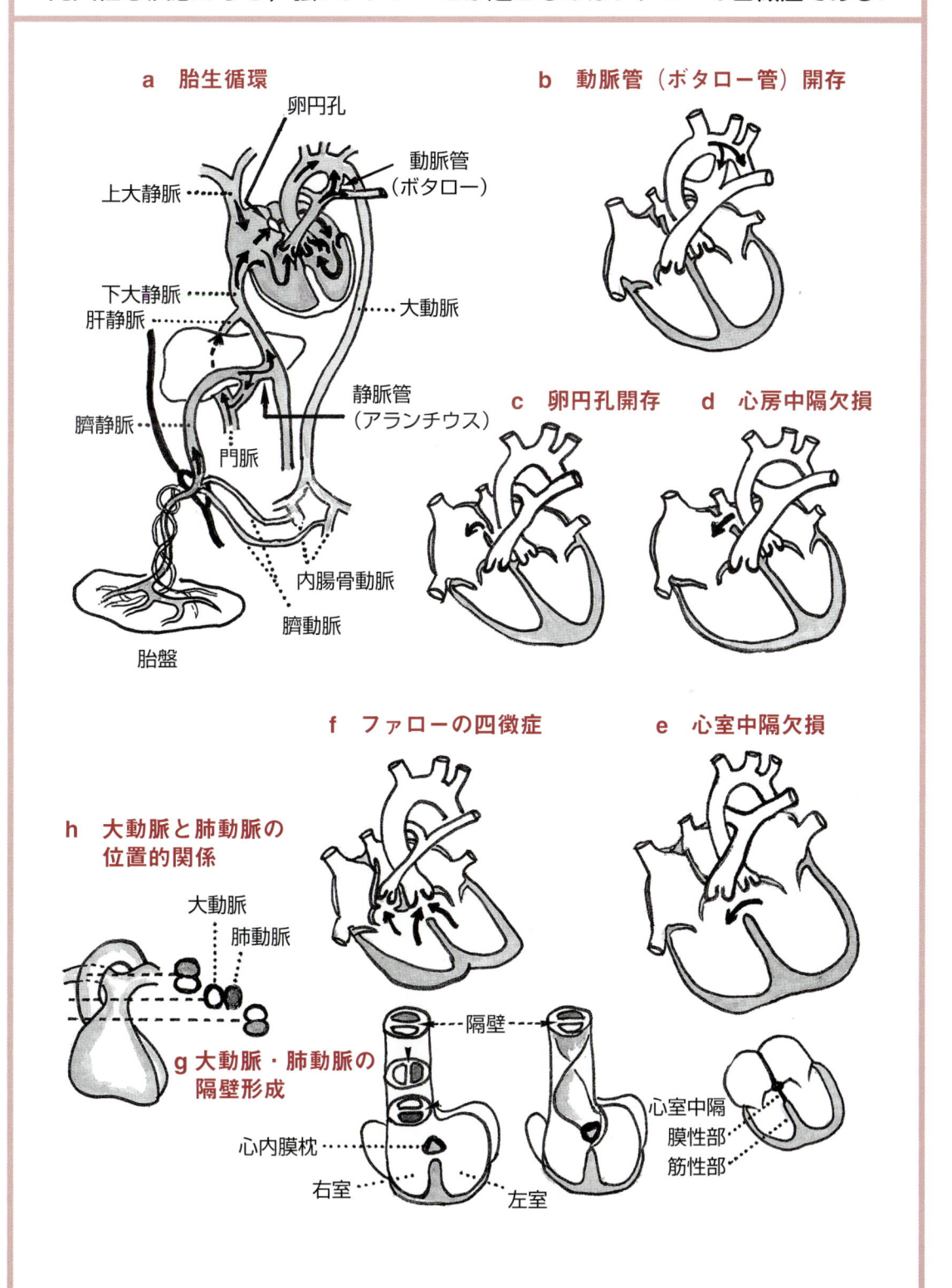

a 胎生循環

卵円孔
動脈管（ボタロー）
上大静脈
下大静脈
肝静脈
大動脈
臍静脈
門脈
静脈管（アランチウス）
内腸骨動脈
臍動脈
胎盤

b 動脈管（ボタロー管）開存

c 卵円孔開存

d 心房中隔欠損

f ファローの四徴症

e 心室中隔欠損

h 大動脈と肺動脈の位置的関係

大動脈
肺動脈

g 大動脈・肺動脈の隔壁形成

隔壁
心内膜枕
右室
左室
心室中隔
膜性部
筋性部

II 血管

1. 血管の構造と機能

■ 動脈
- 内膜, 中膜, 外膜からなる. 内膜と中膜, 中膜と外膜はよく発達した内・外弾性板で境される.

■ 筋型の動脈(a)
- 解剖学的に命名された動脈の大部分がこれに属す. 血液を各器官, 各臓器に配分する.
- 中膜に筋線維がよく発達し, 肉眼的に赤味をおびる. 管腔に比して壁が厚い.

■ 弾性型の動脈(b)
- 大動脈および肺動脈, 腕頭動脈, 総頸動脈, 鎖骨下動脈, 総腸骨動脈の起始部がこれに属す. 血液を心臓から筋型の動脈に導く. 中膜で弾性板がいくえにも層をなし, その間に筋線維が介在する. 肉眼的に黄色味をおびる. 血液が一挙に心臓から拍出されると, 大動脈壁は膨張し血液を溜める. 伸展したその壁は弾性によって元に戻ろうとして, 蓄えた血液を順次末梢に送る.

> **メモ** もし大動脈が水道管のように弾性のない管だったら, 血液を拍出しない心臓の拡張期には血液は途絶えてしまう. 心収縮期の血圧を最高血圧(110〜120mmHg), 拡張期の血圧を最低血圧(70〜80mmHg), 両者の差を脈圧(約40mmHg)という.

■ 静脈
- 内膜, 中膜, 外膜の境がはっきりしないものが多い. 弾性板の発育が悪い. 伴走する動脈に比し, 壁が薄く, 管腔の形が不規則.

■ 中等大の静脈(c)
- 解剖学的に命名された静脈の大部分がこれに属す. 内膜の深層にしばしば縦走する筋線維をみる. 中膜は薄く筋線維はまばら. 外膜は一般的によく発達し, 縦走する筋線維を含んでいる.

■ 太い静脈(d)
- 上大静脈, 下大静脈, 門脈がこれに属す. 管径は太くても内膜は概して薄い. 中膜の発育はきわめて悪い. 外膜の発育はきわめて良く, 多量の筋線維が束をなして縦走する.

■ 細動脈, 毛細血管, 細静脈(e)
- 毛細血管の太さは6〜7μm. 扁平な内皮細胞と基底膜からなる. その外を周皮細胞あるいは外膜細胞, ルージェ細胞と呼ばれる細胞の突起が囲む.
- 動脈性毛細血管では, 血漿を血管外へ押し出そうとする血圧(30mmHg)が組織液を血管内へ引き入れようとする膠質浸透圧(25mmHg)より高いので, 水分は血管から組織に出る. 静脈性毛細血管では, 血圧(15mmHg)は下がるが, 膠質浸透圧はほとんど変化しないので, 膠質浸透圧のほうが高くなり, 水分は組織から血管に吸収される.
- 細動脈は毛細血管になる前の管径約10〜15μmの部をいう.
- 細静脈は毛細血管から静脈に移行する管径15〜30μmの部をいう.

■ 脈管の脈管(a)
- 動脈はところどころで自分を養う小さい血管を出す. 静脈は近くを走る動脈から栄養枝を貰う.

動脈は円くて壁が厚く，弾性に富む．弁がない．静脈は薄くて弁が多い．

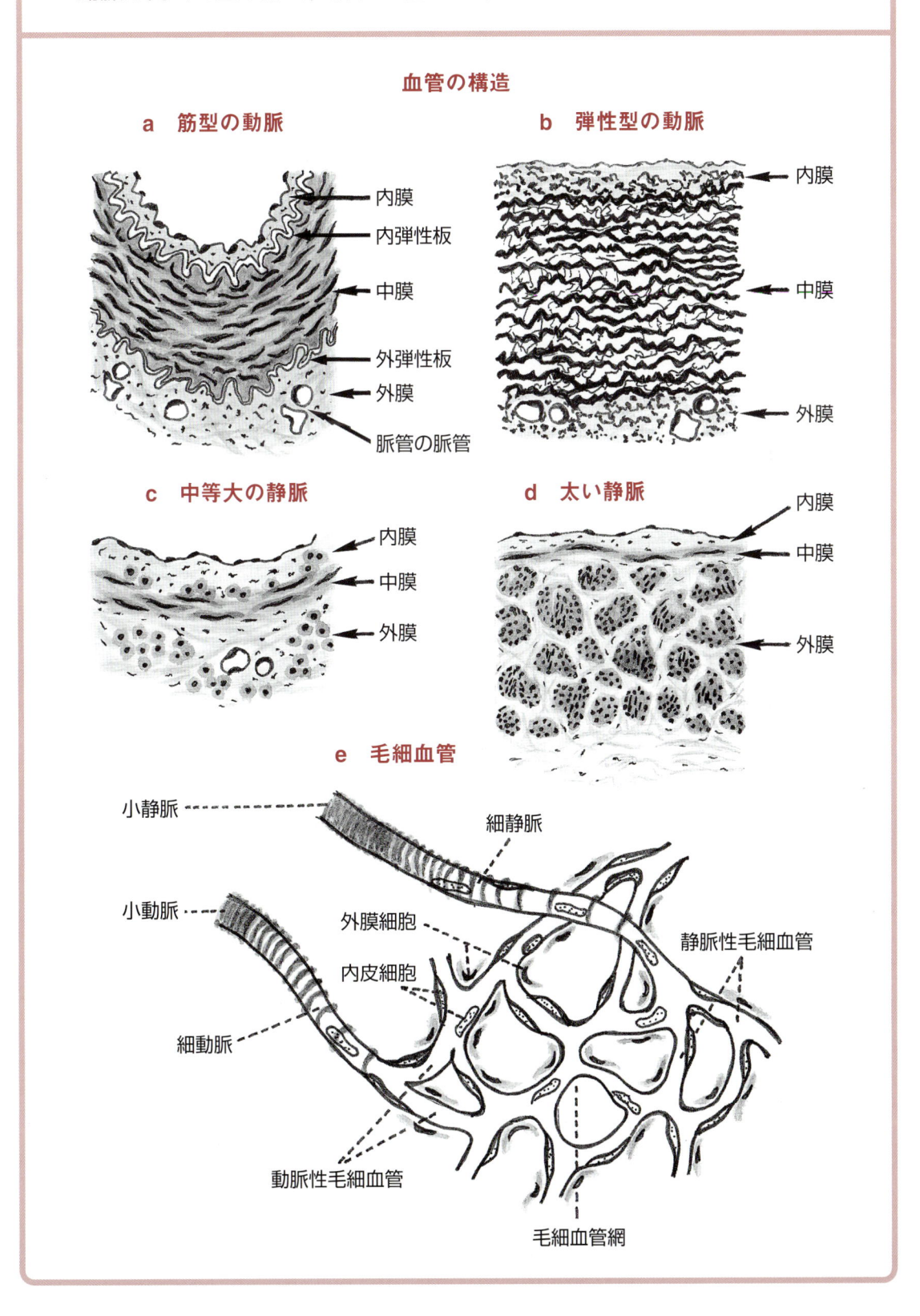

血管の構造

a 筋型の動脈
- 内膜
- 内弾性板
- 中膜
- 外弾性板
- 外膜
- 脈管の脈管

b 弾性型の動脈
- 内膜
- 中膜
- 外膜

c 中等大の静脈
- 内膜
- 中膜
- 外膜

d 太い静脈
- 内膜
- 中膜
- 外膜

e 毛細血管
- 小静脈
- 細静脈
- 小動脈
- 外膜細胞
- 内皮細胞
- 静脈性毛細血管
- 細動脈
- 動脈性毛細血管
- 毛細血管網

■ 弁

- 動脈に弁はない．
- 静脈には多数の弁があり，逆流を防いでいる．二葉性の半月弁である．四肢の皮静脈には特に多い．

> **メモ** 静脈でも，上大静脈，下大静脈，肺静脈，肝静脈，門脈には弁がない．また硬膜静脈洞(p.194)をはじめ頭部の静脈には例外的なものを除いて弁はない(p.196)．

■ 血管の神経

- 交感神経と副交感神経が分布する．交感神経の刺激によって心拍数は増加し，末梢血管は収縮し，血圧は上がる．そのとき心臓に分布する冠状動脈は拡張し，骨格筋に分布する血管は拡張し，心臓，骨格筋への血流量を増す．

■ 血流速度

- 安静時における大動脈の流速は秒速約20〜30cm（運動によって5〜10倍程度速くなる），毛細血管の秒速は約0.05〜0.1cm，静脈の秒速は動脈の半分約10〜15cmである．

2. 血管の主な疾患

■ 動脈硬化症(a)

- まず大動脈，ついで頸動脈，腸骨動脈，大腿動脈などの太い動脈に発生する．脳の動脈や心臓の冠状動脈などの太い所にも起こる．
- 動脈硬化症の病変は管全体に一様に起こるのではなく，いろいろな大きさ，さまざまな形で斑状に起こる．そこは黄色味をおび，盛り上がる．それを硬化斑(プラーク)という．大動脈のような太い動脈ではプラークで閉塞することはないが，冠状動脈などではプラーク1個で閉塞が起こる(b)．
- 高血圧が続くと内皮細胞が傷害される．それに高脂血症が伴うと，血中に増加したリポ蛋白が内膜に浸淫し，内膜に脂質が沈着．組織が壊死(粥状病変)に陥る．しばしばその中にコレステロールが針状結晶として析出する．粥状病変の周囲に泡沫細胞(血中から侵入したマクロファージが沈着したコレステロールを摂取して生じる)が集団を形成し，底部に石灰が沈着する．これがプラークである．やがて脂質沈着は中膜に拡がってゆく．
- 冠状動脈のような血管では，粥状腫の一部が破れ，そこに血小板の集積，フィブリンの析出によって血栓ができて血管が閉塞する(b)．
- 女性は閉経後高血圧になることが多く，男性より動脈硬化症にかかるのが遅い．女性ホルモンには血管壁にある収縮因子を抑制する作用があると考えられている．

> **メモ** 高血圧は腎性高血圧(p.88)，内分泌性高血圧(p.407)のように原因のはっきりしたものは少なく，ほとんどが原因不明の本態性高血圧である．不明の原因で収縮した全身の細い血管の抵抗に打ち勝って血液を流すため血圧が上がる．高血圧に糖尿病，高脂血症が加わると，動脈硬化が進み，脳卒中，心筋梗塞などの循環器障害を発生しやすくなる．これらの疾患は運動，食事，嗜好(喫煙，飲酒)，休養，睡眠などの生活習慣を改善することによって予防できることから生活習慣病と呼ばれるようになった．昔，成人病といわれていたものの多くがこれに入る．

動脈硬化症の病理

動脈硬化症

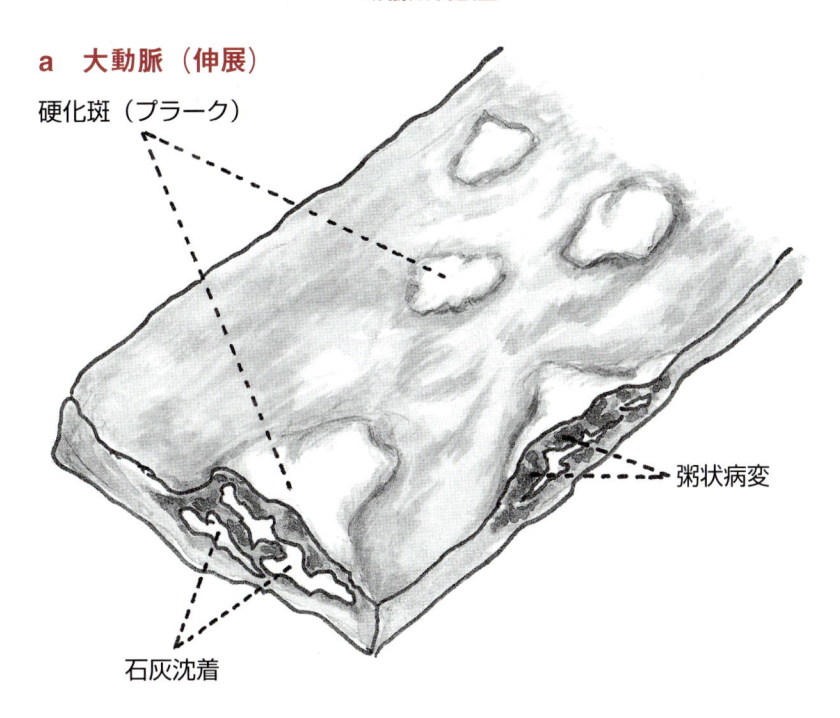

a 大動脈（伸展）

- 硬化斑（プラーク）
- 粥状病変
- 石灰沈着

b 冠状動脈（断面）

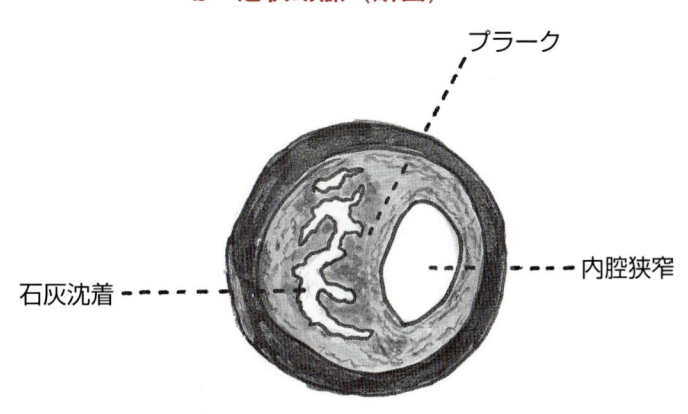

- プラーク
- 内腔狭窄
- 石灰沈着

3. 血管造影法（アンギオグラフィ angiography）

■ 造影法（a）

1) 直接穿刺法
   - 総頸動脈，上腕動脈，大腿動脈を直接穿刺し，脳，上肢，下肢の血管を描出する．
   - 腹大動脈の直接穿刺によって腹腔動脈，上・下腸間膜動脈，腎動脈などを描出する．
2) 逆行性注入法
   - 左上腕動脈を穿刺し，造影剤を高圧で注入すると，逆行性に左椎骨動脈，後大脳動脈が描出される．対側椎骨動脈からの血流による希釈のため，造影濃度は十分でない．
   - 右上腕動脈から高圧注入を行うと，右椎骨動脈から後大脳動脈が，右総頸動脈から前・中大脳動脈が描出されるが，両動脈系の血管が重なり，読影が困難である．
3) カテーテル法（選択的血管造影法）
   - セルディンガー法によりカテーテルを大腿動脈から挿入し，目的とする血管にカテーテルを進め造影剤を注入する．

> **メモ**　カテーテルを大腿動脈から選択する血管まで逆行性に進めることができるのは，動脈に弁がないからである．静脈には弁が多いので，下肢静脈造影（p.150）などは末梢から造影剤を用手注入する．

■ セルディンガー法（b）

- 1) 局所麻酔下に大腿動脈を穿刺針で貫通する．2) 内套針を抜く．3) 外套針をゆっくり引き，動脈血の拍出があったらガイドワイヤーを入れる．4) 針を斜めに倒し，ワイヤーに抵抗のないことを確かめ，さらに数cm入れる．5) 穿刺部を指で圧迫しながら外套針を抜き去る．6) ワイヤーの尾端からカテーテルをかぶせて前進させる．7) ガイドワイヤーを抜き去る．8) 選択する血管までカテーテルを進める．

> **メモ**　カテーテルによる血管造影を行うにあたって絶対安静を保つために，体を寝台に縛りつける．手技に先立ち，硫酸アトロピン（鎮痙剤）を筋注し，内臓の緊張を除去する．血管分岐部付近で少量の造影剤を放出すると，求める血管がわかる．被検者はその度に軽い熱感をおぼえる．大腿動脈を傷つけるので，撮影後カテーテルを除去した後も絶対安静が必要である．そのためカテーテル挿入部に圧迫帯を施し，足を寝台に縛りつけ，少なくとも6時間は動かさないようにする．導尿を施すのも安静を保つためである．またカテーテル挿入部の消毒のため，あらかじめ前日恥毛を剃っておく．

■ 造影剤

- 水溶性ヨード製剤を使用する．ヨードはX線をよく吸収して血管を白く描出する．イオン性造影剤（アンギオグラフィン，ウログラフィン，コンレイなど）は溶解性を高め，ヨード濃度をあげるためにナトリウム塩になっている．そのため血中でイオン化して浸透圧をあげるため副作用（血球，血管内皮，血液脳関門などの破壊など）が強い．それを改善するため，イオン解離することなく高い溶解性を持った非イオン性造影剤（イオパミロン，オムニパークなど）が開発された．副作用（嘔気，嘔吐）を避けるため，当日は絶食．
- 血管造影剤は尿に排泄される．腎機能の低下している患者は排泄が遅延するので要注意．

セルディンガー法に基づいて選択的血管造影を行う．
カテーテルを逆行性に進めることができるのは動脈に弁がないからである．

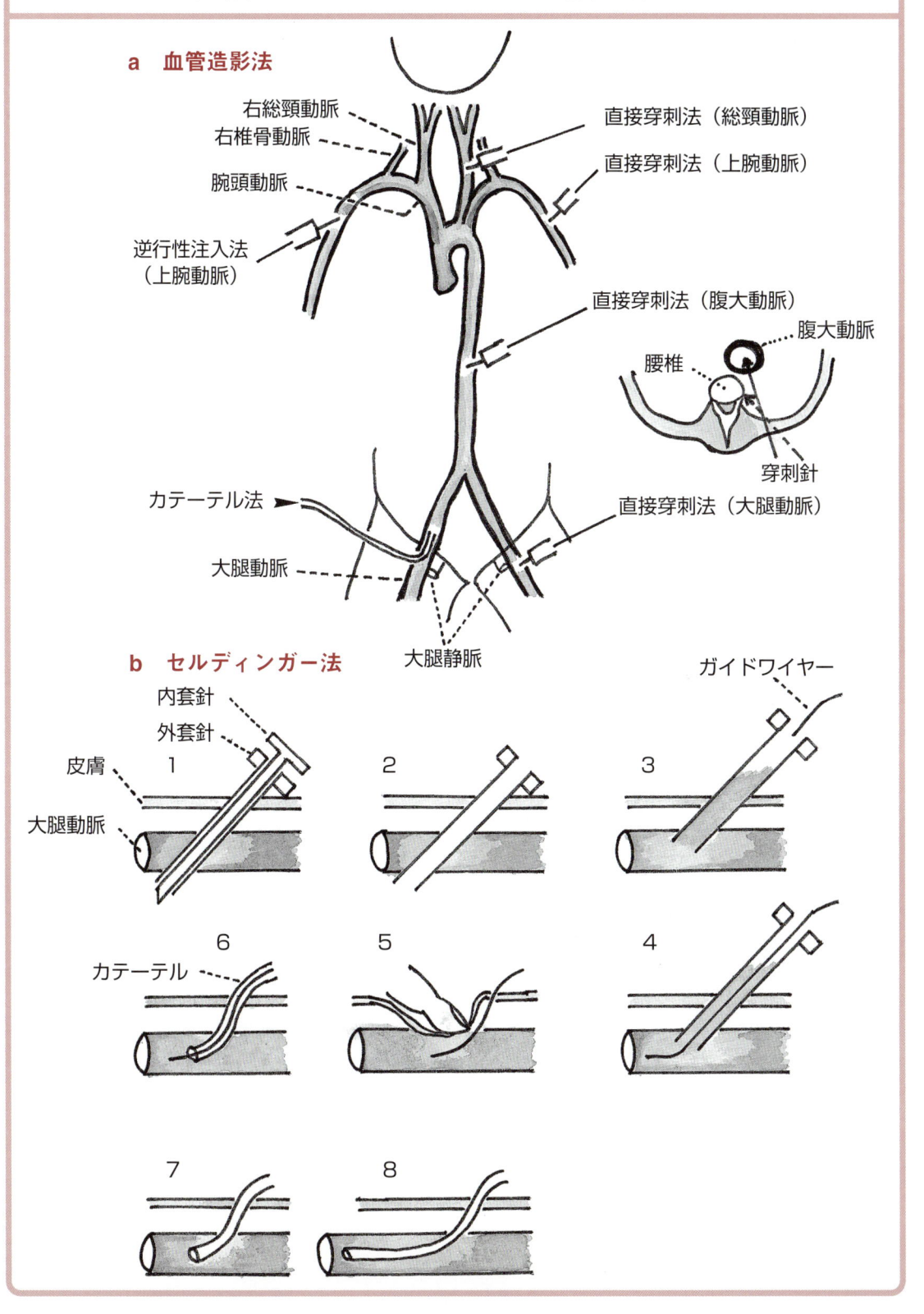

a 血管造影法

- 右総頸動脈
- 右椎骨動脈
- 腕頭動脈
- 逆行性注入法（上腕動脈）
- 直接穿刺法（総頸動脈）
- 直接穿刺法（上腕動脈）
- 直接穿刺法（腹大動脈）
- 腹大動脈
- 腰椎
- 穿刺針
- カテーテル法
- 大腿動脈
- 直接穿刺法（大腿動脈）
- 大腿静脈

b セルディンガー法

- 内套針
- 外套針
- 皮膚
- 大腿動脈
- ガイドワイヤー
- カテーテル

■ デジタルサブトラクション血管造影法（DSA：digital subtraction angiography）

- 画像処理によって造影剤注入後の像から注入前の像を差し引くと，骨陰影などの背景が消え，血管がよくみえるようになる．DSA装置で撮影する．血管は黒く描出される．

- 静注DSA（IVDSA）……造影剤を静注して動脈像が得られる．手技が容易で安全で短時間で実施できる．造影剤を急速（3〜5ml/sec）に静注（ボーラス注入）した後，連続撮影（動態撮影，ダイナミック造影）すると，造影剤が静脈から心臓を経て，動脈，毛細血管，静脈へ移行するにつれ，動脈相，実質相（毛細血管相），静脈相として描出される．

- 動注DSA（IADSA）……同じカテーテル法で動脈を造影しても，DSAを行うと，少量（1/3〜1/5）の造影剤で良好な像が得られる．副作用が少ない．注入開始から連続撮影を行うと，この場合にも動脈相（a_1）に続いて毛細血管相（a_2），静脈相（a_3）が描出される．

> **メモ**
> 激しく分裂増殖する腫瘍細胞は多くの酸素と栄養を必要とするため，自ら血管形成因子を産生し，自分の回りに血管を新生する．これが腫瘍血管（a_2）である．血管造影を行うと，造影剤はここに集まるだけでなく，ここにだけ長く滞留する（a_4）ので，腫瘍の診断に重要である．油性の造影剤リピオドールは腫瘍血管に特に長く残留するので診断に利用される（b）．腫瘍には腫瘍血管新生の強いものと弱いものがあり，鑑別診断に利用される．腫瘍血管はノルアドレナリンなどの血管収縮剤の作用を受けないのも特徴の一つである．

■ インターベンショナルラジオロジー（IVR：interventional radiology）

- 経血管的IVR……血管造影の手技に基づいて挿入したカテーテルを治療に応用する方法で，インターベンショナルアンギオグラフィ（IVA：interventional angiography）とも呼ばれる．

    経カテーテル動脈塞栓術（TAE：transcatheter arterial embolization）：肝癌の治療によく用いられる．発癌部位を養う肝動脈枝をゼラチンスポンジあるいは本人の凝血塊で塞栓し，栄養の補給路を遮断する．

    経カテーテル血栓溶解術：脳動脈，冠状動脈，上・下肢動脈などの血栓の治療に用いる．血栓部近くまでカテーテルを進め，プラスミン，ウロキナーゼなどの血栓溶解剤を注入する．冠動脈血栓溶解術をICT（intra coronary thrombolysis）という．

    経カテーテル血管拡張術（PTA）：バルーンカテーテルを挿入し，血管の狭窄部を機械的に破壊する．冠動脈バルーン拡張術をPTCAという．再閉塞を防ぐためにステントを留置する．

    経カテーテル薬物動注療法：発癌部位を養う肝動脈枝にカテーテルを進め，局所的に濃厚な抗癌剤を投与する．ノルアドレナリンを上あるいは下腸間膜動脈に進めたカテーテルから注入し，下部消化管の大量出血を止める．これらの動脈に通したカテーテルにステロイド剤を注入し，クローン病や潰瘍性大腸炎を治療する．

- 非経血管的IVR……経皮経肝胆管造影法（p.60）の穿刺針をドレーンに置きかえると経皮経肝胆管ドレナージ（PTCD）になり，ドレーンから胆汁が流出し，閉塞性黄疸（p.63）の治療法になる．また，金属ステント（ステントという円筒型金属，stainless steel）による胆道拡張術，ステント留置による食道拡張術，ステント留置による気管，気管支拡張術，ステント留置による上大静脈拡張術（p.206），そのほか下大静脈フィルタ留置（p.150），胃瘻造設，経皮エタノール注入療法などが行われる．

血管造影による腫瘍血管の描出は腫瘍の診断に有効なだけでなく，血管造影法の応用によって腫瘍を治療することができる．

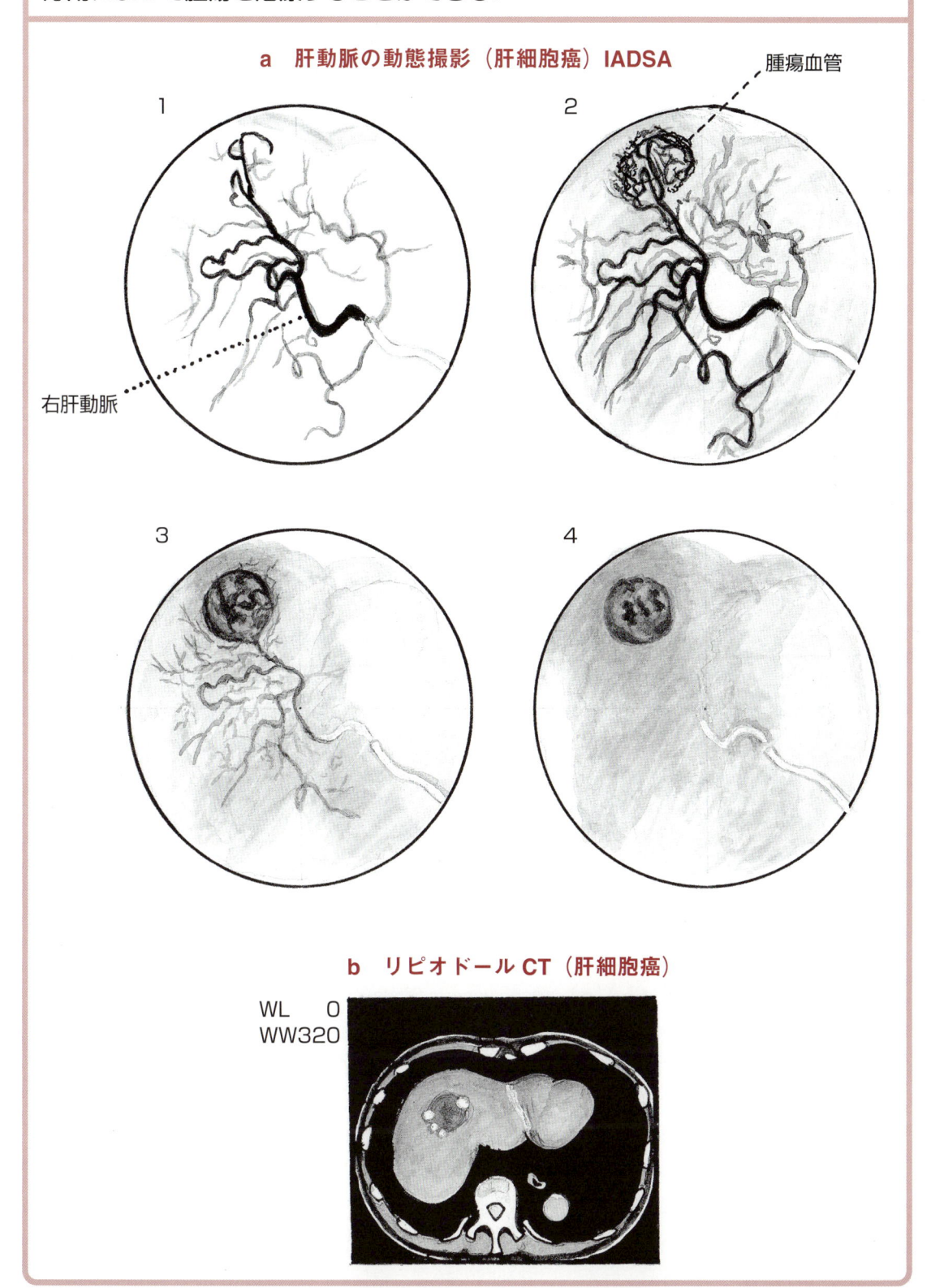

a 肝動脈の動態撮影（肝細胞癌）IADSA

1

2 腫瘍血管

右肝動脈

3

4

b リピオドール CT（肝細胞癌）

WL 0
WW320

4．血管造影が診断に有効な血管の疾患

■ 大動脈瘤
- 動脈硬化によって大動脈壁がこぶのように膨らむ．破れて大出血を起こす．
- 大動脈弓の左鎖骨下動脈分岐部の下部，腹大動脈の腎動脈分岐部の下部に好発する．
- 上行大動脈起始部に発生する動脈瘤はバルサルバ洞動脈瘤（p.158, 161, e）と呼ばれる．
- 大動脈造影（c）によって円形ないし半円形の平滑な突出像を示す．造影 CT（p.322 図 a）でより明確に膨出像を認める．
- 大動脈内に人工血管やステントグラフト（p.180）を留置して破壊を防ぐ．
- 大動脈壁の粥状硬化（p.176）によって内膜と中膜の間に亀裂が起こり，ここに血管が流入するものを解離性大動脈瘤という．造影 CT（p.322 図 b）でさけめが黒く描出される．

■ 脳動脈瘤（a，b）
- ウィリス動脈輪（p.188），その中でも前半部の血管分岐部（b 矢印：内頸後交通動脈瘤，前交通動脈瘤，中大脳動脈三叉部動脈瘤）に好発する．破裂してクモ膜下出血（p.314）を起こす．
- 内頸動脈造影を行うと，囊状に描出されるものが多く，囊状動脈瘤といわれる．大なり小なり柄で連なっている．棍棒状のものもある．大きいものほど，形がいびつなものほど破れやすい．
- くびれた柄の所をクリップする手術（クリッピング）が行われる．細いカテーテルの先を動脈瘤の中にコイル状に挿入して，血液を凝固させる方法も行われる．

■ 高安病（大動脈弓症候群，脈なし病）（e）
- 大動脈弓とその主要分枝の起始部に動脈中膜炎が起こり，続発性に内膜が肥厚し，腕頭動脈，左総頸動脈，左鎖骨下動脈が狭窄または閉塞し，脈拍を触れなくなる．
- 20 歳代に好発する．圧倒的に女性に多い．特に日本人に多い．
- 大動脈造影で，どの分枝にどんな狭窄が起こっているか診断することができる．

■ もやもや病（ウィリス動脈輪閉塞症）（f）
- 内頸動脈の後交通動脈分岐部より末梢に閉塞が起こる．閉塞した前・中大脳動脈に代わって大脳皮質を養うため，レンズ核線条体動脈，前脈絡叢動脈が側副路として発達する．先天性血管異常．
- 6～7 歳を中心に発症する．日本人に多い．
- 新生した側副路の血管は弱く，破裂して脳出血，クモ膜下出血などを起こす．
- 内頸動脈造影で，基底核（p.304）領域にもやもやした多数の異常血管網が描出される．

■ 動静脈瘻（A-V シャント）（g） arterio venous fistula（shunt）
- 先天性に，毛細血管網の前に動脈と静脈を直接結ぶ短路が形成されるもの．
- 脳と肺に好発する．脳では海綿静脈洞の中を内頸動脈が走る関係から，この部に好発する．
- 脳動静脈瘻はてんかんの原因になったり，クモ膜下出血の原因になる．肺動静脈瘻は無症状のことが多いが，乏酸素血症の症状を呈することがある．
- 内頸動脈造影を行うと，造影剤がサイフォン部（p.188, 190）から直ちに海綿静脈洞，錐体静脈洞，眼静脈に流入し，拡張した眼静脈が描出される．

■ 川崎病（d）
- 原因不明の乳幼児の疾患で，発熱，口腔粘膜の発赤，頸リンパ節の腫脹，手足の紅斑などの症状を呈す．病理解剖を行うと冠状動脈に動脈瘤がみられる．

II 血管 | 183

脳動脈瘤はウィリス動脈輪に好発する．その破裂によってクモ膜下出血を起こす．

a 脳動脈瘤（右内頸動脈造影）

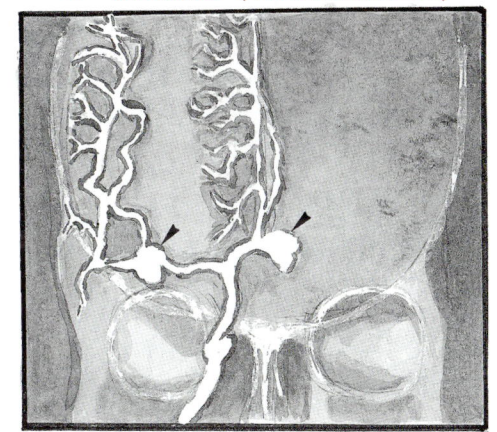

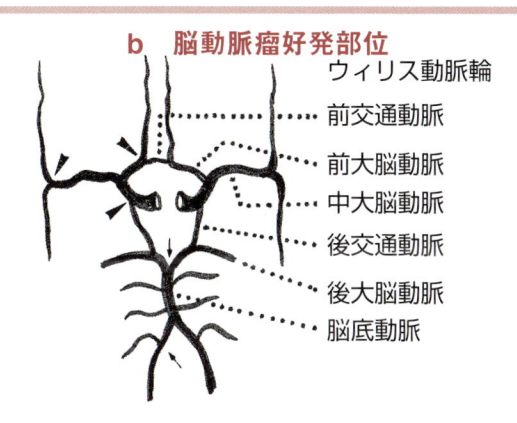

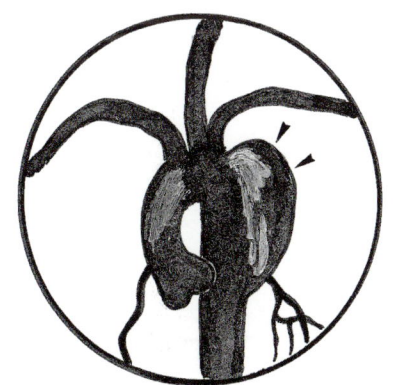

b 脳動脈瘤好発部位
- ウィリス動脈輪
- 前交通動脈
- 前大脳動脈
- 中大脳動脈
- 後交通動脈
- 後大脳動脈
- 脳底動脈

DSA

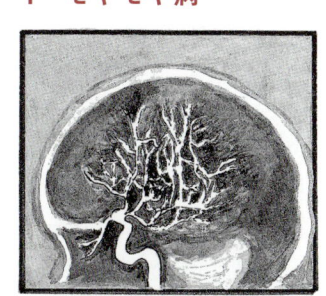

c 胸大動脈瘤

d 川崎病（冠状動脈瘤）

e 高安病

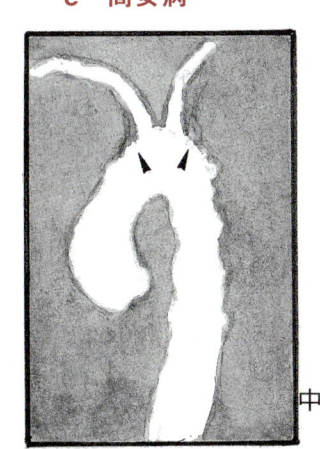

f モヤモヤ病
- 前大脳動脈
- 中大脳動脈
- レンズ線条体動脈
- レンズ線条体動脈
- 脈絡叢動脈
- 内頸動脈
- 正常 ↔ モヤモヤ病

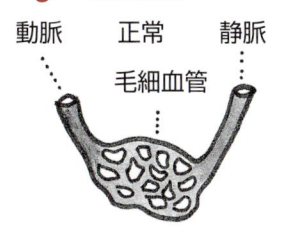

g 動静脈瘻
- 動脈　正常　静脈
- 毛細血管

A-Vシャント

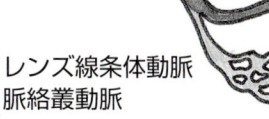

III 動脈系

1. 大動脈

■ 大動脈
- 上行大動脈，大動脈弓，下行大動脈に分ける．下行大動脈を横隔膜を貫く大動脈裂孔で胸大動脈と腹大動脈に分ける．大動脈起始部の直径は2.5〜3.0cm，厚さ2〜3mm，下端部の直径は1.6〜1.8cm．年をとると弾性が失われ径が増す．

■ 上行大動脈
- 左心室を出ると，まず左・右の冠状動脈が出る(p.166)．

■ 大動脈弓（a）
- 腕頭動脈，左総頸動脈，左鎖骨下動脈が出る．
- 腕頭動脈は気管の前を右上方に走った後，右胸鎖関節の高さで右総頸動脈と右鎖骨下動脈に分かれる．
- 左・右総頸動脈はそれぞれ気管，喉頭の側壁に沿って上行し，第4頸椎（甲状軟骨上縁）の高さで内頸動脈と外頸動脈に分かれる．
- 総頸動脈は第6頸椎の横突起（頸動脈結節）の前で圧迫すると脈を触れる．

■ 胸大動脈（a，b）
- はじめ脊椎の左側，終わりは前を下降する．食道からいえば，はじめ左後側を下降するが，終わりは右後側に位置を変え，横隔膜の上方で交叉する．
- 対をなす枝：肋間動脈……第3〜第11肋間動脈および12番目の肋下動脈を出す．
- 無対の枝　：気管支動脈…2〜3本，気管支に沿って分布する．肺の栄養血管．
  　　　　　　　食道動脈……3〜7本．

> **メモ**　肺動脈は肺でガス交換するための機能血管で，気管支動脈は肺を養うための栄養血管である．

■ 腹大動脈（a，c）
- 下大静脈の左側を下る．第4〜5腰椎の高さで左右の総腸骨動脈に分かれる．
- 対をなす枝：腰動脈……肋間動脈に相当するもので4対出る．
  　　　　　　　腎動脈……第2腰椎の高さから左右に出る．
  　　　　　　　精巣動脈（卵巣動脈）……腎動脈よりやや低い位置で，腹大動脈の前側から出る．しばしば左右の出る高さが異なる．
- 無対の枝　：腹腔動脈……第1腰椎の高さから出る．
  　　　　　　　上腸間膜動脈……腹腔動脈のすぐ下から出る．
  　　　　　　　下腸間膜動脈……第3腰椎の高さから出る．

■ 正中仙骨動脈
- 大動脈の末端が細くなったもので，左右総腸骨動脈分岐部から出て，仙骨の前面を下る．

> 肺動脈は肺でガス交換を営む機能血管で，気管支動脈は肺を養う栄養血管である．気管支動脈は胸大動脈から出る．

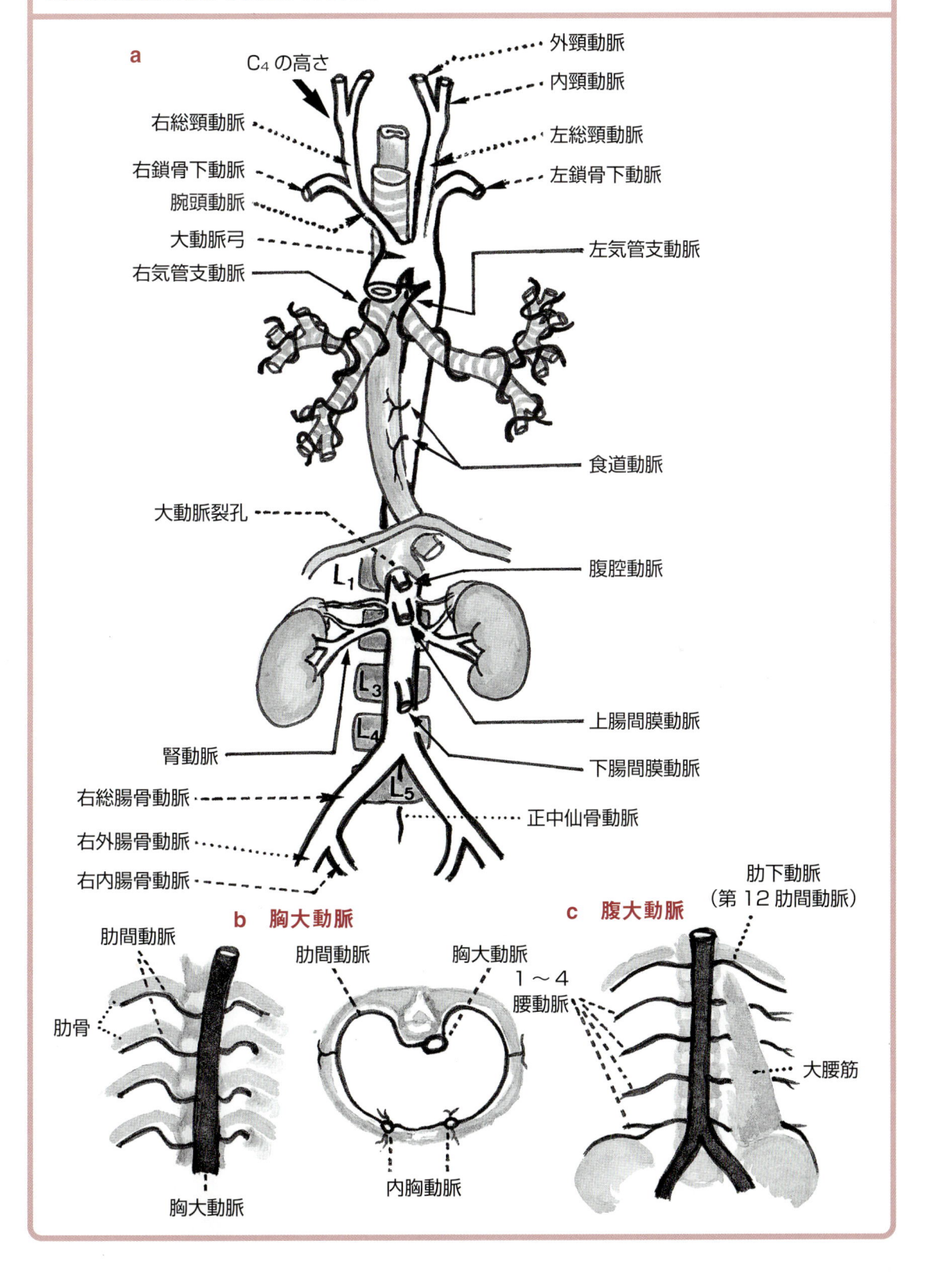

a

- C₄ の高さ
- 外頸動脈
- 内頸動脈
- 右総頸動脈
- 左総頸動脈
- 右鎖骨下動脈
- 左鎖骨下動脈
- 腕頭動脈
- 大動脈弓
- 左気管支動脈
- 右気管支動脈
- 食道動脈
- 大動脈裂孔
- 腹腔動脈
- 上腸間膜動脈
- 腎動脈
- 下腸間膜動脈
- 右総腸骨動脈
- 正中仙骨動脈
- 右外腸骨動脈
- 右内腸骨動脈

b 胸大動脈

- 肋間動脈
- 肋骨
- 肋間動脈
- 胸大動脈
- 内胸動脈
- 胸大動脈

c 腹大動脈

- 肋下動脈（第12肋間動脈）
- 1〜4 腰動脈
- 大腰筋

2. 頭部，顔面の動脈

■ 外頸動脈(a)

- 前方に上甲状腺動脈，舌動脈，顔面動脈を，後方に後頭動脈を出した後，耳下腺に被われて上行し，顎関節の高さで顎動脈と浅側頭動脈の2終枝に分かれる．
- 顔面動脈は咬筋の前縁で下顎骨の下縁を曲がり，顔面に出る．曲がる所で脈拍を触れる．
- 顎動脈は分岐後すぐ中硬膜動脈を出す．中硬膜動脈は下顎神経の硬膜枝とともに棘孔(p.231, a, 235, c)を通って中頭蓋窩に出，前枝と後枝に分かれて硬膜に分布する．中硬膜動脈の走行に一致して，頭蓋骨に浅い溝(血管溝，動脈溝)がみられる．

■ 外頸動脈造影(b)

- 顎動脈，浅側頭動脈，中硬膜動脈が造影される．

メモ	髄膜腫は硬膜から発生する脳腫瘍の一つで(p.310)，頭部単純撮影で診断されることもあるが，血管に富むので外頸動脈造影を行うと腫瘍が明確に描出される．腫瘍に向かって中硬膜動脈が怒張するのみならず，浅側頭動脈や後頭動脈が頭蓋骨を貫いて頭蓋腔に入り，腫瘍に分布する(c)．

メモ	大動脈(p.174)の直径は心臓の近くで2.5〜3.0cm．壁の厚さは2〜3mm．腹大動脈の下端部近くで直径1.5〜2.0cm．加齢によって動脈壁の弾性が失われると径が増す．腹大動脈の直径(X線CTで測定)が3.0cmを越えると大動脈瘤の危険性があるとされる．大動脈はまた加齢と共にしばしば蛇行する．

髄膜腫は内頸動脈造影でなく，外頸動脈造影で描出される．

a 外頸動脈

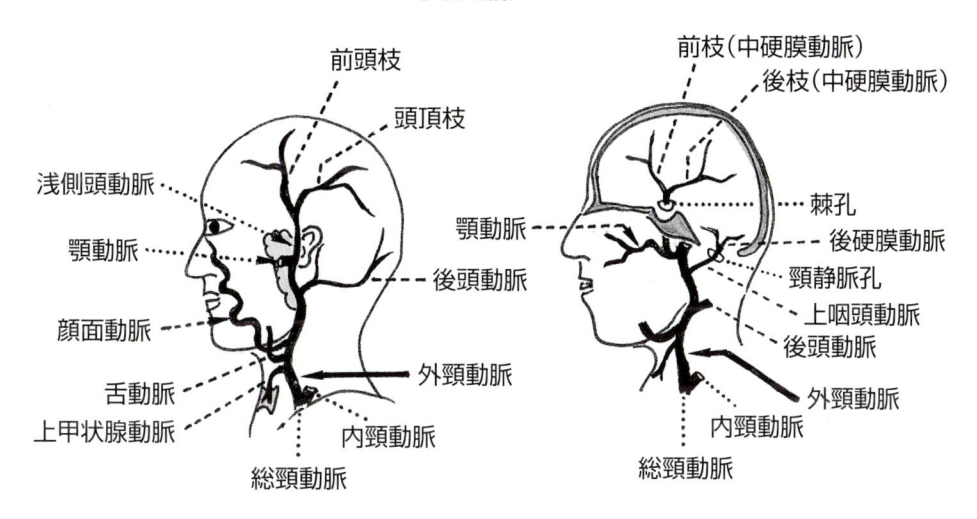

b 外頸動脈造影

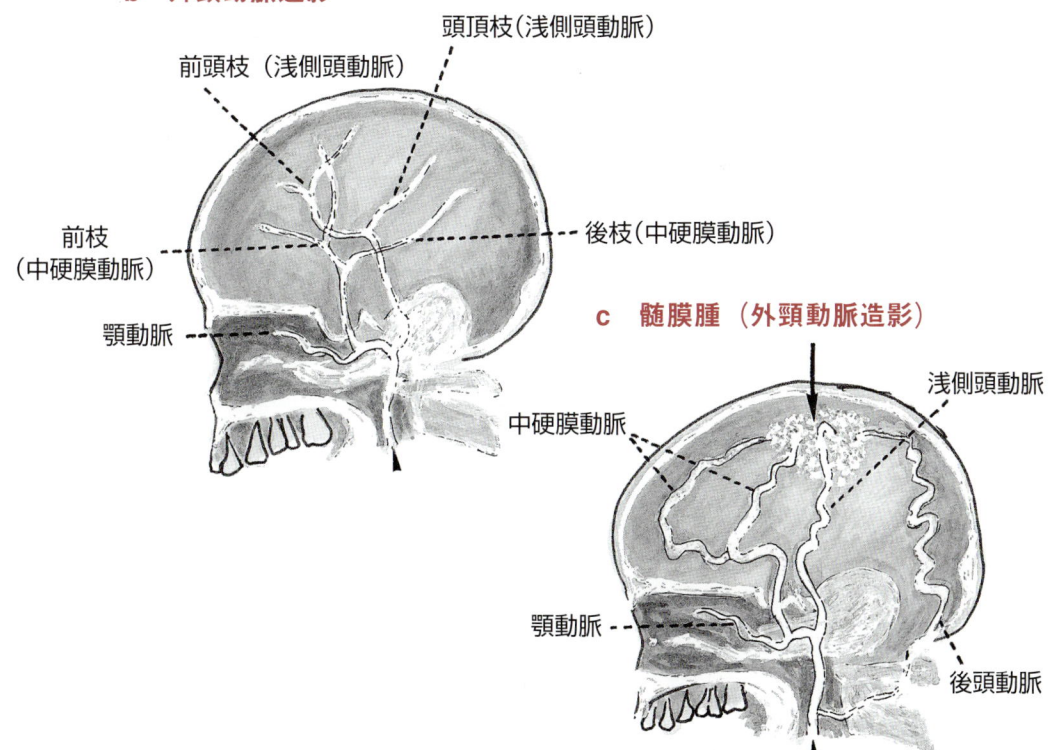

c 髄膜腫（外頸動脈造影）

3. 脳の血管

a. 脳の動脈

- 脳は内頸動脈と椎骨動脈で養われる（e）．

■ 内頸動脈（a，b，e）
- 総頸動脈から分かれてまっすぐ上行し，頭蓋底で錐体の下面から頸動脈管に入り，錐体尖で頸動脈管を出，頭蓋腔に入る．
- トルコ鞍の外側にある頸動脈溝に沿って海綿静脈洞の中を前進．前床突起の内下方で上後方に膝状に屈曲する．ここは内頸動脈造影でサイフォン状に描出される（p.191，a，b）．
- 脳硬膜を貫く前に視神経管に眼動脈を出した後，前大脳動脈と中大脳動脈に分かれる．
- 前大脳動脈は大脳半球の内側面に向かい（d），脳梁の背面にある脳梁溝に沿い脳梁周囲動脈として脳梁膨大部に達す．途中多くの皮質枝を出す．そのうち最も大きい枝が帯状溝を走る脳梁辺縁動脈である．前大脳動脈は大脳半球の内側面ことに前頭葉，頭頂葉の内側面に分布する（p.343，e）．
- 中大脳動脈は大脳半球の外側面に向かい（c），外側溝（シルビー溝）を走り，大脳半球外側面の大部分，前頭葉，頭頂葉，側頭葉の外側面に分布する（p.343，e）．一部は前頭葉の眼窩面に分布する．

■ 椎骨動脈（a，b，e）
- 鎖骨下動脈から起こり，第6頸椎以上の横突孔の中を上行．大後頭孔から頭蓋腔に入る．
- 橋の下端で左右が合して脳底動脈になる．合流前後下小脳動脈を出す．脳底動脈から上小脳動脈，前下小脳動脈が出る．
- 脳底動脈は橋の上端で再び分かれて左右の後大脳動脈に終わる．

> **メモ** 脳底動脈はまっすぐなものは少なく，右か左のどちらかに弯曲している．椎骨動脈は左が大きいことが多いため，脳底動脈は右に偏るものが多い．

■ ウィリス動脈輪（大脳動脈輪）（a，b）
- 同側の内頸動脈と後大脳動脈を後交通動脈が連絡し，左右の前大脳動脈を前交通動脈が連絡し，トルコ鞍をめぐって脳底に動脈の輪ができる．
- ウィリス動脈輪の全構成部分が完全に開存するのは約25％で，1箇所あるいは数箇所に低形成が認められることが多い．

> **メモ** 神経細胞は酸素の供給に特に過敏に反応する．ウィリス動脈輪は脳に特有な構造で，どこかに障害が起こっても，ほかの回路によって血行が保たれる．

脳は内頸動脈と椎骨動脈で養われる．両者は脳底でウィリス動脈輪を形成する．
内頸動脈から出る中大脳動脈は外側溝を走る．

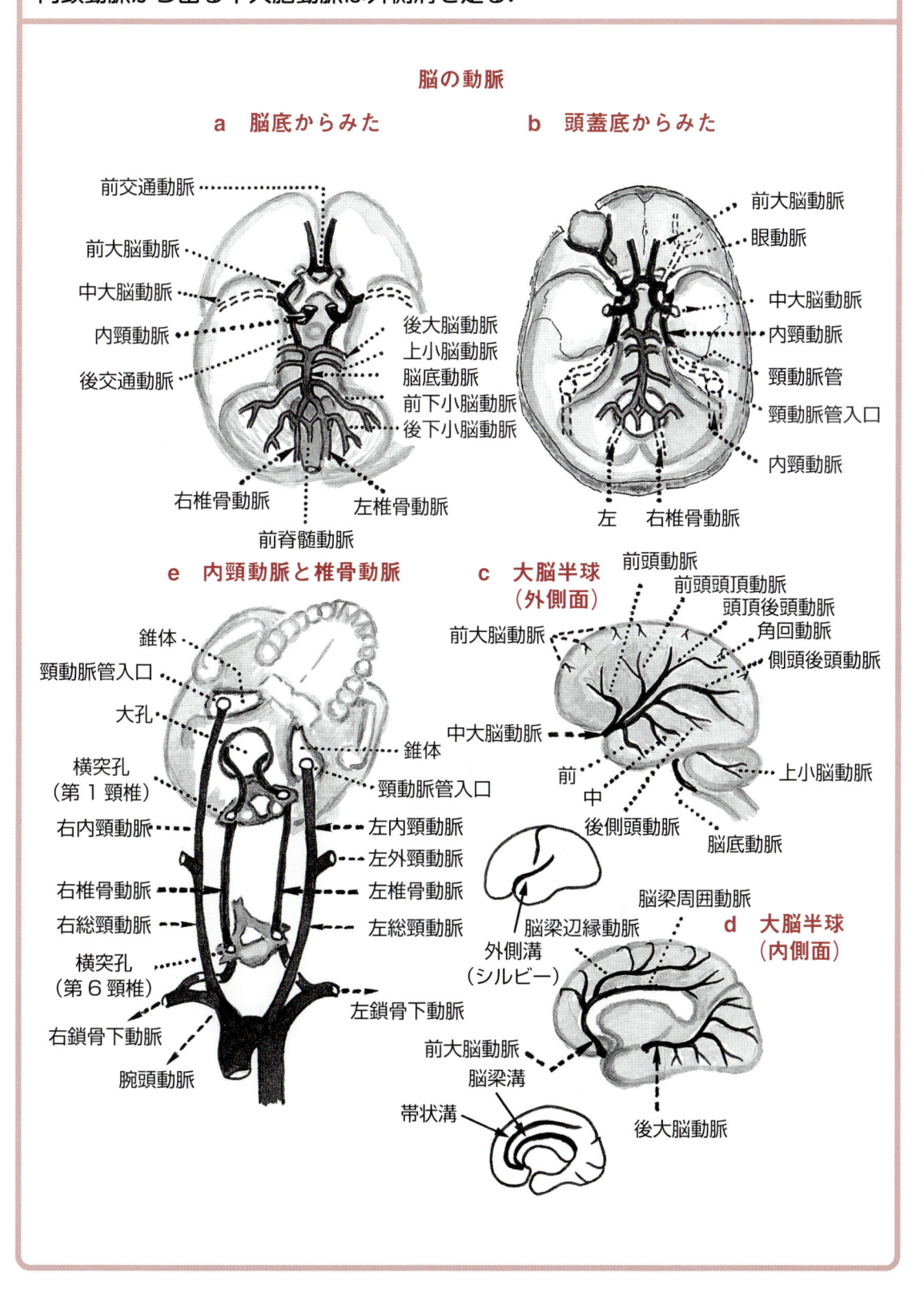

脳の動脈

a 脳底からみた

- 前交通動脈
- 前大脳動脈
- 中大脳動脈
- 内頸動脈
- 後交通動脈
- 後大脳動脈
- 上小脳動脈
- 脳底動脈
- 前下小脳動脈
- 後下小脳動脈
- 右椎骨動脈
- 左椎骨動脈
- 前脊髄動脈

b 頭蓋底からみた

- 前大脳動脈
- 眼動脈
- 中大脳動脈
- 内頸動脈
- 頸動脈管
- 頸動脈管入口
- 内頸動脈
- 左　右椎骨動脈

e 内頸動脈と椎骨動脈

- 錐体
- 頸動脈管入口
- 大孔
- 横突孔（第1頸椎）
- 右内頸動脈
- 右椎骨動脈
- 右総頸動脈
- 横突孔（第6頸椎）
- 右鎖骨下動脈
- 腕頭動脈
- 錐体
- 頸動脈管入口
- 左内頸動脈
- 左外頸動脈
- 左椎骨動脈
- 左総頸動脈
- 左鎖骨下動脈

c 大脳半球（外側面）

- 前頭動脈
- 前頭頭頂動脈
- 頭頂後頭動脈
- 角回動脈
- 側頭後頭動脈
- 前大脳動脈
- 中大脳動脈
- 前
- 中
- 後側頭動脈
- 上小脳動脈
- 脳底動脈
- 脳梁辺縁動脈
- 外側溝（シルビー）

d 大脳半球（内側面）

- 脳梁周囲動脈
- 前大脳動脈
- 脳梁溝
- 帯状溝
- 後大脳動脈

■ 内頸動脈造影側面像（a）

- 頸動脈サイフォン（p.188）がＵ字状に描出される．サイフォン近位部から眼動脈が前下方に出る（網膜中心動脈は細くて血管像として認められない）．
- 続いて比較的太い後交通動脈が出，そのすぐ先から前脈絡叢動脈が出る．
- 前大脳動脈（p.189, d）ははじめ上前方に走った後，後方に弯曲し脳梁周囲動脈となる．弯曲部から帯状溝を後方に走る脳梁辺縁動脈が出る．
- 中大脳動脈（p.189, c）から前頭動脈，頭頂動脈，角回動脈，側頭後頭動脈，側頭動脈などが出る．

■ 内頸動脈造影正面像（b）

- 大脳半球内側面に沿って前大脳動脈が，外側面に沿って中大脳動脈が描出される．
- 上行する前大脳動脈の基部に前交通動脈が認められる．
- 中大脳動脈の水平部から前大脳動脈との分岐部よりに後上方に出る細い２～３本のレンズ核線条体動脈が認められる．

> **メモ** レンズ核線条体動脈（p.315, a, p.343, f）は名の示す通り，レンズ核，線条体，内包に分布しており，高血圧性の脳内出血を最も起こしやすい血管である（p.315, b）．出血によって脳卒中（p.314），半身不随を惹起する．

- 前脈絡叢動脈はレンズ核線条体動脈と重なって見分け難いこともあるが，通常はそれより太く，内頸動脈の内側から分かれて上外側に向かうので区別される．側脳室脈絡叢に分布する．

III 動脈系

内頸動脈から出る前大脳動脈は大脳半球の内側面に，中大脳動脈は外側面に分布する．

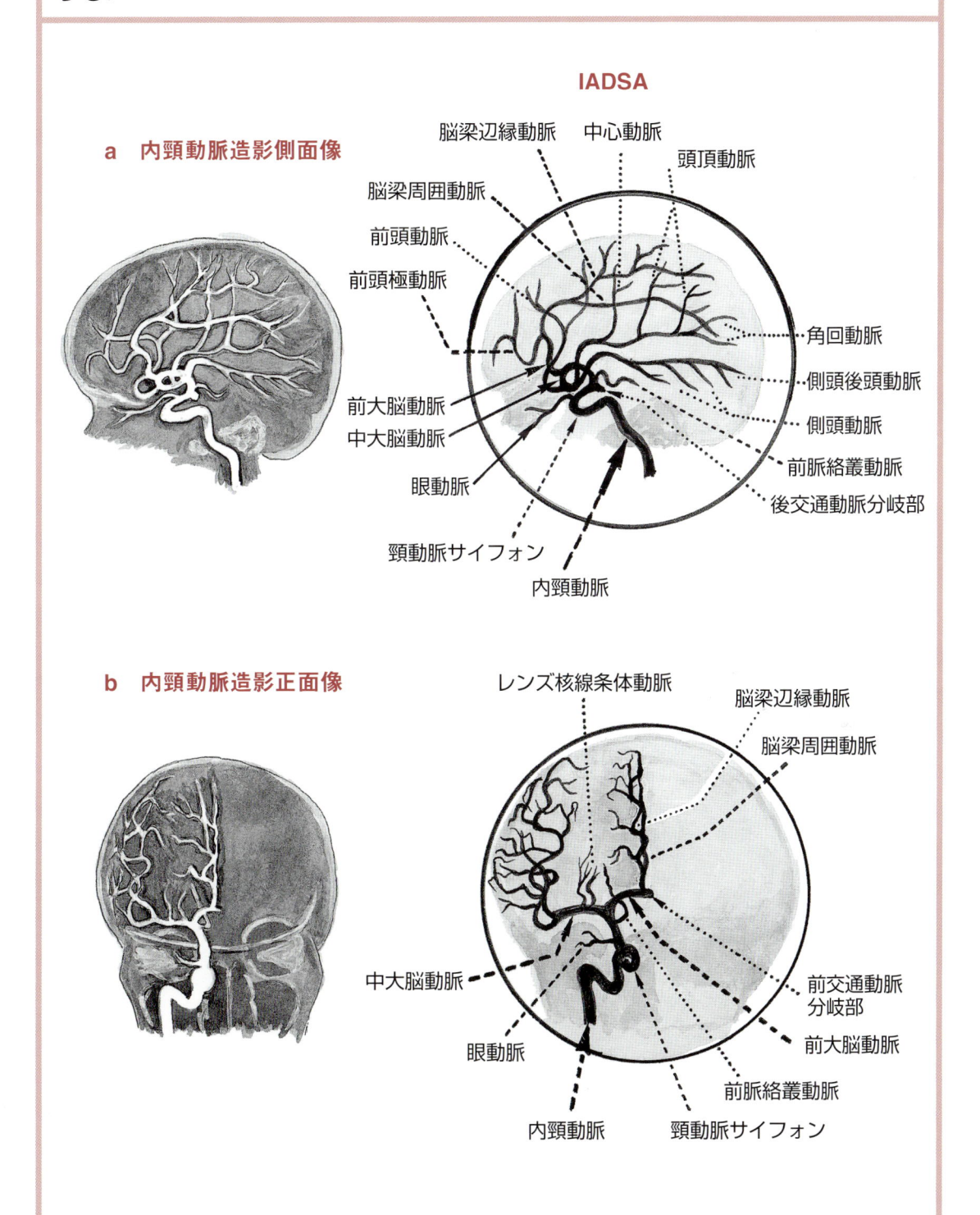

IADSA

a 内頸動脈造影側面像

- 脳梁辺縁動脈
- 中心動脈
- 頭頂動脈
- 脳梁周囲動脈
- 前頭動脈
- 前頭極動脈
- 前大脳動脈
- 中大脳動脈
- 眼動脈
- 頸動脈サイフォン
- 内頸動脈
- 角回動脈
- 側頭後頭動脈
- 側頭動脈
- 前脈絡叢動脈
- 後交通動脈分岐部

b 内頸動脈造影正面像

- レンズ核線条体動脈
- 脳梁辺縁動脈
- 脳梁周囲動脈
- 中大脳動脈
- 眼動脈
- 内頸動脈
- 前交通動脈分岐部
- 前大脳動脈
- 前脈絡叢動脈
- 頸動脈サイフォン

■ 椎骨動脈造影側面像（a），正面像（b）

- 側面像では脳底動脈がほぼ斜台に沿って，浅く前方に弧を描いて描出される．
- 正面像では脳底動脈はほぼ正中を走るが，一側に偏った曲線を示す場合が多い．
- 側面像でも正面像でも，後大脳動脈，上小脳動脈，前下小脳動脈，後下小脳動脈が造影される．

> **メモ**　小脳と大脳の後頭葉の間に，硬膜がほぼ水平にテント状に張っている．これを小脳テントという．小脳テントの前方には脳幹を通す穴が開いている(p.195，a)．小脳テント下にあるのは小脳と脳幹（中脳，橋，延髄）で(p.313, d)，椎骨動脈で養われる．したがって椎骨動脈造影はテント下の脳血管造影といえる．これに対し，内頸動脈造影はテント上の脳血管造影である．

> **メモ**　内頸動脈と椎骨動脈，また左右の内頸動脈，左右の椎骨動脈はウィリス動脈輪でそれぞれ互いに交通しているはずであるが，各動脈の選択的造影を行うと，ほとんどそれぞれの分布域に限られて描出される．

左右の椎骨動脈は延髄の上端近くで合流し，脳底動脈を形成する．
脳底動脈は橋の上端で左右の後大脳動脈に分かれて終わる．

IADSA

a　椎骨動脈造影側面像

- 後交通動脈分岐部
- 後大脳動脈
- 上小脳動脈
- 前下小脳動脈
- 脳底動脈
- 後下小脳動脈
- 椎骨動脈

b　椎骨動脈造影正面像

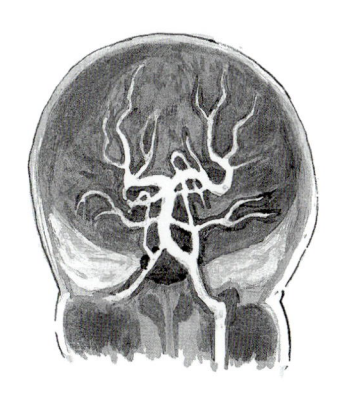

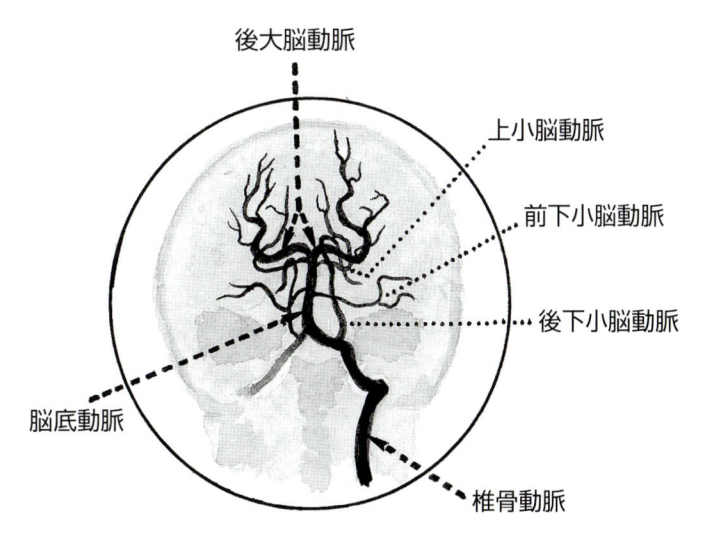

- 後大脳動脈
- 上小脳動脈
- 前下小脳動脈
- 後下小脳動脈
- 脳底動脈
- 椎骨動脈

b. 脳の静脈

- 脳硬膜が壁となって大きな静脈洞をつくる．大脳の静脈は脳の表面に出て，もよりの硬膜静脈洞に注ぐ．

■ 硬膜静脈洞（a, b, e, f）

- 上矢状洞，下矢状洞：左右大脳半球を鎌状の硬膜が分ける．その大脳鎌の上端を上矢状洞が，下端を下矢状洞が前から後ろへ走る．
- 直静脈洞：大脳鎌と左右の小脳テントが結合する所を直静脈洞が走り，上矢状洞と下矢状洞を連結する．
- 後頭静脈洞：大後頭孔付近から後上方に走る小さい静脈洞．
- 静脈洞交会：上矢状洞，直静脈洞，後頭静脈洞は内後頭隆起の所に集まって静脈洞交会をつくる．
- 横静脈洞，S状静脈洞：横静脈洞は静脈洞交会に始まって，小脳テントの付着縁に沿って横洞溝を左右に走り，錐体の後端で急に向きを変えてS状静脈洞に移行する．S状静脈洞はS状洞溝に沿って走り，頸静脈孔で内頸静脈に移行する．
- 上錐体静脈洞，下錐体静脈洞：上錐体静脈洞は錐体の上縁を走り，海綿静脈洞と横静脈洞を結ぶ．下錐体静脈洞は錐体の下縁を走り，海綿静脈洞を内頸静脈の上端に結ぶ．
- 海綿静脈洞：トルコ鞍と下垂体のまわりにある海綿状の静脈洞．浅中大脳静脈を受ける．前は上眼静脈，下は翼突筋静脈叢，後ろは上・下錐体静脈洞と交通する．

■ 大脳の静脈

- 大脳表面の静脈（c, e, f）
  上大脳静脈：前頭葉，頭頂葉，後頭葉など大脳半球外側面から数本の静脈が上矢状洞に流入する．流入直前に拡大するものが多く，また上矢状洞壁を斜めに貫く．
  浅中大脳静脈：外側溝に沿って走る静脈で，海綿静脈洞に注ぐ．
  下大脳静脈：側頭葉，後頭葉の下面と外側面下部からの静脈血を集め，横静脈洞に流入する．
  吻合静脈：浅中大脳静脈は上大脳静脈と1本の上吻合静脈，下大脳静脈と1本の下吻合静脈で交通する．
- 大脳深部の静脈（d, e, f）
  内大脳静脈：視床線条体静脈と透明中隔静脈が合流してできる．合流部は鋭角で静脈角と称せられ，室間孔（モンロー孔）の位置（p.219, a, b, 315, c）を示す．左右の内大脳静脈が合流して大大脳動脈となり直静脈洞に注ぐ．

> **メモ** 硬膜静脈洞には筋層もなく弁もない．大脳の静脈にも弁がない．上大脳静脈は上矢状洞に合流するとき（p.345, g），流れの方向に壁を斜めに貫く．また流入直前に拡大するものが多い．逆流に対応するためと思われる．

III 動脈系 | 195

> 大脳の静脈は脳の表面に出て、もよりの硬膜静脈洞に注ぐ.
> 硬膜そのものが静脈壁を形成する.

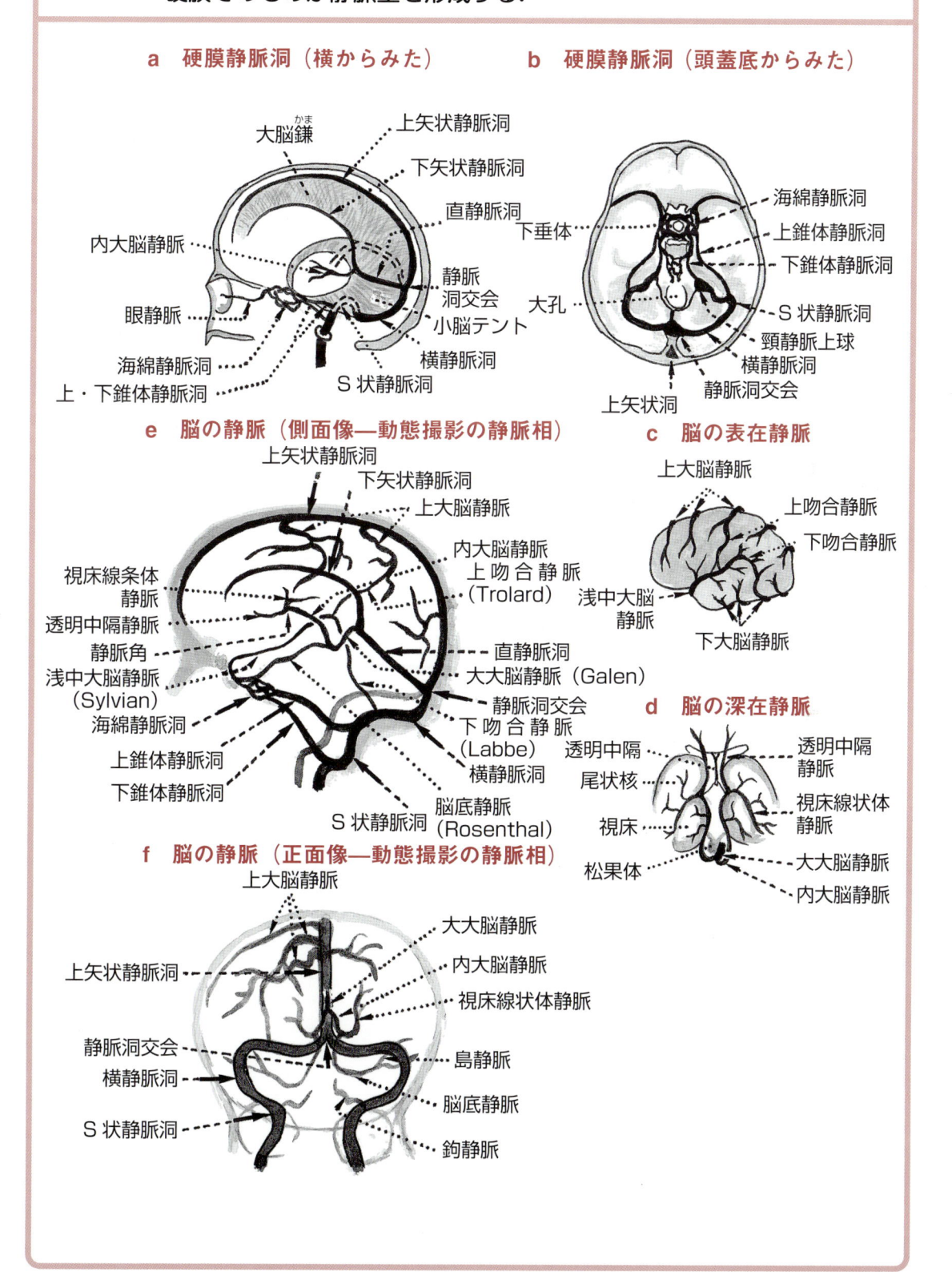

a 硬膜静脈洞（横からみた）

- 大脳鎌
- 上矢状静脈洞
- 下矢状静脈洞
- 直静脈洞
- 内大脳静脈
- 下垂体
- 静脈洞交会
- 眼静脈
- 小脳テント
- 海綿静脈洞
- 横静脈洞
- 上・下錐体静脈洞
- S状静脈洞

b 硬膜静脈洞（頭蓋底からみた）

- 海綿静脈洞
- 上錐体静脈洞
- 下錐体静脈洞
- S状静脈洞
- 頸静脈上球
- 横静脈洞
- 大孔
- 静脈洞交会
- 上矢状洞

e 脳の静脈（側面像—動態撮影の静脈相）

- 上矢状静脈洞
- 下矢状静脈洞
- 上大脳静脈
- 内大脳静脈
- 上吻合静脈 (Trolard)
- 視床線条体静脈
- 透明中隔静脈
- 静脈角
- 直静脈洞
- 浅中大脳静脈 (Sylvian)
- 大大脳静脈 (Galen)
- 海綿静脈洞
- 静脈洞交会
- 上錐体静脈洞
- 下吻合静脈 (Labbé)
- 下錐体静脈洞
- 横静脈洞
- S状静脈洞
- 脳底静脈 (Rosenthal)

c 脳の表在静脈

- 上大脳静脈
- 上吻合静脈
- 下吻合静脈
- 浅中大脳静脈
- 下大脳静脈

d 脳の深在静脈

- 透明中隔
- 透明中隔静脈
- 尾状核
- 視床線状体静脈
- 視床
- 松果体
- 大大脳静脈
- 内大脳静脈

f 脳の静脈（正面像—動態撮影の静脈相）

- 上大脳静脈
- 大大脳静脈
- 上矢状静脈洞
- 内大脳静脈
- 視床線状体静脈
- 静脈洞交会
- 島静脈
- 横静脈洞
- 脳底静脈
- S状静脈洞
- 鉤静脈

c. 脳の血管の動態撮影

■ 側面像(a)，正面像(b)

- 肘静脈に大量の造影剤を急速注入(ボーラス注入)し，注入直後から連続撮影(動態撮影，ダイナミック撮影)を行うと，動脈相，毛細血管相，静脈相と動態観察を行うことができる．側面像と正面像を撮る．
- この方法で脳の静脈系が描出される．
- 動注によっても循環動態像が得られる．

メモ	海綿静脈洞は上眼静脈，翼突筋静脈叢を介して顔面静脈と交通する．顔面静脈にも硬膜静脈洞にも弁がないので，顔面の化膿巣から菌が静脈洞の方向に流れ，脳膜炎を起こす可能性がある．昔から顔の"おでき"はこわい，それもまん中にあるほど危いというのには，このような解剖学的な根拠がある．

メモ	硬膜静脈洞は大脳の静脈血のみならず脳脊髄液を排導する．上矢状洞の中には脳クモ膜の大小さまざまな突起がとび出していて，このクモ膜顆粒(p.233, c, 315, c)を通して脳脊髄液の排導が行われる．

動態撮影により，脳の動脈，毛細血管，静脈への流れが描出される．

a 脳血管の動態撮影（側面像）IVDSA

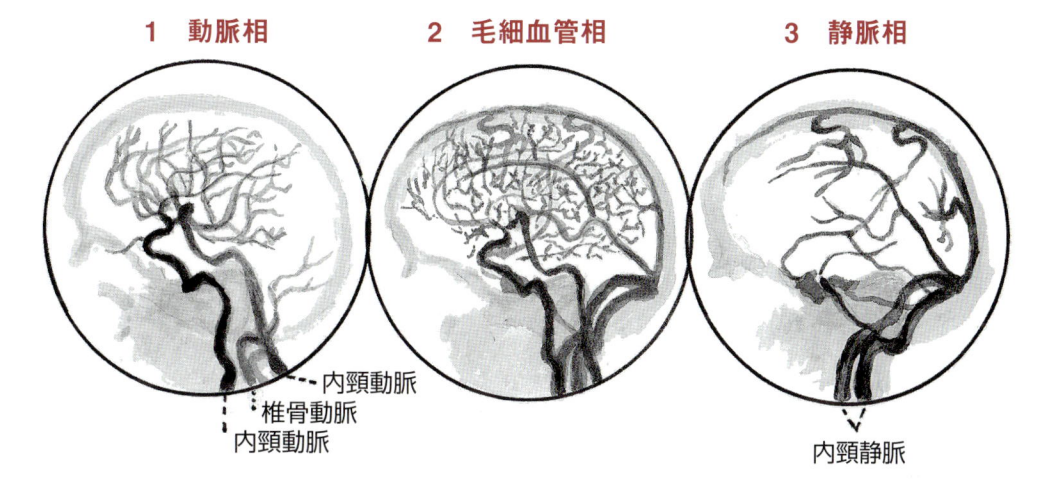

1 動脈相　　　2 毛細血管相　　　3 静脈相

内頸動脈
椎骨動脈
内頸動脈

内頸静脈

b 脳血管の動態撮影（正面像）IVDSA

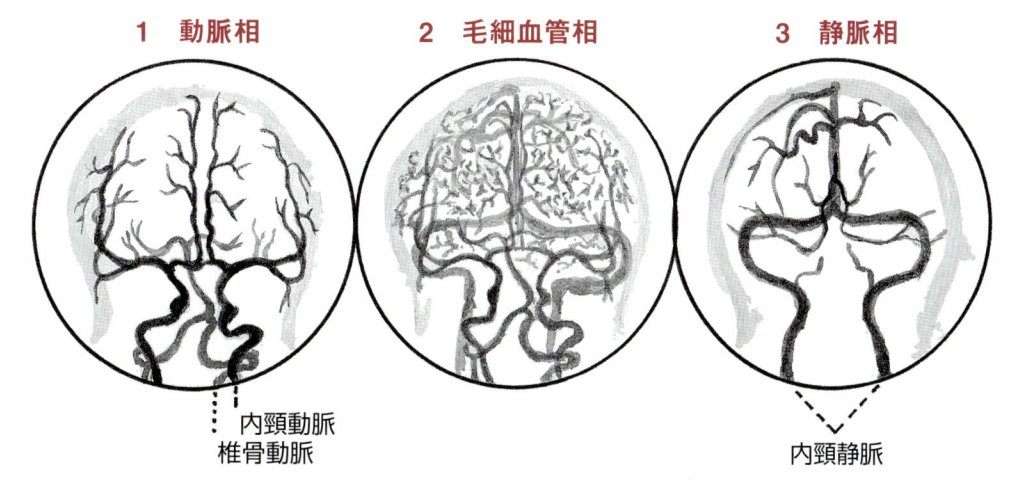

1 動脈相　　　2 毛細血管相　　　3 静脈相

内頸動脈
椎骨動脈

内頸静脈

4. 腹部の動脈

■ 腹腔動脈（a）と腹腔動脈造影（b）

- 第1腰椎の高さから出て（p.185, a），すぐ左胃動脈，脾動脈，総肝動脈の3枝に分かれる．胃，肝臓，脾臓および膵臓と十二指腸の一部に分布する．
- 左胃動脈は胃の小弯に沿って左から右に走り，右胃動脈と交通する．
- 脾動脈は胃の背側を通って膵臓の上縁に出，そこを左に走って脾臓に達す．その前に胃底に行く短胃動脈，胃の大弯に沿って左から右に走る左胃大網動脈を出す．左胃大網動脈は右胃大網動脈と交通する．
- 総肝動脈は右胃動脈，胃十二指腸動脈を出した後，固有肝動脈になる．
- 固有肝動脈は肝臓に入って右肝動脈と左肝動脈に分かれる．右肝動脈のほうが太い．右肝動脈は右葉に，左肝動脈は左葉に分布する．胆嚢動脈は右肝動脈から出る．

■ 肝臓の動脈（c）

- 肝区域に従い（p.50），右肝動脈はさらに右前区域枝と右後区域枝に分かれ，左肝動脈は尾状葉，方形葉に分布する左内側区域枝を出した後，左背外側区域枝と左腹外側区域枝に分かれる．
- 腹腔動脈，固有肝動脈，右あるいは左肝動脈それぞれにカテーテルを進め，選択的造影を行う．

> **メモ** 造影法によって肝癌などの診断が行われるほか，挿入したカテーテルを使って，経カテーテル動脈塞栓術（TAE）や経カテーテル動注療法が行われる（p.180）．臨床の場では，経カテーテル法で治療するときも，簡単に"血管造影"をするといいならされていることが多い．

■ 膵臓の動脈（d）

- 胃十二指腸動脈から出る前・後上膵十二指腸動脈と，上腸間膜動脈から出る下膵十二指腸動脈は連結して膵頭部に分布する．
- 脾動脈から分岐した後膵動脈が膵体部に，大膵動脈と膵尾動脈が膵尾部に分布する．

腹腔動脈は胃，十二指腸，脾臓，膵臓，肝臓，胆嚢などに分布する．

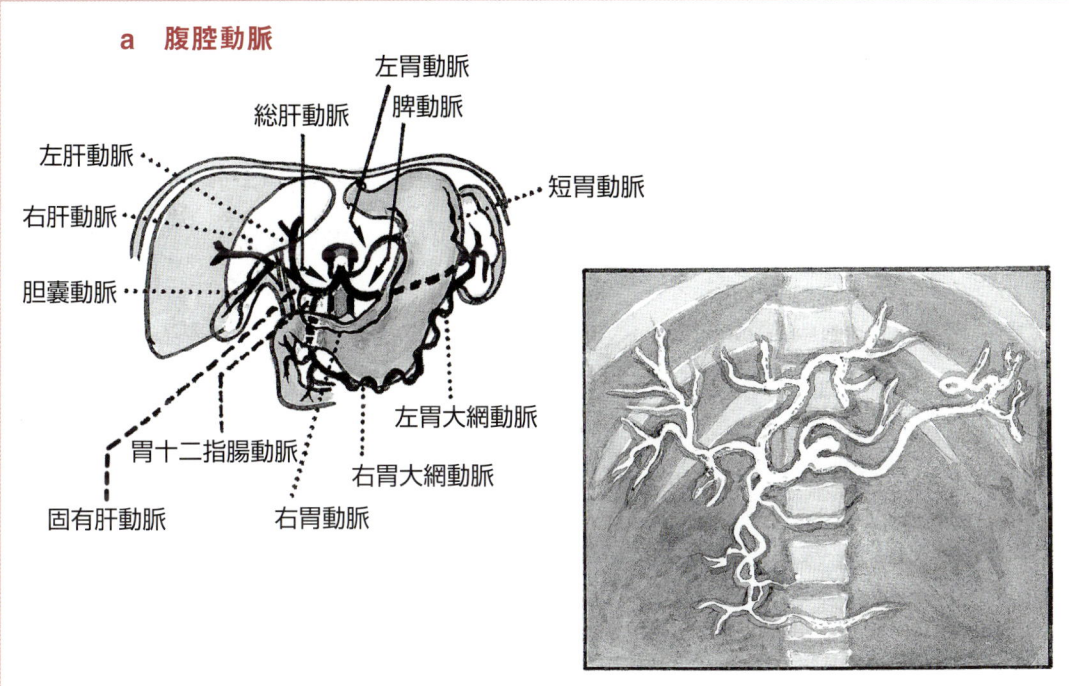

a　腹腔動脈

左胃動脈
総肝動脈
脾動脈
左肝動脈
右肝動脈
短胃動脈
胆嚢動脈
左胃大網動脈
胃十二指腸動脈
右胃大網動脈
固有肝動脈
右胃動脈

b　腹腔動脈造影

c　肝臓の動脈

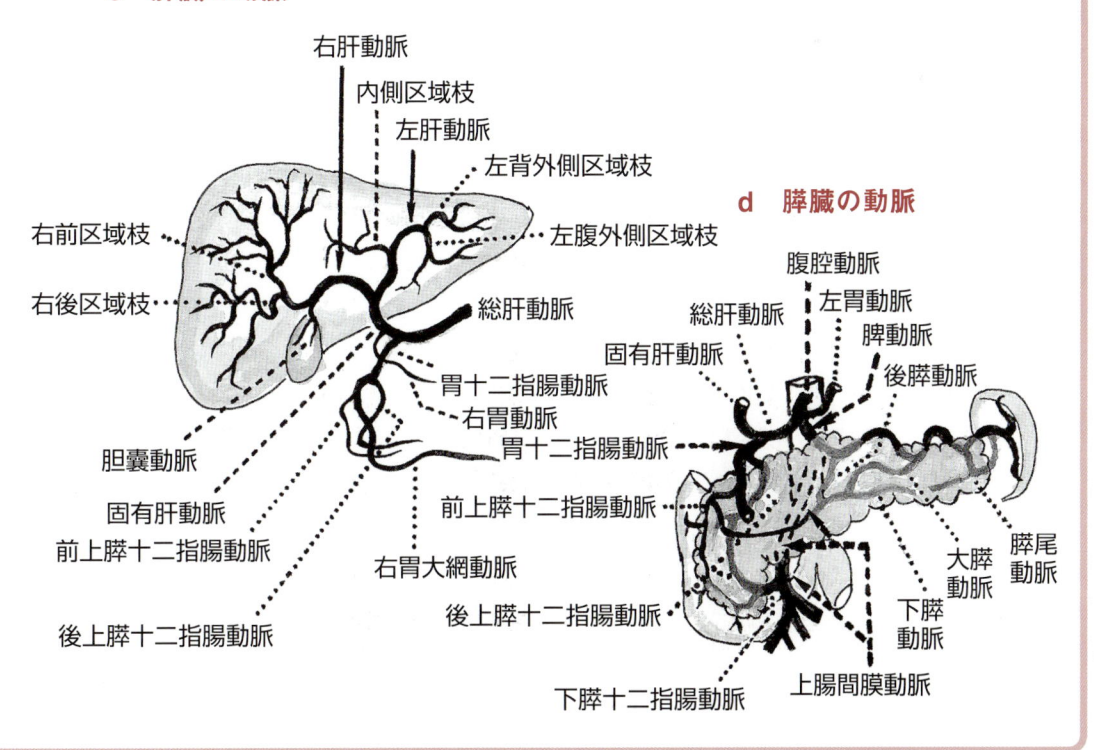

右肝動脈
内側区域枝
左肝動脈
左背外側区域枝
右前区域枝
左腹外側区域枝
右後区域枝
総肝動脈
胃十二指腸動脈
右胃動脈
胆嚢動脈
固有肝動脈
胃十二指腸動脈
前上膵十二指腸動脈
右胃大網動脈
後上膵十二指腸動脈
下膵十二指腸動脈

d　膵臓の動脈

腹腔動脈
総肝動脈
左胃動脈
固有肝動脈
脾動脈
後膵動脈
胃十二指腸動脈
前上膵十二指腸動脈
後上膵十二指腸動脈
大膵動脈
膵尾動脈
下膵動脈
上腸間膜動脈

■ 上腸間膜動脈(a)

- 腹腔動脈のすぐ下から出て(p.185, a)，膵頭の後ろを下行し(p.199, d)，膵臓の下縁と十二指腸水平部の上縁との間を通って腹腔に出，腸間膜の中に入り分枝する．
- 十二指腸，空腸，回腸，盲腸，虫垂，上行結腸，横行結腸に分布する．

> **メモ** 上腸間膜造影を行うと，造影剤は腸の毛細血管を経由して門脈に入り，門脈(b)が造影される．血管拡張剤(プロスタグランディン，イミダリンなど)を併用すると，良好な門脈像が得られる．

■ 下腸間膜動脈(c)

- 第3腰椎の高さから出て(p.185, a)，腸間膜の中で分枝する．
- 下行結腸，S状結腸，直腸上部に分布する．

■ 腎動脈(d)と腎動脈造影(e)

- 第2腰椎の高さから出て(p.185, a)腎門に向かう．右腎動脈は下大静脈の後ろを通って腎門に入るため，腹大動脈からの分岐部は左腎動脈より後方にある．
- 腎門部で前枝と後枝に分かれた後，上，前上，前下，後，下の5腎区域に区域動脈として分布する．

> **メモ** グラヴィッツの腫瘍(腎癌)は血管に富む．腎動脈造影(p.95, a)によって明確に診断される．腎嚢胞は血管を欠き，腎動脈造影で血管のない透亮域として黒く明確に描出される(e)．

> 上腸間膜動脈は十二指腸から横行結腸まで分布．下腸間膜動脈は下行結腸，S状結腸，直腸上半部に分布．腎動脈は腎臓と副腎に分布．

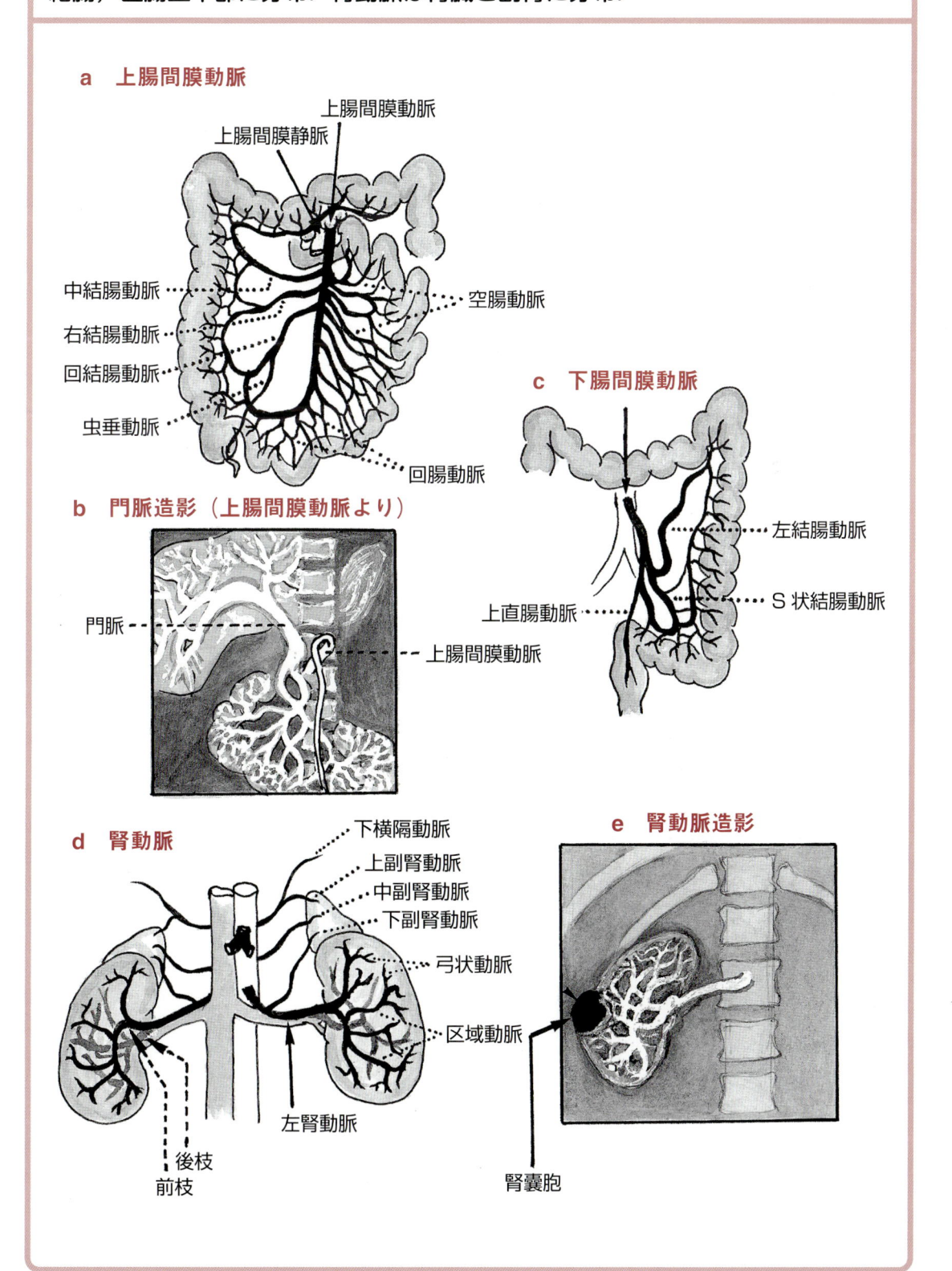

a 上腸間膜動脈

- 上腸間膜動脈
- 上腸間膜静脈
- 中結腸動脈
- 右結腸動脈
- 回結腸動脈
- 虫垂動脈
- 空腸動脈
- 回腸動脈

b 門脈造影（上腸間膜動脈より）

- 門脈
- 上腸間膜動脈

c 下腸間膜動脈

- 左結腸動脈
- 上直腸動脈
- S状結腸動脈

d 腎動脈

- 下横隔動脈
- 上副腎動脈
- 中副腎動脈
- 下副腎動脈
- 弓状動脈
- 区域動脈
- 左腎動脈
- 後枝
- 前枝

e 腎動脈造影

- 腎嚢胞

5. 上肢の動脈

■ 鎖骨下動脈（a，b）

- 右は腕頭動脈から，左は大動脈弓から直接分かれる．前・中斜角筋の間を通って第1肋骨の上面に出る．鎖骨の下を通るのでこの名がある．その主な枝として，椎骨動脈，内胸動脈，下甲状腺動脈が出る．

■ 腋窩動脈（a，b）

- 第1肋骨の外縁から大胸筋下縁まで．

■ 上腕動脈（a）

- 大胸筋下縁から肘窩まで．ここで橈骨動脈と尺骨動脈に分かれる．

■ 橈骨動脈，尺骨動脈（a）

- 橈骨動脈は橈骨に沿って下行．尺骨動脈は尺骨に沿って下行．手根部で互いに吻合して浅および深掌動脈弓をつくる．この動脈弓から各指に枝を出す．

> **メモ** 手根部に近い所で橈骨動脈の脈拍を触れる．下に骨があると，動脈を圧迫すると，脈拍を触れることができる．ほかに脈拍を触れる場所として，顔面動脈が咬筋の前縁で下顎骨の下縁を曲がり顔面に出る所，総頸動脈が第6頸椎の横突起の前を上行する所がある．

上肢と胸・腹壁の動脈

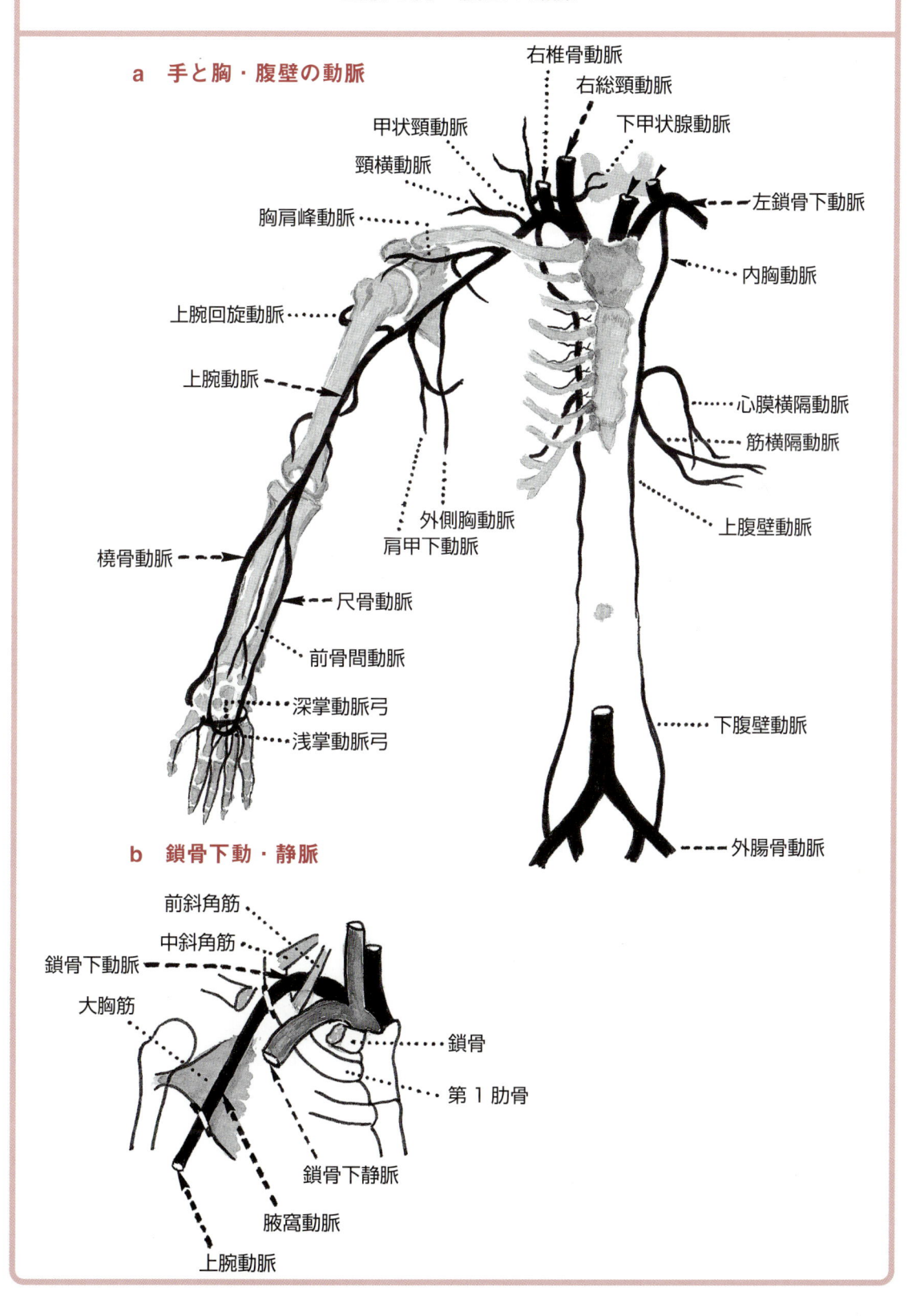

a 手と胸・腹壁の動脈

- 右椎骨動脈
- 右総頸動脈
- 甲状頸動脈
- 下甲状腺動脈
- 頸横動脈
- 胸肩峰動脈
- 左鎖骨下動脈
- 上腕回旋動脈
- 内胸動脈
- 上腕動脈
- 心膜横隔動脈
- 筋横隔動脈
- 外側胸動脈
- 肩甲下動脈
- 上腹壁動脈
- 橈骨動脈
- 尺骨動脈
- 前骨間動脈
- 深掌動脈弓
- 浅掌動脈弓
- 下腹壁動脈
- 外腸骨動脈

b 鎖骨下動・静脈

- 前斜角筋
- 中斜角筋
- 鎖骨下動脈
- 大胸筋
- 鎖骨
- 第1肋骨
- 鎖骨下静脈
- 腋窩動脈
- 上腕動脈

6. 下肢の動脈

■ 総腸骨動脈(a)

- 第4～5腰椎の高さで腹大動脈は左右の総腸骨動脈に分かれる．総腸骨動脈はそれぞれ仙腸関節の前で内腸骨動脈と外腸骨動脈に分かれる．

■ 内腸骨動脈(a)

- 骨盤内臓(膀胱，子宮，直腸下部など)のほか外陰部，殿部に分布する．
- 閉鎖動脈は閉鎖孔を通って大腿内側部に分布する．

■ 外腸骨動脈(a)

- 下肢に分布する．鼠径靱帯の下をくぐって大腿の前面に現れ，大腿動脈になる．

■ 大腿動脈(a)

- 大腿動脈は大腿静脈の外側に位置する(p.179, a)．血管造影のためのカニューレーションはここで行われる．

■ 膝窩動脈(a)

- 膝窩を走り，ヒラメ筋の起始部で前脛骨動脈と後脛骨動脈に分かれる．

■ 前脛骨動脈，後脛骨動脈(a)

- 前脛骨動脈は足根部で足背動脈となり，後脛骨動脈は足底に出て足底動脈となり，それぞれが足背，足底で動脈弓を形成する．この動脈弓から各趾に枝を出す．
- 後脛骨動脈から出る腓骨動脈は腓骨に沿って下り，外果から踵骨の外側に分布する．

◎閉塞性動脈硬化症(ASO)

- 腎動脈分岐部より下方の腹大動脈，腸骨動脈，大腿動脈などの粥状硬化(p.176)によって，内膜の肥厚，血栓の付着が起こり，内腔の不整，狭窄，閉塞が生じる．高血圧，高脂血症，糖尿病などに起因する．男性に多い．
- 足のしびれに始まり，足が引きつって休み休みでないと歩けなくなる．
- 血管造影が診断に有効な血管の疾患(p.182)の1つで，IVDSA (p.18)が診断に有効．
- バルーンカテーテルで機械的に開通させ，ステントを留置する．

右総腸骨動脈狭窄(IVDSA)

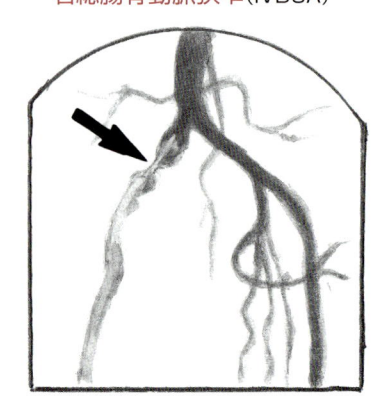

下肢と骨盤内臓の動脈

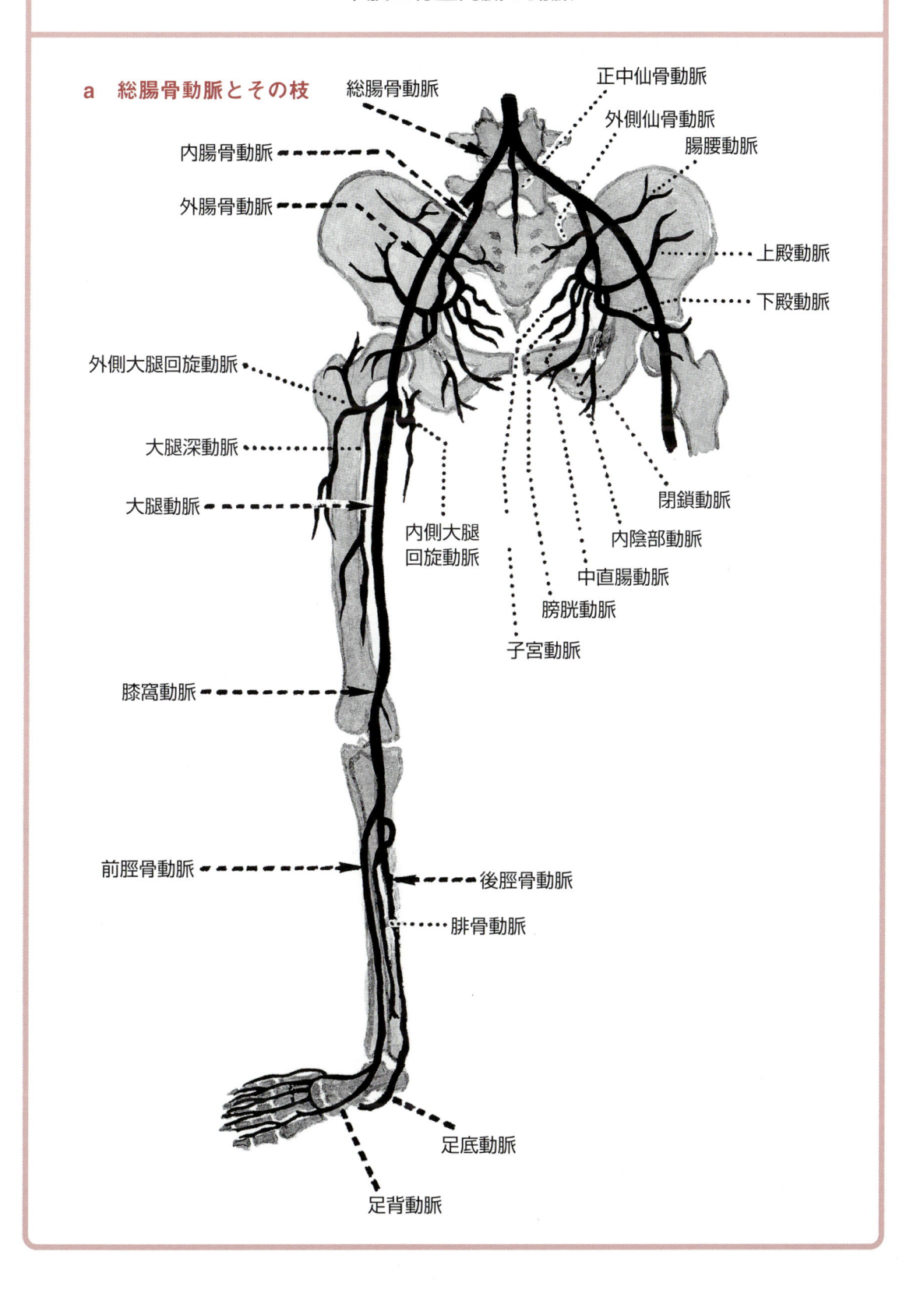

a 総腸骨動脈とその枝

- 総腸骨動脈
- 正中仙骨動脈
- 外側仙骨動脈
- 腸腰動脈
- 内腸骨動脈
- 外腸骨動脈
- 上殿動脈
- 下殿動脈
- 外側大腿回旋動脈
- 大腿深動脈
- 大腿動脈
- 内側大腿回旋動脈
- 閉鎖動脈
- 内陰部動脈
- 中直腸動脈
- 膀胱動脈
- 子宮動脈
- 膝窩動脈
- 前脛骨動脈
- 後脛骨動脈
- 腓骨動脈
- 足底動脈
- 足背動脈

IV 静脈系

1. 上大静脈（a）

- 内頸静脈（顔面，脳）と鎖骨下静脈（上肢）は合流して腕頭静脈になる．合流部を静脈角と呼ぶ．
- 左右の腕頭静脈は合して上大静脈となり，右心房に流入する．

メモ	動脈と違って，顔面の血液も脳の血液も内頸静脈に流入する．肺癌，悪性リンパ腫などによる縦隔リンパ節の腫脹や胸腺腫による上大静脈の圧迫によって，内頸静脈の怒張と顔面の浮腫をきたす．これを上大静脈症候群（SVC症候群）という．ステント（p.180）の血管内留置により症状の改善をはかる．

メモ	鎖骨下動脈と違って，鎖骨下静脈は前斜角筋の前を通る（p.203，b）．鎖骨下静脈から上大静脈に向かっての点滴は中心静脈栄養と呼ばれる．肘静脈からの点滴と違って手が自由に使える．

2. 下大静脈（a）

- 外腸骨静脈（下肢）と内腸骨静脈（骨盤内臓からの静脈，e）は合流して総腸骨静脈になる．
- 左右の総腸骨静脈は合して下大静脈となり，腹大動脈の右側に沿って上行し，大静脈孔で横隔膜を貫いて胸腔に入り，右心房に流入する．下大静脈に腎静脈，副腎静脈，肝静脈が注ぐ．

3. 門脈（c）

- 左胃静脈，脾静脈，上腸間膜静脈は合して門脈となり肝臓に入る．
- 上腸間膜静脈は空腸，回腸，上行結腸，横行結腸から血液を集める．
- 下腸間膜静脈は下行結腸，S状結腸，直腸上部から血液を集め，脾静脈に注ぐ．
- 腹腔動脈，上腸間膜動脈，下腸間膜動脈造影の門脈相で門脈は描出される（p.201，b）．

メモ	直腸下部の血液は内腸骨静脈を経て下大静脈に流入するが，直腸上部の血液は下腸間膜静脈を経て門脈に流入するので（d），肝臓に直腸癌の血行性転移が起こりやすい．

メモ	門脈に弁はない．門脈血の流れの原動力は腸管の運動である．いまもし腸閉塞（p.42）などで腸管が麻痺して動かないと，全循環血量の1/2～2/3を占める門脈血が停滞し，重篤な循環障害をもたらす．開腹手術後，看護師さんがよく"おなら"が出ましたかと聞く．出たといえば"よかったね"と答えが返ってくる．ガスが出たことは腸が麻痺していないことを示しているからである．医師は聴診器で腸の動く音"グレン"を聴く．上大静脈，下大静脈にも弁がない．

■ 皮静脈（b）

- 躯幹の皮静脈は臍傍静脈に始まり，胸腹壁静脈は上行して腋窩静脈に，浅腹壁静脈は下行して大腿静脈に注ぐ．
- 上肢には橈側皮静脈と尺側皮静脈があり，肘窩で肘正中皮静脈で連結する．
- 下肢には大伏在静脈と小伏在静脈があり，大伏在静脈は伏在裂孔で大腿静脈に流入する．

メモ	下肢にうっ血が起こると静脈瘤が発生する．立ち仕事をする人に多い．血液のよどみによってできた血栓が流れて肺動脈を閉塞し肺塞栓症を起こす．肺梗塞（p.166）の主な原因である．

上大静脈と下大静脈系および門脈系の概略．軀幹の皮静脈．

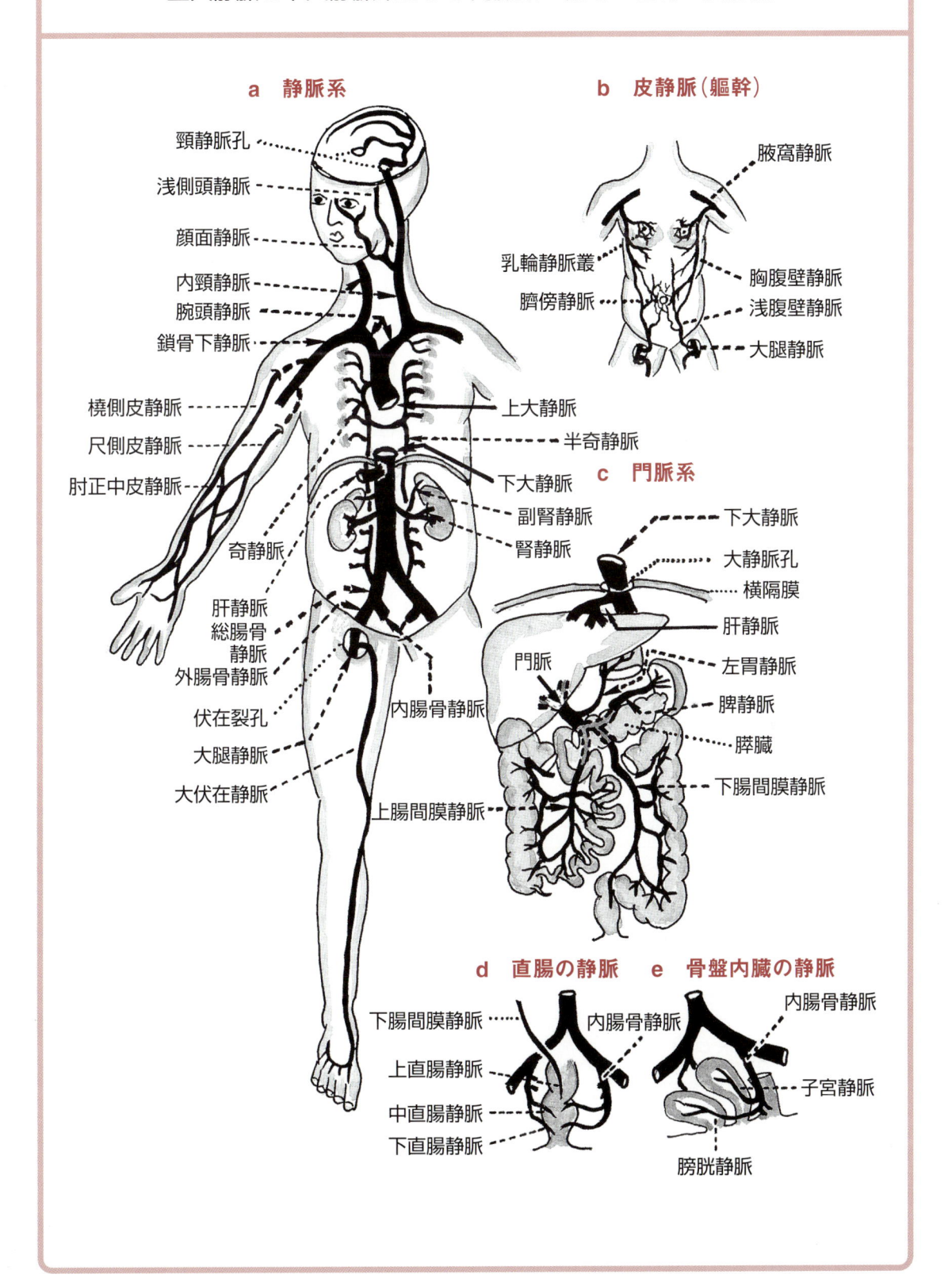

a 静脈系

- 頸静脈孔
- 浅側頭静脈
- 顔面静脈
- 内頸静脈
- 腕頭静脈
- 鎖骨下静脈
- 橈側皮静脈
- 尺側皮静脈
- 肘正中皮静脈
- 奇静脈
- 肝静脈
- 総腸骨静脈
- 外腸骨静脈
- 伏在裂孔
- 大腿静脈
- 大伏在静脈
- 上大静脈
- 半奇静脈
- 下大静脈
- 副腎静脈
- 腎静脈
- 内腸骨静脈
- 上腸間膜静脈

b 皮静脈（軀幹）

- 腋窩静脈
- 乳輪静脈叢
- 臍傍静脈
- 胸腹壁静脈
- 浅腹壁静脈
- 大腿静脈

c 門脈系

- 下大静脈
- 大静脈孔
- 横隔膜
- 肝静脈
- 門脈
- 左胃静脈
- 脾静脈
- 膵臓
- 下腸間膜静脈

d 直腸の静脈

- 下腸間膜静脈
- 内腸骨静脈
- 上直腸静脈
- 中直腸静脈
- 下直腸静脈

e 骨盤内臓の静脈

- 内腸骨静脈
- 子宮静脈
- 膀胱静脈

V リンパ管系

1. リンパ管

■ 右リンパ本幹（a, b, d）

- 右頸リンパ本幹（頭頸部），右鎖骨下リンパ本幹（上肢），気管支縦隔リンパ本幹（肺，気管，心臓）は合流して短い右リンパ本幹となり右静脈角に注ぐ．実際は気管支縦隔リンパ本幹は，2〜3本に分かれて右静脈角に直接，あるいは頸リンパ本幹，鎖骨下リンパ本幹に合流して右静脈角に注ぐことが多いので，1本の右リンパ本幹の存在はまれである．

■ 胸管（a, b）

- 左右の腰リンパ本幹（下肢，子宮，膀胱，腎臓など）と腸リンパ本幹（胃，腸，肝臓，膵臓，脾臓など）は第2腰椎の前，腹大動脈の右後側に集まり，乳糜槽を作る．胸管は乳糜槽に始まり，横隔膜の大動脈裂孔を通って胸腔に入り，胸大動脈の右後方を上行する．ほぼ第5胸椎の高さで左方に傾き，食道の後ろを通って第3胸椎の高さでその左側に出，これに沿って上行する．第7頸椎の高さで弓状をなして曲がり，左頸リンパ本幹，左鎖骨下リンパ本幹を受け入れた後左静脈角に注ぐ．

> **メモ** 胸管が左静脈角に流入する直前にあるリンパ節をウィルヒョウのリンパ節（b）と呼ぶ．胃癌や子宮癌が転移すると腫大し，左鎖骨上窩に触れる．このリンパ節を過ぎると，癌細胞は血行性に全身にばらまかれる．

■ 乳腺のリンパ管（c）

- 乳腺からのリンパ管は腋窩リンパ節に向かう．

> **メモ** 左右乳腺それぞれの内側1/2から起こるリンパ管は同側のみならず，反対側の腋窩リンパ節に注ぐので，内側1/2に発生した乳癌では両側の腋窩リンパ節を郭清せねばならない．

■ 肺のリンパ管（d）

- 肺のリンパ管は左右の気管傍リンパ節を経て，右は右静脈角へ，左は胸管に流入する．

> **メモ** 気管分岐部で左右肺のリンパ管に連絡があるので，左肺癌が右深頸リンパ節に転移し，腫脹したリンパ節を右鎖骨上窩に触れることがある．

■ リンパ管の構造と機能

- リンパ管は組織液を回収するためのもので，吸収管とも呼ばれる．特に高分子の吸収に適している．アルブミン，グロブリンなど血漿蛋白はひとたび血管外に出ると，リンパ管によって回収される．侵入した異物，細菌はリンパ管に入る．これに対する生体防御装置としてリンパ節が備わった．癌細胞も好んでリンパ管に入る．
- リンパ管に能動的収縮もあるが，リンパの流れを推進するのは呼吸運動，腸管の運動，マッサージなどあくまで受動的な因子である．その流れを助けるために非常に多くの弁がある．

リンパ管系の概略

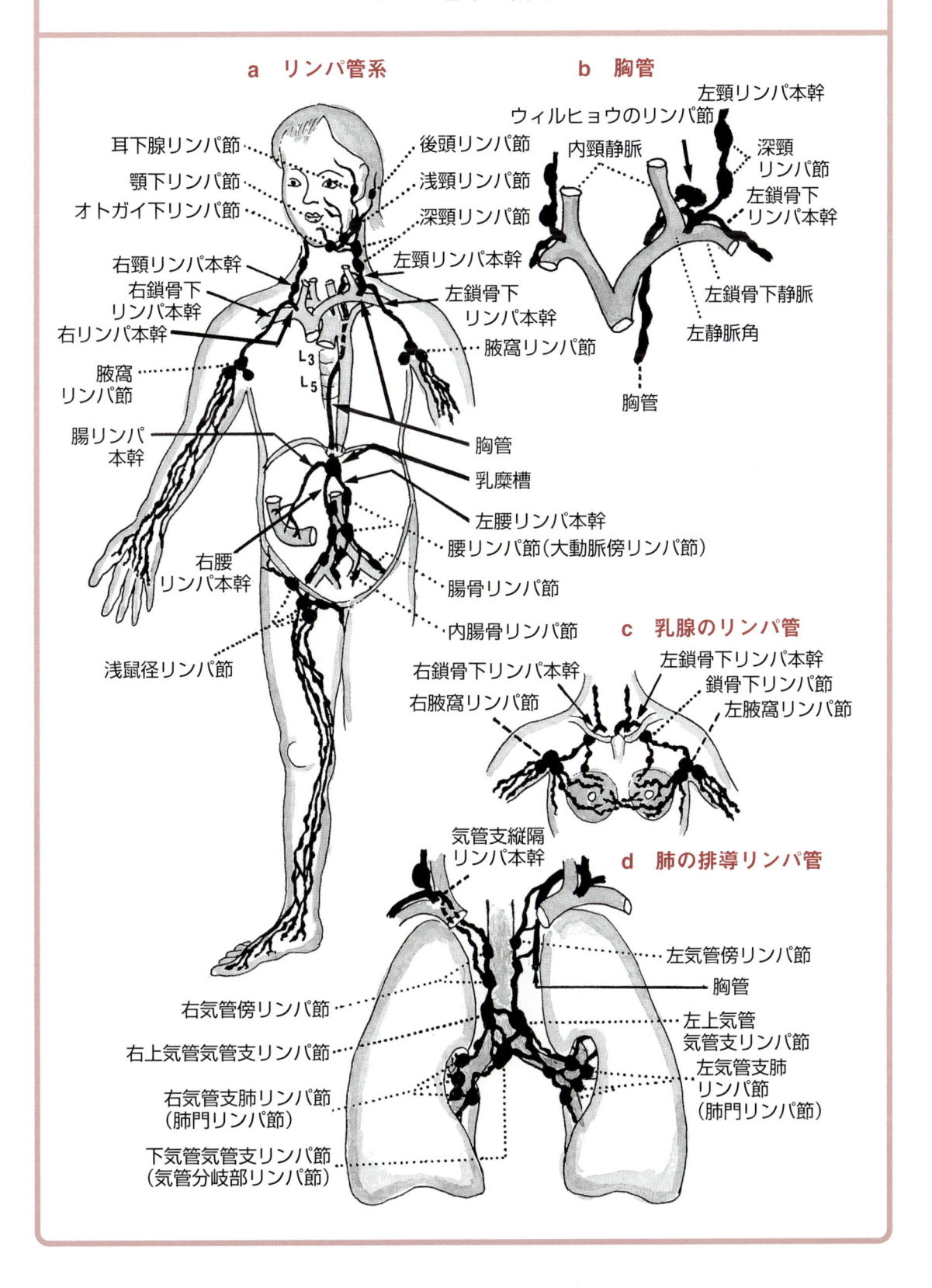

a　リンパ管系

- 耳下腺リンパ節
- 顎下リンパ節
- オトガイ下リンパ節
- 右頸リンパ本幹
- 右鎖骨下リンパ本幹
- 右リンパ本幹
- 腋窩リンパ節
- 腸リンパ本幹
- 右腰リンパ本幹
- 浅鼠径リンパ節
- 後頭リンパ節
- 浅頸リンパ節
- 深頸リンパ節
- 左頸リンパ本幹
- 左鎖骨下リンパ本幹
- 腋窩リンパ節
- 胸管
- 乳糜槽
- 左腰リンパ本幹
- 腰リンパ節（大動脈傍リンパ節）
- 腸骨リンパ節
- 内腸骨リンパ節

L3
L5

b　胸管

- 左頸リンパ本幹
- ウィルヒョウのリンパ節
- 内頸静脈
- 深頸リンパ節
- 左鎖骨下リンパ本幹
- 左鎖骨下静脈
- 左静脈角
- 胸管

c　乳腺のリンパ管

- 右鎖骨下リンパ本幹
- 右腋窩リンパ節
- 左鎖骨下リンパ本幹
- 鎖骨下リンパ節
- 左腋窩リンパ節

d　肺の排導リンパ管

- 気管支縦隔リンパ本幹
- 右気管傍リンパ節
- 右上気管気管支リンパ節
- 右気管支肺リンパ節（肺門リンパ節）
- 下気管気管支リンパ節（気管分岐部リンパ節）
- 左気管傍リンパ節
- 胸管
- 左上気管気管支リンパ節
- 左気管支肺リンパ節（肺門リンパ節）

2. リンパ管造影

■ 造影剤
- 油性のヨード造影剤（リピオドール）を使用する．

■ 造影法(a)
- 手や足の指先の皮下にパテントブルーを注射すると，リンパ管が色素を含んで現れる(a_1)．皮膚を切開してリンパ管を露出(a_2)．細いカニューレを挿入して固定(a_3)．5～6mlの造影剤を約1時間かけゆっくり注入する．途中繰り返し撮影する．
- 足の指先に注入した造影剤は胸管ならびにその経路にあるリンパ節を描出する(b)．リンパ管には弁が多いので，逆行性注入はできない．おのずとリンパ管造影の適用範囲が限定される．

3. リンパ管系の主な疾患

■ リンパ性浮腫
- 急性リンパ管閉塞：乳癌で腋窩リンパ節を摘出すると，腋窩から前胸部にかけ強い浮腫が生じる．2週間ほどでリンパ管が新生され，浮腫は消失する．
- 慢性リンパ管閉塞

  一次浮腫：思春期前後の女性の下腿の一側に，あるいは前腕の一側に強い浮腫が生じる(c)．先天性リンパ管形成不全とされている．リンパ管造影で迂曲・蛇行するリンパ管が多数描出される．

  二次浮腫：リンパ管に寄生するフィラリア糸状虫による閉塞が原因．浮腫が長期に及ぶと象皮病になる．胸管の起始部が閉塞すると，乳糜尿を起こす．乳糜を含んだ腸リンパを一般循環系に返すため，腹壁に向かって側副路が形成される．新生されたリンパ管が尿路に破れると，尿が乳糜を含む．リンパ管造影を行うと，腎臓を中心に新生したリンパ管の密な網が描出される(d)．

■ 癌のリンパ節転移(e)
- リンパ管造影を行うと，リンパ節に癌が転移した病巣には造影剤が入らず，一部欠けたリンパ節が描出される(e矢印)．転移巣がリンパ節全域を占めると，造影剤はそこでブロックされて先に進まない．

■ 悪性リンパ腫(f)
- 全身のリンパ節がつらなって腫脹する．頸部のリンパ節腫脹が特に目立つ．
- ホジキン病を肉芽腫として区別し，現在は非ホジキンリンパ腫を悪性リンパ腫とする．成人T細胞白血病あるいはB細胞白血病の前段階とみなされる．原因はウイルス．放射線感受性が高く(p.316)，放射線治療が行われる．
- リンパ管造影で腫脹したリンパ節が描出される．

メモ　ペット(PET)：^{18}F-FDG静注45～60分後からPET(ポジトロン断層)装置で撮像を開始する．^{18}Fはポジトロン放射核種であり，FDGはブドウ糖に酷似した構造をしている．悪性腫瘍は正常組織より糖代謝が亢進(5%以上)しているので，^{18}F-FDGを高率に摂取・集積することにより検出される．特に悪性リンパ腫の早期診断に有用である．投与前4時間以上の絶食，安静，撮像直前の排尿が必要．

慢性リンパ性浮腫や乳糜尿の診断にリンパ管造影が行われる．

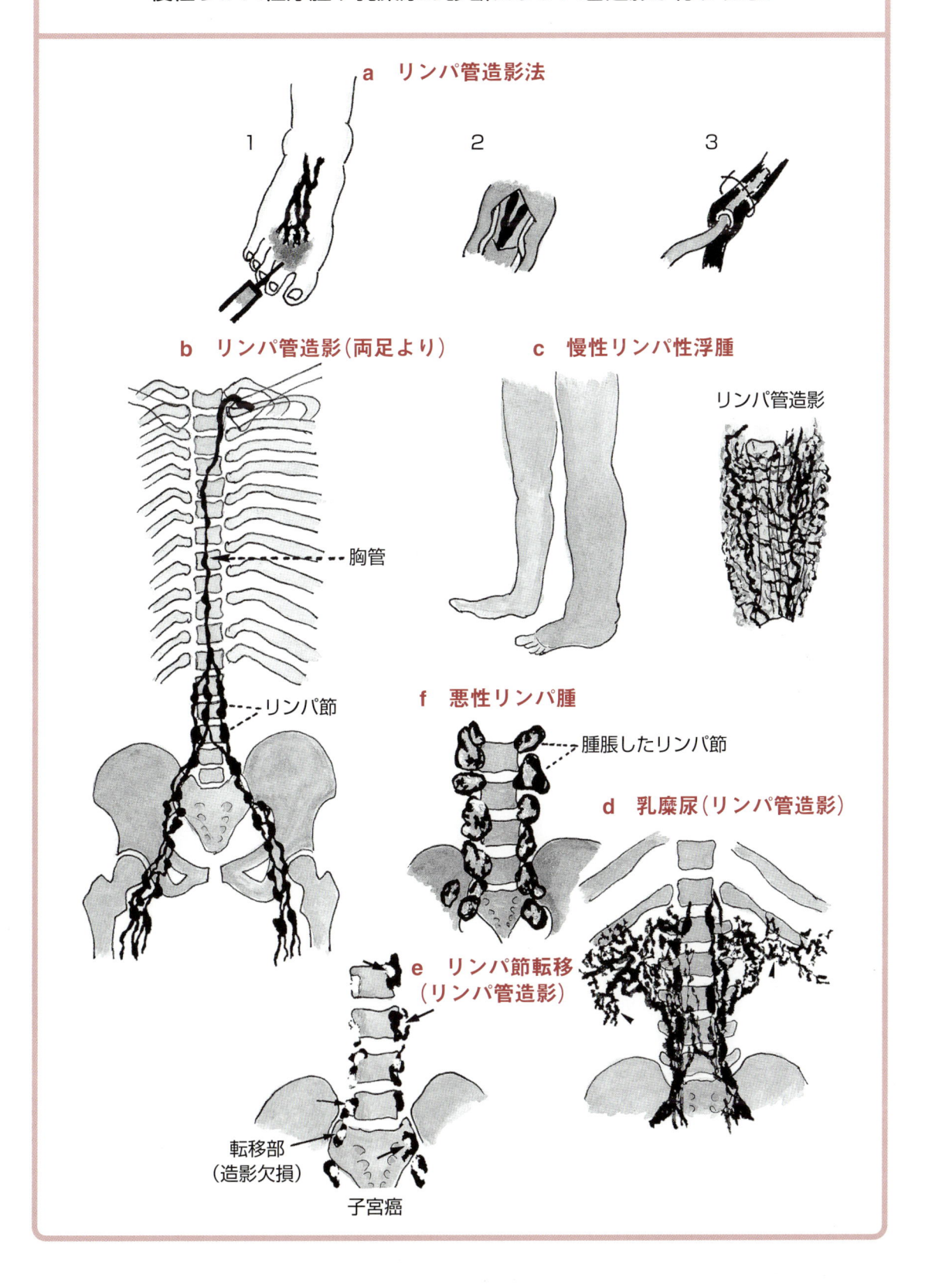

a　リンパ管造影法

1　　　2　　　3

b　リンパ管造影（両足より）

胸管

リンパ節

c　慢性リンパ性浮腫

リンパ管造影

f　悪性リンパ腫

腫脹したリンパ節

d　乳糜尿（リンパ管造影）

e　リンパ節転移（リンパ管造影）

転移部（造影欠損）

子宮癌

7
脊髄造影法（ミエログラフィ）

1. 脊髄膜腔

- 脳膜のつづきで，硬膜，クモ膜，軟膜（b，c）からなり，その間に硬膜下腔，クモ膜下腔をつくり，脳脊髄液を容れる．脳の硬膜は1枚であるが，脊髄では2枚に分かれ硬膜上腔をつくる．この腔は脂肪で満たされ静脈叢を含んでいる．硬膜とクモ膜は脊髄神経根に伴って椎間孔に入り，神経根鞘となる．

2. 穿刺法

- 脳クモ膜下腔は小脳と延髄の間で広くなる．ここは小脳延髄槽または大槽（p.315，c）と呼ばれ，穿刺に適している．この穿刺を後頭下穿刺（a）という．
- 脊髄は第1〜2腰椎間で脊髄円錐でもって終わる（p.245，b）．円錐より下は豊富な髄液を容れたクモ膜下腔に終糸と馬尾神経が浮かんでいて，穿刺に適している．この穿刺を腰椎穿刺（a）という．通常第3腰椎と第4腰椎の間で行われる．

> **メモ** 脊髄は胎生3ヵ月まで脊椎と同様の速さで発育するが，それ以降脊柱の発育に追いつかず，次第に遅れ，成人で第2腰椎の上縁までに終わってしまう．

3. ミエログラフィ

- 後頭下穿刺または腰椎穿刺により，6〜9mlの油性造影剤マイオジールをクモ膜下腔に注入する（d）．検査後穿刺針を通して造影剤を抜去する．
- 油性の造影剤に代わって，水溶性造影剤メトリザミドが使用される．

4. ミエログラフィ（e）で診断される主な疾患

- **硬膜外腫瘍**：乳癌などが錐体に転移し，腫瘍が硬膜を外から圧迫してクモ膜下腔の狭窄，閉塞をきたす．造影剤のブロックを認める．
- **硬膜内髄外腫瘍**：大多数は神経鞘腫（全脊髄腫瘍の約30％）と髄膜腫（全脊髄腫瘍の約25％）でクモ膜下腔の狭窄，閉塞をきたす．腫瘍の上縁，下縁に造影剤が充盈し，腫瘍が球状あるいは半球状に描出される．
- **髄内腫瘍**：大多数が神経膠腫（全脊髄腫瘍の約20％）で脊髄が紡錘状に膨隆し，クモ膜下腔の狭窄，閉塞をきたす．造影剤が腫瘍のまわりを充盈し，膨大した腫瘍を紡錘状に描出する．
- **椎間板ヘルニア**：軽度の場合は患部の神経根鞘が塞がって造影されなくなる．ヘルニアが大きくなると，椎間に大きな圧痕状の陰影欠損をもたらす．

> **メモ** X線CTやMRIの発達によって，この検査方法は使用されなくなったが，昔は病巣がどの位置にあるのか，腫瘍ならば硬膜外性か，硬膜内性か，髄内性かを決める診断法であった．

1. 脊髄膜腔

腰椎穿刺または後頭下穿刺によって造影剤を脊髄膜腔に注入し，脊髄腫瘍や椎間板ヘルニアの診断を行う．

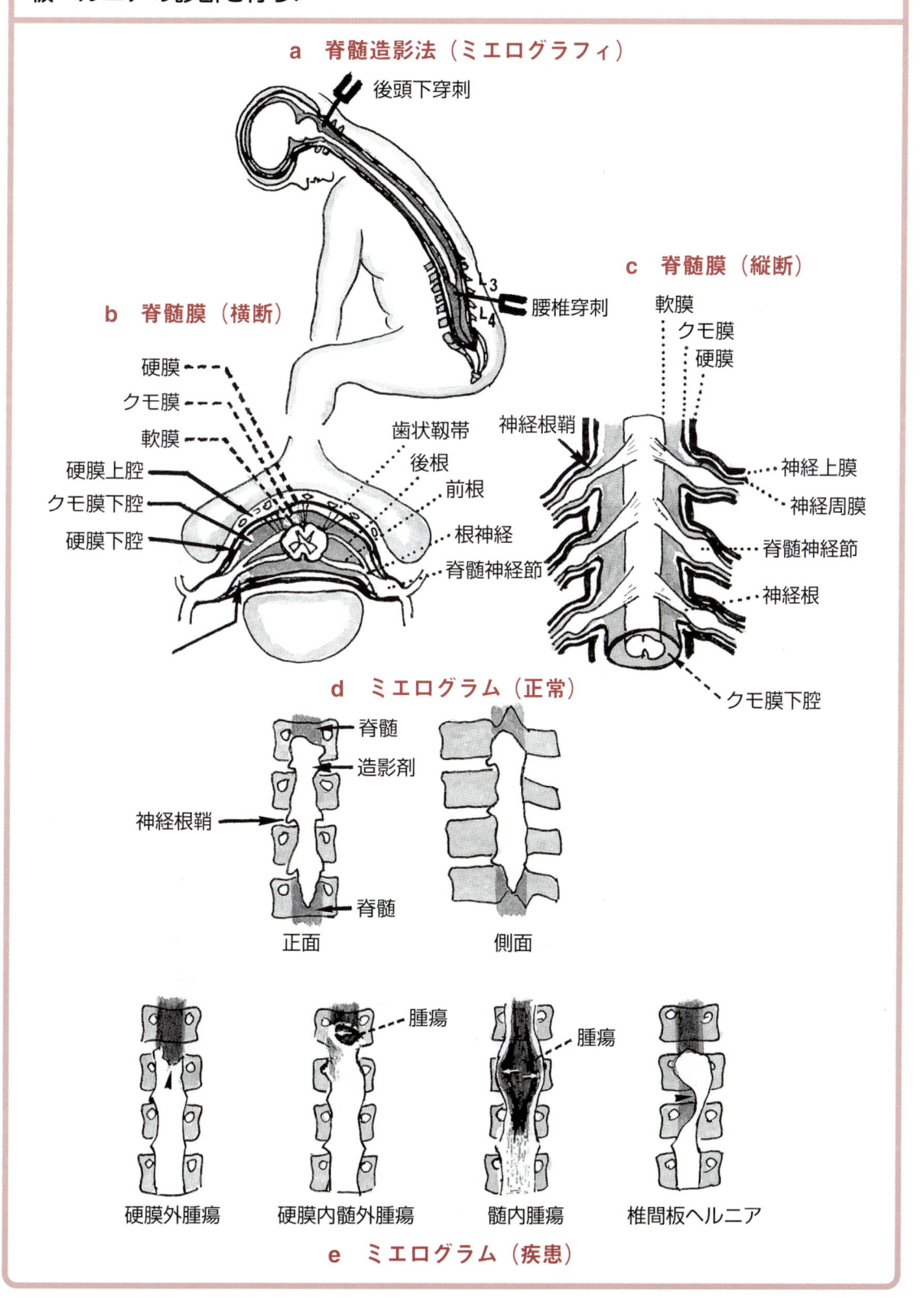

a 脊髄造影法（ミエログラフィ）

後頭下穿刺
腰椎穿刺

b 脊髄膜（横断）

硬膜
クモ膜
軟膜
硬膜上腔
クモ膜下腔
硬膜下腔
歯状靱帯
後根
前根
根神経
脊髄神経節

c 脊髄膜（縦断）

軟膜
クモ膜
硬膜
神経根鞘
神経上膜
神経周膜
脊髄神経節
神経根
クモ膜下腔

d ミエログラム（正常）

脊髄
造影剤
神経根鞘
脊髄

正面　　側面

硬膜外腫瘍　　硬膜内髄外腫瘍　　髄内腫瘍　　椎間板ヘルニア

腫瘍
腫瘍

e ミエログラム（疾患）

8
気脳造影法

1. 脳室

- 大脳半球には左右に大きな側脳室(a, b)があり，脳脊髄液で満たされている．
- 左右の側脳室は室間孔(モンロー孔)によって第3脳室に通じ，さらに中脳水道(シルヴィウス水道)を経て，第4脳室，脊髄の中心管につづく．
- 小脳の下にテント状に広がった第4脳室は正中孔(マジャンディ孔)と左右の外側孔(ルシュカ孔)でクモ膜下腔と交通している．
- 脳脊髄液は側脳室と第4脳室の脈絡叢でつくられる．

> **メモ** 通常使用されないが，第1脳室は右の側脳室を指し，第2脳室は左の側脳室を指す．

- 側脳室は室間孔より前を前角，後ろを体部，さらに後方の広くなった部を三角部，ここから後頭葉に向かう部を後角，側頭葉に向かう部を下角と呼ぶ．

2. 気脳造影法

- 腰椎穿刺または後頭下穿刺によって，クモ膜下腔に空気(陰性造影剤)を注入する．5～7mlの脳脊髄液の排除と等量の空気の注入を繰り返し，脳脊髄圧を保ちながら全量にして20～30mlぐらいを注入する．
- 立位または坐位(c)，背臥位(d)，腹臥位(e)で正面および側面を撮影する．頭位の変換により空気は移動し，目的部位を空気で満たして撮影する．背臥位正面では側脳室の前部および第3脳室が，腹臥位正面では側脳室の後部が主として造影される．

3. 気脳造影で診断される主な疾患

- 膠芽腫(f)：側頭葉膠芽腫では，正面像で透明中隔が健側に変位傾斜し，第3脳室が逆方向に傾斜して"く"の字状に描出される．
- 硬膜下血腫(g)：側脳室全体が健側に変位し，患側の側脳室が押し上げられる．

> **メモ** X線CTやMRIの発達によって，この検査方法は使用されなくなったが，昔は病巣の局所診断の決め手であった．

腰椎穿刺または後頭下穿刺によって空気をクモ膜下腔から脳室に注入し，脳腫瘍や脳血腫の診断を行う．

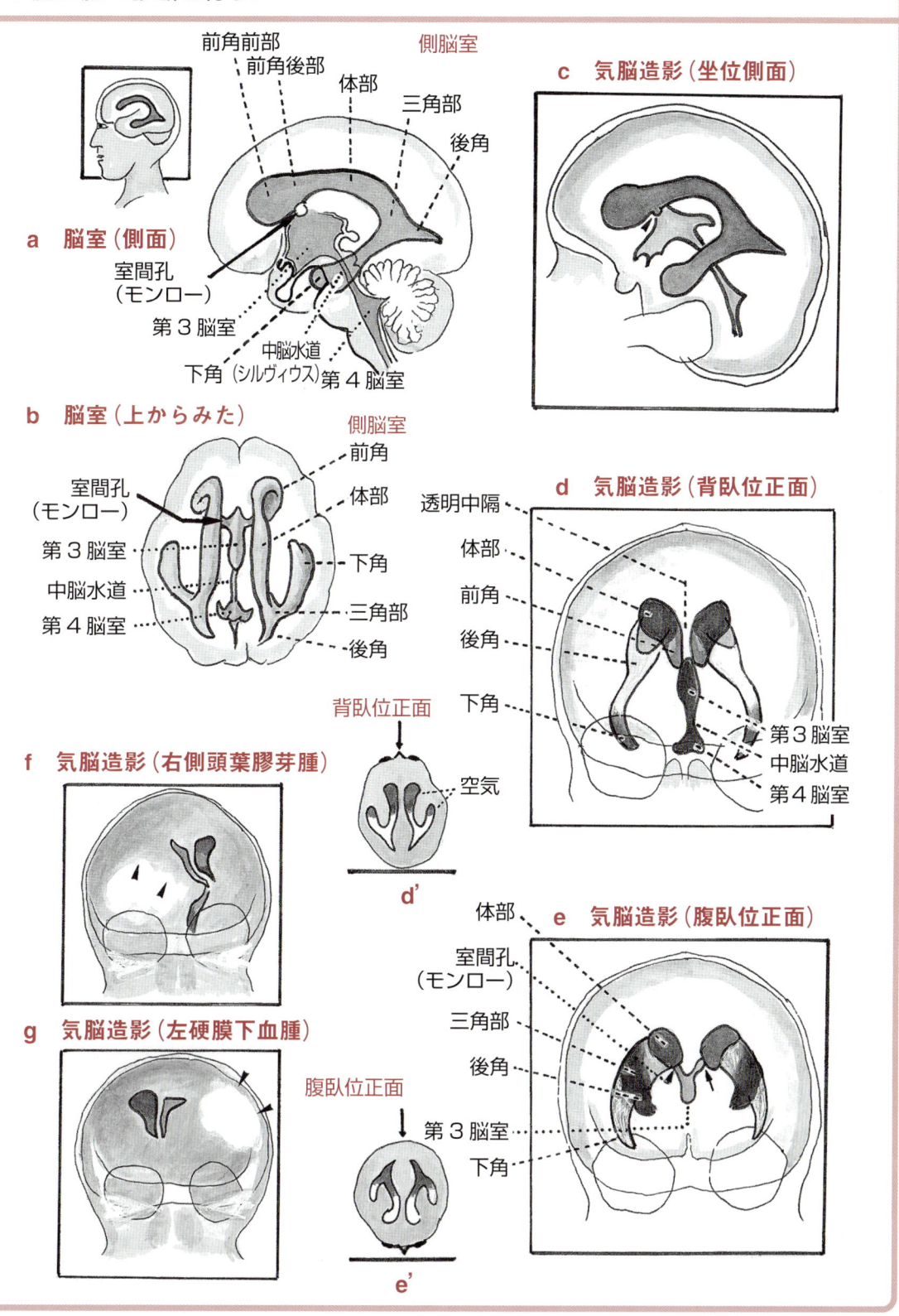

a 脳室（側面）
- 側脳室
  - 前角前部
  - 前角後部
  - 体部
  - 三角部
  - 後角
- 室間孔（モンロー）
- 第3脳室
- 下角
- 中脳水道（シルヴィウス）
- 第4脳室

b 脳室（上からみた）
- 側脳室
  - 前角
  - 体部
  - 下角
  - 三角部
  - 後角
- 室間孔（モンロー）
- 第3脳室
- 中脳水道
- 第4脳室

c 気脳造影（坐位側面）

d 気脳造影（背臥位正面）
- 透明中隔
- 体部
- 前角
- 後角
- 下角
- 第3脳室
- 中脳水道
- 第4脳室

d' 背臥位正面
- 空気

e 気脳造影（腹臥位正面）
- 体部
- 室間孔（モンロー）
- 三角部
- 後角
- 第3脳室
- 下角

e' 腹臥位正面

f 気脳造影（右側頭葉膠芽腫）

g 気脳造影（左硬膜下血腫）

9
骨格系

1．骨の構造と発育

■ 骨の働き
- からだの支柱となり，からだの形をつくるほか，頭蓋は脳を，脊柱は脊髄を，胸郭は心，肺を保護し，骨盤は膀胱，子宮などの骨盤内臓を保持する．また骨は腱を介して筋を動かす運動器である．また骨はカルシウムの99％を貯蔵し，必要に応じ血中に動員する．

■ 骨の外景
- 長管骨（**a**）：上腕骨のような長い骨の両端を骨端，中央を骨幹，骨幹の骨端側を骨幹端と呼ぶ．骨幹は厚い緻密質からなり，中に骨髄腔を有す．骨端は骨梁（りょう）が交錯して網目をつくり，海綿質を形成する．
- 短骨（**b**）：椎骨や手根骨，足根骨は短骨に属す．骨の周辺は緻密であるが薄いので皮質と呼ばれる．中は海綿質からなる．
- 扁平骨（**c**）：胸骨，肋骨，頭蓋冠などは扁平で，外は緻密で薄い皮質，中は海綿質からなる．頭蓋冠では皮質を外板と内板に分け，間にある海綿質の部を板間層と名づける．
- 混合骨：単一の骨であるが，2種以上の形態を示すもので，肩甲骨や寛骨がこれに属す．
- 含気骨：骨の中に空気を含む腔を有するもので，上顎骨，前頭骨，篩骨，蝶形骨，側頭骨がこれに属す．
- 種子骨：腱が骨に面した所では，摩擦による損傷を避けるため種子骨が生じる．膝蓋骨，豆状骨が代表的な種子骨である．

■ 骨の内景（e）
- 血管が通るハヴァース管を中心に同心円状の骨層板をハヴァース層という．骨層板中の骨小腔に骨細胞が存在し，多数の突起を細い骨細管に出している．ハヴァース層間にみる骨層板を介在層板という．骨が作りかえられるときに残った古いハヴァース層の一部である．骨の外面，内面には平行して走る外・内基礎層板がある．

■ 骨髄（a〜d）
- 幼児の骨髄はすべて赤色骨髄で，造血が営まれる．加齢とともに長骨の骨幹部は脂肪が増え黄色骨髄になり造血が止まる．短骨，扁平骨および長骨骨端部の海綿質は終生赤色骨髄で造血が営まれる（p.296, 297, d）．

■ 骨膜（d）
- 骨の表面は丈夫な結合織性の膜で被われる．

■ 骨の栄養（a）
- 骨は骨膜からハヴァース管に入る血管で栄養される．骨髄は骨の表面にある栄養孔から，骨を斜めに貫く栄養管に入る血管で養われる．ここを神経も通る．骨髄は知覚が鋭敏である．

■ 骨のX線画像
- 骨はリン酸カルシウムを含有し，X線写真で白く陽性に写る．骨粗鬆（そしょう）症などでカルシウムが減少すると骨全体が淡くなり，癌の転移などで骨が破壊されると局所的に淡くなる．
- 骨髄，骨膜はX線陰性である．骨端の関節面を被う関節軟骨（硝子軟骨）も陰性で写らない．

骨緻密質（皮質）はX線陽性で白く写るが，骨膜，骨髄，軟骨，靭帯はX線陰性で写らない．

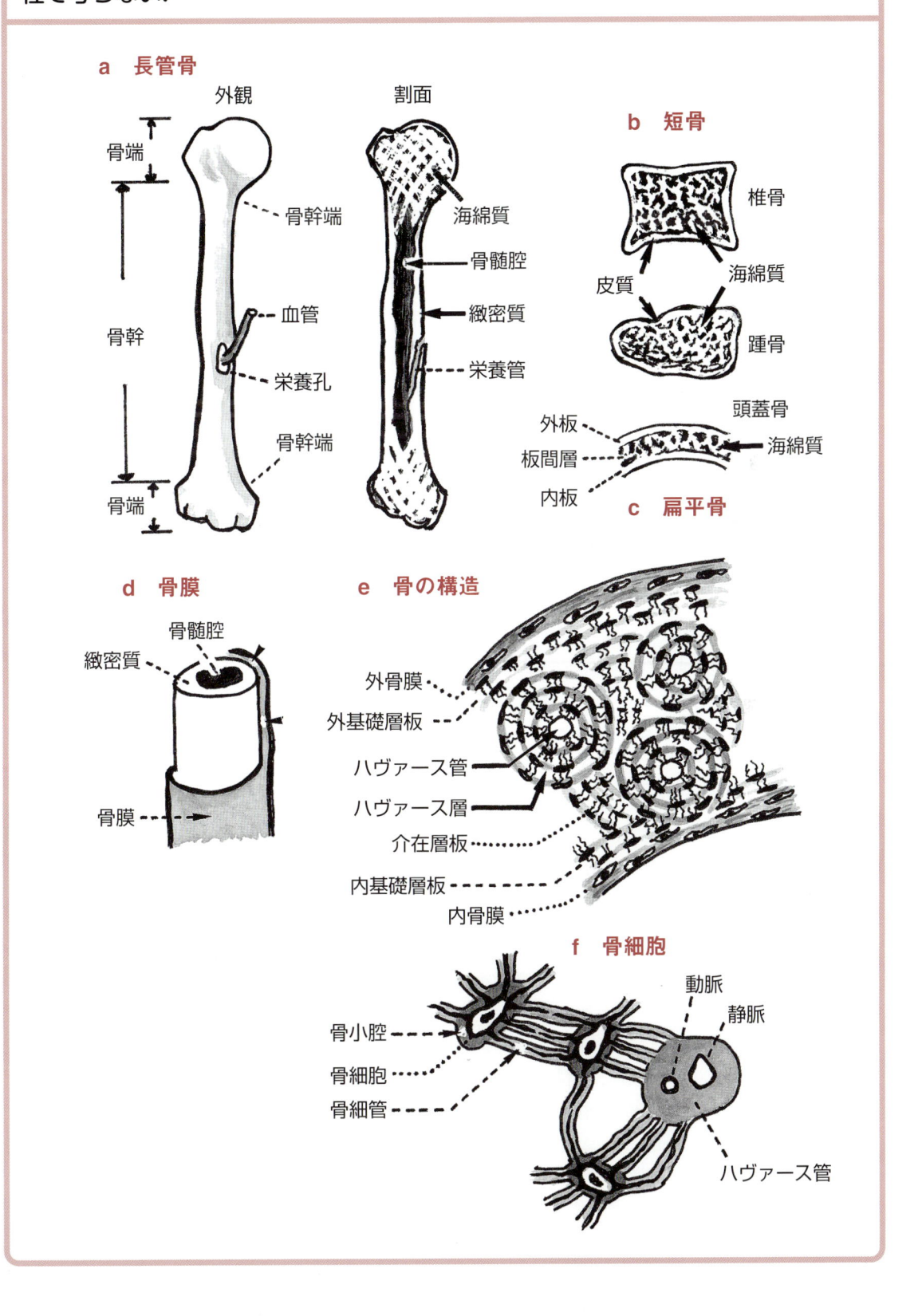

a 長管骨
外観／割面
- 骨端
- 骨幹端
- 骨幹
- 骨幹端
- 骨端
- 血管
- 栄養孔
- 海綿質
- 骨髄腔
- 緻密質
- 栄養管

b 短骨
- 椎骨
- 皮質
- 海綿質
- 踵骨

c 扁平骨
- 頭蓋骨
- 外板
- 板間層
- 内板
- 海綿質

d 骨膜
- 緻密質
- 骨髄腔
- 骨膜

e 骨の構造
- 外骨膜
- 外基礎層板
- ハヴァース管
- ハヴァース層
- 介在層板
- 内基礎層板
- 内骨膜

f 骨細胞
- 骨小腔
- 骨細胞
- 骨細管
- 動脈
- 静脈
- ハヴァース管

■ 骨の発育

- 骨には頭蓋冠のように結合組織から直接骨になるものと，軀幹や四肢の骨のようにまず軟骨ができ，軟骨から骨になるものがある．
- 結合組織性骨は線維細胞が丸くなって密集し，その間にカルシウムが沈着して，線維細胞がそのまま骨細胞になって化骨する．
- 軟骨性骨の化骨は軟骨の中央部に血管が侵入することに始まる．侵入部の軟骨は破壊され腔ができる．この腔は原始骨髄腔と呼ばれる．血管に伴って侵入した若い間葉細胞はここで造血を始める．腔のまわりに骨芽細胞が現れて化骨する．これが一次化骨点(a)である．ここから両端に向かって破壊と造骨を繰り返しながら化骨が広がる．遅れて軟骨の両端に二次化骨点(a)が生じ，化骨が広がる．
- 中央と両端から広がった化骨部の境に軟骨の層が残る．骨端軟骨と呼ばれる(b)．軟骨細胞はここで分裂増殖し列をなす．その先端の軟骨細胞は膨化変性し，崩壊する．その後を骨芽細胞が骨を造ってゆく．こうして骨は長さを増す．
- 一方，骨膜深層の線維細胞は骨芽細胞となっては，そのまわりに骨を造ってゆく．こうして骨は厚さを増す(c)．

> **メモ** 軟骨細胞は分裂増殖する．しかし骨細胞に分裂能はない．したがって，骨長軸の成長は骨端部の軟骨細胞の分裂によって行われる．その分裂増殖は下垂体前葉から分泌される成長ホルモン(p.408)によって支配される．

■ 骨端線(成長線)

- X線画像に軟骨は写らないので，骨端軟骨は骨幹と骨端の間に黒い透亮帯として描出される(g, h)．20歳ごろ骨端軟骨は消失し，骨の成長が止まる．女性ホルモン(エストロゲン)の影響で女性のほうが早く止まる．そして骨幹と骨端は完全に融合し骨端線は消える．しかし，融合部に沈着した石灰が骨端線の痕跡として細い白い線として認められる(e, f)．ここは予備石灰化層とも呼ばれる．

■ 骨年齢

- 骨幹，骨端融合の時期や化骨点出現の時期は骨成長の指標になる．
- 一次化骨は胎生12週までにほとんどすべての体肢骨に出現する．なかでも鎖骨，椎骨，肋骨が早い．
- 二次化骨が胎生期に出現するのは大腿骨遠位部と脛骨近位部だけで，他の骨はすべて出産後出現する．
- 新生児の手根骨にはまだ骨核は出現していない．最も早いのは有頭骨(2〜6月)で，有鈎骨(2〜6月)，三角骨(2〜3歳)，月状骨(3〜5歳)，大菱形骨(5〜6歳)，小菱形骨(5〜8歳)，舟状骨(6〜8歳)の順に出現する．

> **メモ** 化骨核には骨幹，骨端のほかに副核がある．副核は主に骨端の近くで，筋や靱帯の付着部の所に生じる．のちに骨端核に融合する．大腿骨の大転子，小転子などがそれである．

1. 骨の構造と発育 | 225

骨細胞は分裂しない．骨端軟骨の増殖によって骨は成長する．
骨端線の存在は骨が成長過程にあることを示す．

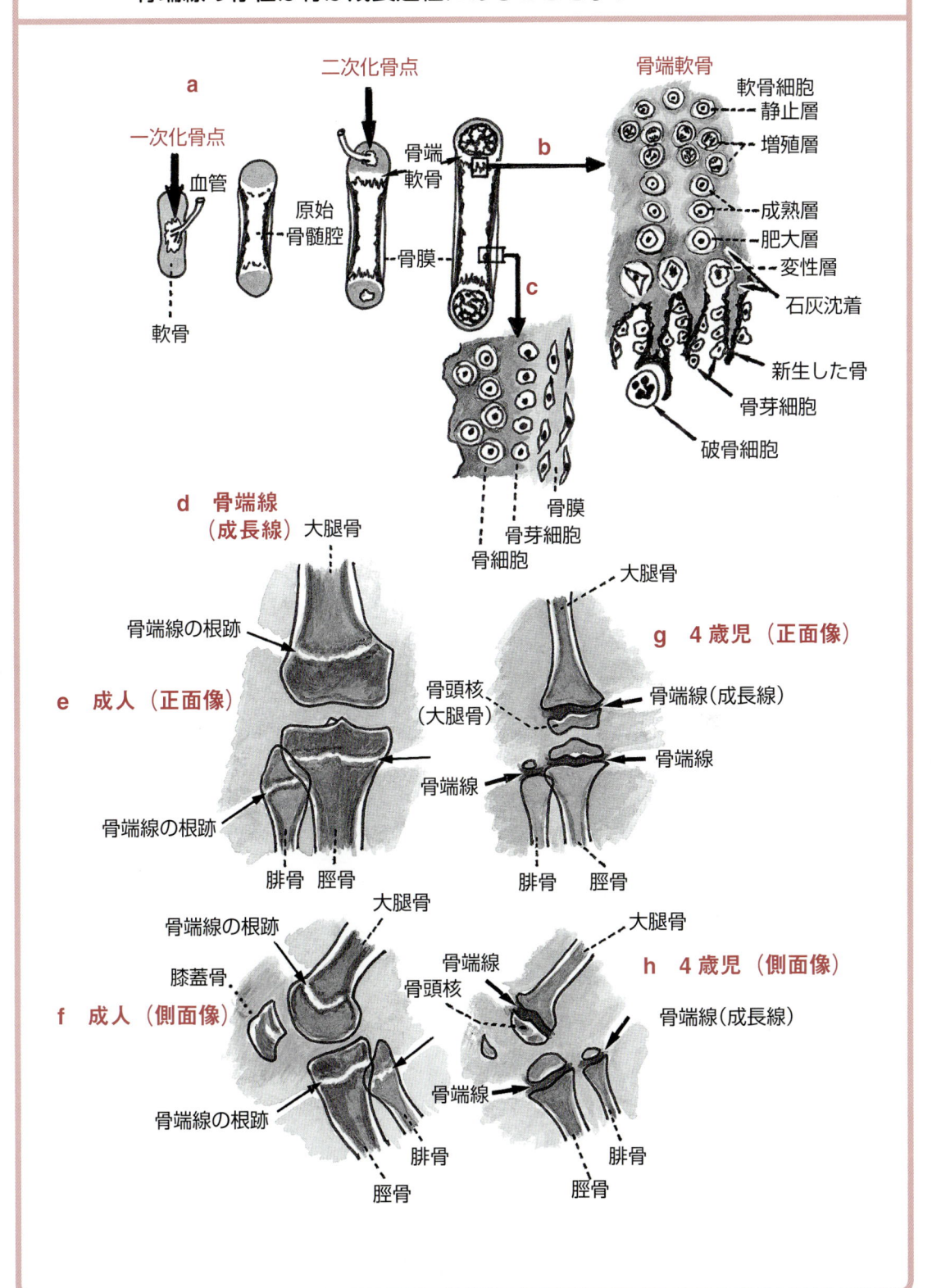

a 一次化骨点／二次化骨点／骨端軟骨
血管／軟骨／原始骨髄腔／骨端軟骨／骨膜

b 軟骨細胞／静止層／増殖層／成熟層／肥大層／変性層／石灰沈着／新生した骨／骨芽細胞／破骨細胞

c 骨膜／骨芽細胞／骨細胞

d 骨端線（成長線）／大腿骨

e 成人（正面像）
骨端線の痕跡／骨端線の痕跡／腓骨／脛骨

f 成人（側面像）
骨端線の痕跡／膝蓋骨／骨端線の痕跡／大腿骨／腓骨／脛骨

g 4歳児（正面像）
大腿骨／骨頭核（大腿骨）／骨端線（成長線）／骨端線／腓骨／脛骨

h 4歳児（側面像）
大腿骨／骨端線／骨頭核／骨端線（成長線）／腓骨／脛骨

2. 頭蓋骨と頭部撮影

a. 頭蓋骨

■ **頭蓋**
- 脳を容れる脳頭蓋と顔面を形成する顔面頭蓋に分ける．脳頭蓋は頭蓋冠と頭蓋底からなる．

■ **基準線（a）**
- 外耳孔の上縁と眼窩下縁を結ぶ線を人類学的基準線，ドイツ水平線またはリードの基準線と呼び，外耳孔の中点と外眼角を結ぶ線を外眼角耳孔線またはOMライン（orbitomeatal line）と呼ぶ．ドイツ水平線とOMラインのなす角は顔の長い欧米人で15〜20°といわれるが，円顔の日本人では11〜14°である．

■ **縫合（b，d：p.229，a，b）**
- 頭蓋骨の大部分は少量の結合組織で連結し縫合と呼ばれる．主な縫合は前頭骨と頭頂骨間の冠状縫合，両側の頭頂骨間の矢状縫合，後頭骨と頭頂骨間のラムダ縫合（人字縫合），側頭骨と頭頂骨間の鱗状縫合である．
- 頭蓋冠を形成する骨は結合組織から直接化骨する．結合組織性の膜の中心部に化骨点ができ，そこから骨形成が放射状に広がる．新生児には各骨の間にまだ化骨しない膜性の部分が残る．前頭骨と頭頂骨の間の菱形の大きな膜性部を大泉門，頭頂骨と後頭骨の間の三角形の小さい膜性部を小泉門と呼ぶ（e）．大泉門は生後約2〜3年で，小泉門は約3ヵ月で閉じる．大泉門，小泉門のすぐ下を太い上矢状静脈洞（p.194）が走っているので，外からどす黒くみえる．

> **メモ** 出産時頭の骨の間に膜状の部分が残っていることは，胎児が母体の狭い産道を通るとき重なって分娩に都合がよい．生後も急激に大きくなる脳の発育に対応できる．

■ **前からみた頭蓋（b）**
- 前頭骨は冠状縫合で頭頂骨と，前頭鼻骨縫合で鼻骨と，前頭上顎縫合で上顎骨と，前頭頬骨縫合で頬骨と接している．眼窩上縁に眼窩切痕と眼窩上孔が，上顎骨に眼窩下孔，下顎骨にオトガイ孔がみられる．梨状口底部正中に前鼻棘が突出する．

■ **眼窩（c）**
- 前頭骨，頬骨，上顎骨，蝶形骨，篩骨，涙骨が壁をつくる．眼窩の深い所に頭蓋腔と交通する上眼窩裂，下眼窩裂（b）および視神経管の入口が存在する．眼窩入口内側縁にある涙嚢窩は鼻涙管に連なり，下鼻道に開く．

■ **横からみた頭蓋（d）**
- 脳頭蓋は前頭骨，頭頂骨，後頭骨，側頭骨，蝶形骨大翼で囲まれ，それぞれの間に冠状縫合，ラムダ縫合，鱗状縫合などがみられる．頬骨突起と側頭突起が連なって頬骨弓をつくる．頬骨弓後端下面に下顎窩があって，下顎骨の関節突起との間に顎関節をつくる．外耳孔の後方に側頭骨の乳様突起，下方に茎状突起が出る．

> **メモ** 二足歩行をするようになって，鼻づらが後退し，両眼が左右から内側により，立体視によって距離を正確に測れるようになる．嗅覚から視覚に知覚の重要性が移ってくる．

頭部X線撮影のみならず，X線CTスキャンでもMRI検査でもOMラインを基準とすることが多い．

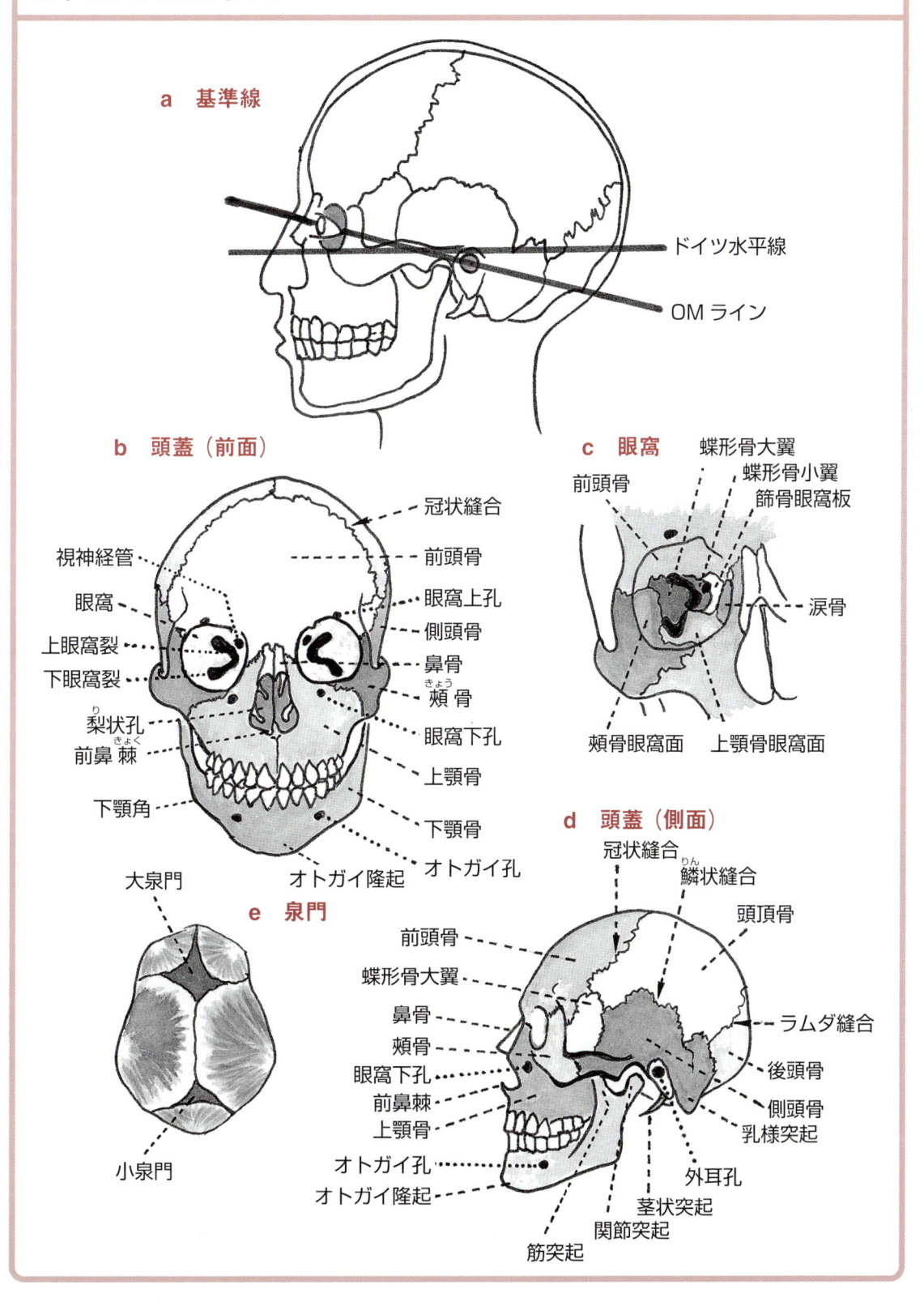

a　基準線

ドイツ水平線
OMライン

b　頭蓋（前面）

- 冠状縫合
- 前頭骨
- 眼窩上孔
- 側頭骨
- 鼻骨
- 頬骨
- 眼窩下孔
- 上顎骨
- 下顎骨
- オトガイ孔
- オトガイ隆起
- 下顎角
- 前鼻棘
- 梨状孔
- 下眼窩裂
- 上眼窩裂
- 眼窩
- 視神経管

c　眼窩

- 前頭骨
- 蝶形骨大翼
- 蝶形骨小翼
- 篩骨眼窩板
- 涙骨
- 上顎骨眼窩面
- 頬骨眼窩面

d　頭蓋（側面）

- 冠状縫合
- 鱗状縫合
- 頭頂骨
- ラムダ縫合
- 後頭骨
- 側頭骨
- 乳様突起
- 外耳孔
- 茎状突起
- 関節突起
- 筋突起
- オトガイ隆起
- オトガイ孔
- 上顎骨
- 前鼻棘
- 眼窩下孔
- 頬骨
- 鼻骨
- 蝶形骨大翼
- 前頭骨

e　泉門

- 大泉門
- 小泉門

■ 上からみた頭蓋（a）
- 前頭骨，左右の頭頂骨，後頭骨の間に冠状縫合，矢状縫合，ラムダ縫合がみられる．

■ 後ろからみた頭蓋（b）
- 左右の頭頂骨，後頭骨の間に矢状縫合，ラムダ縫合が，後頭骨と乳様突起の間に後頭乳突縫合がみられる．

> **メモ** 後頭骨と頭頂骨の間に独立した骨が存在することがある．南米ペルーのインカ族に多いためインカ骨と呼ばれる．

■ 頭蓋底
- 頭蓋底は蝶形骨小翼と側頭骨錐体によって前・中・後頭蓋窩に分けられる（d）．
- 前頭蓋窩は大脳半球の前頭葉をのせ，中頭蓋窩は側頭葉を容れる（e）．
- 後頭蓋窩の中央前面を鞍背から下る斜台（p.231, a）が構成し，その斜面に中脳，橋，延髄がのる（g）．後頭骨がつくる深い凹みに小脳がすっぽりはまり込んでいる（e, g）．後頭蓋窩の中央に大きな大（後頭）孔があいている（p.231, a）．ここで脳が脊髄に移行する．
- 中頭蓋窩の中央は蝶形骨体の上面にあたり，前方は鞍結節，後方は鞍背として高まり，その間が凹んで下垂体窩となり，下垂体を容れる．全体としてラクダの背に似ることからトルコ鞍と呼ばれる（p.231, a, 233, d）．
- 蝶形骨小翼の先端は後方に細く突出し前床突起（p.231, a, 233, d）と呼ばれ，鞍背の上端左右は鈍く突出し後床突起と呼ばれる．
- 錐体（c, f）は内耳を容れるために，側頭骨が頭蓋腔に大きく隆起した部分である．内耳は聴覚にあずかる蝸牛と平衡覚にあずかる三半規管と前庭からなる．
- 錐体尖と蝶形骨の間に裂目があり破裂孔と呼ばれる（p.231, a）．生体では結合組織性の膜で閉ざされている．

■ 鼻腔，副鼻腔（h）
- 鼻腔は鼻中隔で左右に仕切られ，両側壁から突出する上・中・下鼻甲介によって上・中・下鼻道に分かれる．上・中鼻甲介は篩骨の突起で，下鼻甲介は独立した骨である．
- 鼻腔周囲の骨に空気を含んだ副鼻腔があり，鼻腔と交通する．その表面は鼻粘膜で被われる．
- 上顎洞は最も大きな副鼻腔で中鼻道に開口する．いろいろな形，大きさのものが混じり蜂の巣のような篩骨蜂巣の前および中篩骨蜂巣は中鼻道へ，後篩骨蜂巣は上鼻道へ開口する．前頭洞は中鼻道へ開口する．蝶形骨洞は中隔で左右に仕切られ，それぞれ蝶形骨体の前面から鼻腔の上後部に開口する．

> **メモ** 鼻粘膜には多列線毛上皮の下に海綿状の静脈叢が発達しており，吸気に温度と湿度を与える．外力が加わると出血しやすい．この静脈叢は勃起体と考えられ，性的興奮でうっ血しても出血する．副鼻腔は生後徐々に発育し，思春期ごろに成人の大きさになる．副鼻腔がなぜできるのかわからない．吸気の温度，湿度の調節のためとか，空気を貯めておくためとか，頭を軽くするためとか，中空のほうが骨が丈夫だとかいわれる．副鼻腔の化膿性炎症がいわゆる蓄膿である．鼻腔への開口部が狭くて排膿し難く治癒し難い．上顎洞から上顎癌が発生する．

■ 乳突蜂巣（i）
- 乳様突起の内部は空気を含む多数の小腔で占められ乳突蜂巣と呼ばれる．乳突蜂巣はやや大きな乳突洞を経て鼓室の上部に開く副耳腔である．

2. 頭蓋骨と頭部撮影 | 229

> 前頭蓋窩に前頭葉，中頭蓋窩に側頭葉，後頭蓋窩には中脳，橋，延髄，小脳，中脳水道が入る．下垂体，松果体は後頭蓋窩にない．

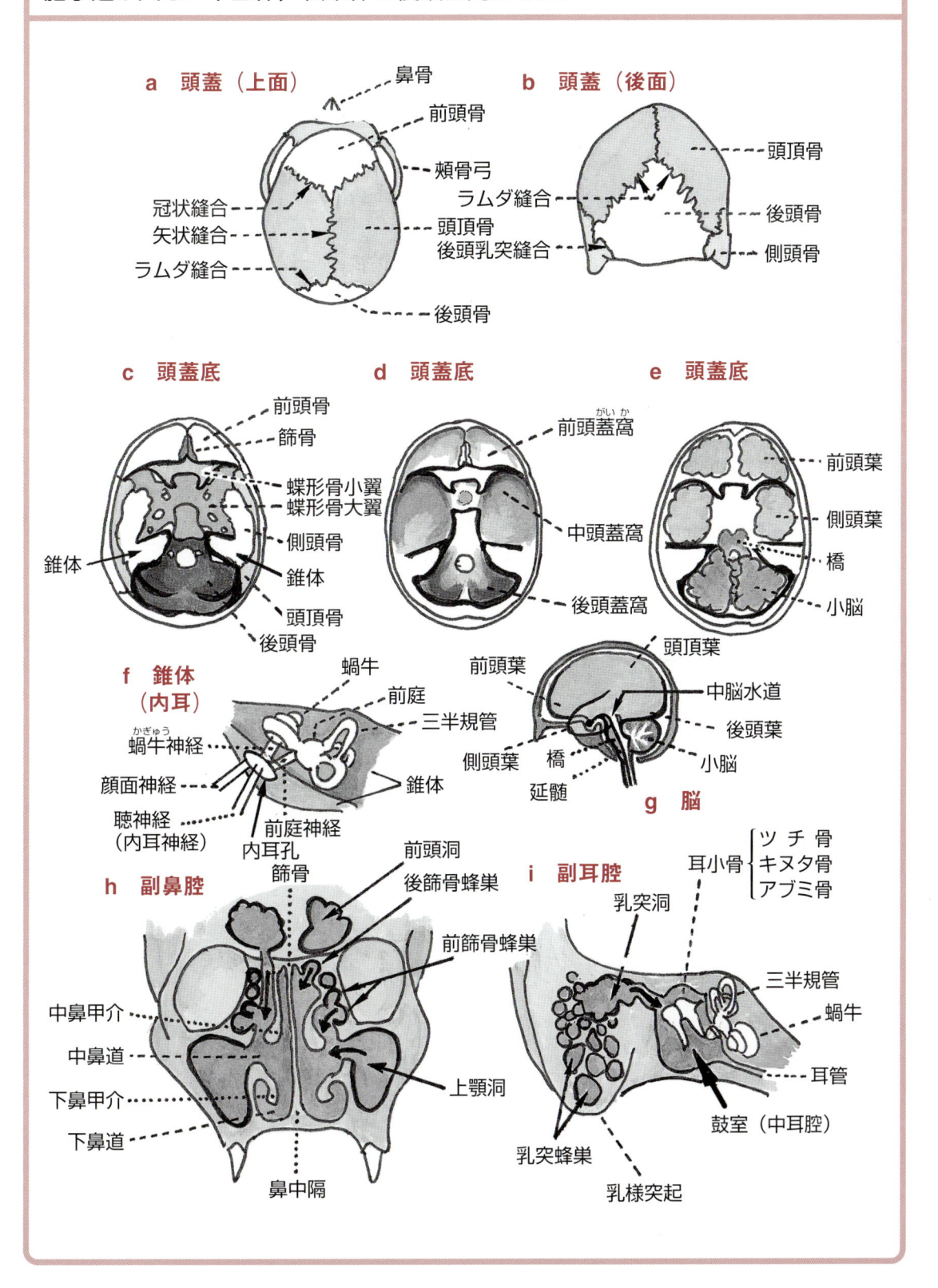

a 頭蓋（上面）
- 鼻骨
- 前頭骨
- 頰骨弓
- ラムダ縫合
- 頭頂骨
- 後頭乳突縫合
- 後頭骨
- 冠状縫合
- 矢状縫合
- ラムダ縫合

b 頭蓋（後面）
- 頭頂骨
- 後頭骨
- 側頭骨

c 頭蓋底
- 前頭骨
- 篩骨
- 蝶形骨小翼
- 蝶形骨大翼
- 側頭骨
- 錐体
- 頭頂骨
- 後頭骨
- 錐体

d 頭蓋底
- 前頭蓋窩（がいか）
- 中頭蓋窩
- 後頭蓋窩

e 頭蓋底
- 前頭葉
- 側頭葉
- 橋
- 小脳

f 錐体（内耳）
- 蝸牛
- 前庭
- 三半規管
- 錐体
- 蝸牛神経（かぎゅう）
- 顔面神経
- 聴神経（内耳神経）
- 内耳孔
- 前庭神経

g 脳
- 前頭葉
- 頭頂葉
- 中脳水道
- 後頭葉
- 側頭葉
- 橋
- 小脳
- 延髄

h 副鼻腔
- 篩骨
- 前頭洞
- 後篩骨蜂巣
- 前篩骨蜂巣
- 中鼻甲介
- 中鼻道
- 下鼻甲介
- 下鼻道
- 上顎洞
- 鼻中隔

i 副耳腔
- 耳小骨｛ツチ骨／キヌタ骨／アブミ骨｝
- 乳突洞
- 三半規管
- 蝸牛
- 耳管
- 鼓室（中耳腔）
- 乳突蜂巣
- 乳様突起

■ 脳神経と頭蓋底（a）

b) **第1脳神経（嗅神経）**：鼻粘膜から篩骨篩板にある多数の篩孔を通って嗅球に終わる．嗅覚を司る．

c) **第2脳神経（視神経）**：眼球を出た視神経は視神経管を通って頭蓋腔に入り，鞍結節の前で左右が交叉して視神経交叉をつくる．視覚を司る．

d) **第3脳神経（動眼神経）**：蝶形骨の小翼と大翼の間にできる上眼窩裂を通って眼窩に出，上・下直筋，内側直筋，下斜筋に分布し眼球の運動を行う．

> **メモ** 動眼神経は副交感神経線維を含み，瞳孔を収縮させ，瞳孔反射を行う（p.306）．

d) **第4脳神経（滑車神経）**：上眼窩裂を通って眼窩に出，上斜筋に分布し眼球の運動を行う．

d) **第6脳神経（外転神経）**：上眼窩裂を通って眼窩に出，外側直筋に分布し眼球の運動を行う．

e) **第5脳神経（三叉神経）**：脳を出てすぐ三叉神経節（半月神経節）をつくった後，眼神経，上顎神経，下顎神経の3枝に分かれる．顔面の知覚を司る．下顎神経だけは知覚のほかに運動神経線維を含み，咬筋などに分布して咀嚼運動を行う．

眼神経：上眼窩裂を通って眼窩に出，眼窩切痕または眼窩上孔を通って前額部に分布する．
上顎神経：正円孔を通って頭蓋腔を去り，眼窩下孔（p.227，b）を通って上顎部に分布する．
下顎神経：卵円孔を通って頭蓋腔を去り，オトガイ孔（p.227，b）を通って下顎部に分布する．

> **メモ** 上の歯が痛むのは上顎神経，下の歯が痛むのは下顎神経による．下顎神経は卵円孔を出るとすぐ硬膜枝を出す．この枝は中硬膜動脈とともに棘孔（p.235，c）を通って再び頭蓋腔に入り，硬膜に分布し，脳圧亢進などによる頭痛を感じる．

g) **第7脳神経（顔面神経）**：内耳神経とともに内耳孔に入り，すぐ直角に曲がって顔面神経管を経て頭蓋の外に出，顔面の表情筋に分布する．直角に下に曲がる所は膝の形に似ているので，ここにある神経節を膝神経節という．舌の前2/3の味覚を司る．顔面神経のもつ副交感神経は唾液（舌下腺，顎下腺），および涙（涙腺）の分泌を行う．

> **メモ** 外傷などで顔面神経麻痺が起こると，能面のごとく表情がなくなり，しわはよらず，口角，眼角が下がる．聴神経鞘腫（p.311）に圧迫されても顔面神経麻痺が起こる．

f) **第8脳神経（内耳神経）**：蝸牛に始まる蝸牛神経と三半規管と前庭に始まる前庭神経は内耳道底で合して内耳神経（臨床的には昔のまま聴神経と呼ばれる）となり，顔面神経とともに錐体の内耳孔を入り，内耳道を走る．蝸牛神経は聴覚を，前庭神経は平衡感覚を司る．

h) **第9脳神経（舌咽神経）**：頸静脈孔を通って頭蓋腔を出，舌と咽頭に分布する．舌の後1/3の味覚を司る線維も含む．また，舌咽神経のもつ副交感神経線維は唾液（耳下腺）の分泌を行う．

i) **第10脳神経（迷走神経）**：頸静脈孔から外に出て，胸部および腹部内臓に広く分布し，副交感神経支配を行う．

> **メモ** 迷走神経は自律神経の副交感神経そのもので，腸管の蠕動運動亢進，消化液の分泌などを起こす．

j) **第11脳神経（副神経）**：頸静脈孔を出て，胸鎖乳突筋と僧帽筋に分布する運動神経．

k) **第12脳神経（舌下神経）**：大（後頭）孔のすぐ上側面にある舌下神経管を通って頭蓋腔を出，舌を動かす．

頭蓋底と12対の脳神経

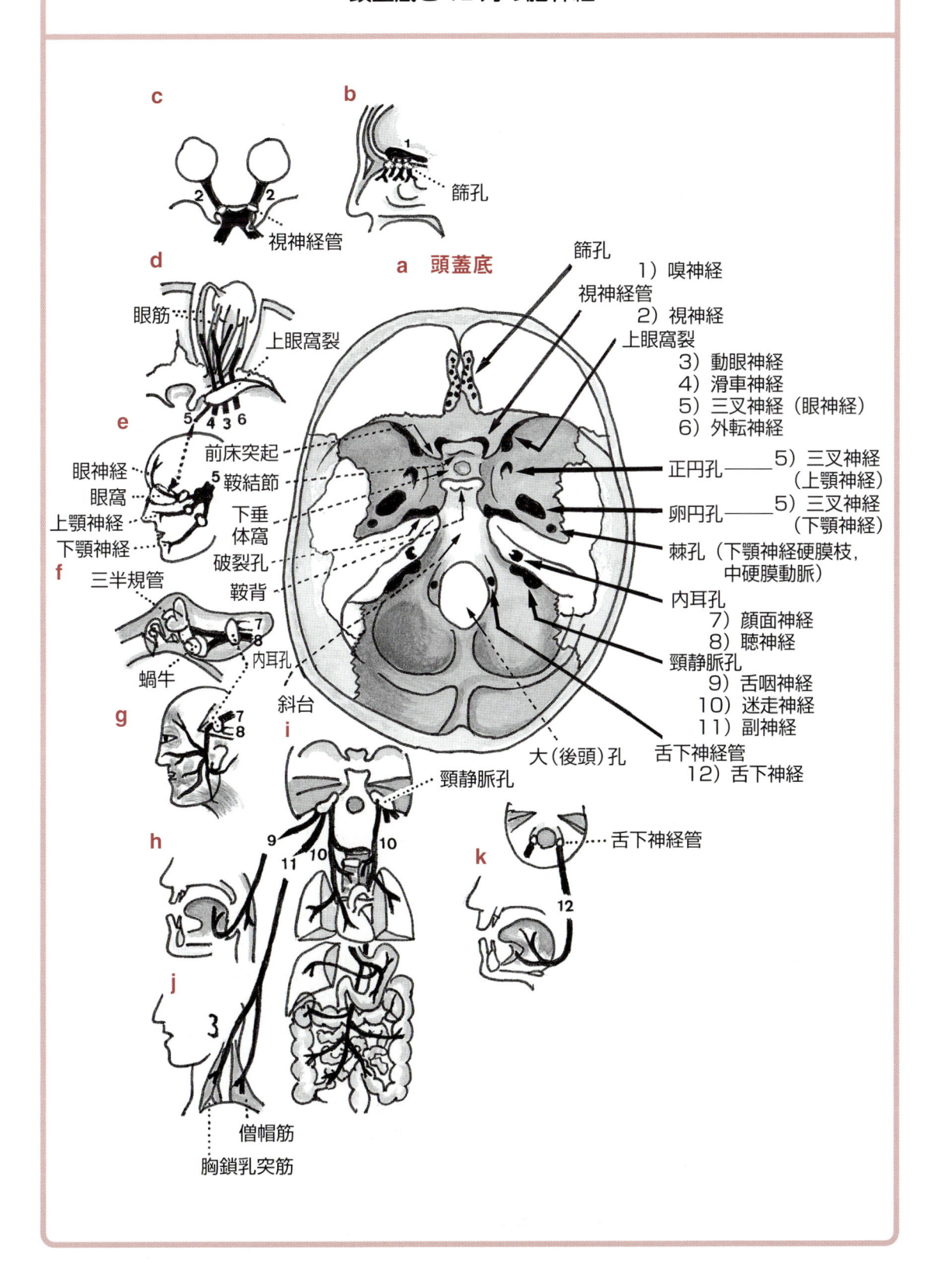

- a 頭蓋底
- b 篩孔
- c 視神経管
- d 眼筋／上眼窩裂
- e 眼神経／眼窩／上顎神経／下顎神経／前床突起／鞍結節／下垂体窩／破裂孔／鞍背
- f 三半規管／蝸牛／内耳孔
- g （顔面側面 7, 8）
- h （9, 10, 11）
- i 斜台／頸静脈孔
- j 僧帽筋／胸鎖乳突筋
- k 舌下神経管

頭蓋底の構造：
- 篩孔 — 1) 嗅神経
- 視神経管 — 2) 視神経
- 上眼窩裂 — 3) 動眼神経
- 4) 滑車神経
- 5) 三叉神経（眼神経）
- 6) 外転神経
- 正円孔 — 5) 三叉神経（上顎神経）
- 卵円孔 — 5) 三叉神経（下顎神経）
- 棘孔（下顎神経硬膜枝，中硬膜動脈）
- 内耳孔
- 7) 顔面神経
- 8) 聴神経
- 頸静脈孔
- 9) 舌咽神経
- 10) 迷走神経
- 11) 副神経
- 舌下神経管
- 12) 舌下神経
- 大（後頭）孔

b. 頭部撮影

■ 正面像（a）

- 体位：腹臥位．鼻尖と前額をカセッテにつけ，OMラインおよび正中面をカセッテに垂直にする．
- 中心線：鼻根部に向けてフィルムに垂直に入射する．

> **メモ** 水晶体被曝を避け，解剖学的に複雑な顔面骨をフィルム面に近くおくためPA（後前方向）で撮影する．

- 所見：眼窩の中に錐体が，眼窩の間にトルコ鞍の正面像（トルコ鞍底，鞍結節，鞍背，前床突起）が観察される．
  ：頭蓋冠に矢状縫合，冠状縫合，ラムダ縫合が観察される．
  ：頭蓋冠の傍矢状部にクモ膜顆粒小窩が観察される．
  ：副鼻腔（上顎洞，前頭洞，蝶形骨洞，篩骨蜂巣）および乳突蜂巣が描出される．

> **メモ** 厚い頭部が1枚のフィルムに投影されると，ラムダ縫合のほうが冠状縫合より低くなる（b）．トルコ鞍底は正面像で最もよく観察される（d）．無名線は解剖学名として存在しないが，X線学的に蝶形骨大翼が投影されて生じる．脳脊髄液を排導するクモ膜顆粒は上矢状洞に突入するだけでなく，頭蓋骨の板間静脈に向かって突出し，骨内面にクモ膜顆粒小窩（c）を生じる．

頭部正面像では錐体が眼窩の真ん中に写る．

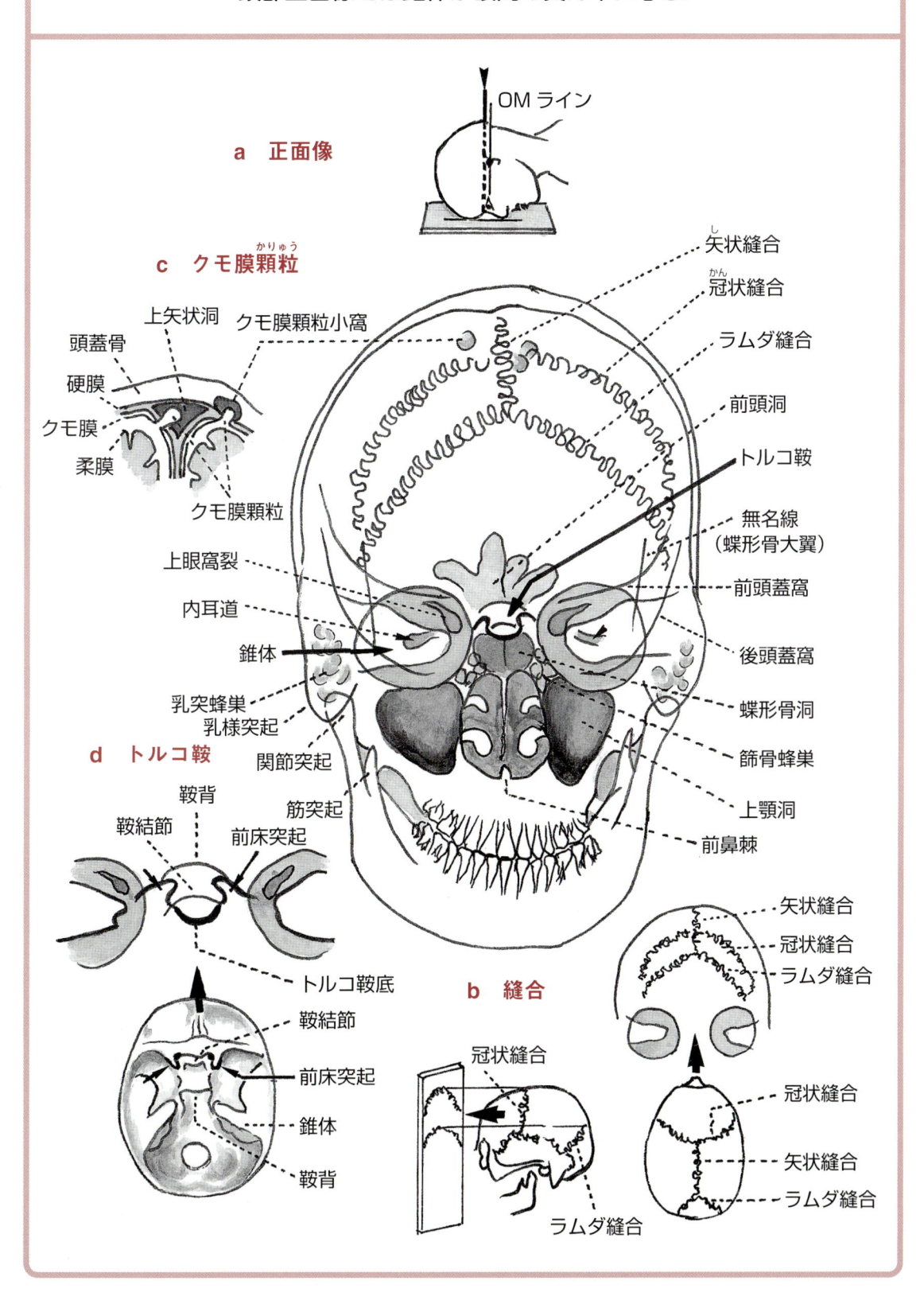

a　正面像

OMライン

c　クモ膜顆粒

頭蓋骨／上矢状洞／クモ膜顆粒小窩
硬膜
クモ膜
柔膜
クモ膜顆粒

d　トルコ鞍

鞍背
鞍結節
前床突起
トルコ鞍底
鞍結節
前床突起
錐体
鞍背

（正面像ラベル）
上眼窩裂
内耳道
錐体
乳突蜂巣
乳様突起
関節突起
筋突起

矢状縫合
冠状縫合
ラムダ縫合
前頭洞
トルコ鞍
無名線（蝶形骨大翼）
前頭蓋窩
後頭蓋窩
蝶形骨洞
篩骨蜂巣
上顎洞
前鼻棘

b　縫合

冠状縫合
ラムダ縫合

矢状縫合
冠状縫合
ラムダ縫合

冠状縫合
矢状縫合
ラムダ縫合

■ 側面像（a）

- 体位：側臥位．正中面をカセッテに平行にする．
- 中心線：ドイツ水平面上の外耳孔から2.5cm上の点からトルコ鞍に向かってフィルムに垂直に入射する．

メモ	トルコ鞍底が1本の線としてみえ，ずれがないように撮る．両側面の撮影があるが，通常左側面が基本．病変の位置があらかじめ予想される場合は患側をフィルム面に近くおく．

- 所見：頭蓋底にトルコ鞍（トルコ鞍底，鞍背，前床突起，後床突起）を中心（b）に，前頭蓋窩，中頭蓋窩および斜台が観察される．
  ：頭蓋冠に冠状縫合，ラムダ縫合，鱗状縫合および血管溝が観察される．
  ：副鼻腔（上顎洞，前頭洞，蝶形骨洞）および乳突蜂巣が描出される．
  ：上位頸椎も描出される．

メモ	外頸動脈は浅側頭動脈と顎動脈の終枝に分かれる．顎動脈は外頸動脈から分かれてすぐ中硬膜動脈を出す．この動脈は棘孔（c）を通って中頭蓋窩に出，前枝と後枝に分かれて硬膜に分布する．動脈は硬膜の外を走り，その走行に一致して骨に凹みをつくる．これが血管溝である．動脈溝とも呼ばれる（a）．三叉神経の下顎神経から分かれた硬膜枝がこの動脈に伴って分布する．

メモ	歯をこねあわせ，ものをすりつぶして喰べる他の動物と違って，ヒトは上下にものを噛んで喰べる．そのため上顎骨は丈が高くなって直立し，下顎骨はオトガイが大きく隆起する．サルにはオトガイがない．また下顎角は120°と直角に近づく．ヒトでも乳児や歯を失った老人では動物のようにオトガイがなく，下顎角は150°と鈍角を示す．

2. 頭蓋骨と頭部撮影

> 頭部側面像では，トルコ鞍が1本の線に写る．

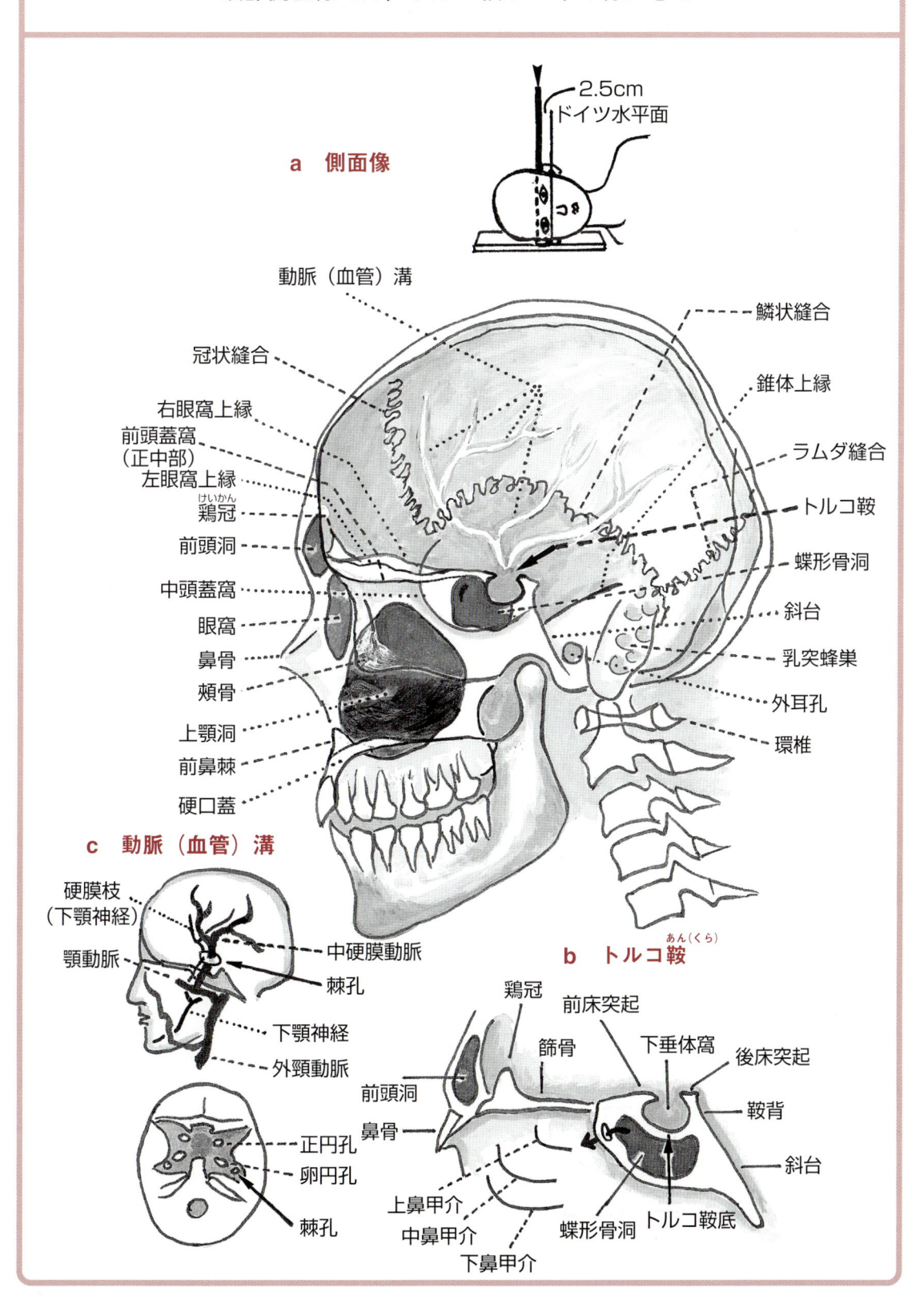

a 側面像

2.5cm
ドイツ水平面

ラベル：
- 動脈（血管）溝
- 冠状縫合
- 右眼窩上縁
- 前頭蓋窩（正中部）
- 左眼窩上縁
- 鶏冠（けいかん）
- 前頭洞
- 中頭蓋窩
- 眼窩
- 鼻骨
- 頬骨
- 上顎洞
- 前鼻棘
- 硬口蓋
- 鱗状縫合
- 錐体上縁
- ラムダ縫合
- トルコ鞍
- 蝶形骨洞
- 斜台
- 乳突蜂巣
- 外耳孔
- 環椎

c 動脈（血管）溝
- 硬膜枝（下顎神経）
- 顎動脈
- 中硬膜動脈
- 棘孔
- 下顎神経
- 外頸動脈
- 正円孔
- 卵円孔
- 棘孔

b トルコ鞍（あん（くら））
- 鶏冠
- 篩骨
- 前頭洞
- 鼻骨
- 上鼻甲介
- 中鼻甲介
- 下鼻甲介
- 前床突起
- 下垂体窩
- 後床突起
- 鞍背
- 斜台
- 蝶形骨洞
- トルコ鞍底

■ タウン(Towne)像(半軸位像)(a)

- 体位：背臥位．OMラインをカセッテに垂直にする．
- 中心線：頭頂部を通り，OMラインに対し30°の俯角で入射する．

> **メモ** 正面，両側面，タウン法を合わせ頭部4方向と呼ぶ．

- 所見：顔面底位．後頭骨が広い範囲を占め，後頭骨の観察に適している．
  : 大(後頭)孔を中央にして，左右対称に錐体が投影され，内耳道，三半規管，蝸牛がよく観察される．
  : 大(後頭)孔内に鞍背が描出される．
  : 乳突蜂巣や下眼窩裂も描出される．

> **メモ** タウン法でのみ描出される後頭骨骨折もまれでない．内耳道の観察にはステンバース法のほうがよい．

■ 軸位像(b)

- 体位：背臥位．頸部を強く屈曲させ，OMラインをカセッテに平行にする．
- 中心線：OMラインに垂直に，両外耳孔を結ぶ中点に入射する．
- 所見：卵円孔，棘孔，破裂孔を観察できる唯一の撮影法である．
  : 頭蓋底と頭蓋冠が重複して投影されるので，矢状縫合が中央を縦走する．
  : 下垂体窩に蝶形骨洞が，前頭骨中央に篩骨蜂巣および口蓋骨が，眼窩部に下顎骨を通して上顎洞が重複投影される．
  : 頬骨弓の観察に適している．
  : 翼状突起，眼窩内壁と側壁も描出される．
  : 大(後頭)孔の中に軸椎歯突起が観察される．

> **メモ** この方法で頬骨弓の骨折がみつかることがある．

> **メモ** 重い頭部を脊柱にのせて直立二足歩行をするためには頭の重心と脊椎の軸を近づけねばならない．そのため大孔は四足歩行の動物にくらべて，頭蓋底の中心部に位置するようになる．結果として，頭を支えるためのうなじの筋や項靱帯は弱くなり，それらが付着する外後頭隆起は退化し，下位に位置するようになった．また項稜は退化して頂線になる．また，頸椎棘突起の発達も悪くなる．

> タウン像（半軸位像）は後頭骨が大きく写し出される．
> 軸位像は頭蓋底と頭蓋冠が重複して写る．

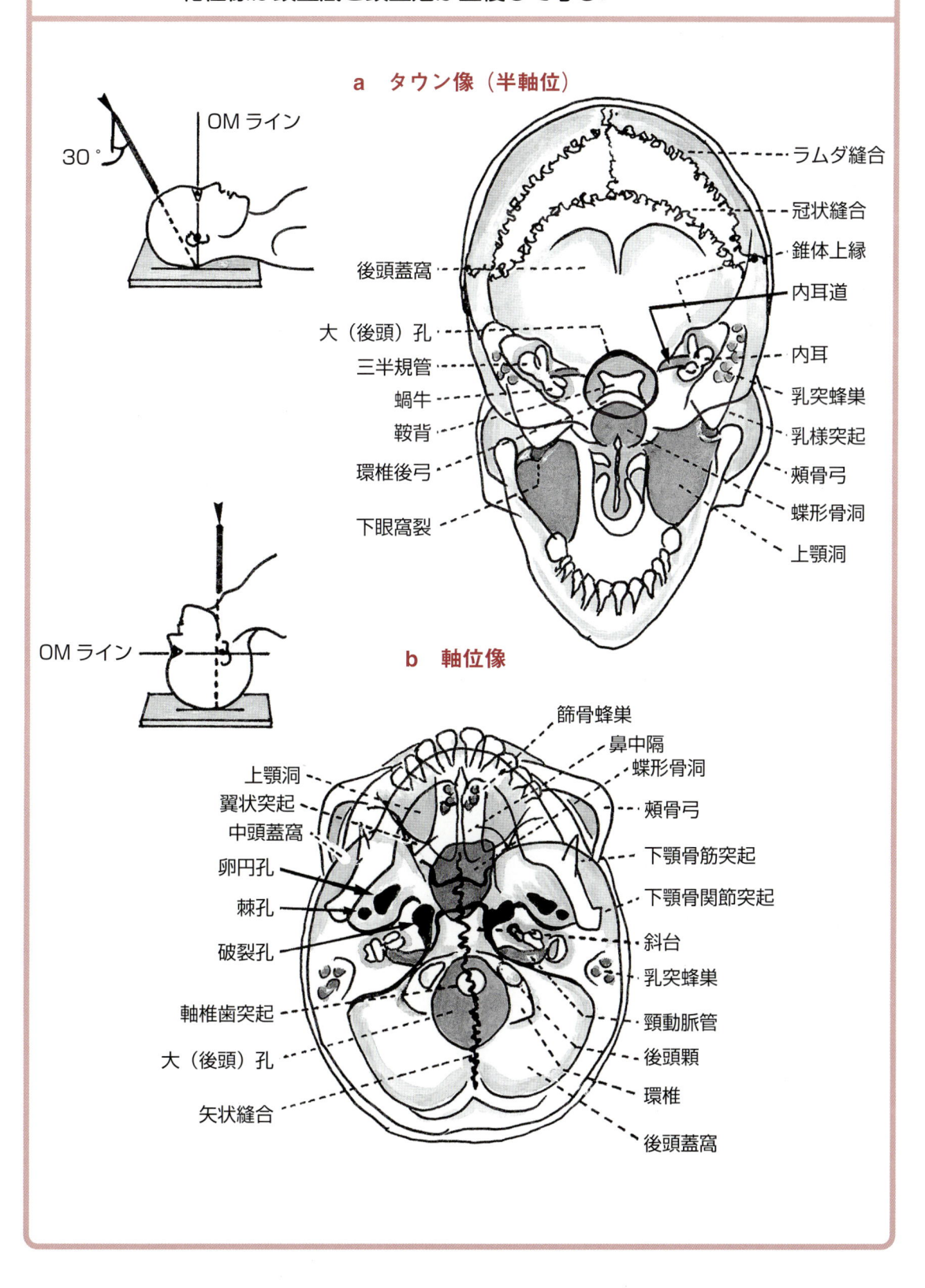

a　タウン像（半軸位）

30°／OMライン

- ラムダ縫合
- 冠状縫合
- 錐体上縁
- 内耳道
- 内耳
- 乳突蜂巣
- 乳様突起
- 頰骨弓
- 蝶形骨洞
- 上顎洞

- 後頭蓋窩
- 大（後頭）孔
- 三半規管
- 蝸牛
- 鞍背
- 環椎後弓
- 下眼窩裂

b　軸位像

OMライン

- 篩骨蜂巣
- 鼻中隔
- 蝶形骨洞
- 頰骨弓
- 下顎骨筋突起
- 下顎骨関節突起
- 斜台
- 乳突蜂巣
- 頸動脈管
- 後頭顆
- 環椎
- 後頭蓋窩

- 上顎洞
- 翼状突起
- 中頭蓋窩
- 卵円孔
- 棘孔
- 破裂孔
- 軸椎歯突起
- 大（後頭）孔
- 矢状縫合

■ コールドウェル(Caldwell)像(a)
■ ウォータース(Waters)像(b)

- 体位：腹臥位．鼻尖と前額をカセッテにつけ，OMラインをカセッテに垂直にする．
- 中心線：頭頂から眉間に向け，OMラインに対し，コールドウェル法では15°，ウォータース法では35°の俯角で入射する．
  ：OMラインをカセッテに35°にし，前鼻棘に向けフィルムに垂直に入射するウォータース法もある(b')．

> **メモ** 正面PA像とウォータース像で副鼻腔2方向，これに軸位像を加えて副鼻腔3方向と呼ぶ．

- コールドウェル像の所見
  ：顔面高位．正面PA像では眼窩と錐体が重なり(c)，眼窩内の構造は観察し難いが，コールドウェル像では錐体の上縁がちょうど眼窩下縁に位置するので(a)，眼窩の構造(蝶形骨の小翼と大翼，上眼窩裂など)が容易に観察される．眼窩の正面像として最も基本的な撮影法である．
  ：副鼻腔とくに前頭洞の描出，またトルコ鞍底の描出にすぐれている．
  ：正円孔が描出される．
- ウォータース像の所見
  ：顔面高位．錐体の上縁がさらに下がって，眼窩よりはるかに低く(b)，上顎洞下縁に投影されるため上顎洞を最もよく観察できる．
  ：前頭洞，篩骨蜂巣の描出もよいので，副鼻腔の観察に最も基本的な撮影法である．
  ：正円孔が描出される．上眼窩裂も描出される．

> **メモ** この方法は顔面骨の描出にすぐれているので，顔面外傷には欠かせない撮影法である．

2. 頭蓋骨と頭部撮影 | 239

コールドウェル像では錐体が眼窩の真下に写る.
ウォータース像では錐体がもっと低く,上顎洞の真下に写る.

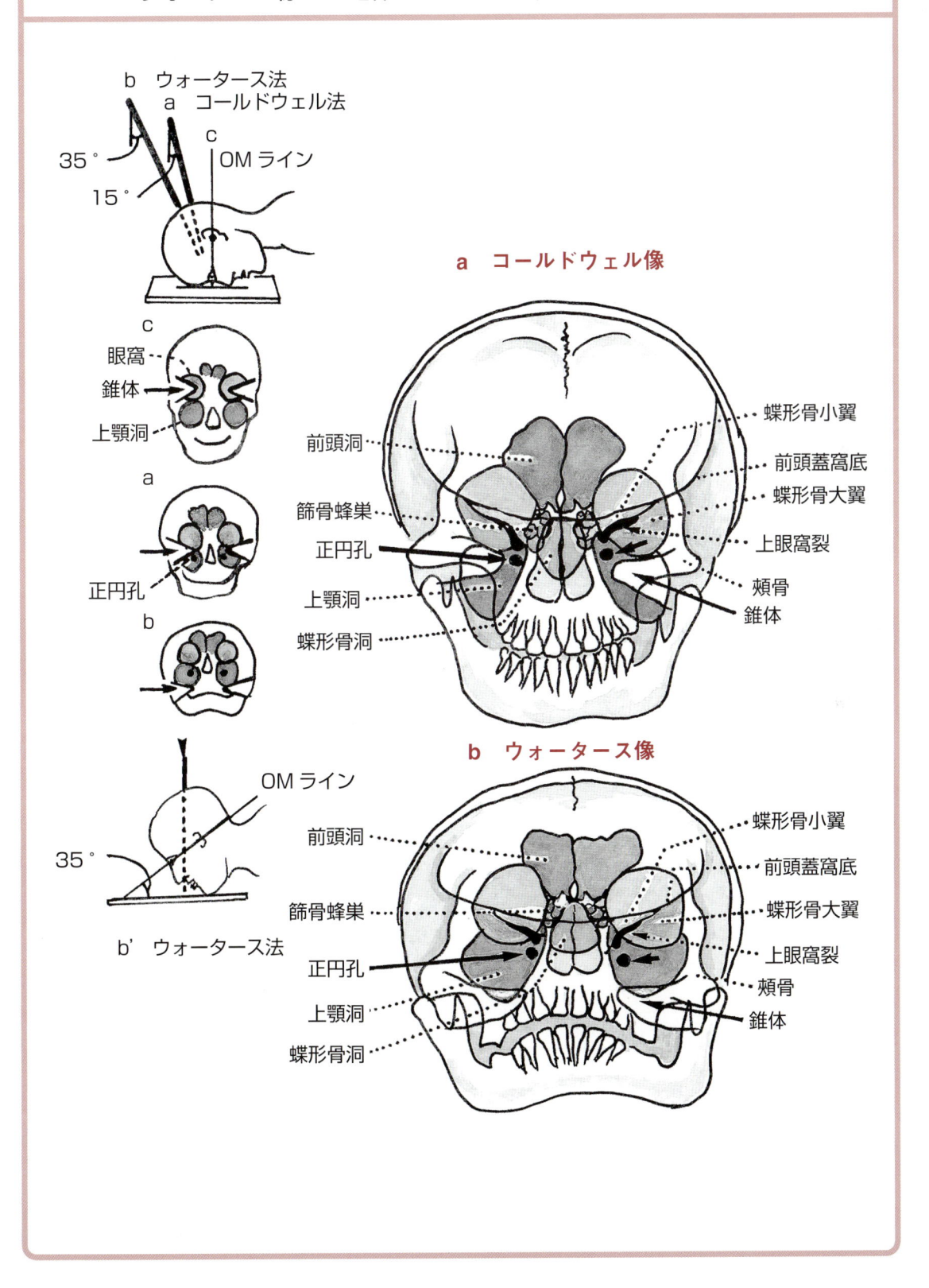

b ウォータース法
a コールドウェル法
c OMライン
35°
15°

c
眼窩
錐体
上顎洞

a
正円孔

b
b' ウォータース法
OMライン
35°

a コールドウェル像

前頭洞
篩骨蜂巣
正円孔
上顎洞
蝶形骨洞

蝶形骨小翼
前頭蓋窩底
蝶形骨大翼
上眼窩裂
頬骨
錐体

b ウォータース像

前頭洞
篩骨蜂巣
正円孔
上顎洞
蝶形骨洞

蝶形骨小翼
前頭蓋窩底
蝶形骨大翼
上眼窩裂
頬骨
錐体

■ ステンバース(Stenvers)像(a)

- 体位：腹臥位．検側の鼻尖，眼窩外縁，頬骨をカセッテにつけ，頭を検側へ 45°傾ける．
- 中心線：検側外耳孔と外後頭隆起を結ぶ線上で，外耳孔より 4 横指後ろ（外後頭隆起から 1/3 前）の点に向けフィルムに垂直に入射する．

> **メモ** 内耳道は錐体後面のほぼ中央にある楕円形の内耳孔から始まって，骨内を錐体の長軸と同じ方向に横走し内耳道底に終わる．錐体の長軸は正中面に対し約 45°傾いているので，そのまま PA で正面像を撮ると，内耳道は短く投影される．

- 所見：内耳道の描出はタウン像よりすぐれている．内耳道底もよく観察される．
  ：上半規管，外側半規管，前庭など内耳が描出される．

> **メモ** 原発性脳腫瘍の約 8%を占める神経鞘腫のほとんど（約 85%）が聴神経鞘腫(p.311)である．この撮影法によって内耳道の拡大が観察される．

■ レーゼ(Rhese)像(b)

- 体位：腹臥位．検側の鼻尖と眼窩外縁をカセッテにつけ，頭を検側へ 37°傾ける．
- 中心線：検側眼窩の中心に向けフィルムに垂直に入射する．

> **メモ** 視神経管は正中面に対し約 37°傾く短い管なので，そのまま正面像を撮ると，描出されない．

- 所見：視神経管は眼窩のやや外よりに，やや縦長の楕円形像を示す．

> **メモ** 視神経膠腫(p.310)が発生すると，視神経管の拡大，破壊が起こる．レーゼ像はその診断に重要な方法である．視神経管の骨折の診断法でもある．

■ シューラー(Schüller)像(c)

- 体位：側臥位．検側を下にして，正中面をカセッテに平行にする．
- 中心線：頭側より 25°の角度で検側外耳孔に向け入射する．

> **メモ** そのまままっすぐ側面像を撮ると，左右の側頭骨が重なる．頭尾方向に小角度をつけて撮影する．

- 所見：乳突蜂巣の含気の様子が最もよく観察される．
  ：顎関節の描出にもすぐれている．
  ：耳小骨，上鼓室など聴器も描出される．

> ステンバース像では内耳道が画面に平行になる．レーゼ像では視神経管が画面に垂直になる．シューラー像では左右の錐体が重複せず，内耳がよく写る．

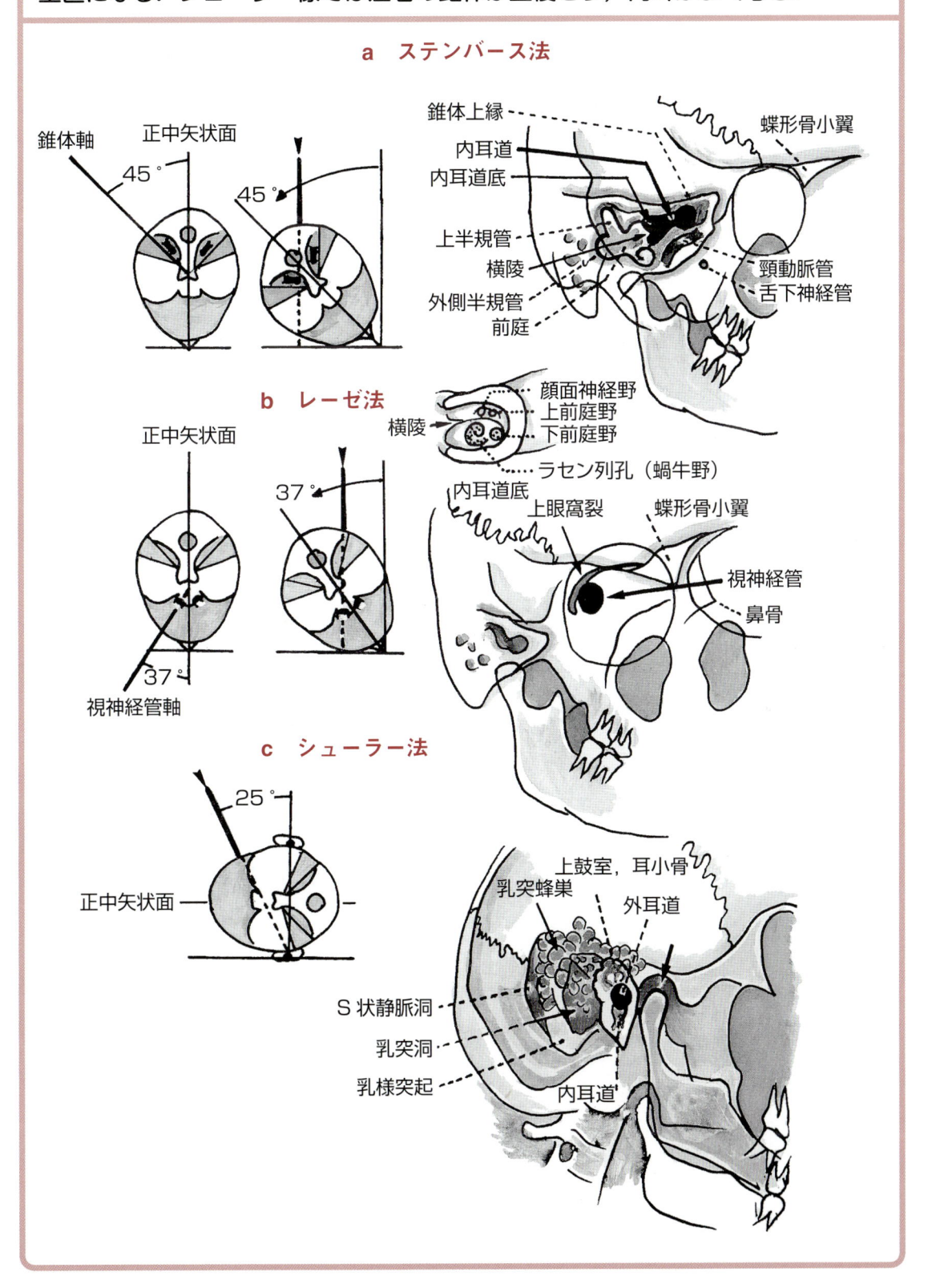

a　ステンバース法

b　レーゼ法

c　シューラー法

3. 椎骨と脊椎撮影

a. 椎骨

■ 椎骨の形と連結

- 椎体と椎弓からなり(**a**)，その間に椎孔を囲む．椎孔は連なって脊柱管をつくり，中に脊髄を容れる．椎弓は椎弓根で椎体に連なる．
- 上位椎骨の下椎切痕と下位椎骨の上椎切痕の間に椎間孔が生じ，ここを通って脊髄神経が出る(**b**，**c**)．
- 椎弓から棘突起，横突起，上関節突起，下関節突起が出る(**a**，**b**)．
- 隣接する上・下関節突起はその間に椎間関節をつくる(**b**)．関節面が互いに平面に近い平面関節で，運動性は少ないが，各椎骨間の運動を許容している．運動は下方にゆくほど制限される．頸部では関節包が比較的広く，前方，後方，側方への運動が可能である．わずかながら回旋もできる．
- 各椎体は椎間円板で連結している(**d**)．椎間円板は線維輪と髄核からなり(**e**)，体重を支えたり，屈伸運動を行うときに弾力的にクッションとして働く．線維輪は膠原線維が同心円状に走る線維軟骨である．中心部に近づくにつれ線維の配列が疎になり，髄核に移行する．髄核は水分を多量に含んで軟らかく弾性に富み，加わる圧を四方に分散させる．

> **メモ** 椎間円板に急激な圧力が加わると，損傷した線維輪を破って髄核がとび出し，脊髄神経を圧迫して腰痛や坐骨神経痛の原因になる．これがいわゆる椎間板ヘルニアである．第3と第4腰椎の間で最も多い．第4と第5腰椎の間にも起こる．下位頸椎にも起こる．骨粗鬆症などで変性した椎体に椎間円板が落ちこみ，X線やMRI検査で椎体の上縁中央に凹んだ米粒大の陰影がみられるものをシュモールの結節という．

- 椎体は硝子軟骨を介して明瞭な境界なく椎間円板に移行する．
- 椎体と椎間円板の前面を上下に前縦靱帯が，後面を上下に後縦靱帯が走る(**d**)．前縦靱帯は椎体と強固に結合するが椎間円板との結合はゆるい．後縦靱帯は椎間円板とも強固に結合している．
- X線画像では，椎間円板のある所はX線写真に写らず，真っ黒に描出され，椎間間隙(p.255, b)あるいは椎間(板)腔と呼ばれる．前縦靱帯，後縦靱帯，棘間靱帯，棘上靱帯，黄色靱帯もX線写真には陰性に黒く写る．

椎体は椎弓根で椎弓と連なる．各椎体は椎間円板で連結する．
脊髄神経は椎間孔を通る．

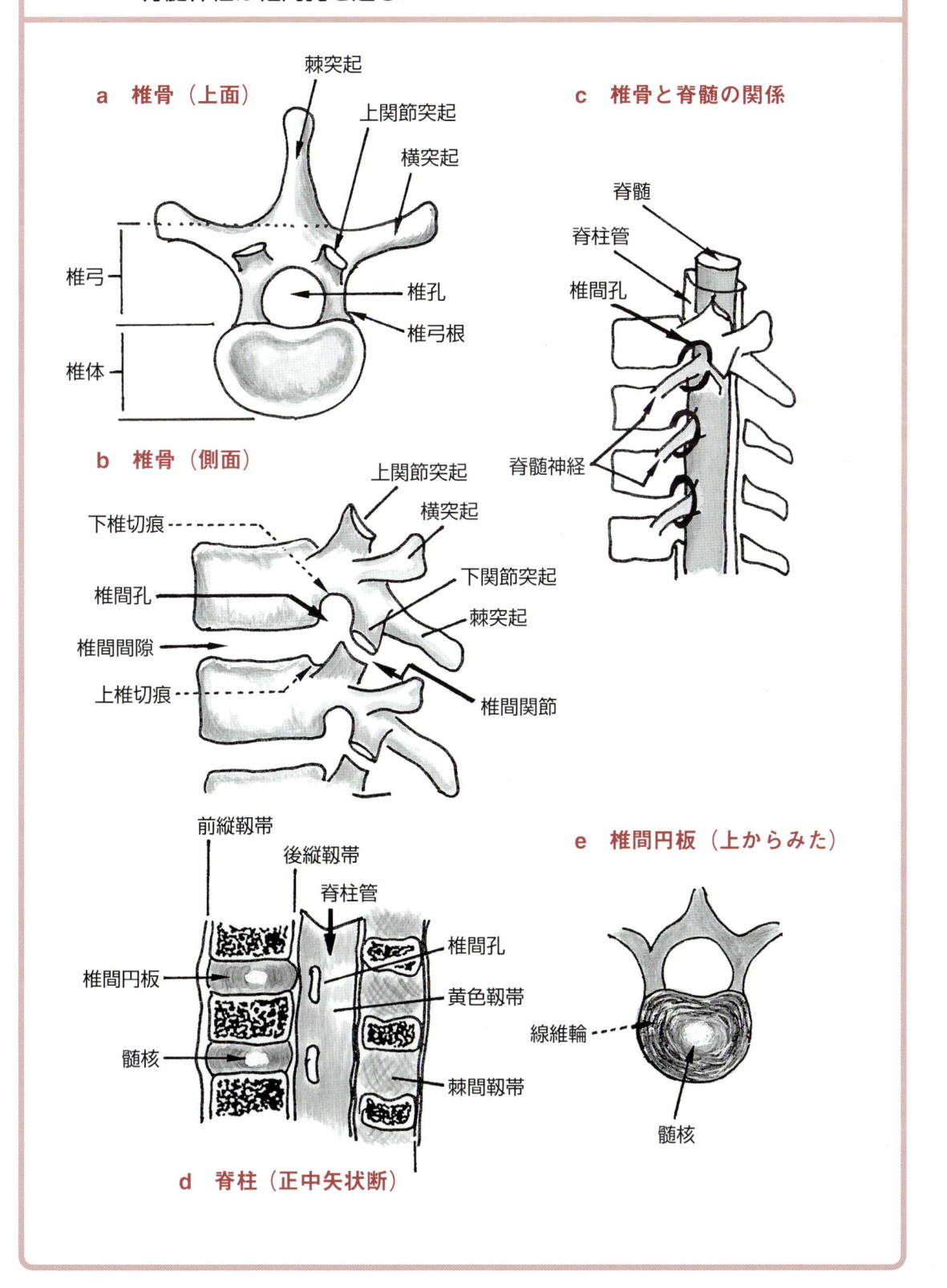

a 椎骨（上面）

棘突起
上関節突起
横突起
椎弓
椎体
椎孔
椎弓根

b 椎骨（側面）

下椎切痕
椎間孔
椎間間隙
上椎切痕
上関節突起
横突起
下関節突起
棘突起
椎間関節

c 椎骨と脊髄の関係

脊髄
脊柱管
椎間孔
脊髄神経

d 脊柱（正中矢状断）

前縦靱帯
後縦靱帯
脊柱管
椎間円板
髄核
椎間孔
黄色靱帯
棘間靱帯

e 椎間円板（上からみた）

線維輪
髄核

■ 脊柱(a)

- 重い頭部を支えて直立歩行するために，頸椎は前弯，胸椎は後弯，腰椎は前弯，仙骨は後弯して身体の平衡を保つ．
- 頸椎前弯の頂点は第4頸椎，胸椎後弯の頂点は第7胸椎，腰椎前弯の頂点は第3腰椎である．
- 仙骨の前縁は強く前方に張り出し岬角をつくる．腰椎と仙骨がつくる腰仙岬角は120～135°である．

■ 椎骨と脊髄神経(b)

椎骨		脊髄神経	
頸椎	7個	頸神経	8対
胸椎	12個	胸神経	12対
腰椎	5個	腰神経	5対
仙骨	1個	仙骨神経	5対
尾骨	1個	尾骨神経	1対
	26個		31対

- 第1頸神経は後頭骨と第1頸椎の間から出るので，頸椎は7個であるが，頸神経は8対になる．第8頸神経は第7頸椎と第1胸椎の間から出る．
- 仙骨は5個の仙椎が癒合してできる．第1～第4仙骨神経の前枝は前仙骨孔(p.257)から，後枝は後仙骨孔から出る．第5仙骨神経は仙骨と尾骨の間から出る．
- 尾骨は3～4個の尾椎が癒合してできる．尾骨神経は第1尾椎と第2尾椎の間から出る．

> **メモ** 生まれたばかりの脊柱はサカナを思わせるように軽く弯曲しているだけである．はいはいを始めると，頸部の弯曲が形成され，おすわりをするようになると，胸部の弯曲が形成される．やがて重い頭部を載せて2本足で立って歩くようになると，腰部の弯曲が加わり，ヒトの特徴であるS状の弯曲が完成し，上下の圧力を緩和する．

> **メモ** ウシ，ウマ，イヌ，ネコ，ウサギそれぞれ胸椎，腰椎，仙椎，尾椎の数は異なる．しかし，頸椎の数だけは変わらずみな7個である．キリンの頸椎も7個である．

3. 椎骨と脊椎撮影 | 245

椎骨の数は全部で26個．仙骨は5個の仙椎が，尾骨は3～4個の尾椎が癒合してでき，各1個として数えられる．頸椎は7個であるが，頸神経は8対である．

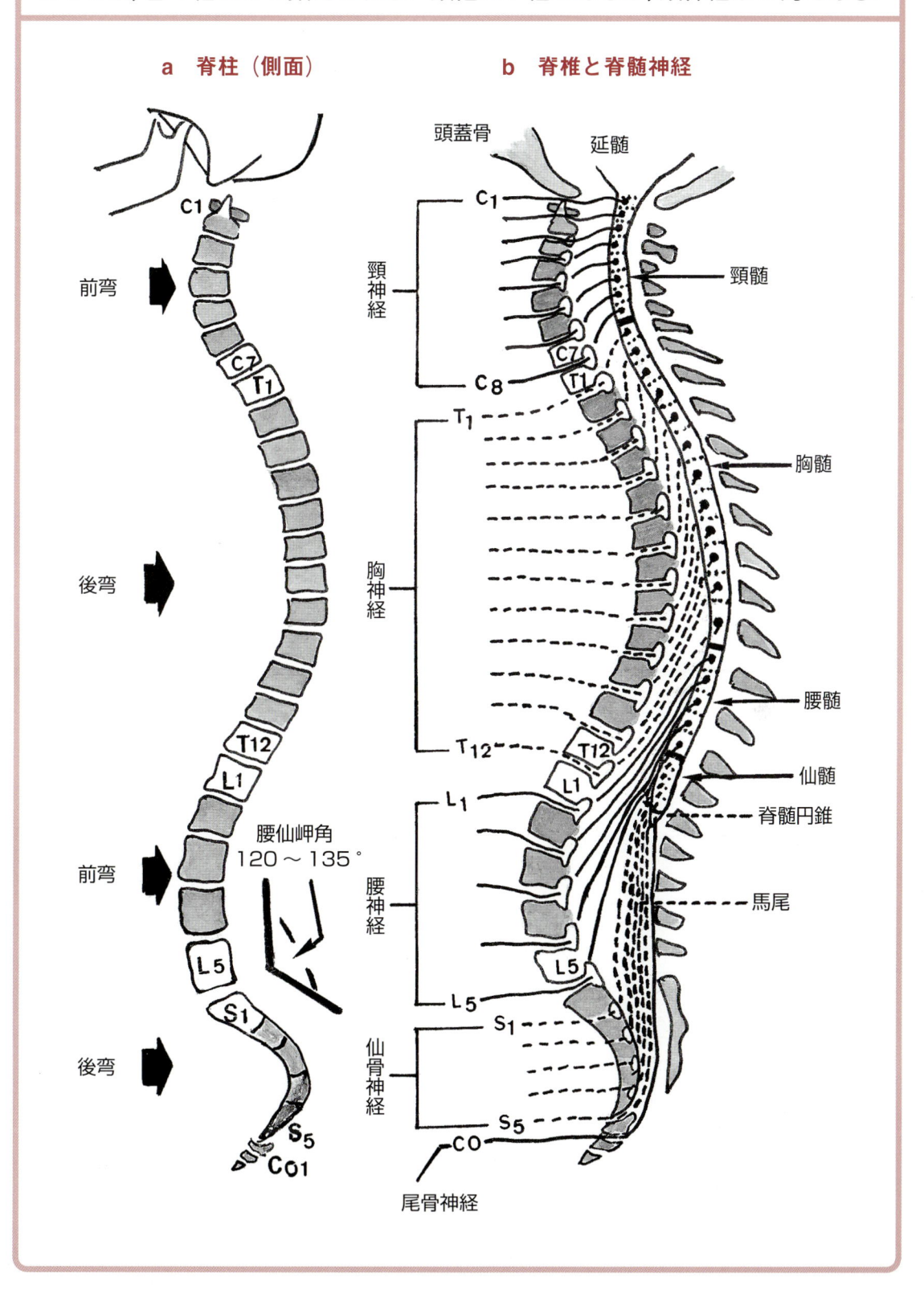

a 脊柱（側面）

前弯 → C1
後弯 → C7, T1
前弯 → T12, L1
腰仙岬角 120～135°
後弯 → L5, S1, S5, Co1

b 脊椎と脊髄神経

頭蓋骨
延髄
頸神経：C1～C8
頸髄
胸神経：T1～T12
胸髄
腰神経：L1～L5
腰髄
仙髄
脊髄円錐
仙骨神経：S1～S5
馬尾
尾骨神経：Co

b. 脊椎撮影

■ 頸椎正面像（第3～第7頸椎）(a)

- 体位：坐位．顎を少し上げた状態で後頭部をカセッテにつける．
- 中心線：X線を下から10°あおりをつけて甲状軟骨下縁に入射する．甲状軟骨下縁は水平面で第5頸椎の高さにあるが，下縁から10°上に入射すると第4頸椎下縁に達す．
- 所見：中央に気管陰影が黒く描出される．第3～第4頸椎の高さで気管陰影が狭くなる所がある．そこが声門にあたる．気管陰影の中に棘突起の先端が白く写る．第6頸椎までは棘突起の先端は2分するが，第7頸椎棘突起の先端は2分しない．
  - ：椎体は上縁がやや凹んだ長方形をなす．椎体の外側上縁に鋭い鉤状突起がみられる．
  - ：椎弓根は上位頸椎では描出されないが，下位頸椎（第5～第7）で認められる．
  - ：横突起は関節突起の陰影に被われ，わずかに後結節の先端が淡い陰影として認められる．第7頸椎の横突起は後上方から前下方に斜に位置するため，太く長い大きな陰影を示す．

> **メモ**　鉤状突起は上位椎体の外側下縁と関節するようにみえ，ルシュカ関節と呼ばれるが，真の関節ではない．鉤状突起は加齢現象としてしばしば変形突出し，椎間孔狭窄を起こし，変形性頸椎症（p. 292）の原因になる．

■ 開口位像（環椎・軸椎正面像）(b)

- 体位：坐位．後頭部をカセッテにつけ，口を大きく開けて，上顎切歯下端と乳様突起先端を結ぶ線を水平にする．
- 中心線：上顎切歯下端に向け，フィルムに垂直に入射する．後頭骨下面との重複が最も少なく，環椎中央に達す．
- 所見：口腔内に環椎，歯突起，軸椎が投影される．
  - ：上方を向いた環軸関節が斜めに裂隙として描出される．

> **メモ**　環椎後頭関節：環椎の上関節窩と後頭骨の後頭顆の間にある楕円関節で二軸性である．頭蓋骨は環椎の上で前後と側方に曲がる．関節包はゆるいが，上関節窩の外側は高くなっているので，頭の回旋はできない．頭蓋骨を支える環椎の姿がギリシャ神話の神アトラスが天体を捧げもつ姿に似ているところから環椎はアトラスと呼ばれる．

> **メモ**　環軸関節：第1頸椎を環椎，第2頸椎を軸椎と呼ぶ．軸椎の歯突起は環椎の椎体が外れ，軸椎に癒合したものである．環軸関節は環椎と軸椎歯突起の間の車軸関節で，頭を載せた環椎を歯突起のまわりに回旋させる．環軸関節による頭の回旋は一側約30°であるが，これに第3以下の頸椎も共同して，頭を約90°回旋することができる．サカナやカエルは車軸関節がないので，頭を回旋できない．ワニは少しできる．フクロウは約180°回旋する．ちなみに，体を焼却して骨にした時"のど仏"というのは軸椎を指す．

頸椎正面像．鈎状突起はルシュカ関節を形成する．
第1，第2頸椎の撮影は開口位で行われる．

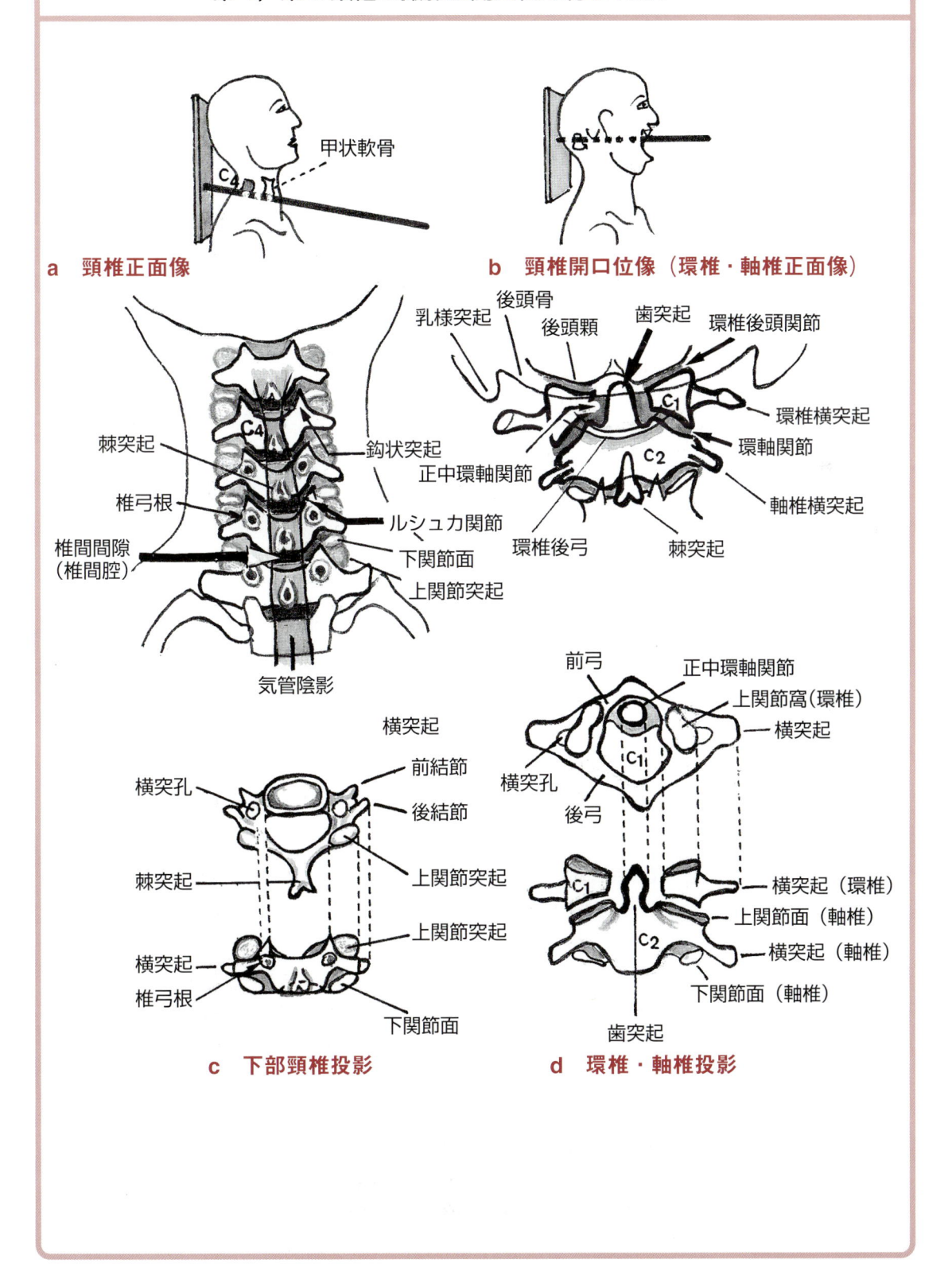

a 頸椎正面像
- 甲状軟骨
- C4

b 頸椎開口位像（環椎・軸椎正面像）
- 乳様突起
- 後頭骨
- 後頭顆
- 歯突起
- 環椎後頭関節
- C1
- 環椎横突起
- 環軸関節
- 軸椎横突起
- 正中環軸関節
- 環椎後弓
- 棘突起
- C2

頸椎正面像のラベル：
- 棘突起
- 椎弓根
- 椎間間隙（椎間腔）
- C4
- 鈎状突起
- ルシュカ関節
- 下関節面
- 上関節突起
- 気管陰影

c 下部頸椎投影
- 横突起
- 前結節
- 後結節
- 横突孔
- 棘突起
- 上関節突起
- 上関節突起
- 横突起
- 椎弓根
- 下関節面

d 環椎・軸椎投影
- 前弓
- 正中環軸関節
- 上関節窩（環椎）
- 横突起
- 横突孔
- C1
- 後弓
- 横突起（環椎）
- 上関節面（軸椎）
- C2
- 横突起（軸椎）
- 下関節面（軸椎）
- 歯突起

■ 頸椎側面像（a）

- 体位：坐位．片側の肩の外側をカセッテにつけ，頭部，頸部をカセッテから離して平行にする．肩をできるだけ下げ，顎を少し上げて重複を避ける．
- 中心線：甲状軟骨の高さで頸部の中央にフィルムに垂直に入射する．第4頸椎に達す．
- 所見：椎体は前後に長い立方形で，上縁，下縁ともやや上方に凸．前縁は第2〜第3頸椎はやや凸，第4頸椎は垂直，第5〜第7頸椎はやや凹を示す．
  - ：椎間間隙は下位頸椎ほど広くなる傾向がある．
  - ：棘突起は第2頸椎が最も大きく，第3頸椎以下では下位ほど長く太い．第7頸椎は後方への突出が最も大きく隆椎と呼ばれる．
  - ：棘突起間は第1〜第2，第6〜第7頸椎間が広い．
  - ：横突起は椎体と重なり上下に向かう円弧の陰影を示す．上位頸椎では椎体の中央にみられる．前結節はしばしば錐体上縁を越えて椎間間隙に陰影を呈する．特に第4，第5頸椎にみられる．

■ 頸椎の機能撮影（b，c）

- 頸椎の機能的検索のため，最大後屈位と最大前屈位で撮影を行う．

> **メモ**　頸椎の横突起は前結節と後結節に分かれる．横突起の基部にある丸い横突孔（p.247, c, d）を椎骨動脈が上行する（p.189, e）．前結節は頸部の肋骨に当たるものが退縮し椎体に癒合したもので，本来の横突起は後結節である．

■ 頸椎斜位像（e）

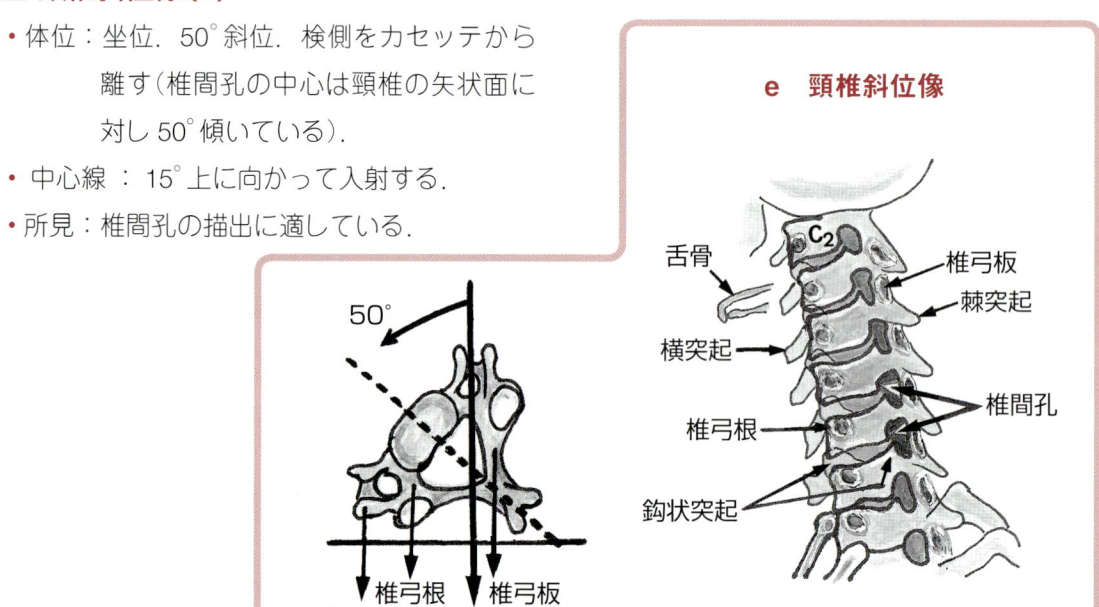

- 体位：坐位．50°斜位．検側をカセッテから離す（椎間孔の中心は頸椎の矢状面に対し50°傾いている）．
- 中心線：15°上に向かって入射する．
- 所見：椎間孔の描出に適している．

e　頸椎斜位像

頸椎側面像と機能撮影

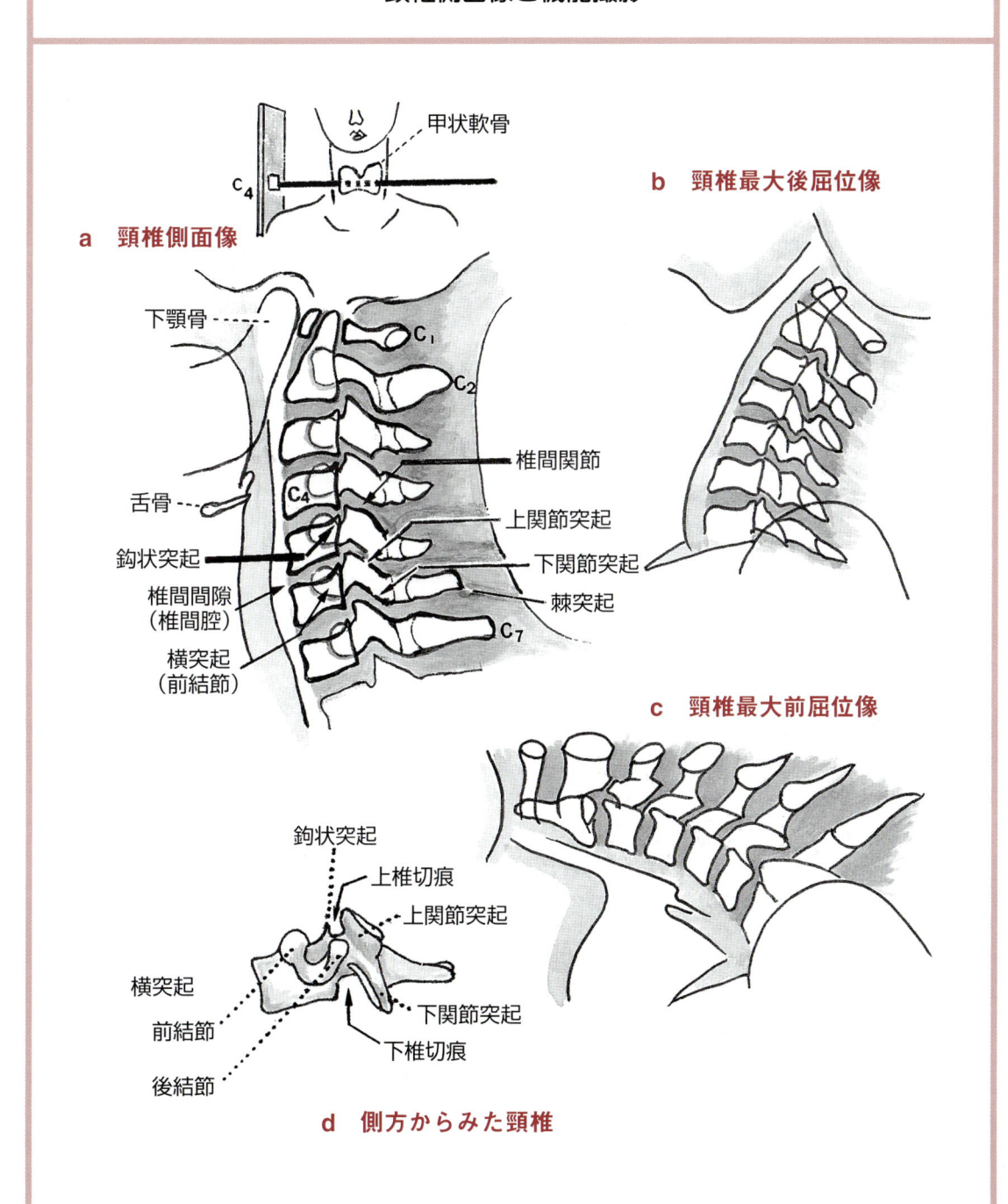

a 頸椎側面像

- 甲状軟骨
- 下顎骨
- C_1
- C_2
- 椎間関節
- 舌骨
- C_4
- 上関節突起
- 鉤状突起
- 下関節突起
- 椎間間隙（椎間腔）
- 棘突起
- 横突起（前結節）
- C_7

b 頸椎最大後屈位像

c 頸椎最大前屈位像

d 側方からみた頸椎

- 鉤状突起
- 上椎切痕
- 上関節突起
- 横突起
- 前結節
- 下関節突起
- 後結節
- 下椎切痕

■ 胸椎正面像（a）

- 体位：背臥位．胸椎の生理的弯曲をできるだけ和らげるため膝を曲げる．
- 中心線：胸骨体の中央に向けフィルムに垂直に入射する．第7胸椎に達す．上位胸椎は生理的弯曲が強いので，上位胸椎を目的とする場合は7〜10°傾斜して入射する．
- 所見：中央に気管陰影が黒く描出され，その中央に棘突起の先端が白く写る．気管陰影は第4〜第5胸椎の高さで分岐し左右の主気管支に分かれる．
  ：上位胸椎の椎体は下位頸椎の椎体よりむしろ小さい．第2〜第3胸椎体が最も小さい．その後下位になるに従って大きくなる．

メモ	椎体の横径と縦径を比較すると，上位胸椎では横径，中位胸椎では縦径，下位胸椎では横径のほうが長い（b）．

  ：椎体の上縁，下縁は第7胸椎ではそれぞれ1本の線として描出されるが，その上下になるにつれ，椎体の前後縁が分かれて投影される．
  ：各椎体の左右外側辺縁に椎弓根が投影される．椎弓根の外側は緻密な骨質からなる皮質で，内側は骨髄組織からなる海綿質なので（e），椎弓根は黒い中央を白い輪が囲むように描出される（a）．

メモ	椎弓根陰影が欠如すると，乳癌など悪性腫瘍の椎体への転移が疑われる．

  ：左右両椎弓根間の距離は脊柱管の幅を示す（a）．この中に脊髄が入っている．
  ：各椎体間に椎間間隙が黒く描出される．椎間間隙の両外側に上・下関節突起の陰影がみられる（d）．その先端は重なっている．また上・下椎体間の中央部に棘突起が投影される．
  ：各椎体の上部から左右に突出した横突起の陰影がみられる．上位より中位の横突起のほうが長大で，第7〜第8胸椎で最もよく発達している．それより下位では短小となり，第11，第12胸椎では短く後方に向かう．

メモ	第2〜第9胸椎体の後部側面の上・下端に半円形の上肋骨窩および下肋骨窩があり，上位の下肋骨窩と下位の上肋骨窩が合して1個の肋骨と肋骨頭関節をつくる（c）．第1胸椎と第11および第12胸椎は各1個の完全な肋骨窩をもち，それぞれ第1肋骨，第11，第12肋骨と関節している．第10胸椎は上端に下肋骨窩だけをもつ．肋骨はまた肋骨結節で横突起の横突肋骨窩と肋横突関節をつくる（f）．

胸椎正面像

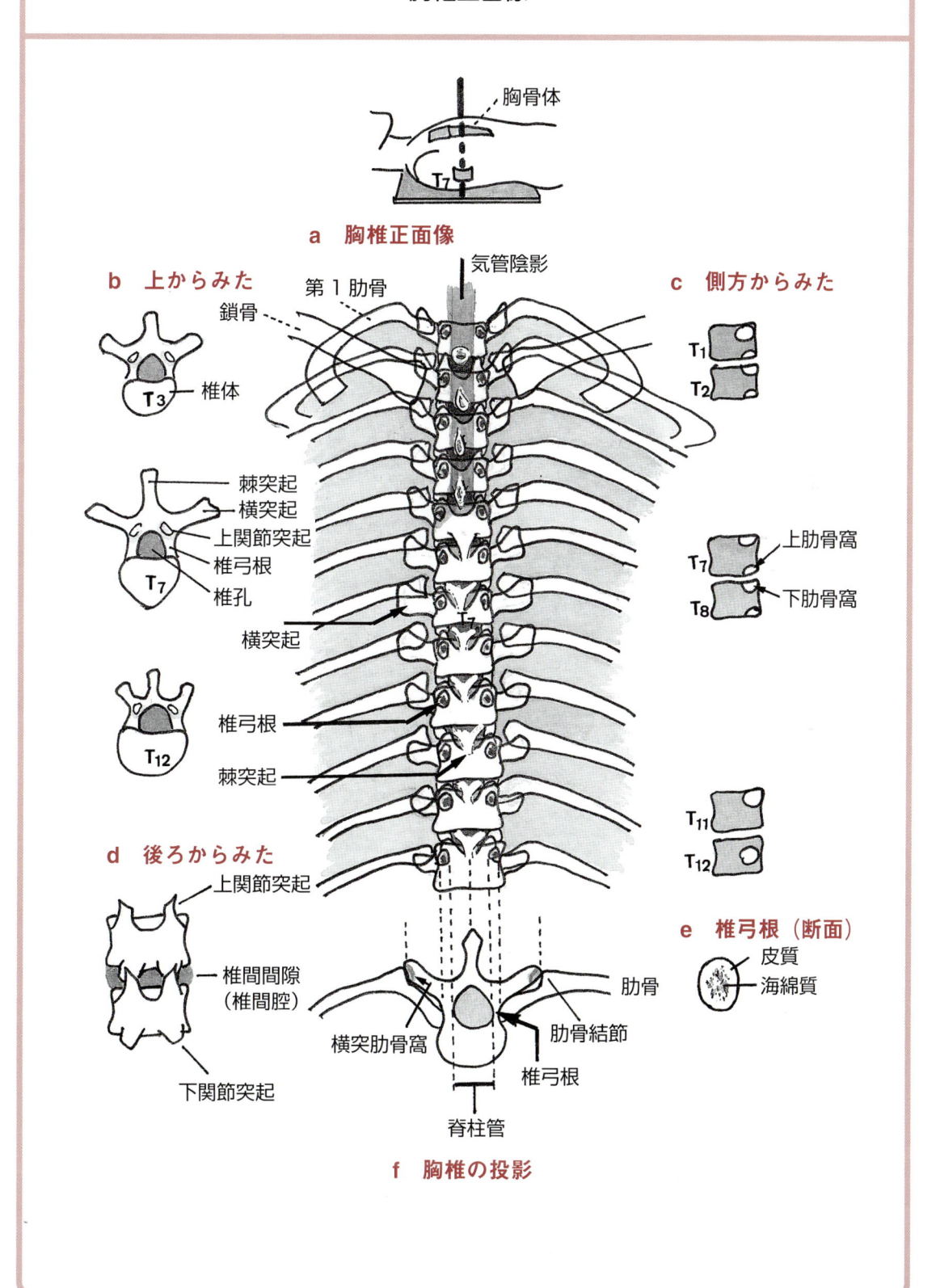

a 胸椎正面像

b 上からみた

- 椎体 (T3)
- 棘突起
- 横突起
- 上関節突起
- 椎弓根
- 椎孔
- (T7)
- (T12)

胸骨体
T7

気管陰影
第1肋骨
鎖骨
横突起
椎弓根
棘突起

c 側方からみた

- T1
- T2
- T7 — 上肋骨窩
- T8 — 下肋骨窩
- T11
- T12

d 後ろからみた

- 上関節突起
- 椎間間隙（椎間腔）
- 下関節突起

e 椎弓根（断面）
- 皮質
- 海綿質

f 胸椎の投影
- 横突肋骨窩
- 肋骨
- 肋骨結節
- 椎弓根
- 脊柱管

■ 胸椎側面像(a)

- 体位：側臥位．両上肢を挙上する．
- 中心線：第7胸椎に向け，背側皮膚面から6cm（3〜4横指）腹側でフィルムに垂直に入射する．
- 所見：上・下椎体間に椎間間隙が，上椎切痕と下椎切痕の間に椎間孔が，上および下関節突起間に椎間関節が黒く描出される．
   ：棘突起は第8胸椎まで次第に大きく傾斜するが，その後次第に水平となり，第12胸椎では腰椎と同じように水平になる．

メモ

胸椎，12対の肋骨，胸骨で胸郭を形成し，心，肺のみならず，肝臓を保護する．胎児および乳幼児では四足獣のように肋骨は水平に近く，横径に比して縦径が長く，いわゆる鳩胸の状態を示す．直立二足歩行を始めると，肋骨は次第に傾斜，懸垂し，横径が著しく増大する．胸椎は後方に退き，胸郭の内面は乳幼児のハート形から成人の横に長い楕円形に変わる．

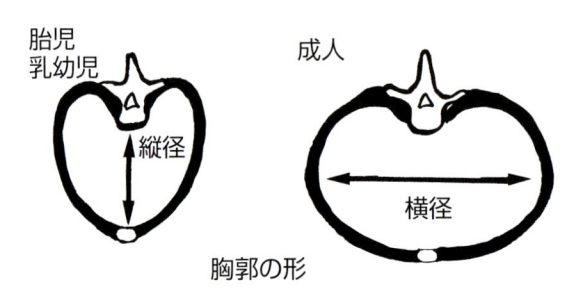

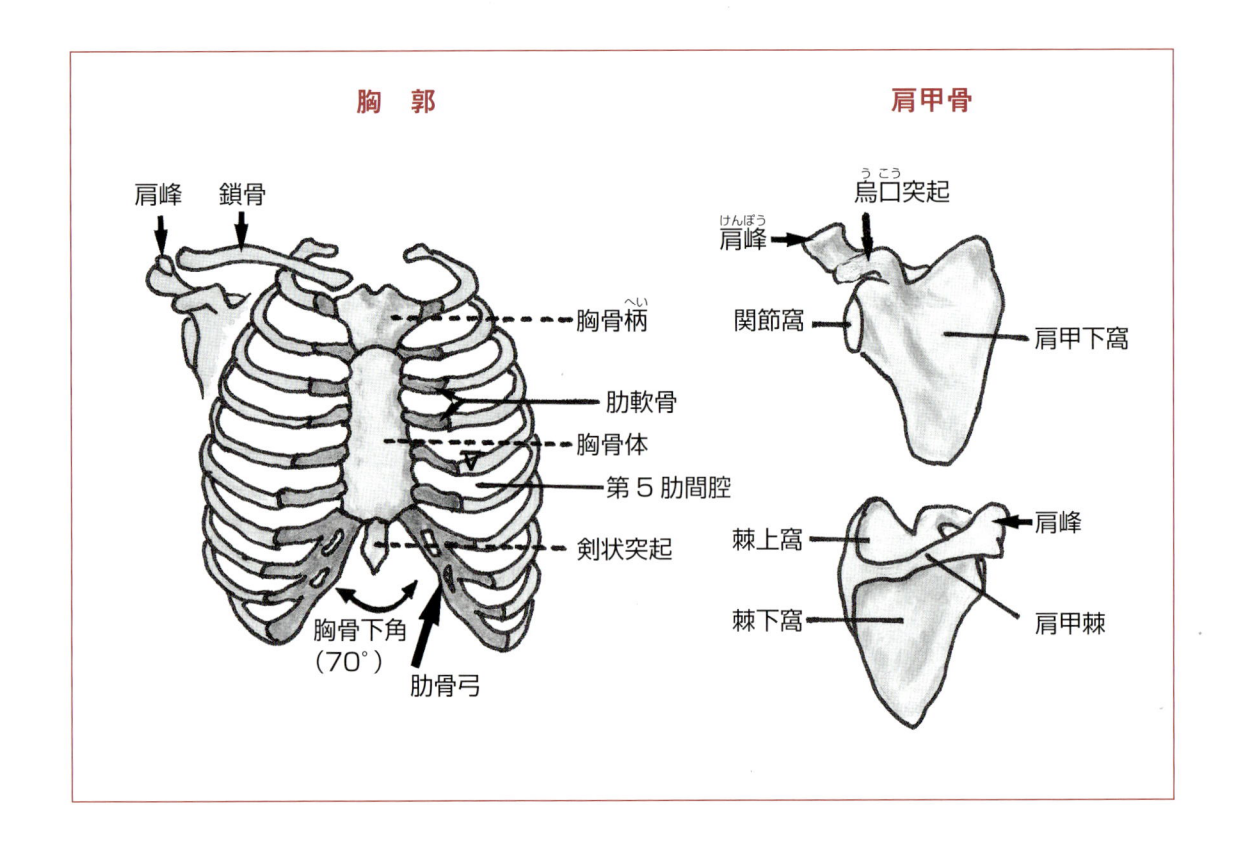

胸郭の形（胎児乳幼児：縦径／成人：横径）

胸郭：肩峰，鎖骨，胸骨柄，肋軟骨，胸骨体，第5肋間腔，剣状突起，胸骨下角（70°），肋骨弓

肩甲骨：烏口突起（うこう），肩峰（けんぽう），関節窩，肩甲下窩，棘上窩，棘下窩，肩峰，肩甲棘

胸椎側面像

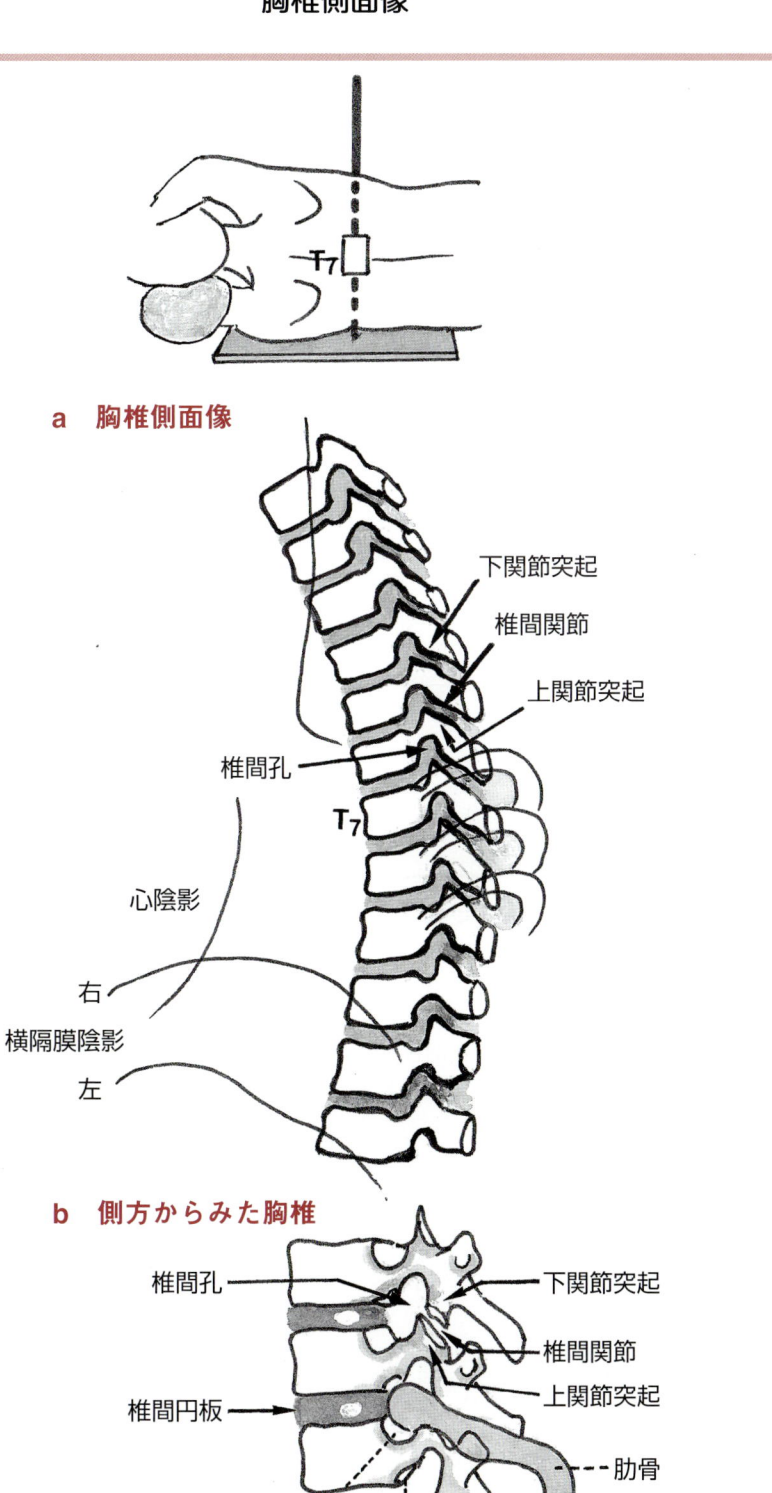

a 胸椎側面像

- 下関節突起
- 椎間関節
- 上関節突起
- 椎間孔
- T₇
- 心陰影
- 右
- 横隔膜陰影
- 左

b 側方からみた胸椎

- 椎間孔
- 椎間円板
- 下関節突起
- 椎間関節
- 上関節突起
- 肋骨
- 上肋骨窩
- 下肋骨窩

■ 腰椎正面像（a）

- 体位：背臥位．膝を曲げ腰椎の生理的弯曲を和らげる．
- 中心線：剣状突起と恥骨結合の中点（ほぼ肋骨弓下縁の高さ，また前上腸骨棘を結ぶ線より約10cm以上の高さにあたる）でフィルムに垂直に入射する．第3腰椎に達す．
- 所見：椎体は横楕円形で，幅は下位ほど広く，高さは第3，第4腰椎で最も大きい．椎間間隙が黒く描出される．
  - ：椎体の両外側上部に椎弓根が投影される．腰椎の椎弓根は大きい．その内縁間の距離は脊柱管の径を表していて（c），上位より下位になるに従って広くなる．

メモ	腰椎から側方へ長くのびる突起は肋骨突起（昔の横突起）と呼ばれ（c），肋骨が退縮し腰椎に癒合した肋骨の遺残物である．胸部では肋骨は心臓や肺を保護するために欠くことはできない．しかし，サカナと同じように腹部でも肋骨が正中線まで延びていたら，腹部で屈伸することも，腹をよじることもできない．頸部でも肋骨は退縮し，横突起の前結節として根跡的になるため，頸の運動が可能になった．腰椎本来の横突起は上関節突起の後ろに乳頭突起として，また上関節突起の基部に副突起として残っている（c, d）．臨床的にはしばしば肋骨突起を昔のまま横突起と呼んでいる．

  - ：肋骨突起の外側に，腰椎と約20°の角度で斜め下に走る大腰筋の陰影がみられる．

■ 腰椎側面像（b）

- 体位：側臥位．
- 中心線：第3腰椎に向け，背側皮膚面から7cm（3〜4横指）腹側でフィルムに垂直に入射する．
- 所見：椎間間隙，椎間孔，椎間関節が黒く明瞭に観察される．
  - ：上関節突起，下関節突起ともに大きく，垂直に近く突出する．
  - ：棘突起は胸椎より強大であるが短く，水平で，その先端が厚い．

メモ	脊椎分離症：上下関節突起間が離開したもの．第4，第5腰椎間に最も多い．斜位像で明瞭に認められる．分離症がもとで，上位椎体が下位椎体に対し滑ったものを分離すべり症という．

腰椎正面像

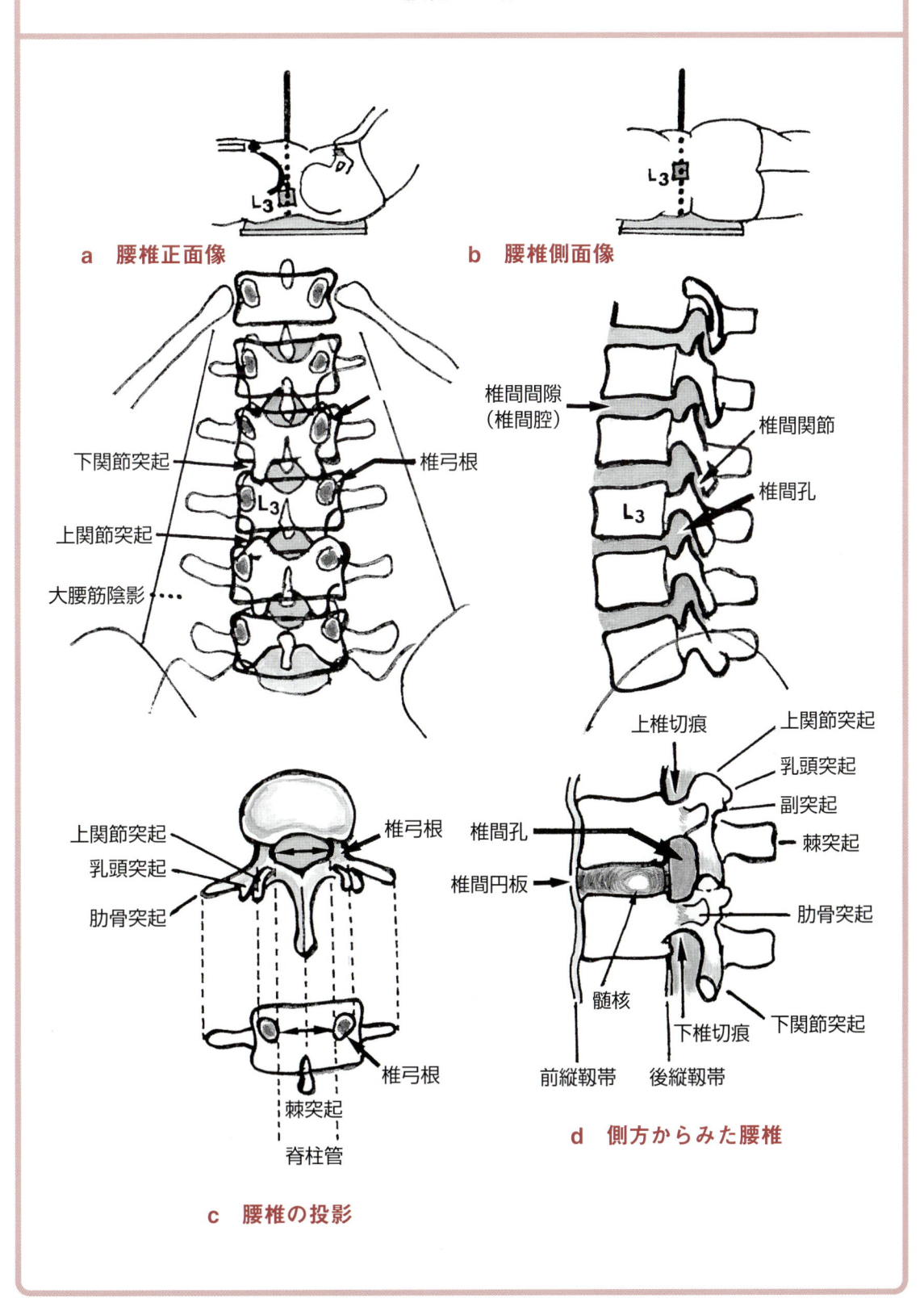

a 腰椎正面像

b 腰椎側面像

- 下関節突起
- 椎弓根
- 上関節突起
- 大腰筋陰影

- 椎間間隙（椎間腔）
- 椎間関節
- 椎間孔

- 上関節突起
- 乳頭突起
- 肋骨突起
- 椎弓根
- 棘突起
- 脊柱管

- 上椎切痕
- 上関節突起
- 乳頭突起
- 副突起
- 椎間孔
- 椎間円板
- 棘突起
- 肋骨突起
- 髄核
- 下椎切痕
- 下関節突起
- 前縦靱帯
- 後縦靱帯

c 腰椎の投影

d 側方からみた腰椎

■ 仙骨正面像（a）

- 体位：背臥位．下肢を揃えて伸展する．
- 中心線：恥骨結合上縁に向け足側から男性15°，女性25°の角度で入射する．
- 所見：仙腸関節，前仙骨孔，横線が黒く描出される．
  ：上関節突起，仙骨底，仙骨管の入口も観察される．
  ：仙骨と同時に尾骨，恥骨結合，弓状線，閉鎖孔も描出される．

| メモ | 仙骨の前面には5個の仙椎椎体が癒合した境が残る．これが横線である（c）．仙骨の後面にある3つの隆起のうち正中仙骨稜は棘突起が癒合したもの，中間仙骨稜は関節突起が癒合したもの，外側仙骨稜は退縮した肋骨が癒合したものである（d）． |

■ 尾骨正面像

- 体位：仙骨正面撮影に同じ．
- 中心線：恥骨結合上縁に向け頭側から男性25°，女性15°の角度で入射する．
- 所見：仙骨尖，尾骨の正面，仙尾関節が描出される．

■ 仙骨・尾骨側面像（b）

- 体位：側臥位．
- 中心線：腸骨稜と尾骨の中間で，背側皮膚面から4cm腹側でフィルムに垂直に入射する．
- 所見：仙椎，横線，仙骨管，正中仙骨稜，岬角，仙尾関節が描出される．

| メモ | 椎骨形成の異常として，左右の椎弓の融合が起こらないことがあり，椎弓破裂 spina bifida または二分脊椎といわれる．仙骨の下部に多い．この場合仙骨管の骨性の後壁が欠ける．第5仙椎では椎弓の後部が欠けるのが通常で，仙骨裂孔ができる（d, e）． |

仙骨，尾骨の正面像と側面像

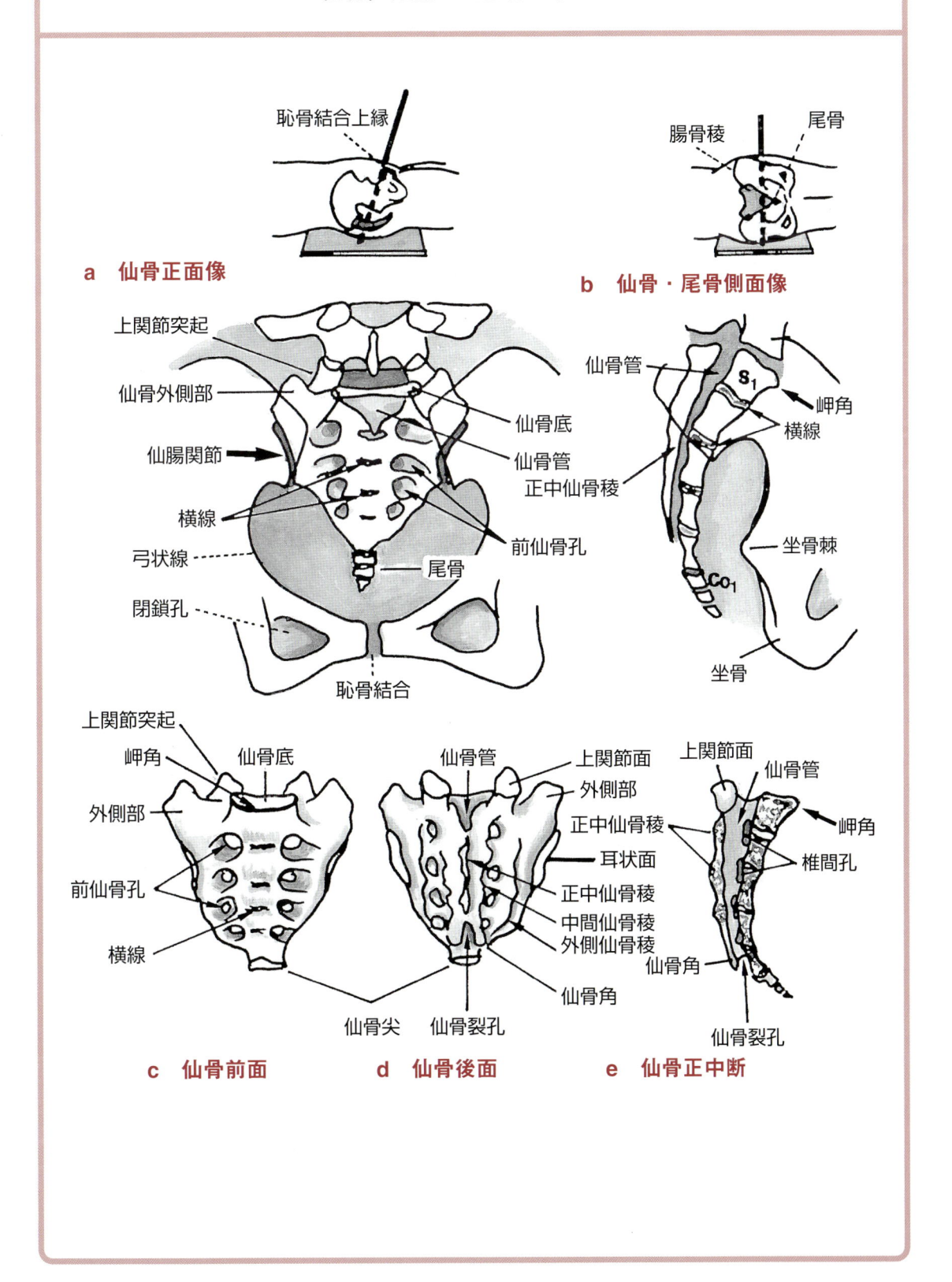

a 仙骨正面像

恥骨結合上縁

上関節突起
仙骨外側部
仙腸関節
横線
弓状線
閉鎖孔
仙骨底
仙骨管
正中仙骨稜
前仙骨孔
尾骨
恥骨結合

b 仙骨・尾骨側面像

腸骨稜
尾骨
仙骨管
S_1
岬角
横線
坐骨棘
Co_1
坐骨

c 仙骨前面

上関節突起
岬角
外側部
前仙骨孔
横線
仙骨底
仙骨尖

d 仙骨後面

仙骨管
上関節面
外側部
正中仙骨稜
耳状面
正中仙骨稜
中間仙骨稜
外側仙骨稜
仙骨角
仙骨裂孔

e 仙骨正中断

上関節面
仙骨管
岬角
椎間孔
仙骨角
仙骨裂孔

4. 上肢骨と上肢撮影

■ 肩(かた)関節正面像(a)

- 体位：坐位または立位．検側をカセッテにつけ30°斜位にする．

メモ	肩甲骨関節窩は正中線とほぼ30°傾いているので，体を30°斜位にすることによって関節窩はフィルムに垂直になる(c)．

- 中心線：上腕骨頭先端に向け上方より20°で斜入する．それは肩甲骨が約20°上方に弯曲しているためである．
- 所見：関節窩がわずかに陥凹する1本の線として投影される．
  ：関節窩と上腕骨頭の間に関節腔が明瞭に描出される．
  ：烏口突起は上腕骨頭の上内側で一部重複する．その上方に肩峰がみられる．
  ：上腕骨に大結節，小結節が認められる．これらは上腕を正常位，回内位，回外位におくことによって違って投影される(d)．

メモ	肩関節は上腕骨頭と肩甲骨関節窩の間の代表的な球関節で，上腕をどの方向にも自由に動かすことができる．関節窩は浅く，関節唇でおぎなっても関節頭より小さく，脱臼(だっきゅう)しやすい(p.292)．関節包はゆるく，肩甲頸および関節唇から起こり，上腕骨の解剖頸，大および小結節につく(e)．関節腔内を上腕二頭筋の長頭が走る．

■ 肩関節軸位像(b)

- 体位：立位．カセッテを肩におく．肩甲骨関節面の上下方向と肩甲骨内側縁をほぼ平行にする．
- 中心線：腋窩より肩甲骨内側縁に平行に入射する．
- 所見：上腕骨頭と肩甲骨関節窩の間に関節腔が描出される．
  ：肩峰と鎖骨の間の肩鎖関節は上腕骨頭に重複する．
  ：上腕骨に大結節と小結節が観察される．
  ：烏口突起は上腕骨頭の近くにみられる．

メモ	肩関節の撮影には通常正面と軸位が用いられる．

メモ	鎖骨，肩甲骨を合わせて上肢帯という．上肢帯は上肢を脊柱に連結するためのもので，もともと鎖骨と肩甲骨と烏口骨3つの骨でできていたのが，烏口骨が肩甲骨に癒合し，烏口突起(うこう)となり，2つの骨になった．鎖骨は前肢を前後方向にのみ動かす動物(ネコ，イヌ)では退化し，発育が悪い．ウマは欠如する．胸骨には上肢を外転させるため強大な大胸筋が付着し，トリでよく発達し竜骨と呼ばれる．上肢，下肢が体を支えるためだけの動物(カエル，トカゲ)に胸骨はない．恐竜にも胸骨はない．

肩関節の正面像と軸位像

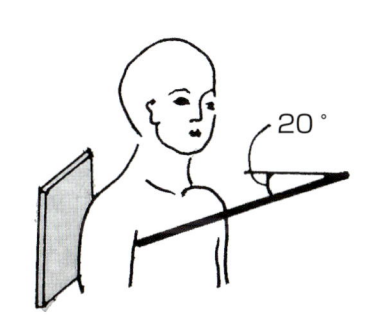

a　肩関節正面像

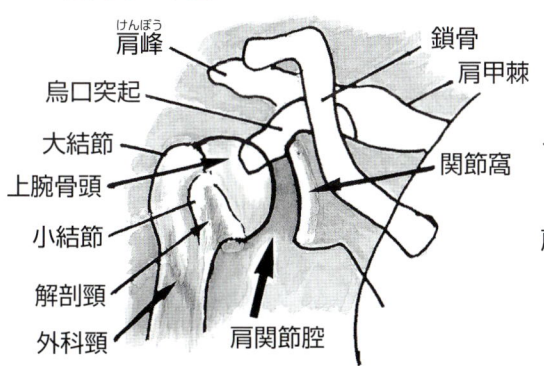

肩峰（けんぽう）、鎖骨、肩甲棘、烏口突起、関節窩、大結節、上腕骨頭、小結節、解剖頸、外科頸、肩関節腔

b　肩関節軸位像

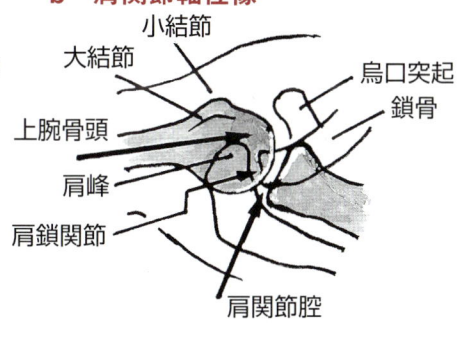

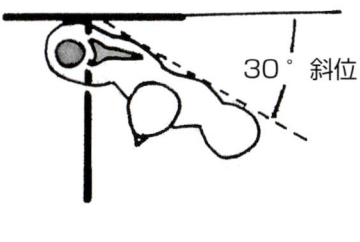

小結節、大結節、上腕骨頭、肩峰、肩鎖関節、烏口突起、鎖骨、肩関節腔

c　肩関節腔の方向

30°斜位
水平 30°

d　上肢の位置と上腕骨の投影

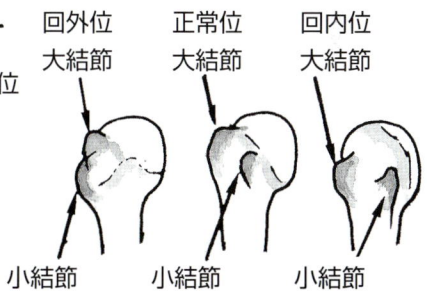

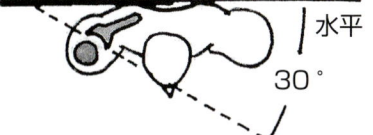

回外位　大結節／正常位　大結節／回内位　大結節
小結節／小結節／小結節

e　肩関節の構造

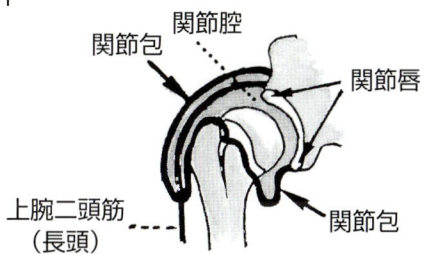

関節包、関節腔、関節唇、上腕二頭筋（長頭）、関節包

■ 肘関節正面像(a)

- 体位：手のひらを上にして，肘をのばし，カセッテの中央に肘関節部を載せる．
- 中心線：肘の曲がり皺の中点（上腕骨内側上顆と外側上顆を結ぶ線の中点）から遠位1.5cm（1横指）の所に向かってフィルムに垂直に入射する．
- 所見：前腕を回外位で撮影しているので，橈骨，尺骨は平行して走り，橈骨粗面は尺骨と一部重複する．
  ：上腕骨小頭と橈骨頭の間に腕橈関節隙が明確に描出される．
  ：上腕骨滑車と尺骨肘頭は重複するが，腕尺関節隙は尺骨を透して認められる．
  ：上腕骨の内側上顆，外側上顆，肘頭窩，尺骨の鉤状突起がみられる．

メモ	肘関節は3つの関節を含んでいる．上腕骨滑車と尺骨の滑車切痕の間にある腕尺関節は一軸性の**蝶番関節**で，肘の屈伸運動を行う．上腕骨小頭と橈骨頭の間の腕橈関節は**球関節**で，肘の屈伸運動に加え，前腕の回旋運動を行う．橈骨頭の関節環状面と尺骨の橈骨切痕の間の上橈尺関節は**車軸関節**で，橈骨と尺骨の下端にある下橈尺関節と共同して回内，回外運動を行う．関節包は3つの関節を一緒に広く包んでいる(e)．

■ 肘関節側面像(b)

- 体位：坐位．上腕を90°挙上し水平にする．肘関節を90°屈曲し，掌面を垂直にして，手関節部をカセッテから5°（3cm，2横指）挙上する．

メモ	前腕を挙上しないで，そのままカセッテに載せると，滑車軸は5°傾斜する(f)．

- 中心線：外側上顆より45°斜め前方1cmの所に向かってフィルムに垂直に入射する．
- 所見：滑車軸を垂直に投影するので，小さいものから順に外側に向かって，上腕骨の外側滑車面，上腕骨小頭，上腕骨の内側滑車面が同心円状に描出される．
  ：その外に関節腔をはさんで尺骨の滑車切痕がみられる．
  ：尺骨の鉤状突起関節面と内側滑車面が重なって三日月状の白い陰影を示す．

メモ	上肢はサカナの胸びれが，下肢は腹びれが分化したものである．

肘関節の正面像と側面像

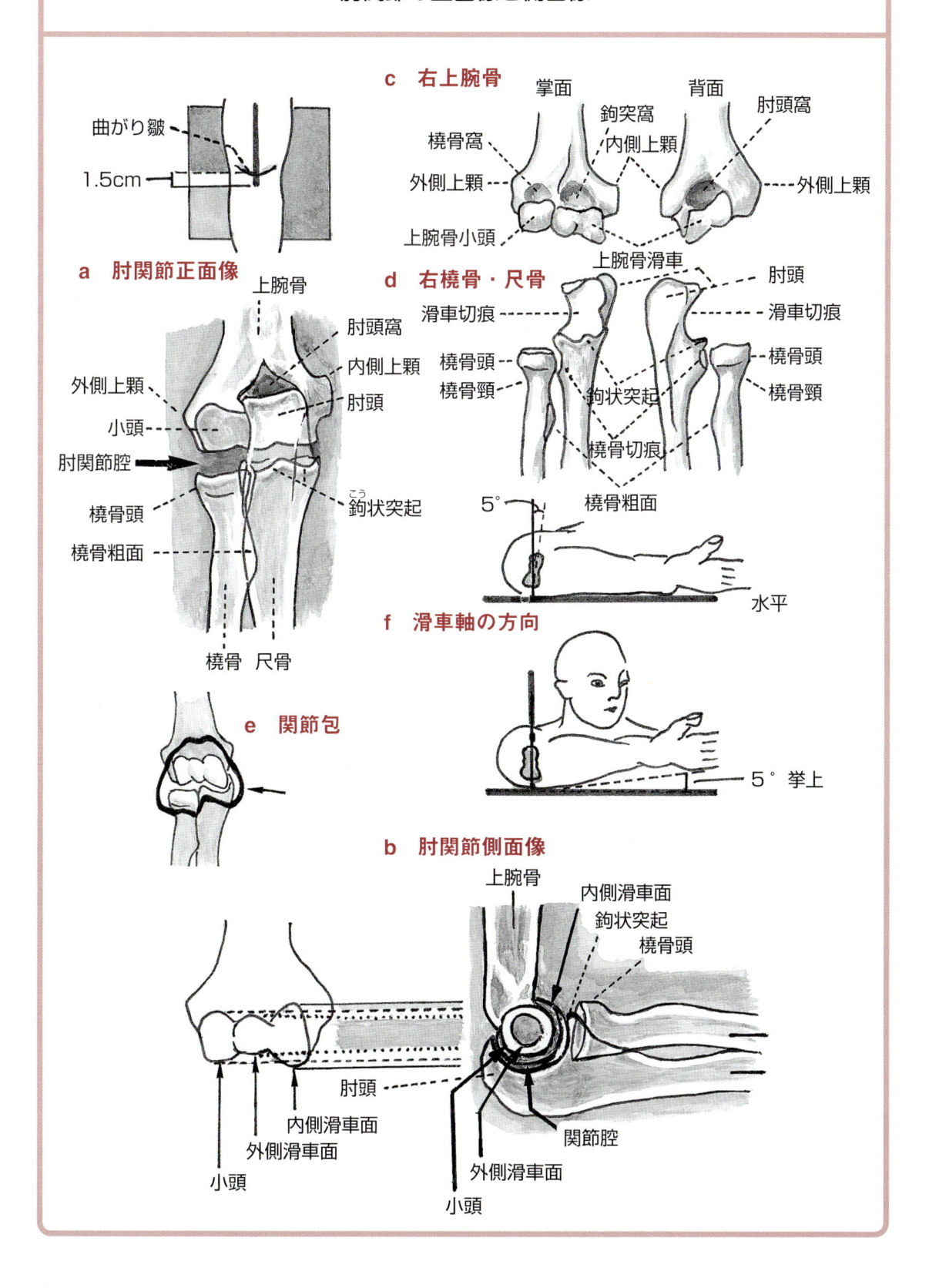

a 肘関節正面像

曲がり皺
1.5cm

上腕骨
肘頭窩
内側上顆
肘頭
外側上顆
小頭
肘関節腔
橈骨頭
橈骨粗面
鉤状突起
橈骨　尺骨

c 右上腕骨

掌面　背面
鉤突窩　肘頭窩
橈骨窩
内側上顆
外側上顆　外側上顆
上腕骨小頭
上腕骨滑車

d 右橈骨・尺骨

滑車切痕　肘頭
橈骨頭　滑車切痕
橈骨頸　橈骨頭
鉤状突起　橈骨頸
橈骨切痕
橈骨粗面

5°
水平

f 滑車軸の方向

5°挙上

e 関節包

b 肘関節側面像

上腕骨
内側滑車面
鉤状突起
橈骨頭
肘頭
内側滑車面
外側滑車面
小頭
関節腔
外側滑車面
小頭

■ 橈骨手根関節正面像(a)

- 体位：坐位．上腕90°挙上．肘関節90°屈曲．肩，肘，手が同じ高さになるようにして，手掌をカセットに密着させる．
- 中心線：橈骨と尺骨の茎状突起を結ぶ線の中点に向かってフィルムに垂直に入射する．
- 所見：橈骨，尺骨の遠位端および手根骨，中手骨が描出される．
  ：橈骨下端の関節面は前縁(掌側)，後縁(背側)に分かれて投影される．
  ：尺骨茎状突起は明瞭に認められるが，尺骨の陰影と一部重複する．
  ：手根中央関節，手根中手関節も観察される．

> **メモ** 橈骨手根関節は橈骨下端の関節面とそれにつづく関節円板からなる関節窩と舟状骨，月状骨，三角骨からなる関節頭との間の楕円関節で，手を掌側，背側に曲げる運動と，橈側，尺側に曲げる運動と二軸性である．尺骨の下端は関節円板に隔てられ直接関与しない．

■ 指骨正面像(a)

- 体位：手関節正面に同じ．掌をカセットに密着させる．第3指を前腕軸と一直線にする．
- 中心線：第3中手骨骨頭に向かってフィルムに垂直に入射する．
- 所見：第2～第5指の中手骨および基節骨，中節骨，末節骨の正面像が得られる．
  ：母指だけ斜位像になる．

> **メモ** 第2中手骨正面像のX線写真は骨量測定(p.296)に用いられる．

■ 指骨斜位像(b)

- 体位：指骨正面と同じ体位をとるが，手掌を垂直にしてカセットにつけ，手背がカセットに対し45°になるように傾ける．
- 中心線：第3中手骨先端に向けフィルムに垂直に入射する．
- 所見：中手骨の一部は重複するが，各指骨の前・後面の観察にすぐれている．

> **メモ** 強く腱が伸縮する所では，骨との摩擦による障害を避けるために，腱の中に骨ができる．このような骨を種子骨という．豆状骨，膝蓋骨がその代表である．

> **メモ** 木の枝をしっかり握るために母指は他の四指と向かい合う(対立位)ようになり，かつ短くなった．二足歩行になって，上肢が体を支えることから解放されると，手はいろいろなものを作るようになった．現代の文化は手の文明といえる．眼を閉じて，母指と小指を合わせる運動は対向運動と呼ばれ，ヒトの特徴である．

> **メモ** 鉤爪(かぎ)を木につきたてて体を支える形から，扁爪(ひら)で木をつかまえるようになり，指の掌側に物をつかむのに適したふくらみ(肉趾)が発達し，指の腹に指紋がみられるようになった．指紋の隆起した所には汗腺が並んで開口し，谷の所に触覚の神経終末が分布する．

橈骨手根関節正面像と指骨の正面像および斜位像

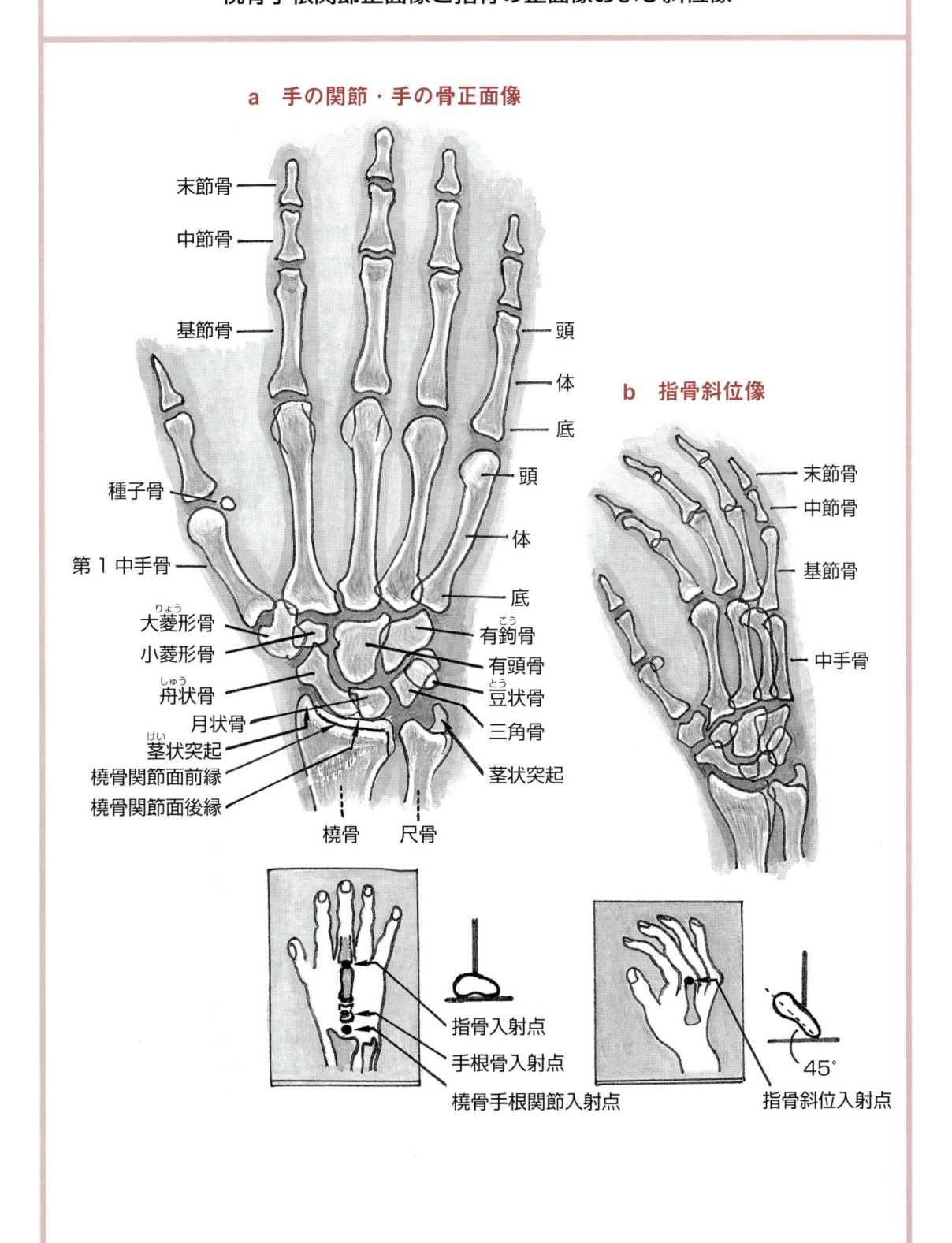

a 手の関節・手の骨正面像

- 末節骨
- 中節骨
- 基節骨
- 頭
- 体
- 底
- 頭
- 体
- 底
- 種子骨
- 第1中手骨
- 大菱形骨
- 小菱形骨
- 舟状骨
- 月状骨
- 茎状突起
- 橈骨関節面前縁
- 橈骨関節面後縁
- 有鈎骨
- 有頭骨
- 豆状骨
- 三角骨
- 茎状突起
- 橈骨
- 尺骨

b 指骨斜位像

- 末節骨
- 中節骨
- 基節骨
- 中手骨

- 指骨入射点
- 手根骨入射点
- 橈骨手根関節入射点

- 指骨斜位入射点 45°

5. 骨盤と骨盤撮影

a. 骨盤

■ **寛骨(a)**
- 下肢帯を構成する腸骨，坐骨，恥骨の3骨が癒合して1個の寛骨をつくる．

■ **仙腸関節(c)**
- 腸骨は仙骨と仙腸関節で関節する．腸骨の耳状面(a)，仙骨の耳状面(b)はそれぞれの小さい凹凸でぴったり合い，狭い関節腔を関節包と靱帯が固く結着しているので，運動性のない半関節とされている．しかし，耳状面の凹凸の表面は関節軟骨で被われているので，関節面は骨でみるほどの凹凸はなく，わずかであるが可動性(2～3mm)である．
- X線画像で透亮帯として黒く描出される(p.269，a)．

■ **恥骨結合(d)**
- 左右の恥骨は正中線で線維軟骨性の恥骨円板で連結する．その構造は椎間円板(p.243，e)の線維輪に似ている．
- X線画像で透亮帯として黒く描出される(p.269，a)．

■ **閉鎖孔(d，f)**
- 坐骨と恥骨の上・下枝に囲まれた角の丸い三角形の孔を閉鎖孔と呼ぶ．生体ではその縁から起こる靱帯性の閉鎖膜で大部分閉じている．上端に近く閉鎖管という小さい穴だけが残され，この穴を大腿内転筋および大腿内側面の皮膚に分布する閉鎖神経と閉鎖動脈が通る．
- X線画像でほぼ三角形に近い透亮域として黒く描出される(p.269，a)．

■ **寛骨臼(e)**
- 寛骨の外側中央で，腸骨，坐骨，恥骨の合する所に，大腿骨と股関節をつくる円く深い寛骨臼がある．
- 寛骨臼の外縁は高く隆起する寛骨臼縁で囲まれる．その前下方の欠けた所を寛骨臼切痕と呼び，ここを通って血管が脂肪組織とともに関節腔に入る．
- 寛骨臼の中央の深い所は寛骨臼窩と呼ばれ寛骨臼切痕につづく．その表面は粗い．
- 寛骨臼窩の周辺を半月状にとりまく滑らかな月状面がある．ここは関節軟骨に被われ，大腿骨頭と関節する．
- X線画像で半球状の寛骨臼は臼蓋前縁，臼蓋後縁，臼蓋(臼底)として描出される(p.269，a)．また，寛骨臼の外側縁は臼蓋縁(嘴)として描出される．

> **メモ** 診断のための骨髄採取は胸骨穿刺により胸骨から行われるが，胸骨から得られる量は少ないので，骨髄移植のための骨髄採集は腸骨から4～6箇所で行われる．

骨盤を形成する骨

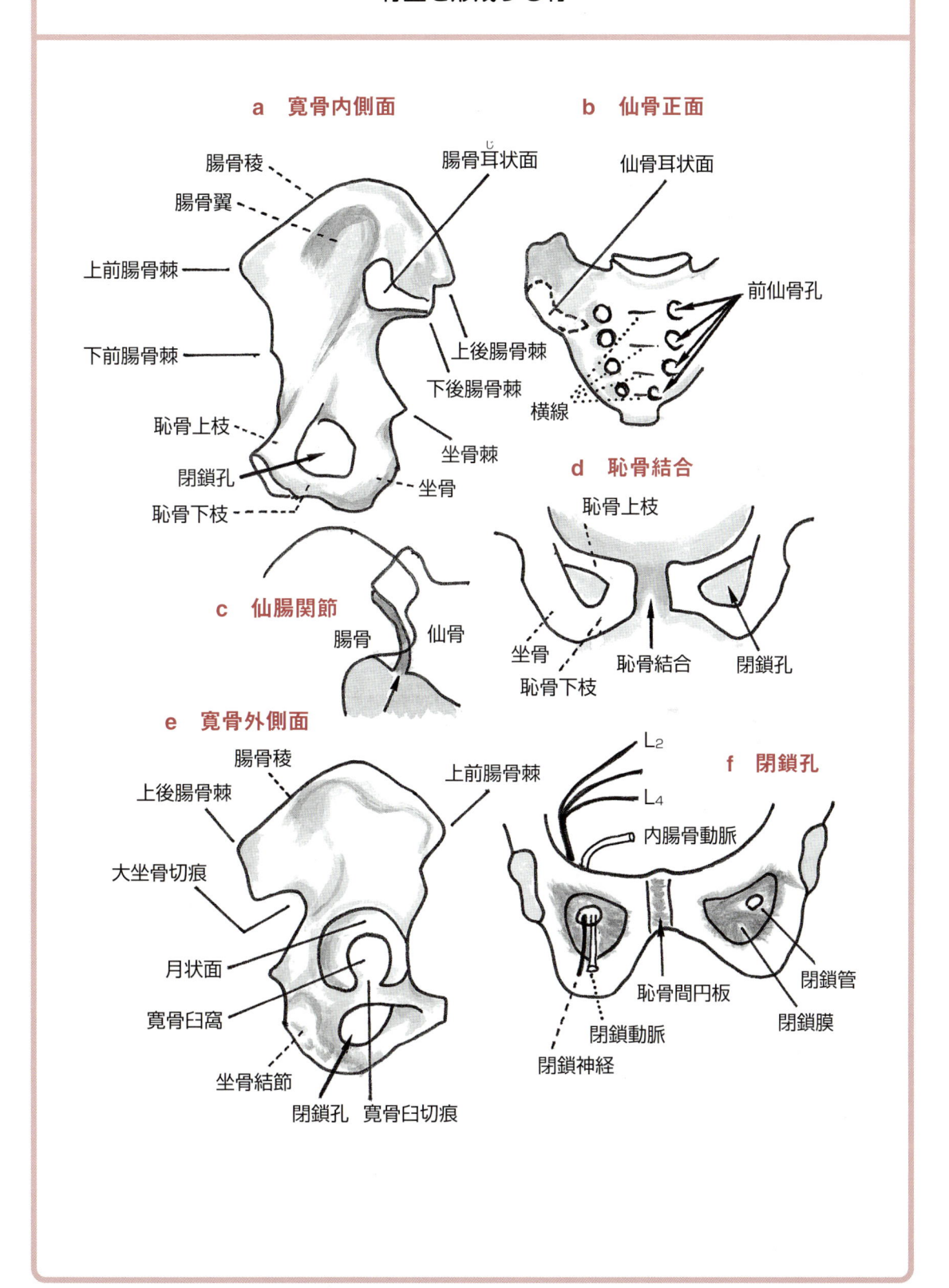

a 寛骨内側面
- 腸骨稜
- 腸骨翼
- 上前腸骨棘
- 下前腸骨棘
- 恥骨上枝
- 閉鎖孔
- 恥骨下枝
- 腸骨耳状面
- 上後腸骨棘
- 下後腸骨棘
- 坐骨棘
- 坐骨

b 仙骨正面
- 仙骨耳状面
- 前仙骨孔
- 横線

c 仙腸関節
- 腸骨
- 仙骨

d 恥骨結合
- 恥骨上枝
- 坐骨
- 恥骨下枝
- 恥骨結合
- 閉鎖孔

e 寛骨外側面
- 腸骨稜
- 上後腸骨棘
- 大坐骨切痕
- 月状面
- 寛骨臼窩
- 坐骨結節
- 上前腸骨棘
- 閉鎖孔
- 寛骨臼切痕

f 閉鎖孔
- L₂
- L₄
- 内腸骨動脈
- 閉鎖神経
- 閉鎖動脈
- 恥骨間円板
- 閉鎖管
- 閉鎖膜

■ 骨盤の性差（a, b）

- 骨盤を弓状線（解剖学では分界線）で大骨盤と小骨盤に分ける．小骨盤で囲まれた内腔を骨盤腔といい，膀胱，子宮，直腸などの骨盤内臓を容れる．
- 出産のため大きい男女差を生じる．
  ：女性は岬角が突出せず（c），骨盤上口が広い．男性は岬角が突出し，骨盤上口がハート型を呈す．
  ：女性の仙骨は幅が広く低いので（d），骨盤上口と骨盤下口の距離が短い．
  ：女性の寛骨は直立するため，左右恥骨弓のなす恥骨下角は鈍角（90〜100°）である（e）．これに対し男性は鋭角（70〜75°）である．
  ：女性の寛骨は直立するため，全体として小骨盤は円筒状（f）で骨盤下口が広く，胎児が産道を通りやすい．これに対し男性は円錐形である．

■ 骨盤の計測（g）

- 解剖学的結合線：岬角と恥骨結合上縁を結ぶ線．
- 産科学的結合線（真結合線）：岬角と恥骨結合後面（恥骨隆起）を結ぶ線．骨盤上口の最短距離．
- 対角結合線：岬角と恥骨結合下縁を結ぶ線．生体で真結合線は測定できないので，対角結合線から算定する．
- 骨盤下口結合線：恥骨結合下縁と尾骨先端を結ぶ線．
- 骨盤狭部結合線：恥骨結合下縁と仙骨先端を結ぶ線．尾骨は比較的自由に後方へ動けるので，出産の際実際に必要なのは骨盤狭部結合線である．

> **メモ**　昔，マルチウス法，グートマン法などによって産道のX線測定が行われたが，今は超音波検査によって出産の可否が診断される．

骨盤の性差および骨盤の計測

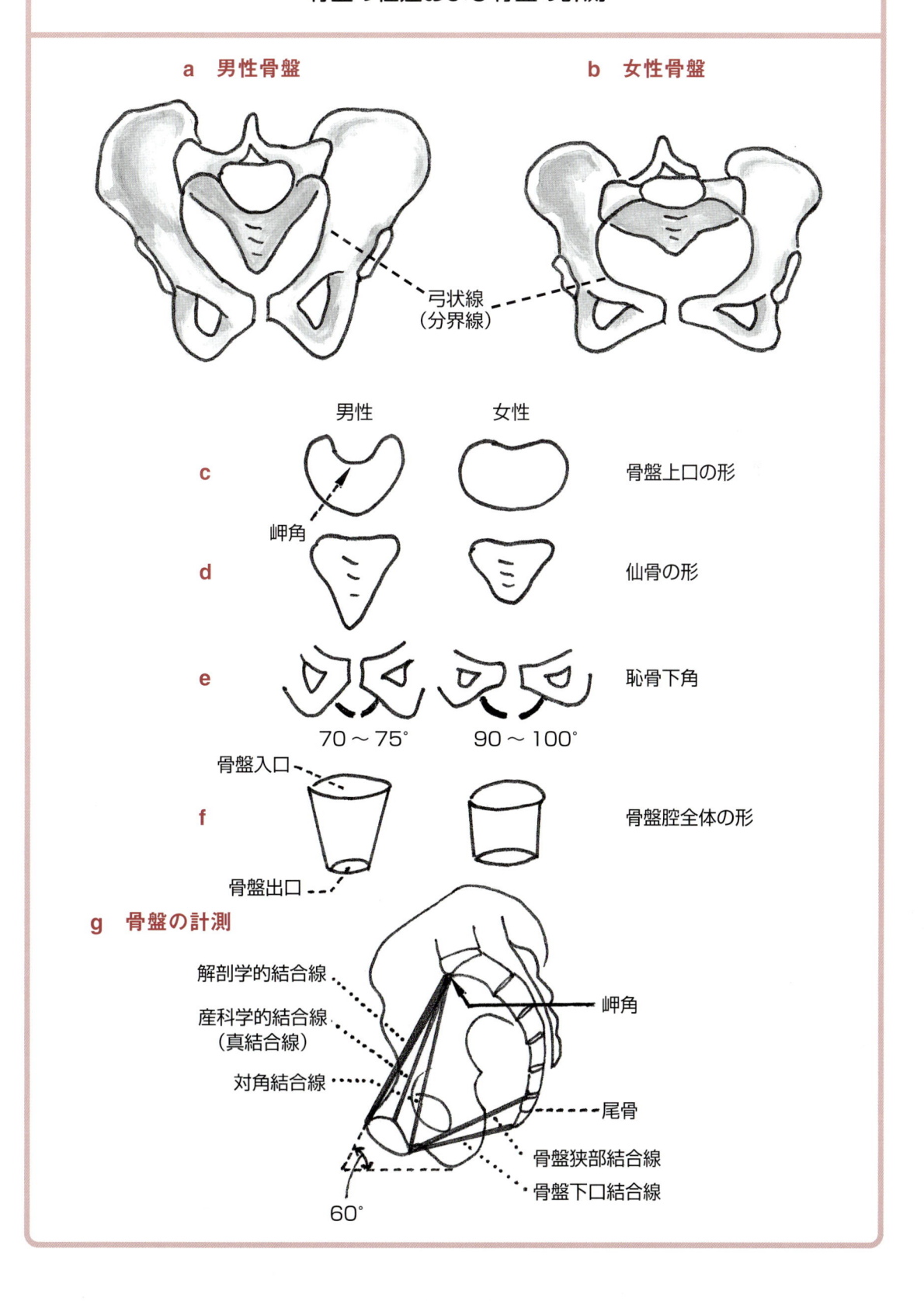

a 男性骨盤　　　　　　　**b** 女性骨盤

弓状線（分界線）

男性　　女性

c 骨盤上口の形

岬角

d 仙骨の形

e 恥骨下角

70〜75°　　90〜100°

f 骨盤入口
骨盤腔全体の形
骨盤出口

g 骨盤の計測

解剖学的結合線
産科学的結合線（真結合線）
対角結合線
岬角
尾骨
骨盤狭部結合線
骨盤下口結合線
60°

b. 骨盤撮影

■ 骨盤，股関節正面像（a）

- 体位：背臥位．両大腿骨を平行に，両膝を伸展かつ少しく内旋して膝蓋骨が正しく上に向くようにする．
- 中心線：正中線上恥骨結合上縁より3cm（2横指）上（両側前上腸骨棘を結ぶ線と恥骨結合上縁との中点）に向けてフィルムに垂直に入射する．
- 所見：骨盤では腸骨（腸骨稜，腸骨翼，上・下前腸骨棘），坐骨，恥骨（上枝，下枝）および仙骨，尾骨，さらに仙腸関節，仙尾関節，弓状線，閉鎖孔，恥骨結合が描出される．腸骨翼は骨が薄いため透過性が高く，黒く写る．腸内ガスによってさらに著しく透過性を増すことがある．
  ：寛骨臼では寛骨臼蓋（臼底），臼蓋前縁，臼蓋後縁，臼蓋縁（嘴）が描出される．ケーラーの涙痕 tear drop と呼ばれる涙のようにみえる像は内縁を小骨盤内壁，外縁を寛骨臼底，下端を寛骨臼切痕部下縁が形成してできる．
  ：大腿骨では大腿骨頭，大腿骨頸，大転子，小転子，転子間稜が描出される．転子間稜は上部は2本の線に分かれ，下部は1本の線になって小転子に達す．

> **メモ**　股関節は寛骨臼と大腿骨頭の間の球関節であるが，関節頭が深い関節窩にはまりこみ，肩関節より運動が制限されるので臼状関節とも呼ばれる．大腿骨頭が脱臼するのを防ぐため，骨頭から大腿骨頭靱帯が出て，寛骨臼切痕に着いている．この靱帯が起こる所は骨頭が凹んでいて骨頭窩と呼ばれる（b）．関節包は寛骨から出て，前方は転子間線に，後方は転子間稜より約1横指上に着く（c）．

> **メモ**　股関節正面像は下肢をやや内旋し，膝蓋骨を正しく上に向けた位置（中間位）で撮影する（b）．足方からみれば足底はほぼ垂直になる．それより強く内旋すると，頸部が長く小転子が小さく写る．下肢を自然にのばすと外旋位になる．外旋位で撮影すると，頸部が短く垂直に近づき，大転子と大腿骨頭が重なり，小転子が大きく写る．小転子が必要な場合以外は大腿を外旋してはならない．

骨盤と股関節の正面像

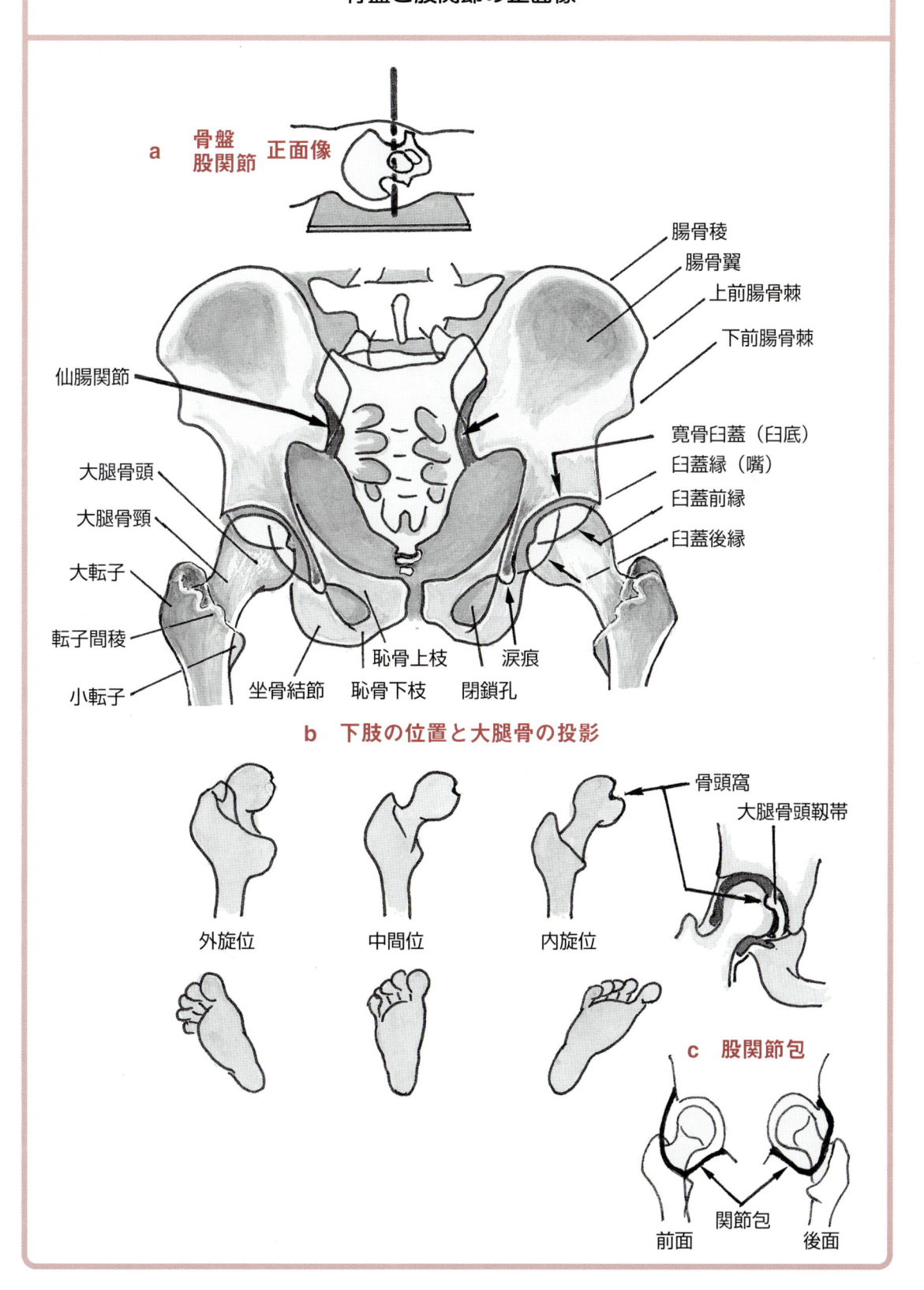

a 骨盤 股関節 正面像

- 腸骨稜
- 腸骨翼
- 上前腸骨棘
- 下前腸骨棘
- 仙腸関節
- 寛骨臼蓋（臼底）
- 臼蓋縁（嘴）
- 臼蓋前縁
- 臼蓋後縁
- 大腿骨頭
- 大腿骨頸
- 大転子
- 転子間稜
- 小転子
- 坐骨結節
- 恥骨上枝
- 恥骨下枝
- 涙痕
- 閉鎖孔

b 下肢の位置と大腿骨の投影

外旋位　中間位　内旋位

- 骨頭窩
- 大腿骨頭靱帯

c 股関節包

関節包

前面　　後面

■ 股関節と大腿骨の位置的関係を示す線

a）　スキンナー線（Skinner 線）
- 大腿骨体部軸に大転子より下した垂線で，大腿骨骨頭窩ないしそのすぐ下を通る（a）．

b）　シェントン線（Shenton 線）
- 閉鎖孔の上縁をなす曲線と大腿骨頸の内縁をなす曲線は互いに連続した同一曲線を描く（b）．

c）　水平線（Y 軟骨線）
- 寛骨は腸骨，坐骨，恥骨の骨癒合によって形成されるが，小児ではまだ軟骨で連結されている．その軟骨は寛骨臼内で Y 字形をなすので Y 軟骨と呼ばれる（d）．左右の腸骨最下端を結ぶ線が水平線（Y 軟骨線）で，大腿骨の骨頭核の上端をすぎる．Wollenberg 線に一致する．
- 寛骨臼蓋の内・外側端を結ぶ線（A）と Y 軟骨線のなす角を臼蓋角（傾斜角）という（c）．この線は大腿骨骨端軟骨線（B）とほぼ平行する．
- Y 軟骨は男性で 13〜15 歳，女性で 12〜13 歳で骨性癒合で消失する．

> **メモ**　これらの線や角度は先天性股関節脱臼（p.292）などの診断の根拠になる．

シェントン線とスキンナー線ならびに股関節の発育（Y軟骨）

股関節（正常）正面像（成人）

a　スキンナー線

- 骨頭窩
- スキンナー線
- 大転子
- 大腿骨体部軸

b　シェントン線

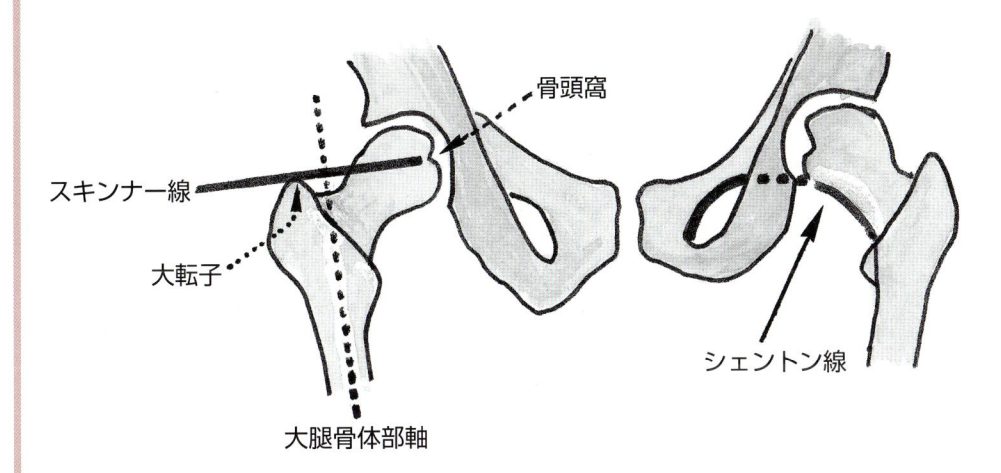

- シェントン線

c　股関節（正常）正面像（5歳）

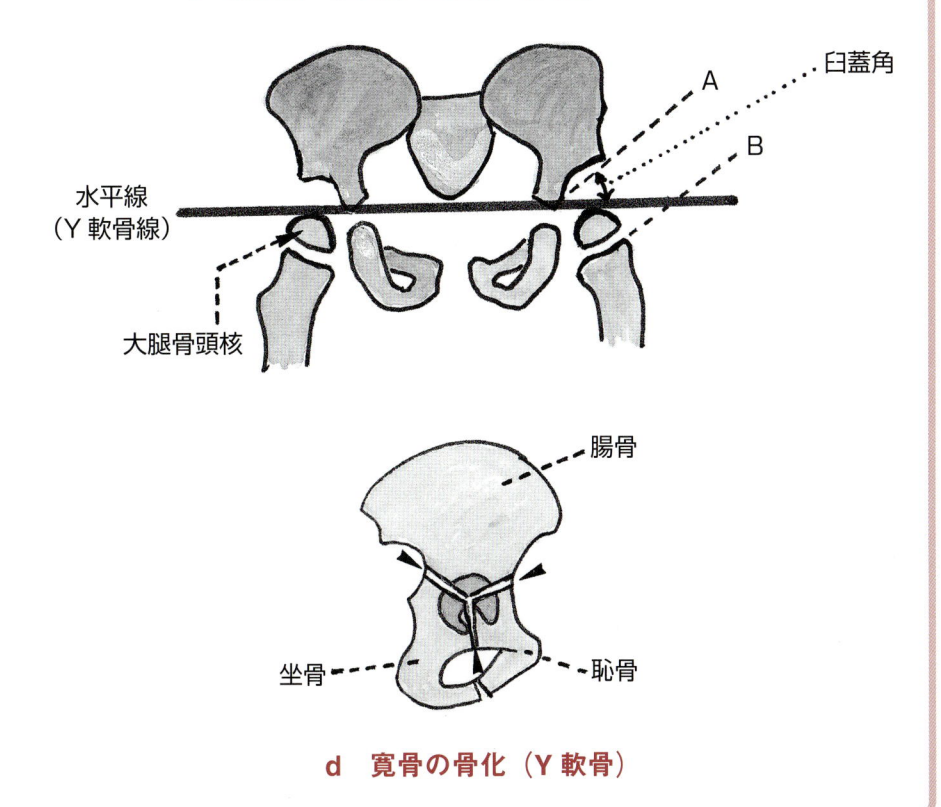

- A
- B
- 臼蓋角
- 水平線（Y軟骨線）
- 大腿骨頭核

d　寛骨の骨化（Y軟骨）

- 腸骨
- 坐骨
- 恥骨

■ 股関節軸位像（a）

- 体位：背臥位．非検側の股関節と膝関節をそれぞれ90°屈曲．検側の下肢は伸展かつ少しく内旋．
- 中心線：検側の上前腸骨棘と恥骨結合を結ぶ線に平行して，大腿骨頭の軸に垂直に入射する（上前腸骨棘と恥骨結合を結ぶ線より約4横指下で，大腿の表面から約1/3の深さの点）．
- 所見：寛骨臼，大腿骨頭の側面像が描出される．
  ：特に大腿骨頸は正しい側位となって，水平に長く投影される．

■ 股関節斜位像（ラウエンシュタイン像）（b）

- 体位：背臥位．検側の下肢を股関節，膝関節でそれぞれ約45°屈曲し，大腿部外側をカセッテにつける．非検側は大腿部を垂直に立て，膝関節を曲げて検側に重ならないようにする．
- 中心線：鼠径溝の中点に向けフィルムに垂直に入射する．
- 所見：寛骨臼，大腿骨頭の側面が描出される．
  ：大腿骨頸は短縮して投影され，大転子が大腿骨頭に一部重複する．

メモ

骨の代謝に関係の深いホルモン
- パラソルモン（p.402）
- カルシトニン（p.402） ｝カルシウム代謝に関与する．
- 成長ホルモン（p.408）
- チロキシン（p.402）
- 副腎皮質ホルモン（p.406）
- 性ホルモン特に女性ホルモン（p.224，294） ｝骨の成長に関与する．

骨の代謝に関係の深いビタミン
- ビタミンD：食物（肝油，卵黄，シイタケなど）に含まれるエルゴステロールが体内で日光の紫外線を受けてできる．腸管でのカルシウムの吸収を促進する．小児に欠乏するとくる病（p.294）になる．成人に欠乏すると骨軟化症（p.294）が起こる．
- ビタミンC：新鮮な野菜や果物に含まれる．欠乏すると壊血病のほか骨粗鬆症（p.294）の原因にもなる．
- ビタミンA：肝臓，バター，卵黄などに油に溶けて存在する．欠乏すると夜盲症のほか成長板（p.224）での軟骨性骨成長や骨幹端でのモデリングの障害となる．

メモ

ビタミン：ビタミンA，D，Eは脂溶性で，ビタミンB，Cは水溶性である．B_1欠乏によって脚気，神経炎になる．点滴で栄養を維持するとき，点滴液にB_1を欠くとウェルニッケ脳症（健忘症）が発生することがある．B_{12}が欠乏すると悪性貧血（p.417）が起こる．

股関節の軸位像と斜位像

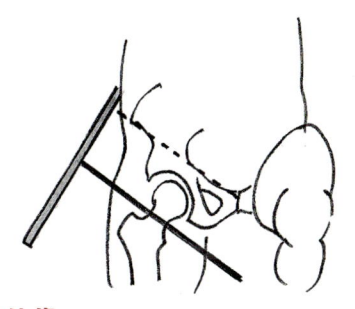

a 股関節軸位像

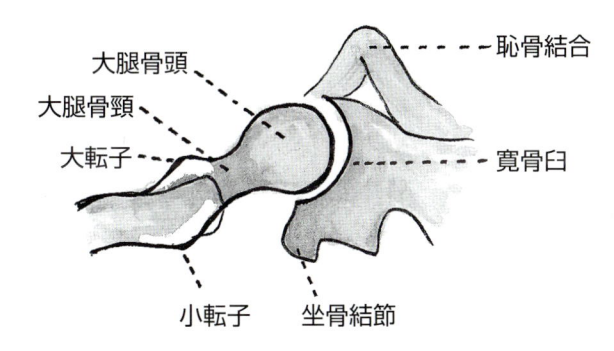

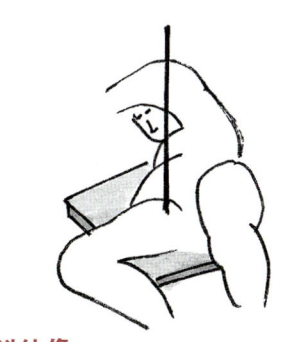

- 大腿骨頭
- 大腿骨頸
- 大転子
- 小転子
- 恥骨結合
- 寛骨臼
- 坐骨結節

b 股関節斜位像

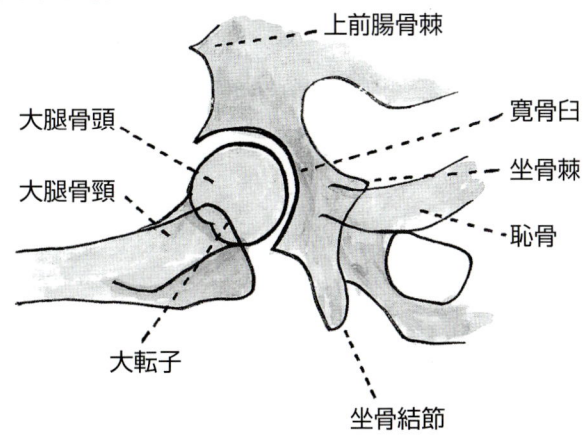

- 上前腸骨棘
- 大腿骨頭
- 大腿骨頸
- 寛骨臼
- 坐骨棘
- 恥骨
- 大転子
- 坐骨結節

6. 下肢骨と下肢撮影

■ 大腿骨（b，c）

- 大腿骨頭は 2/3 球状で滑らかな関節面に被われる．球状面の中点からやや内下方に大腿骨頭靱帯（p.268）がつく骨頭窩がある．
- 大腿骨頭は下外方に細くなった大腿骨頸につづく．頸の下部は厚く幅広く，その外上側に大転子，内下側に小転子という著しい高まりがある．
- 両転子間を結ぶ高まりは前からみると転子間線としてみられるが，後ろからみると著明で転子間稜と呼ばれる．
- X線画像で，転子間稜は白い線として描出される．上部は 2 本の線に分かれ，下部は 1 本の線になる（d）．
- 大腿骨頭と大転子の間に深い転子窩がある．後面からみると特に深い．
- 大腿骨頭の長軸と大腿骨体の長軸の間に頸体角という角度がある（a）．成人で 125〜135°である．新生児で約 150°，3〜4 歳児で約 145°である．加齢とともに減少し，老人では 120°になる．

> **メモ** 老人に大腿骨頸部骨折（p.290）の頻度が高いのは，骨粗鬆症（p.294）のほか頸体角の減少も原因になると考えられる．

大腿骨上端部の構造とX線画像

大腿骨上端

a 頸体角

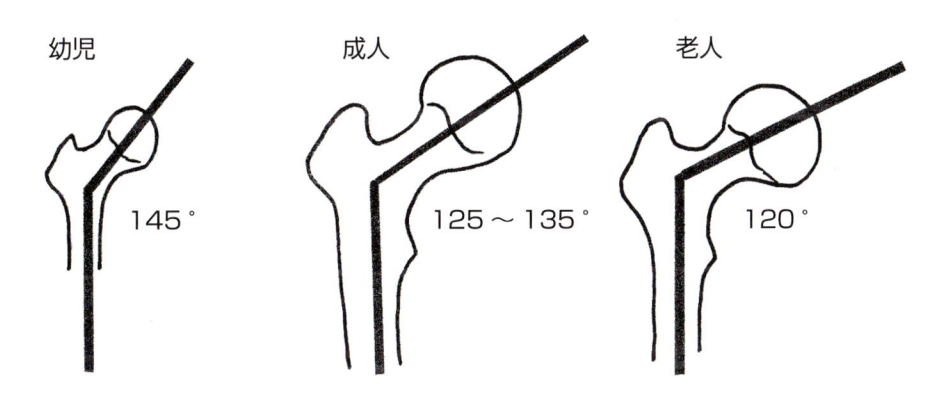

幼児 145°
成人 125〜135°
老人 120°

d X線画像

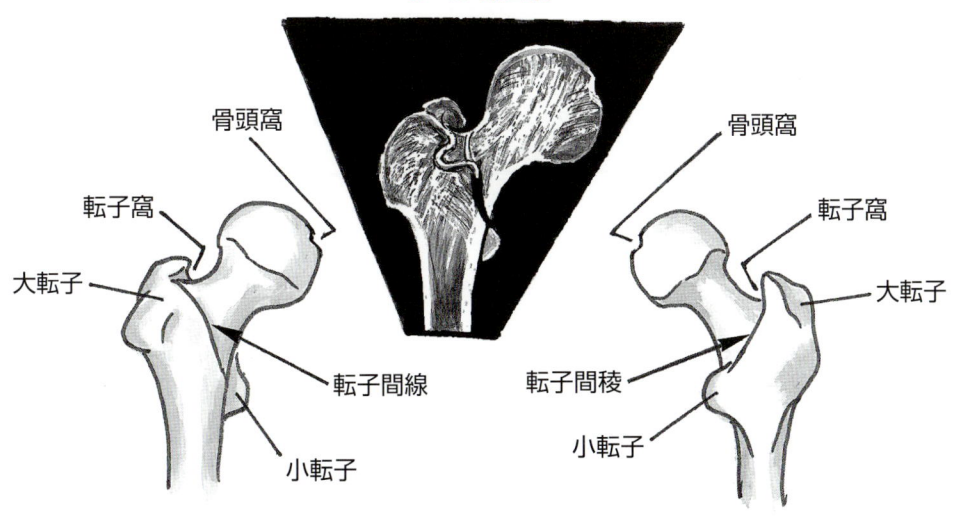

b 前面（右側）
骨頭窩
転子窩
大転子
転子間線
小転子

c 後面（右側）
骨頭窩
転子窩
大転子
転子間稜
小転子

■ 膝関節正面像（a）

- 体位：背臥位．膝を伸展して膝蓋骨がカセットの中央より少し上にくるようにおく．膝蓋骨を中央に投影するために下肢を少しく内旋する．

メモ	下肢を自然に伸ばしてカセットの上に膝をおくと，膝蓋骨は外よりになる．

- 中心線：膝蓋骨尖より1cm遠位部で，フィルムに垂直に入射する．
- 所見：大腿骨軸と脛骨軸は約5°の角度をもつ．
  ：関節間隙が大腿骨遠位部と脛骨，腓骨近位部の間に明瞭に描出される．
  ：膝蓋骨の下縁は大腿骨の内・外側顆の間の顆間窩にあって，関節間隙と重複しない．
  ：脛骨の上関節面は内側は2本の線に投影されるが，外側は1本の線になって投影される．
  ：脛骨上縁中央に内側および外側顆間結節がみられる（内・外顆間結節を合わせて顆間隆起と呼ぶ．その前に前顆間区，後ろに後顆間区があり，ここに十字靱帯（p.278）がつく）．

メモ	膝関節は大腿骨下端の内側顆，外側顆と脛骨上端の内側顆，外側顆の間の大きな一軸性の蝶番関節で，膝の屈伸運動を行う．腓骨は全く関与しない．

■ 膝関節側面像（b）

- 体位：側臥位．検側の膝の外側をカセットにつけ，膝を130°曲げる．

メモ	この角度が最もリラックスした状態で，周囲筋が最も弛緩し，関節腔が広くなる．

- 中心線：膝蓋骨尖（d）と膝窩部後方のくびれ皺を結ぶ線の中点に向け，フィルムに垂直に入射する．
- 所見：関節腔が広く描出される．
  ：大腿骨の内・外側顆は重複するが，膝の外側をフィルムに当てて撮影するため，内側顆はフィルムより遠くなり，やや拡大して写る（f）．輪郭もやや不明瞭である．外側顆は内側顆より小さく投影される（b）．外側顆の凹みが骨端三角（ルードロフ）付近にみられる．内側顆のくびれは外側顆の曲面に重なって不明瞭．
  ：ルードロフ（Ludloff）の骨端三角（e）は大腿骨下端に，顆間窩を底辺とした透亮像として，周辺より黒く描出される（b）．

メモ	膝関節側面像で，膝蓋骨の下に関節腔が広く黒く写るのは，膝蓋骨の下に透過性の高い大きな膝蓋下脂肪体があるためである（g）．この脂肪体はクッションの役目を果たしている．

6. 下肢骨と下肢撮影 | 277

> 膝関節の正面像と側面像．側面像で膝蓋骨の下に膝関節腔が広く黒く写るのは大きな膝蓋下脂肪体のためである．

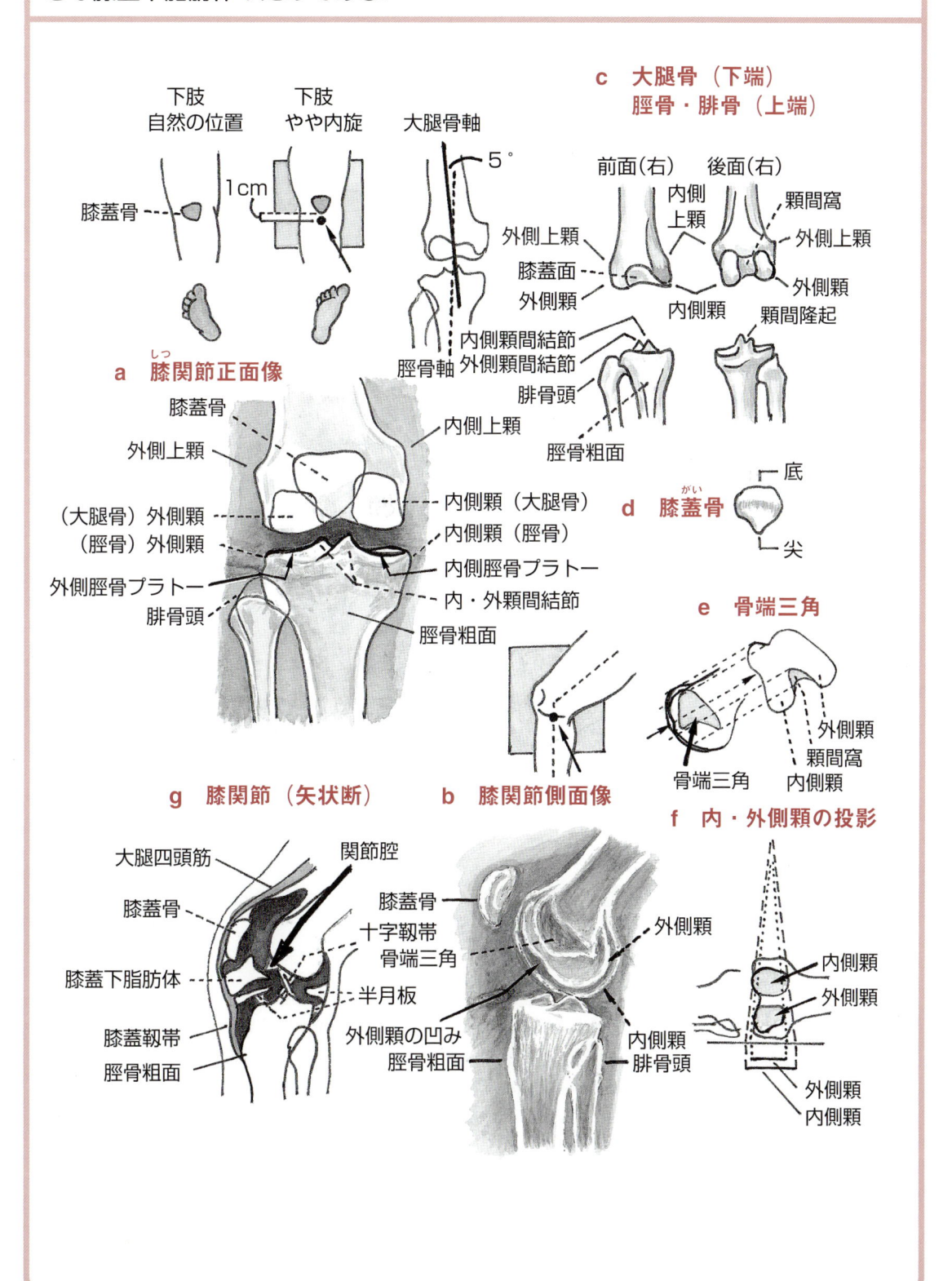

c 大腿骨（下端）
脛骨・腓骨（上端）

前面（右）　後面（右）
- 内側上顆
- 顆間窩
- 外側上顆
- 膝蓋面
- 外側顆
- 外側顆
- 内側顆
- 顆間隆起
- 内側顆間結節
- 外側顆間結節
- 腓骨頭
- 脛骨粗面

下肢自然の位置／下肢やや内旋／大腿骨軸／5°／脛骨軸
- 膝蓋骨
- 1cm

a 膝関節正面像
- 膝蓋骨
- 外側上顆
- （大腿骨）外側顆
- （脛骨）外側顆
- 外側脛骨プラトー
- 腓骨頭
- 内側上顆
- 内側顆（大腿骨）
- 内側顆（脛骨）
- 内側脛骨プラトー
- 内・外顆間結節
- 脛骨粗面

d 膝蓋骨
- 底
- 尖

e 骨端三角
- 骨端三角
- 外側顆
- 顆間窩
- 内側顆

g 膝関節（矢状断）
- 大腿四頭筋
- 膝蓋骨
- 膝蓋下脂肪体
- 膝蓋靱帯
- 脛骨粗面
- 関節腔
- 十字靱帯
- 骨端三角
- 半月板
- 外側顆の凹み

b 膝関節側面像
- 膝蓋骨
- 外側顆
- 内側顆
- 腓骨頭
- 脛骨粗面

f 内・外側顆の投影
- 内側顆
- 外側顆
- 外側顆
- 内側顆

■ 側副靱帯(a)

- 激しい膝関節の運動を支えるため，関節包の外を内側および外側側副靱帯が張っている．
- 内側側副靱帯は大腿骨の内側上顆から起こり，脛骨内側顆の内側縁と後縁につき，関節包とも内側半月とも癒着している．
- 外側側副靱帯は大腿骨の外側上顆から起こり，腓骨頭につく．関節包とも外側半月とも癒着しない．

■ 膝十字靱帯(d)

- 激しい膝関節の運動を支えるため，大腿骨と脛骨を十字の形に固く結ぶ靱帯が張っている．
- 前十字靱帯は脛骨の前顆間区から大腿骨外側顆の内側面につく．
- 後十字靱帯は前十字靱帯より強力で，脛骨の後顆間区から大腿骨内側顆の外側面につく．

■ 膝関節ストレス撮影法

- 側副靱帯損傷に対しては内側あるいは外側に張力を負荷したストレス撮影が行われ，膝十字靱帯損傷に対しては前後に張力を負荷したストレス撮影が行われる．

■ 内側側副靱帯断裂(b)

- 膝関節内側面の上・下を固定し，外側面から圧を加えると，内側関節裂隙が開大する．

■ 外側側副靱帯断裂(c)

- 膝関節外側面の上・下を固定し，内側面から圧を加えると，外側関節裂隙が開大する．

■ 十字靱帯断裂(e)

- 膝関節側面撮影と同じ体位で，上・下肢を固定し，膝関節の後ろから圧を加えると，下腿が前方へ2～3cmほどずれる．これが前方押し込み現象で，前十字靱帯の断裂によって起こる．
- 後十字靱帯が断裂すると，膝関節の前から加えた圧によって下腿が後方へずれ，後方押し込み現象が起こる．

メモ 内・外側副靱帯は膝関節のほか肘関節にあって，屈伸運動を支えている．そのほか，各中手骨，中足骨と各基節骨間の中手指節関節，中足趾節関節(いずれも形の上では球関節に属するが，密接して走る靱帯と筋によって運動が制限され，2軸性の屈伸のみを行う顆状関節)および各指骨，趾骨間の指節間関節，趾節間関節にある．肩関節，股関節にはない．

側副靱帯断裂，十字靱帯断裂の診断にストレス撮影が行われる．

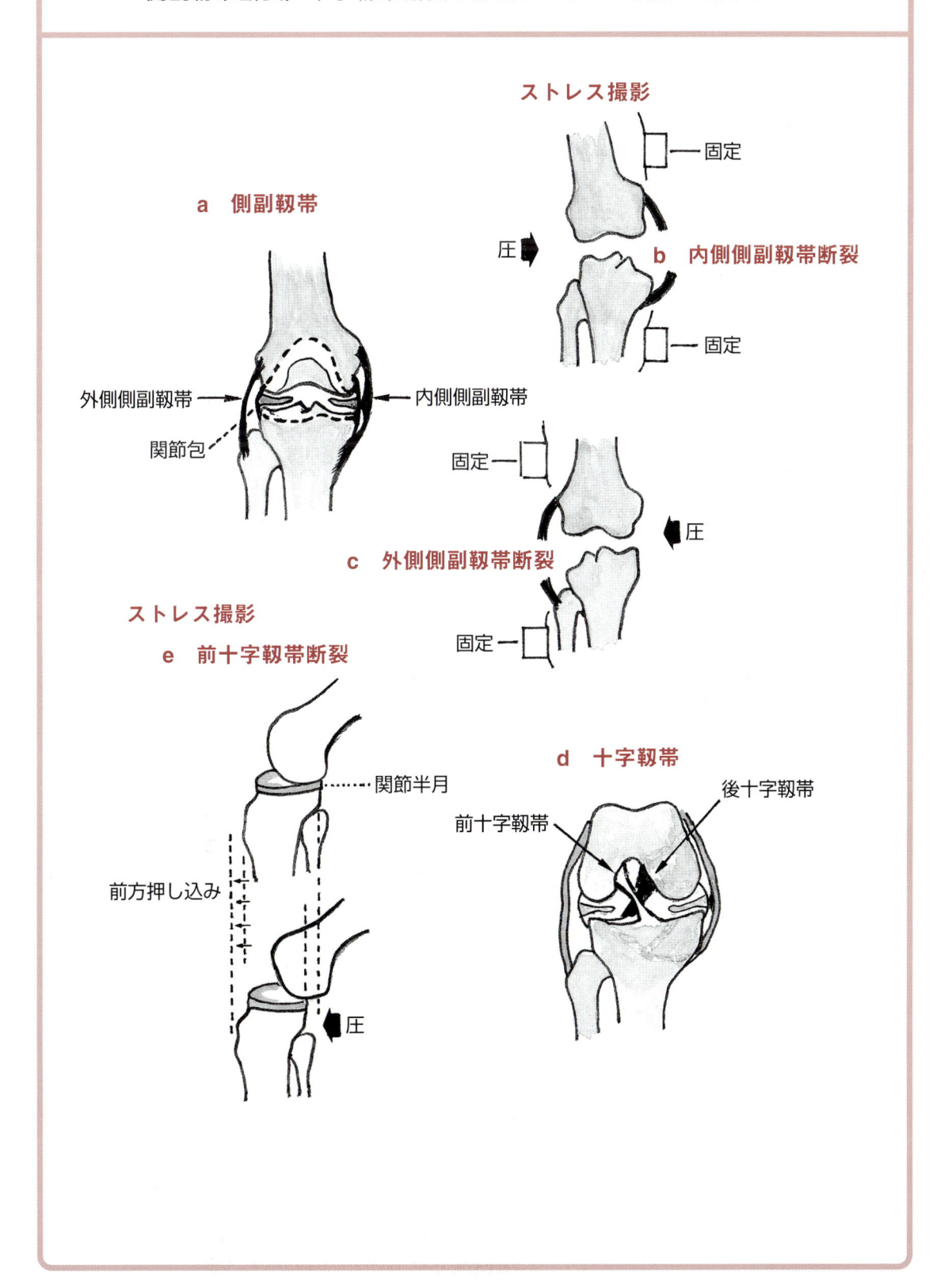

a 側副靱帯

外側側副靱帯 ← → 内側側副靱帯
関節包

ストレス撮影

固定
圧
b 内側側副靱帯断裂
固定

固定
圧
c 外側側副靱帯断裂
固定

ストレス撮影
e 前十字靱帯断裂

関節半月
前方押し込み
圧

d 十字靱帯

前十字靱帯　後十字靱帯

■ 関節半月(a)

- 脛骨の内側・外側顆の関節面の上にはそれぞれ周辺部の厚い半月状の軟骨が載っていて，大腿骨の内側・外側顆に適合した関節窩をつくっている．
- 脛骨の内側顆の上にある半月板を内側半月，外側顆の上にある半月板を外側半月という．内側半月は大きく狭い半月形をしていて，外側半月は小さく円形に近い形をしている．
- 組織学的には線維軟骨である．

> **メモ** 内側半月は外縁のすべての部で関節包と固く結合し，その関節包は内側側副靱帯と結合している(p.279, a)ので可動性が少ない．これに対し，外側半月は外縁の一部で関節包と結合するだけで，その関節包も外側側副靱帯と結合していないので可動性が大きい．そのため強い負荷が加わると，内側半月のほうがはるかに損傷をうけやすい．内側半月板損傷(b)が多いのはその前角が細く薄いためでもある．

■ 膝関節造影法(b)

- 単純X線撮影で半月板は写らない．そこで関節腔内に針を刺入し，陽性あるいは陰性造影剤を注入して造影する．
- 陽性造影剤として水溶性ヨード剤を使用する．少量の造影剤(3ml)と空気(20～30ml)を注入して二重造影を行うと，半月板の輪郭がはっきり描出され，損傷部が現れる．
- 陰性造影剤として空気，酸素，炭酸ガス(60～100ml)などが使用される．

> **メモ** 今は半月板損傷，十字靱帯断裂などの診断には，膝関節のMRI検査(p.372)が主として用いられる．

◎変形性膝関節症(p.292)

- 相対する大腿骨と脛骨の表面は直接の接触による摩滅を避けるため関節軟骨で被われている．自動車のタイヤが古くなると，使用しなくてもいたむように，関節軟骨は加齢と共に変性する．そこへ膝に負担が持続してかかると，関節軟骨は徐々にすり減り，表面がギザギザ(毛羽立ち)になる．すると炎症が起こり，関節に水が溜る．関節軟骨は関節液で栄養されているので，水が溜ると栄養が悪くなり，さらにいたんでくる．女性のほうが多い(2：1)．特に中年以降の肥満した女性に多い．立ったり坐ったりする職業の人に多い．日本人の多くがO脚(内反膝)の傾向にあるので，内側面から起こりやすい．
- X線画像では，脛骨プラトー(p.277)の骨硬化像(写真で白が強く)，関節裂隙の狭小化，骨棘形成などが認められる．
- 水をぬくと一時痛みを和らげる．ぬいた水を検査に供する．

半月板損傷，十字靭帯断裂の診断のため膝関節造影が行われる．

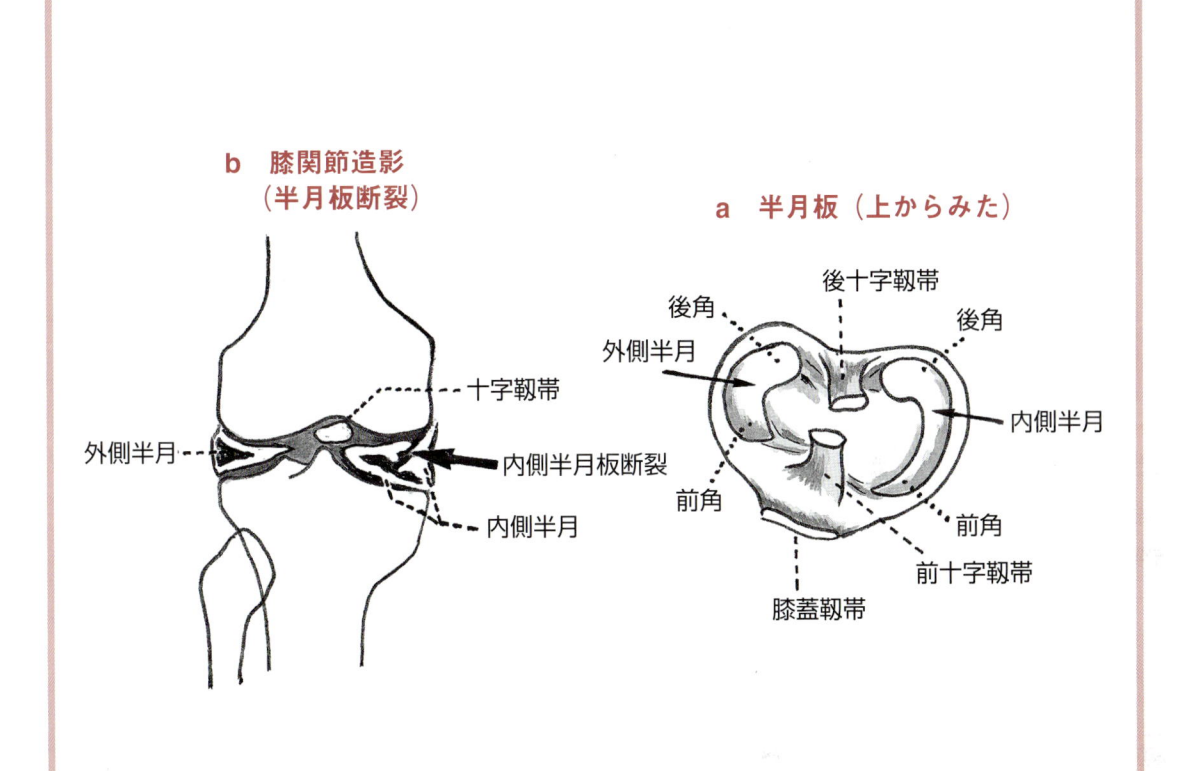

b 膝関節造影（半月板断裂）

- 十字靭帯
- 外側半月
- 内側半月板断裂
- 内側半月

a 半月板（上からみた）

- 後角
- 後十字靭帯
- 後角
- 外側半月
- 内側半月
- 前角
- 前角
- 前十字靭帯
- 膝蓋靭帯

■ 距腿関節正面像(a)

- 体位：坐位または背臥位，膝関節を伸展．踵をカセッテに載せ，足軸を10°内旋し，踵の中心と第4指を結ぶ線がカセッテに垂直になるようにする．

> **メモ** 足を自然にそのままカセッテに載せると，足底軸は約10°外旋する．足底を垂直に立てると関節間隙が開き，関節腔が広く投影される．

- 中心線：内・外顆を結ぶ線の中央に向けてフィルムに垂直に入射する．
- 所見：脛骨の下関節面と距骨滑車の脛骨面との間，脛骨の内果関節面と距骨滑車の内果面との間，腓骨の外果関節面と距骨滑車の外果面との間に関節腔が描出される．
  ：腓骨は脛骨の下関節面の前縁と一部重複する．

> **メモ** 距腿関節は脛骨の下関節面と内果関節面および腓骨の外果関節面が連なってできる関節窩に，距骨の滑車がはまる一軸性の蝶番関節で，足の屈伸運動を行う．

■ 距腿関節側面像(b)

- 体位：坐位．踵の外側をカセッテにつけ，足底軸を12°挙上，足底角を15°にする．

> **メモ** 足底軸を12°挙上すると，距骨滑車の前縁と後縁が垂直になる．足底角を15°にすると，距骨滑車の内側縁と外側縁が垂直になる．

- 中心線：内果の中央に向けてフィルムに垂直に入射する．
- 所見：距骨の内・外滑車縁がほぼ一致して，距腿関節間隙が同じ幅で広く描出される．
  ：距骨滑車上面中央に内果，外果が重複して投影される．

> **メモ** ヒトのように指からかかとまでの足底面全体を地につけて歩くものを蹠行性といい，速度は遅い．イヌやネコのようにかかとを上げて指骨だけを接地して，中手骨，中足骨を上げて歩くものを趾行性，ウマのように蹄(指骨のうち末節骨だけ)を地につけるものを蹄行性という．ウマでは脛骨と腓骨が融合して1本になっている．

距腿関節正面像と側面像

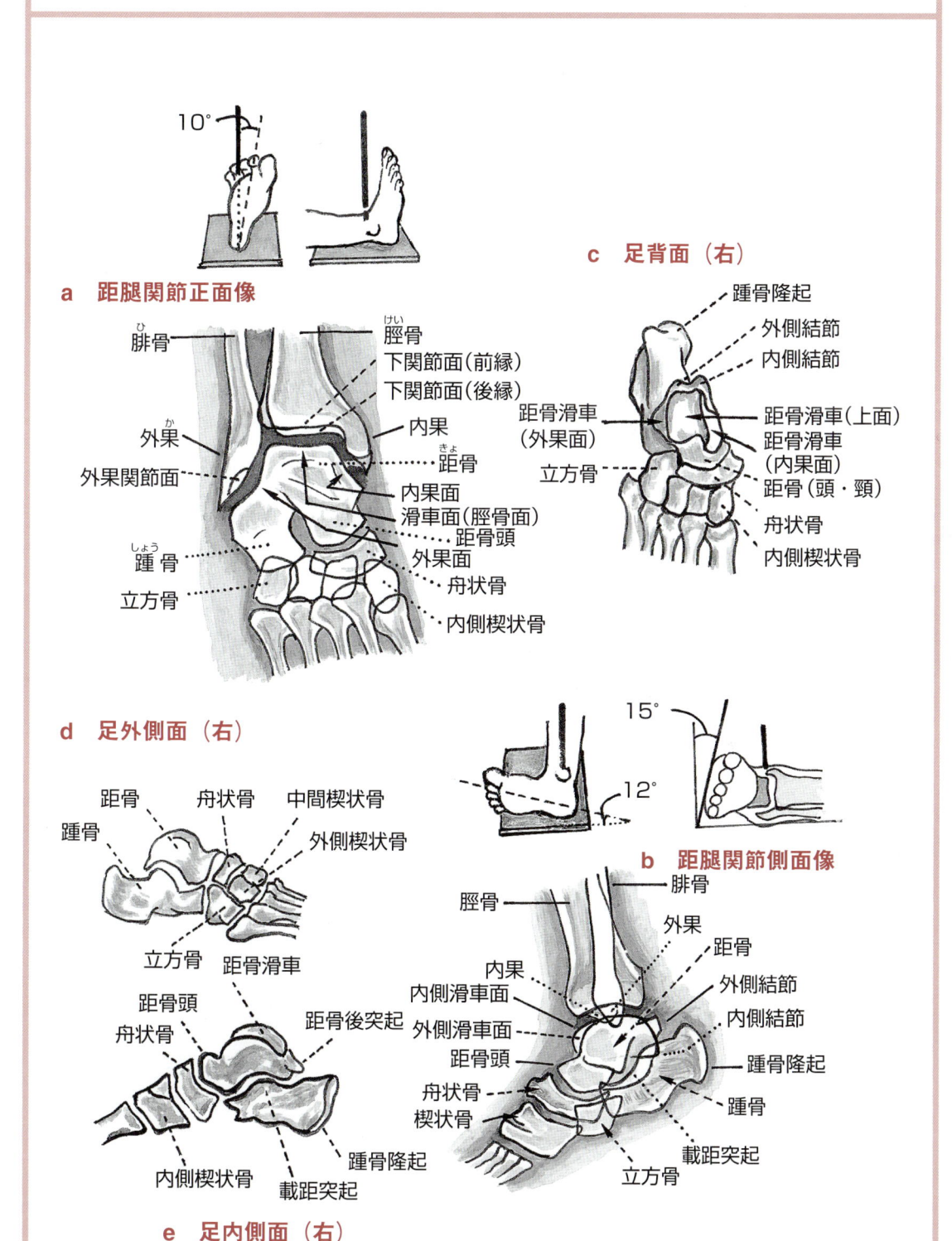

a 距腿関節正面像

- 腓骨
- 脛骨
- 下関節面（前縁）
- 下関節面（後縁）
- 外果
- 内果
- 距骨
- 外果関節面
- 内果面
- 滑車面（脛骨面）
- 距骨頭
- 踵骨
- 外果面
- 立方骨
- 舟状骨
- 内側楔状骨

c 足背面（右）

- 踵骨隆起
- 外側結節
- 内側結節
- 距骨滑車（外果面）
- 距骨滑車（上面）
- 距骨滑車（内果面）
- 立方骨
- 距骨（頭・頸）
- 舟状骨
- 内側楔状骨

d 足外側面（右）

- 距骨
- 舟状骨
- 中間楔状骨
- 踵骨
- 外側楔状骨
- 立方骨
- 距骨滑車
- 距骨頭
- 舟状骨
- 距骨後突起
- 内側楔状骨
- 載距突起
- 踵骨隆起

e 足内側面（右）

b 距腿関節側面像

- 脛骨
- 腓骨
- 外果
- 内果
- 距骨
- 内側滑車面
- 外側滑車面
- 外側結節
- 内側結節
- 距骨頭
- 踵骨隆起
- 舟状骨
- 楔状骨
- 踵骨
- 載距突起
- 立方骨

■ 趾骨正面像（a）

- 体位：坐位．膝関節を曲げ，足底をカセッテに密着させる．
- 中心線：第2中足骨の中点に向けてフィルムに垂直に入射する．
- 所見：足根骨，中足骨，趾骨が描出される．全般に骨梁が観察される．
  ：足根骨と中足骨の間のリスフラン関節は重複する部分がある．距骨，踵骨と舟状骨，立方骨の間のショパール関節は明瞭である．

> **メモ** やむをえず足を切断するとき，この2つの関節線で行われる．

■ 趾骨斜位像（b）

- 体位：側臥位：足の外側をカセッテにつけ，足底をカセッテに対し70°にする．
- 中心線：第5中足骨の中点に向けてフィルムに垂直に入射する．
- 所見：距骨，踵骨の側面像が得られる．
  ：楔状骨の一部，第1と第2中足骨の一部は重複するが，他はあまり重複することなく側面像が観察される．

> **メモ** 400〜450万年前二足歩行になってヒトが森から出ると，足の指はもはや木の枝を握る必要がなく，手の指と違って，母趾は他の四趾と平行し，他の四趾より大きく頑丈になって体を支える．二足歩行によって歩行が遅くなるため，猛獣から身を守り，獲物を取るため，足に代わって手が発達する（p.262）．

◎外反母趾

- 第1中足趾関節（MP関節）で中足骨は内反し，基節骨はくの字形に外反する．中足骨頭の内方への突出に加え，軟部も腫脹し，靴があたって傷む．先端の狭い靴によって左右から圧迫されて生じる．

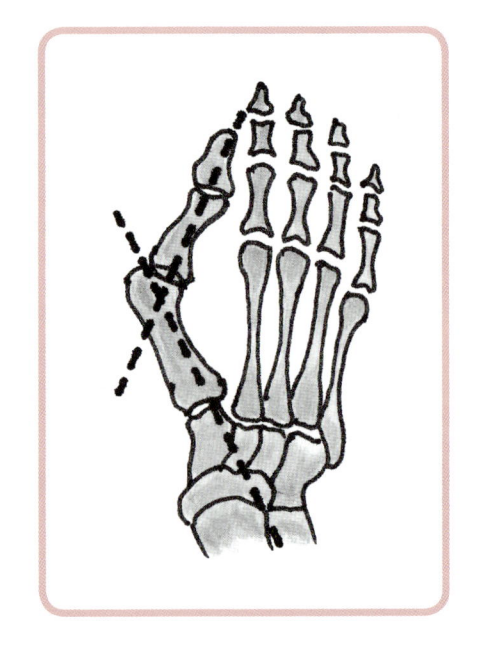

趾骨の正面像と斜位像

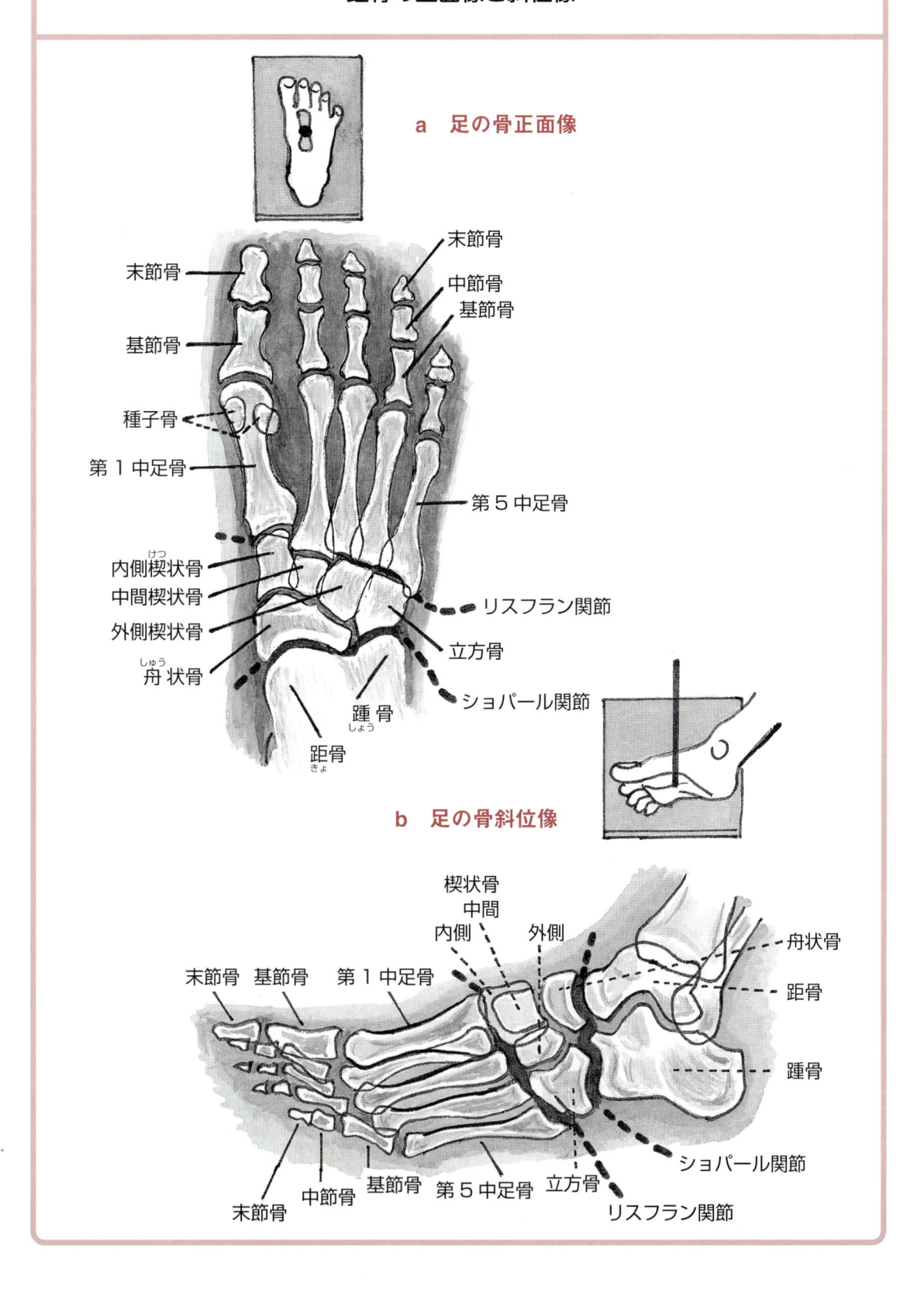

a 足の骨正面像

- 末節骨
- 基節骨
- 種子骨
- 第1中足骨
- 内側楔状骨
- 中間楔状骨
- 外側楔状骨
- 舟状骨
- 末節骨
- 中節骨
- 基節骨
- 第5中足骨
- リスフラン関節
- 立方骨
- ショパール関節
- 踵骨
- 距骨

b 足の骨斜位像

- 楔状骨　中間　内側　外側
- 舟状骨
- 距骨
- 踵骨
- ショパール関節
- リスフラン関節
- 立方骨
- 末節骨　基節骨　第1中足骨
- 末節骨　中節骨　基節骨　第5中足骨

7. 骨の主な疾患

a. 骨折

■ 骨折の形による分類

- 閉鎖骨折(単純骨折)(a)：皮膚，筋が破れず，骨が外界に露出しないもの．
  開放骨折(複雑骨折)(b)：皮膚が破れ，骨が外界に露出するもの．感染の危険性が大きい．
- 完全骨折(c)：骨が完全に離断するもの．
  不完全骨折(d)：骨の連絡が部分的に保たれているもの．
- 骨折線により横骨折(e)，斜骨折(f)，らせん骨折(g)，Y骨折(h)．・粉砕骨折(複合骨折)(i)：骨片が細かく砕けたもの．・嵌入骨折(j)：骨折線が噛み合うもの．大腿骨頸部骨折などにみられる．・線状骨折(k)：線状の骨折は頭蓋冠，肩甲骨，腸骨などの扁平骨にみられる．・陥没骨折(l)：頭蓋の1局所に外圧が加わって骨片が陥したもの．円形の骨折線がみられる．・圧迫骨折(m)：上・下から圧力で椎骨が潰れてできる．正面からみると上縁が凹み，側面からみると椎骨が楔状にみえる．

> **メモ** 圧迫骨折は骨折線のない骨折である．骨粗鬆症(p.294)の老人には強い外圧がなくてもできる．第11, 12胸椎，第1, 2腰椎に多発．若い人では高所より転落して尻もちをついたときなどにできる．

■ 骨折の原因による分類

- 剝離骨折(裂離骨折)(n)：強い筋の収縮により，その付着部が離断する．上腕骨骨端部，脛骨粗面，指骨底などに起こる．
- 疲労骨折(ストレス骨折)：反復する負荷が加えられ，いつの間にか骨折する．行軍やハイキングで中足骨に，マラソン選手の腓骨や脛骨に，サッカー選手の脛骨に起こる．
- 病的骨折：病的状態にある骨が軽い外圧で骨折する．腎癌が転移した肋骨に起こるように．
- 若木骨折(o)：小児の骨は骨膜が厚く，骨自体も膠質に富み弾力があって折れ難い．折れるときは若い木のようにたわんで折れる．骨皮質が骨折線で離開せず折れ曲がったようになる．

■ 骨折による転位

- 骨が完全に離断すると，筋の収縮により断端が移動する(p)．大腿骨の上1/3で骨折すると，中枢端は殿筋のため外側に引っ張り上げられ，下1/3で骨折すると，中枢端は内転筋のため内側に引っ張り上げられる．もとの位置に整復してから固定する．前腕や下腿のように長管骨が2本並列している所では，一方の骨が完全骨折を起こしても，骨に転位は起こらない．これを両骨並列の原則という(q)．

■ 骨折の治癒(r)

- 骨折端近くの骨膜から線維細胞が増殖し，円みをおび，その間に石灰が沈着して自ら骨細胞となる．化骨が進行して骨折端を架橋すると仮骨と呼ばれる(s)．仮骨は骨癒合後徐々に通常の骨に改変される．増殖した線維細胞が軟骨細胞になった後化骨することもある．

> **メモ** 骨折すると出血する．血管を断たれた骨折部の骨細胞は死滅する．骨細胞には分裂能がない．

7. 骨の主な疾患 | 287

骨折の種類と骨折の治癒．骨細胞は再生しない．
骨折すると，骨膜の線維細胞は増殖し，化骨し，骨折端を架橋する．

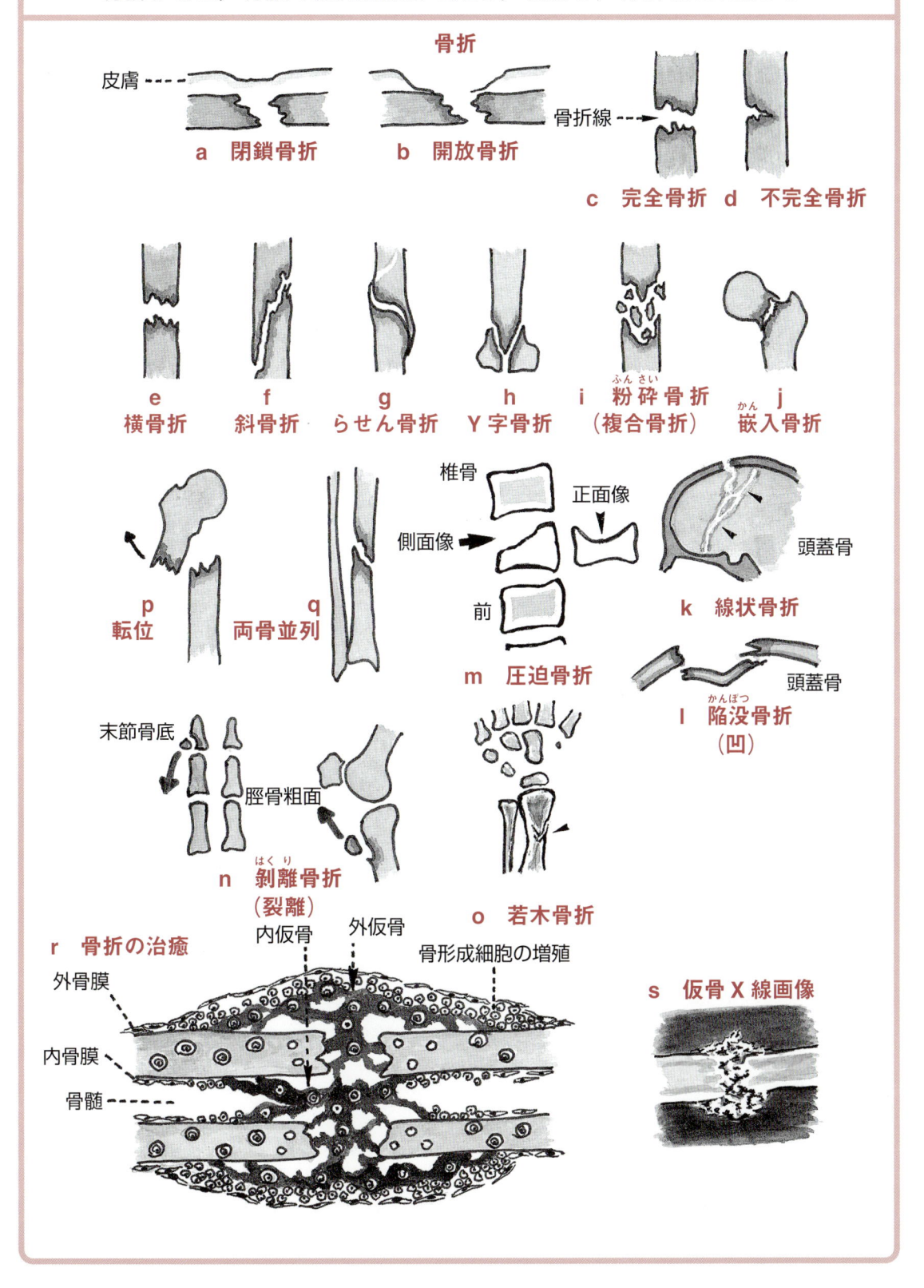

骨折

皮膚 ‥‥

a 閉鎖骨折　　b 開放骨折

骨折線 ‥‥→

c 完全骨折　d 不完全骨折

e 横骨折　　f 斜骨折　　g らせん骨折　　h Y字骨折　　i 粉砕骨折（複合骨折）　　j 嵌入骨折

p 転位　　q 両骨並列

椎骨
側面像 →
正面像
前

m 圧迫骨折

k 線状骨折

頭蓋骨

l 陥没骨折（凹）

末節骨底
脛骨粗面

n 剝離骨折（裂離）　　o 若木骨折

r 骨折の治癒
外骨膜
内骨膜
骨髄
内仮骨　外仮骨　骨形成細胞の増殖

s 仮骨X線画像

■ 骨折各論

- 頭蓋の骨折

    頭蓋冠の骨折：線状骨折（p.287, k），陥没骨折（p.287, l）

    頭蓋底の骨折：X線上骨折線の判定がむずかしい．

- 顔面の骨折

    吹きぬけ骨折 blow-out fracture（**a**）：眼窩下壁は薄いので，顔面を強打し眼窩内圧が上昇すると骨折し，眼筋が眼窩外へとび出す．ウォータース法（p.238）が診断に適している．

    三脚骨折 tripod fracture（**b**）：眼窩下壁だけでなく，上顎骨骨折を伴うもの．

- 椎骨の骨折

    圧迫骨折（p.287, m）

    歯突起骨折（**c**）．

    腰椎横突起（肋骨突起）骨折（**d**）：椅子から転んだときなどに起こる．

- 胸郭の骨折

    肩峰骨折（**e**）．

    鎖骨骨折（**f**）：生理的に弯曲する外1/3と内2/3の境に多い．頻度の高い骨折である．

    肋骨骨折（**g**）：生理的に弯曲する肋骨角に多い．

- 上腕骨骨折

    上腕骨頸部骨折（**h**）：大部分が外科頸骨折．高齢者が手をついて倒れたとき多発．

    上腕骨骨幹部骨折（**i**, **j**）：中央1/3に多い．直達外力によって横骨折が起こる．野球選手の投球や腕相撲などの介達外力でらせん骨折や斜骨折が起こる．

    上腕骨骨端部骨折

        顆上骨折（**k**）：3〜10歳の小児が肘伸展位で手をついて倒れたときに起こる．小児の上肢骨折の中で最も多い．

        外顆骨折（**l**）：6〜7歳ごろから17〜18歳ごろまでの若年者に起こる．前腕伸筋群による剝離骨折である（p.293, g）．顆上骨折についで多い．

        内顆骨折（**m**）：同年齢の若年者に起こる．前腕屈筋群による剝離骨折である（p.293, g）．

骨折の起こりやすい場所と骨折の種類

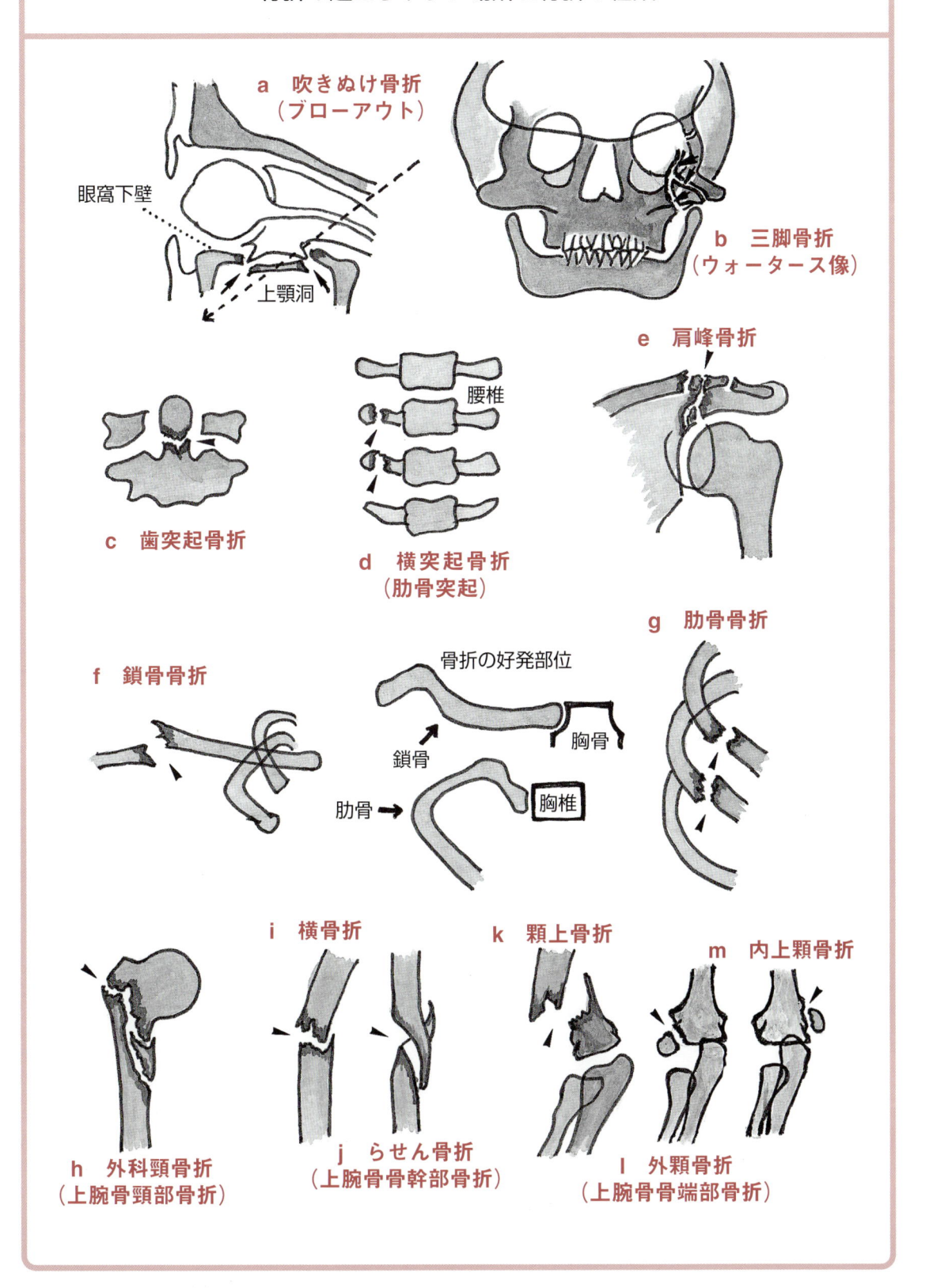

a 吹きぬけ骨折（ブローアウト）
眼窩下壁
上顎洞

b 三脚骨折（ウォータース像）

c 歯突起骨折

d 横突起骨折（肋骨突起）
腰椎

e 肩峰骨折

f 鎖骨骨折
骨折の好発部位
鎖骨
胸骨
肋骨
胸椎

g 肋骨骨折

h 外科頸骨折（上腕骨頸部骨折）

i 横骨折

j らせん骨折（上腕骨骨幹部骨折）

k 顆上骨折

l 外顆骨折（上腕骨骨端部骨折）

m 内上顆骨折

- 前腕骨骨折
    肘頭骨折（a）：直達外力または上腕三頭筋の過大な牽引力で起こる横骨折．骨片は上腕三頭筋に引っ張られて上方に転位する．
    前腕骨骨幹部骨折（b）：一側の骨折の場合両骨並列の原則（p.286）に従って転位しない．両骨が骨折すると転位する．
    橈骨遠位端骨折 Colles fracture（c）：手をついて前方に倒れたとき，橈骨の末端から2〜3cmの所に起こる．人体の骨折の中で一番多い．特に老人に多い．手全体が背側に転位し，手がフォークのような特徴ある形をとる．
- 手根骨骨折（d）：脱臼を伴った月状骨の骨折が最も多い．次に舟状骨に多い．
- 中手骨骨折（e）：第1中手骨底に多い．手をついて倒れたときとか，バレーボールの突き指で起こる．第5中手骨頸部骨折はボクサー骨折と呼ばれ，拳で殴ったときに起こる．
- 指骨骨折（f）：突き指あるいは総指伸筋腱，深指屈筋腱による剥離骨折として起こる．指骨底辺縁が骨片として離れ，chip fracture ともいう．
- 骨盤骨折（g）：最も多いのは恥骨骨折である．腸骨翼の線状骨折，粉砕骨折や坐骨の単純骨折もよく起こる．縫工筋収縮による上前腸骨棘の，大腿直筋収縮による下前腸骨棘の剥離骨折も起こる．仙骨，尾骨の骨折もみられる．
- 大腿骨骨折
    大腿骨頸部骨折：内側骨折（h）は関節包内の骨折で，老人が転倒して歩行不能になったときはまずこれを考える．嵌入骨折（p.287, j）の形をとるものがある．この場合には必ずしも歩行不能にならない．外側骨折（i）は関節包外の骨折で，転倒して大転子部に直接外力が加わって起こる転子部骨折である．
    大腿骨骨幹部骨折：交通事故，労働災害，スポーツなどで直達または介達外力が加わって起こる．骨折の高さによって転位のしかたが違う（p.286）．
    大腿骨顆部骨折：転倒して膝を打撲したとき，内顆骨折，外顆骨折が起こる．
- 膝蓋骨骨折（j）：膝を強く打って起こるものが多い．粉砕型になる．大腿四頭筋の急激な収縮で起こるものもある．このときは骨折線が中央近くを横走する．
- 脛骨骨折
    脛骨骨幹部骨折：交通事故，労災，スポーツなどで高頻度に発生する．直達外力で横骨折や粉砕骨折が，介達外力でらせん骨折，斜骨折が起こる．
    脛骨遠位部骨折（k）：内果骨折，外果骨折，果上骨折が起こる．
- 踵骨骨折（l）：高い所から飛び降りて，踵を打ったときに起こる．踵骨のほぼ中央で横骨折を起こす．
- 中足骨骨折（m）：疲労骨折（p.286）で起こる．
- 趾骨骨折（n）：突き指あるいは腱の牽引による剥離骨折が起こる．

骨折の起こりやすい場所と骨折の種類

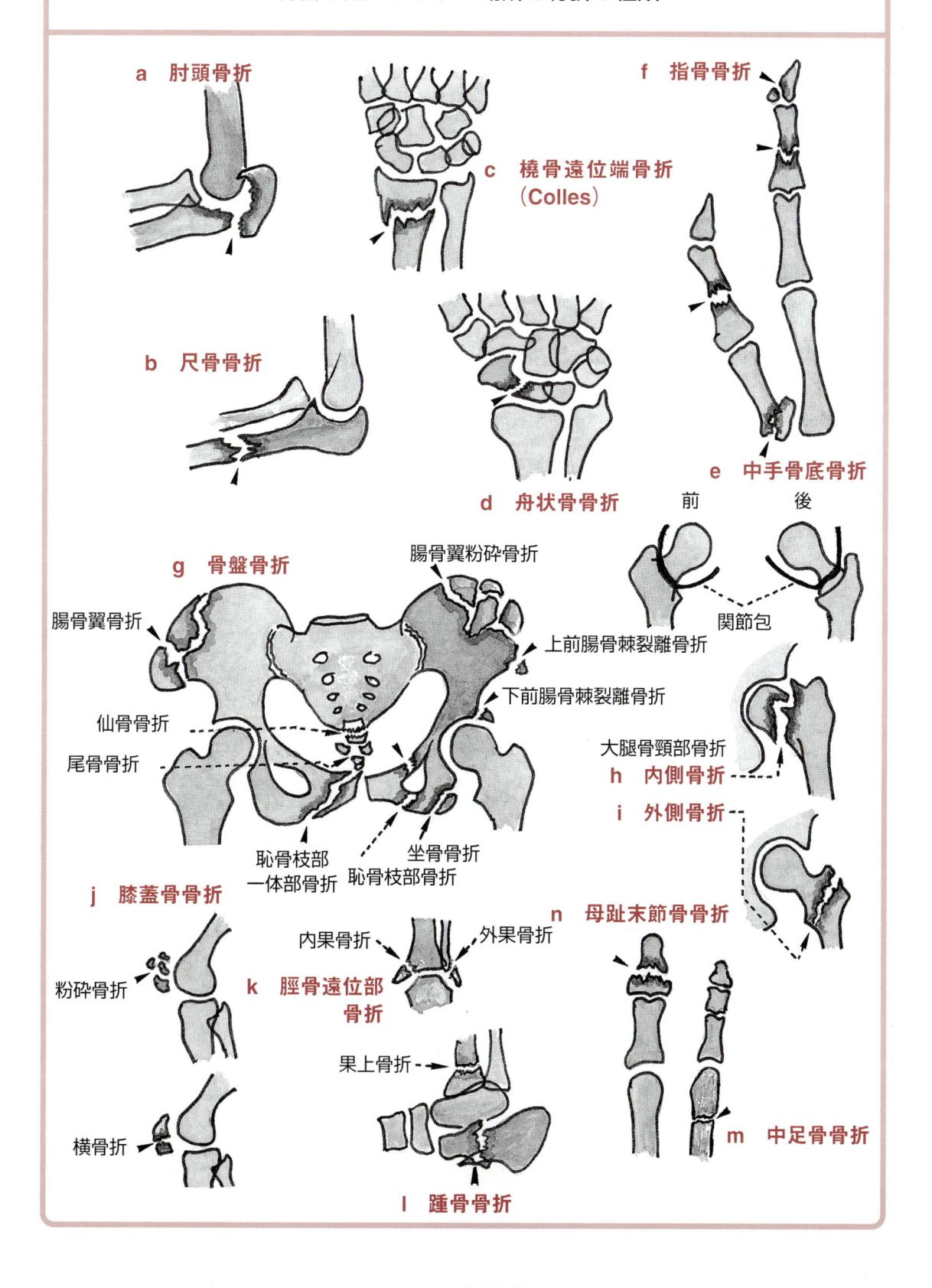

- a 肘頭骨折
- b 尺骨骨折
- c 橈骨遠位端骨折（Colles）
- d 舟状骨骨折
- e 中手骨底骨折
- f 指骨骨折
- g 骨盤骨折
  - 腸骨翼骨折
  - 腸骨翼粉砕骨折
  - 上前腸骨棘裂離骨折
  - 下前腸骨棘裂離骨折
  - 仙骨骨折
  - 尾骨骨折
  - 恥骨枝部一体部骨折
  - 恥骨枝部骨折
  - 坐骨骨折
- 大腿骨頸部骨折
  - 関節包
  - h 内側骨折
  - i 外側骨折
- j 膝蓋骨骨折
  - 粉砕骨折
  - 横骨折
- k 脛骨遠位部骨折
  - 内果骨折
  - 外果骨折
  - 果上骨折
- l 踵骨骨折
- m 中足骨骨折
- n 母趾末節骨骨折

b. 脱臼

■ 肩関節脱臼（a）
- 転倒して手をついたときなどに肩の過外転を強いられて起こる．後方脱臼はまれで，ほとんどが前方脱臼．しばしば習慣性脱臼に移行する．脱臼時に骨頭が関節窩前縁に衝突して，骨頭にHill-Sacks lesion（矢印）と呼ばれる圧迫骨折を生じる．

■ 先天性股関節脱臼（b）
- 正常な股関節の発育（p.270）に比較して，1）水平線より骨頭核が上に出る．2）臼蓋角（正常で30°以下）が大きくなる．3）シェントン線が乱れ，段違いになる（矢印）．4）A線，B線が平行せず交叉する．5）大腿骨頭核の出現が遅れるか小さい．
- 下肢の動きが悪い．股の開きが制限される．坐るのが遅れる．立つのが遅れるなどで気づく．
- 女子のほうが多い．

> **メモ** 先天性股関節脱臼は早期診断，早期治療が必要である．歩行前，遅くても3歳までに治療しないと治療効果が少ない．

c. 変形性関節症

- 変形性頸椎症（c）：ルシュカ関節（p.246）の狭小化，椎間間隙の狭小化，骨棘形成などがみられる．
- 変形性腰椎症（d）：椎体に骨増殖，椎体前面に骨棘形成がみられる．椎間間隙の狭小化も起こる．
- 変形性股関節症（e）：関節軟骨の退行性変性と反応性骨増殖が起こる．高度になると関節裂隙が消失し，骨頭が変形する．先天性股関節脱臼に由来するものが多く，女性に多い．
- 変形性膝関節症（f）：関節軟骨が疲労摩滅（p.280）し，相対する骨は硬化し，関節裂隙が狭くなる．機械的消耗の多い内側に強い変化がくる．顆間隆起の形が不整になったり，脛骨縁に骨棘ができたりもする．

> **メモ** 変形性膝関節症が起こると，歩行痛があり，階段を上るときより降りるときのほうが痛み，立ったり坐ったりするときに痛む．また運動した後その夜に痛む．体重を減らし，正座を避ける．また大腿四頭筋の強化をはかる．変形性股関節症，変形性膝関節症が強度になれば人工関節を使用する．

d. 野球肘とテニス肘

- 上腕骨下端の内側上顆に手の屈筋群（掌屈），外側上顆に伸筋群（背屈）がついている（g）．
- 投球の際スナップをきかせるために屈筋の強い運動が強制され，内側上顆の筋付着部および関節包付着部に慢性炎症（上腕内顆炎）を生じたものを野球肘という．骨棘を形成することもある．
- 外側上顆に生じる慢性炎症（上腕外顆炎）はテニス肘と呼ばれる．

e. 関節鼠（h）

- 外傷により離断した骨片や軟骨片が，あるいは変形性関節症の骨棘や軟骨棘が分離して，関節内遊離体として存在するもの．

脱臼，変形性関節症，野球肘，関節鼠

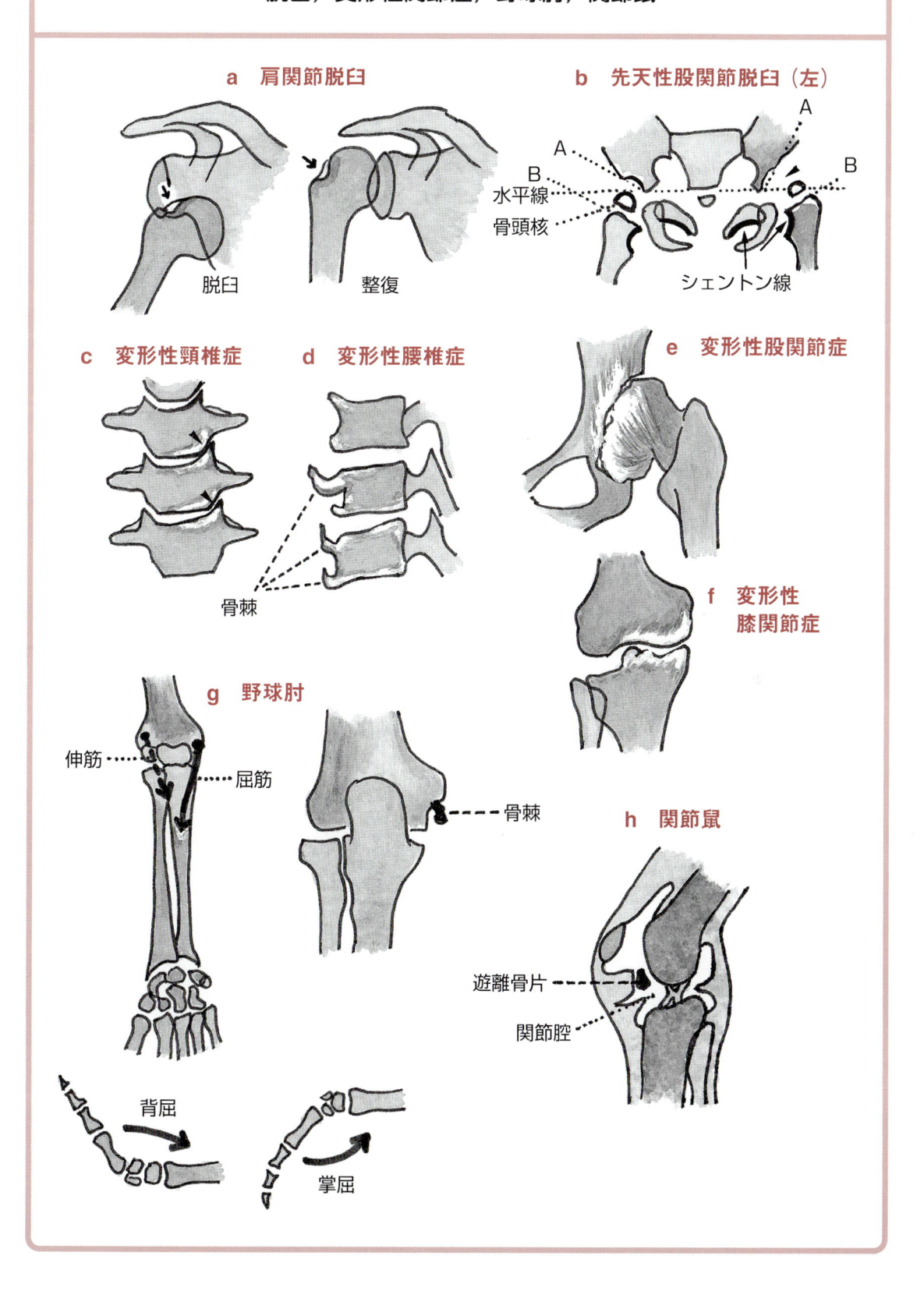

a 肩関節脱臼

脱臼　　整復

b 先天性股関節脱臼（左）

水平線
骨頭核
シェントン線

c 変形性頸椎症

d 変形性腰椎症

骨棘

e 変形性股関節症

f 変形性膝関節症

g 野球肘

伸筋　　屈筋　　骨棘

h 関節鼠

遊離骨片
関節腔

背屈　　掌屈

f. 骨肉腫（a，b）

- 骨に原発する悪性腫瘍の代表．予後は悪い．好んで肺に転移する．10〜25歳に多く，男性：女性は2：1．膝の上下すなわち大腿骨遠位端と脛骨近位端に好発する．骨芽細胞に由来する腫瘍で，類骨形成の目立つ骨硬化性肉腫と骨破壊の目立つ骨破壊性肉腫に分けられる．混合型もある．
- X線画像では骨硬化性肉腫は不規則な膨隆の周辺に骨膜の化骨像，スピクル（骨針）がみられる．骨破壊性肉腫は化骨を伴わない腫瘍塊の中に溶骨がみられる．放射線感受性（p.316）が低い．
- 骨肉腫は血管新生を伴うので血管造影（b）が診断に有用である．

g. ユーイング Ewing 肉腫

- 骨肉腫から独立疾患として分離された．同一年齢に発生し鑑別が困難．由来は不明．長管骨の骨幹と骨盤に好発．
- X線画像では，骨の破壊と玉ネギ状と表現される層をなす骨膜の化骨像がみられる．

h. 骨粗鬆症（c）

- 骨量が異常に減少したもの．全身の骨に起こるが，椎骨の変化が最も強い．X線画像で，椎体の扁平化，椎体中央部の凹み，椎体上・下縁の硬化像（矢印），横走する骨梁の消失と縦走骨梁の鮮明化などがみられる．四肢骨には緻密質の幅の減少が認められる（矢印）．

> **メモ** X線上，骨陰影濃度の減少が認められるときは30〜50％以上骨量が減少している．骨粗鬆症の老人はわずかな外力で胸椎下部や腰椎の圧迫骨折（p.287, m），大腿骨頚部の骨折（p.291, h）を起こす．

- 閉経後骨粗鬆症（Ⅰ型）が最も多い．女性ホルモン（エストロゲン）の欠乏による．加齢と共に老人性骨粗鬆症（Ⅱ型）と区別がつかなくなる．そのほか，骨粗鬆症はクッシング症候群（p.406）に頻発する．甲状腺ホルモン，成長ホルモンの分泌異常による内分泌性骨粗鬆症，カルシウム，リン，蛋白，ビタミンCなどの摂取不足による同化異常性骨粗鬆症，寝たきり老人や長期の無重力状態下で生じる廃用性骨粗鬆症などがある．透析患者に骨粗鬆症が発生することから，ヘパリン（血液凝固阻止剤）が関与するといわれる．

i. 骨軟化症，くる病（d）

- 骨の成長は骨端軟骨（p.224）で起こる．カルシウムが不足すると，軟骨細胞の間にカルシウムの沈着が起こらない．そのため軟骨細胞の破壊が起こらず，骨化が起こらず，類骨（オステオイド）が増加・蓄積し，骨に変形が生じる．背中が曲がった状態になる．くる病という．これと同じ状態が成人に起こると骨軟化症という．
- 原因はビタミンD（p.272）の欠乏と紫外線の不足である．
- X線画像に蓄積した類骨は写らない．骨端線の幅が拡大し，中央が杯状に凹む．骨幹端が箒状になる．

> **メモ** 食物（卵黄，シイタケ，肝油）に含まれるエルゴステロールは体内で紫外線の作用を受けてビタミンDに変わる．ビタミンDは腸管からのカルシウムの吸収を促進する．

7. 骨の主な疾患 | 295

癌の骨転位は軀幹骨に起こるが，骨肉腫は四肢骨に起こる．
骨粗鬆症で圧迫骨折や大腿骨頸部骨折などが起きる．

a 骨肉腫（大腿骨）

硬化性　　　破壊性

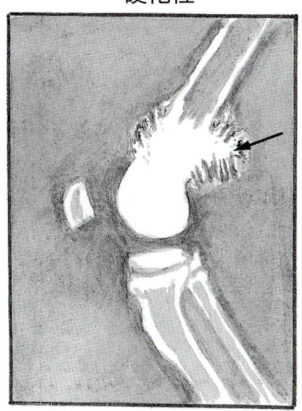

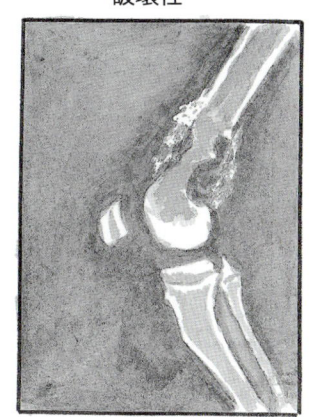

b 骨肉腫（上腕骨）

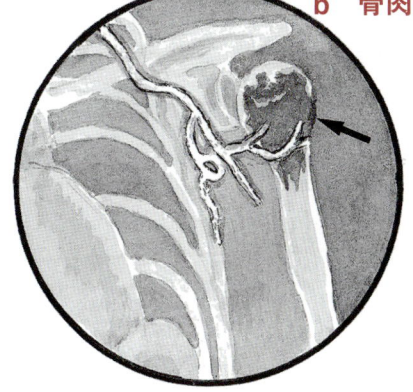

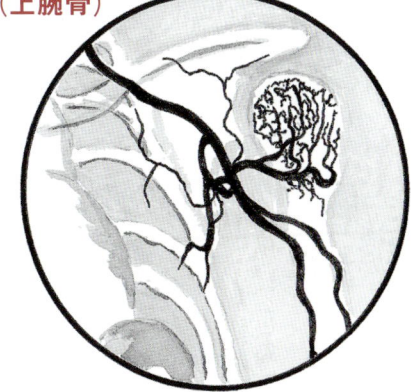

血管造影　　　IVDSA

c 骨粗鬆症

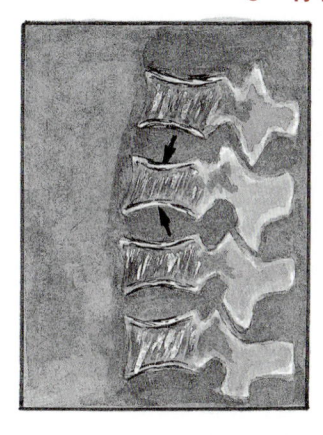

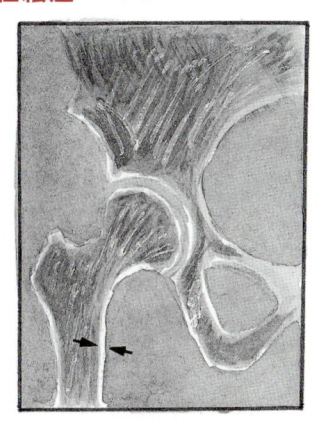

d くる病

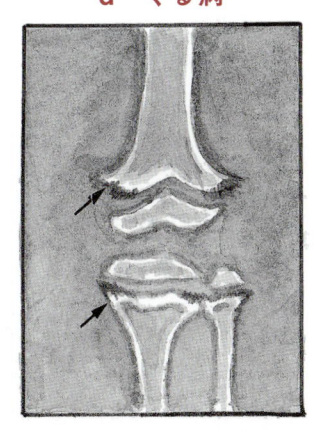

j. ページェット Paget 病 (a)

- 骨の破壊と吸収，続いて骨の増殖と硬化が起こり，骨がモザイク状の構造になる．
- 頭蓋骨に好発する．特に前頭骨，後頭骨の外板に始まる．
- 原因不明．40〜70歳，60歳代に最も多い．男性に多い．

> **メモ**
>
> 骨(塩)量測定 (b)
> : RA 法 (radiographic absorptiometry)
>   骨といろいろな厚さのアルミ板(AL)を並べたアルミ階段を同時に撮影し，骨に等しいX線透過性をもった厚さの AL の厚さ(mm)で骨量をあらわす．第2中手骨が用いられる (b)．
> : DXA 法 (dual energy X-ray absorptiometry)
>   2種類のエネルギーのX線を腰椎や大腿骨近位部に照射し，解析ソフトで骨塩量を算出する．現在，信頼性の高いこの方法が一般的に使用されている．

k. 骨転移

- 乳癌，腎癌，肺癌，甲状腺癌，前立腺癌などはよく骨に転移する．骨腫瘍の約1/4を占める．
- 四肢骨に好発する骨肉腫と違って，軀幹骨(椎骨，肋骨，胸骨，骨盤骨，頭蓋骨など)に転移することが多い．四肢骨では軀幹に近い上腕骨および大腿骨の近位端に限られる．転移はすべて赤色骨髄 (d) に起こる．
- 転移巣の70〜80%以上が破骨性(溶骨性)であるが，前立腺癌のように造骨性のものもある．

> **メモ**
>
> 骨シンチグラフィ (c)
> : X線画像として転移巣を認めるには30〜50%以上のカルシウムの脱失が必要である．通常直径が1〜1.5cmにならないと認められない．そのときはすでに転移後1〜6ヵ月(X線的潜伏期間)を経過している．
> : 骨転移巣の早期発見に骨シンチグラフィは最も有用である．X線的潜伏期間を3〜6ヵ月短縮することができる．またX線検査より被曝量が少ない．
> : 骨破壊部では修復機転が活発に働いていて，リン酸化合物を盛んに取り込む．これを利用して標識リン酸化合物を投与してしらべる．
> : ^{99m}Tc-MDP(メチレンジホスフォン酸テクネチウム)静注2時間後，正面，後面の全身のシンチカメラ像を撮る．
> : ^{99m}Tc-MDP は腎臓から尿に排泄されるので，検査前に排尿させる．

骨塩量の測定と骨シンチグラフィ．骨シンチグラフィによって，癌の骨転移はX線撮影よりはるかに早く，確実にとらえることができる．

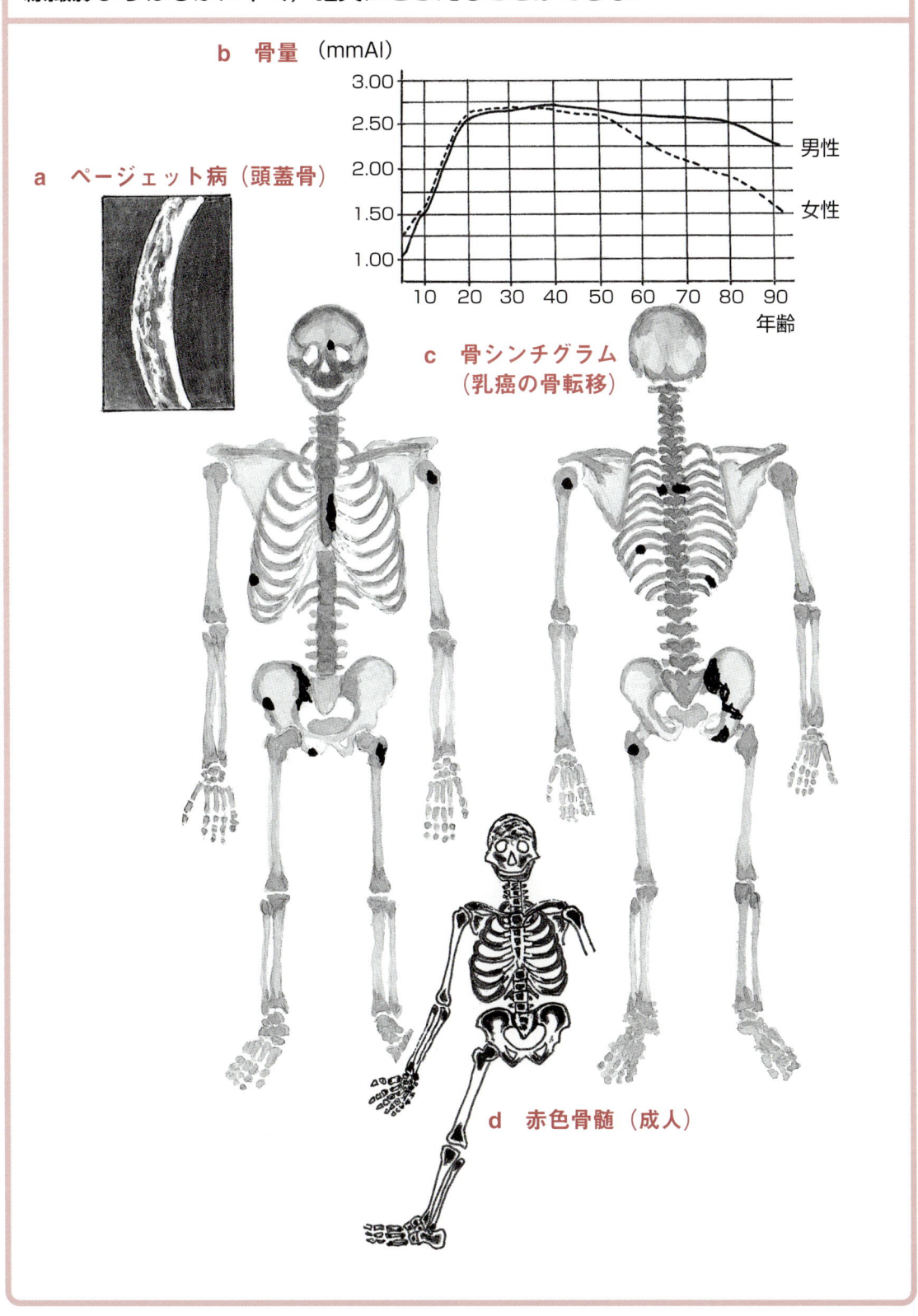

a ページェット病（頭蓋骨）

b 骨量（mmAl）

c 骨シンチグラム（乳癌の骨転移）

d 赤色骨髄（成人）

メモ

骨粗鬆症の新しい治療
：成育する骨(p.224)のみならず，成人の骨にも**骨細胞**のほか，骨をつくる**骨芽細胞**と骨を吸収する**破骨細胞**が存在し，骨は常に造りかえられている(p.222)．閉経後女性ホルモン(エストロゲン)が低下すると，破骨細胞の形成と機能の亢進が起こり，骨量が減少する．**ビスホスホネート**系化合物(市販名アクトネル，ベネット)は破骨細胞の機能を阻害することによって骨粗鬆症の治療に効果を上げている．また**ラロキシフェン**製剤(市販名エビスタ)はエストロゲン同様，破骨細胞の分化と機能を阻害し，骨吸収を抑制する．選択的エストロゲン作動薬なので，閉経後の女性に最も有用である．これらの薬剤はページェット病にも使用される．

10 中枢神経系

I 脳

1. 脳の構造と機能

■ 脳の重量
- 成人の脳の重量はおよそ男性で 1,350g, 女性で 1,250g（体重の約 1/40）である．
- 脳の重量は新生児で約 340g（体重の 1/10）であるが, 生後急激に増加し, 6ヵ月で約2倍（成人の50％）, 4〜5歳で約3倍（成人の80％）になり, 7〜8歳で成人の95％の重さに近づく．

> **メモ** 赤ちゃんや子供の頭が体に比して大きいのは脳が大きいからである．鯨の脳は 6〜7kg（比体重 1/25,000）, 象の脳は 4kg ある．ヒトの脳が大きいというのは比体重にしての話しである．

■ 大脳半球の外側面（a）
- 大脳半球の外側面には多くの溝と回がある．溝のうち外側溝（シルヴィウス溝）, 中心溝（ローランド溝）, 頭頂後頭溝は特に深く大きく, 大脳半球を前頭葉, 頭頂葉, 後頭葉, 側頭葉に分ける．前頭葉は上・下前頭溝によって上・中・下前頭回に, 側頭葉は上・下側頭溝によって上・中・下側頭回に, 頭頂葉は頭頂間溝によって上・下頭頂小葉に分かれる．

> **メモ** 神経細胞は大脳半球の表層（皮質）に配列する．限られた頭蓋腔の中で神経細胞の配列する大脳半球の表面積を増やそうとすれば, 皺をつくるしかない．

■ 大脳半球の内側面（b）
- 脳梁は左右の大脳半球の新皮質を結ぶ約2億本の交連線維からなり, その発育は人脳の特徴の一つである．弓状をなし吻, 膝, 幹, 膨大を区別する．
- 前交連は左右の大脳半球の古皮質（嗅覚に関与する）を結ぶ交連線維からなる．

> **メモ** 脳梁と前交連を切断した脳は離断脳と呼ばれ, 独立した大脳半球の機能の研究に役立つ．

- 脳梁の凸面に沿って後方に走る脳梁溝は, その後端で歯状回と海馬旁回の間にある海馬溝に移行する．海馬旁回の前端は後外側に曲がって鈎になる．
- 脳弓は鈎, 海馬旁回に始まり, 前方に弓状をなして乳頭体にいたる．乳頭体から出る線維は嗅覚の反射運動にあずかる．
- 脳梁と脳弓の間を薄い透明中隔がはっている．2枚の薄板の間に透明中隔腔（p.307, b）がある．
- 脳梁溝と帯状溝の間に大きな帯状回が横たわる．

大脳半球は前頭葉，頭頂葉，後頭葉，側頭葉に分かれ，左右の大脳半球は脳梁と前交連で結ばれている．

a 大脳半球外側面

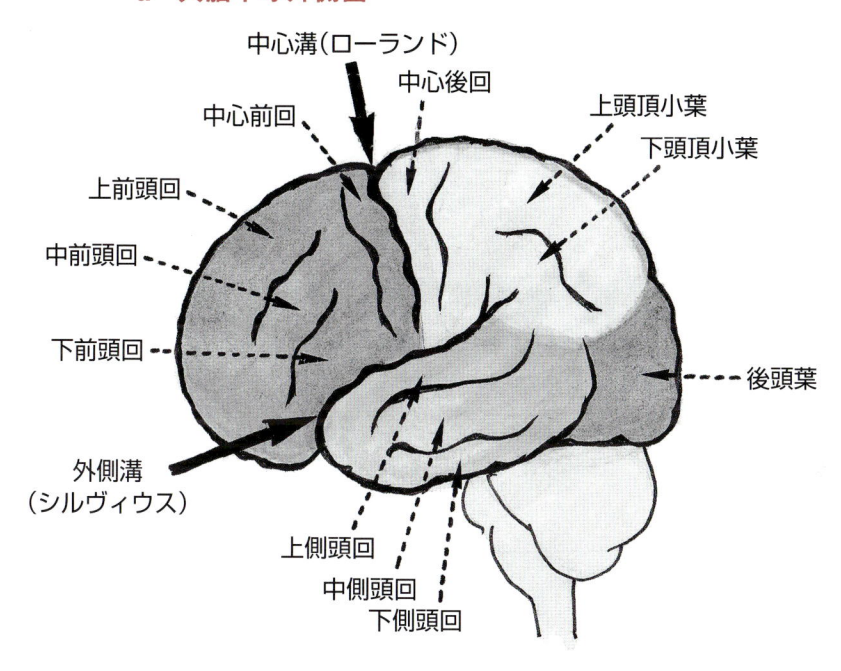

- 中心溝（ローランド）
- 中心後回
- 中心前回
- 上頭頂小葉
- 下頭頂小葉
- 上前頭回
- 中前頭回
- 下前頭回
- 後頭葉
- 外側溝（シルヴィウス）
- 上側頭回
- 中側頭回
- 下側頭回

b 大脳半球内側面

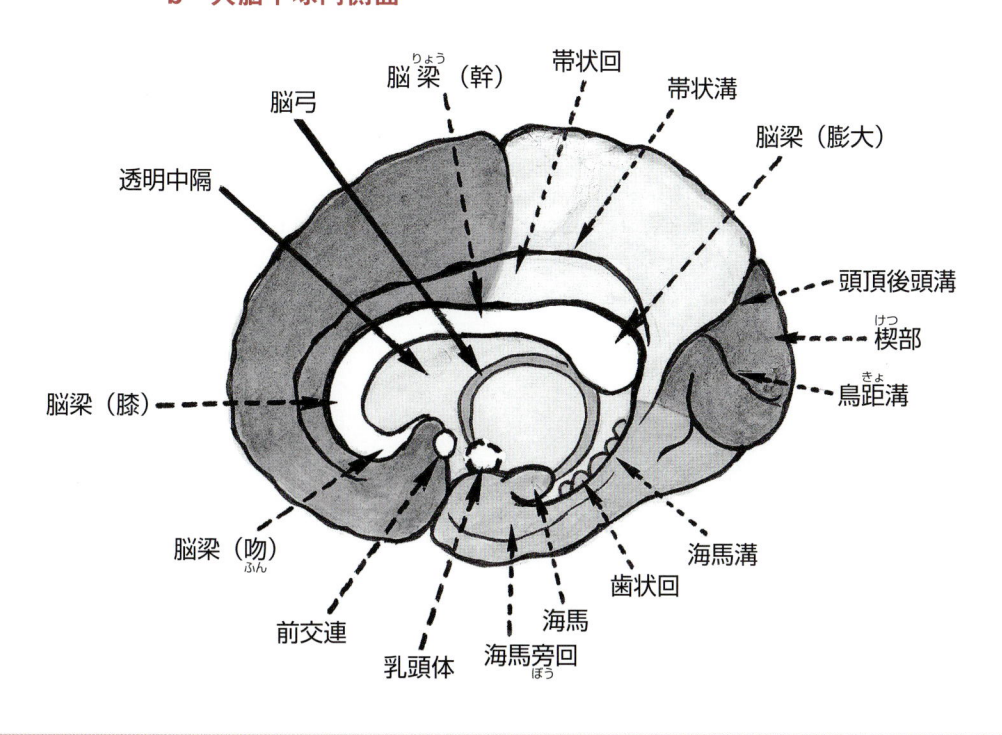

- 脳梁（幹）
- 帯状回
- 帯状溝
- 脳弓
- 脳梁（膨大）
- 透明中隔
- 頭頂後頭溝
- 楔部
- 脳梁（膝）
- 鳥距溝
- 脳梁（吻）
- 海馬溝
- 歯状回
- 前交連
- 海馬
- 乳頭体
- 海馬旁回

■ 脳の機能局在(a)

- 大脳皮質のある領域にある特定の機能が局在している．
- 中心溝の前にある中心前回には随意運動の最高中枢があり，運動野と呼ばれる．
- 中心溝の後ろにある中心後回には体性感覚（触覚，痛覚，温度覚など）の最高中枢があり，知覚野と呼ばれる．
- 運動野にも知覚野にもさらに局在があり，中心溝をはさんで上方から下方に向けて下肢，体幹，上肢，頭部の中枢が位置している．
- ブロードマンは部位による神経細胞の種類や配列の違いをもとに，大脳皮質を52の領域に分けて，番号をつけた．運動野は4，知覚野は中心溝から3, 1, 2になる．
- 視覚の一次中枢は17野，二次中枢は18, 19野にある．二次中枢が障害されると，鉛筆は見えても何をするものかわからない．
- 聴覚の一次中枢は側頭葉上面の41, 42野に，二次中枢は21, 22野にある．二次中枢が障害されると，音は聞こえても知らない外国語を聞くように意味がわからない．
- 嗅覚の中枢は側頭葉の海馬，海馬旁回あたりにあり，味覚の中枢は中心後回の下方にあるといわれる．

■ 脳の優位性(a)

- 言語はヒトの特徴である．その言語中枢は90％以上のヒトの左半球にある．言語中枢のある左半球は優位半球と呼ばれる．
- 下前頭回の後部(44, 45野)にブローカーの運動性言語中枢がある．ここが障害されると，声は出るが言葉にならない運動性失語症になる．
- 上側頭回の後方(42, 22野)にウェルニッケの聴覚性言語中枢がある．ここが障害されると，音は聞こえるが言葉として理解できない感覚性失語症になる．
- 下頭頂小葉の角回部(39, 40野)に視覚性言語中枢がある．ここが障害されると，字は見えるが文字として理解できない言語盲になる．

> **メモ** 言語機能の発達は運動機能の発達に相関するらしい．多くのヒトは右利きで，からだの動きに対して左半球が主導的な役割りを果たしている．言語中枢もほとんど左半球にある．これに対し右半球は絵や音楽を解し芸術的といえるので，劣位とされる右半球のほうがより人間的であるともいえる．

■ 脳の連合野(a)

- 運動，知覚，言語など局在する中枢以外の他の大部分の領域は連合野と呼ばれる．連合野はヒトの進化の過程で爆発的に発達したもので，ヒトの脳の特徴である．特に前頭連合野の発達は著しく，前頭前野とも呼ばれ，社会生活を営み，人と人とのコミュニケーションをとる上で大切な中枢である．
- 前頭連合野の障害によって人格は崩壊し，自己を制御できない感情的な人間に変わったり，意欲や創造力を失い無気力，無表情な人間になる．
- 頭頂連合野や側頭連合野は感覚連合野とも呼ばれ，感覚に関する情報はここに集まり，ここで統合される．そしてここは長期記憶の貯蔵庫になる．

大脳半球には運動，体性知覚，視覚，聴覚などの中枢が局在している．言語中枢はほとんどのヒトで左半球にある．その他の広い領域は連合野と呼ばれる．

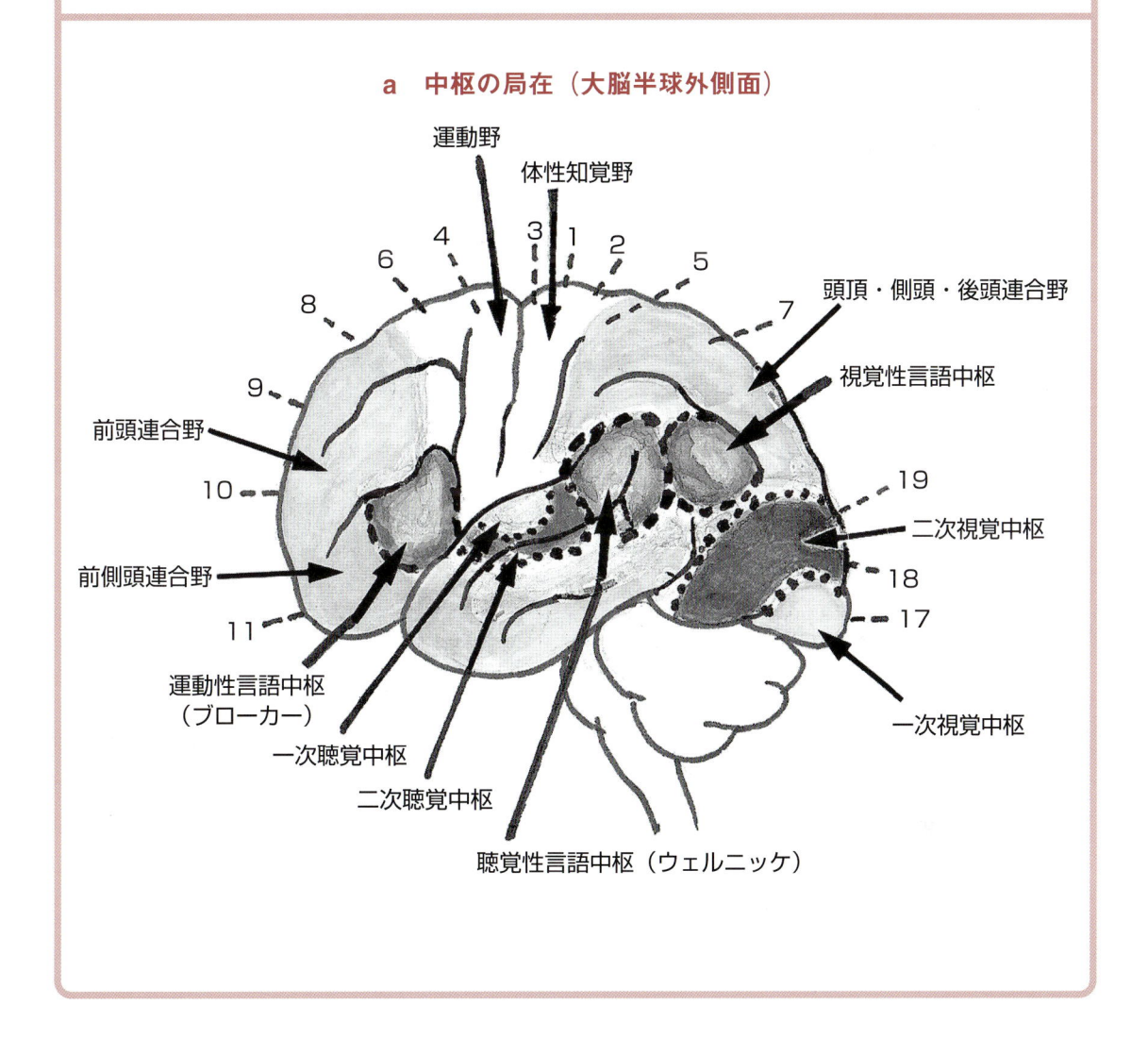

a 中枢の局在（大脳半球外側面）

- 運動野
- 体性知覚野
- 頭頂・側頭・後頭連合野
- 視覚性言語中枢
- 二次視覚中枢
- 一次視覚中枢
- 聴覚性言語中枢（ウェルニッケ）
- 二次聴覚中枢
- 一次聴覚中枢
- 運動性言語中枢（ブローカー）
- 前側頭連合野
- 前頭連合野

メモ	神経細胞は細胞体とその突起（神経線維）からなり，合わせてニューロンと呼ばれる．1つのニューロンから次のニューロンに興奮が伝わる所をシナプスという．1個のニューロンに数千個のシナプスが存在し，脳は密な神経回路網を形成する．神経回路は外界からの刺激で発達する．

メモ	人工知能（AI：artificial intelligence）をつくる研究がさかんに行われている．神経細胞は神経回路をつくって互いに連絡している．脳はまさにコンピュータである．しかしコンピュータは脳ではない．AI研究で最も難関なのは"心"である．心はどこにあるのか．

■ 記憶の中枢（a, b）

- 長期の記憶は皮質連合野に貯蔵され，短期記憶の中枢は側頭葉内側にある海馬領域にあると考えられている．またレンズ核下部にあるマイネルト基底核が短期記憶と密接な関係にある．

> **メモ** 認知症には循環障害による血管型と原因不明のアルツハイマー型がある．アルツハイマー型の病変は海馬およびその周辺の海馬旁回に始まり，大脳皮質連合野へと萎縮が進む．またマイネルト基底核の変性が特に激しい．海馬領域は嗅覚の中枢に近く，嗅覚野に変性が及び，嗅覚を失うヒトが多い．しかし，運動野，知覚野への侵襲はほとんどないので，自由に徘徊することができる．記憶，思考，判断，注意などの障害（特に記憶障害）が長期（6ヵ月以上）にわたって持続するアルツハイマー型，脳血管型を1つの症候群として認知症と呼ぶ．以前は痴呆症と呼ばれていた．

■ 大脳半球の内景

- 大脳半球は表面を広くつつむ外套と深部にある大脳（基底）核からなる．

■ 外套（c）

- 表層の灰白質を皮質，深層の白質を髄質という．皮質は神経細胞，髄質は神経線維からなる．

> **メモ** 神経線維は髄鞘につつまれている．髄鞘はミエリンという脂質を含んでいるので髄質は白くみえる（p.335, b）．神経細胞は髄鞘を欠くので皮質は灰白色にみえる．ミエリン鞘は絶縁体として働く．

- 皮質の神経細胞は6層を形成する．第2層と第4層は小型の顆粒細胞の集まりで顆粒層と呼ばれ，知覚野で特によく発達している．第3層と第5層は錐体形の大きな細胞の集まりで錐体細胞層と呼ばれ，運動野で特によく発達している．

■ 基底核（d, e）

- 尾状核，レンズ核，前障，扁桃核を合わせて基底核あるいは大脳核という．
- 尾状核は側脳室に沿って"おたまじゃくし"の形をしている．レンズ核は内側の淡蒼球と外側の被殻に分かれる．尾状核とレンズ核の被殻は互いに細い線条で連絡していて，線条体と呼ばれる．視床まで上がってきた知覚神経線維はニューロンを変え，一つは大脳皮質の知覚野へ，一つは淡蒼球と線条体に線維を送る．淡蒼球と線条体から反射運動を起こす下行線維（錐体外路）が出る．

> **メモ** 日常生活のほとんどが意識に上がらない反射運動でまかなわれている．線条体淡蒼球錐体外路系はその中でも高位にある反射運動系である．

> **メモ** 線条体が障害されるとパーキンソン病（p.308）になる．全身の筋が高度に緊張し，前屈姿勢をとり，ぎこちなく小股で歩く．手足がふるえる．

> **メモ** 外套と大脳基底核を合わせて終脳，視床と視床下部を合わせて間脳と呼ぶ．終脳と間脳を合わせたものが大脳である．橋，延髄，小脳を合わせて菱脳と呼ぶ．中脳，橋，延髄を合わせて脳幹と呼ばれることが多いが，脳から外套と小脳を除いた大脳基底核，間脳，中脳，橋，延髄を合わせて脳幹と呼ぶこともある．生命にとって基本的な脳幹は高等な機能を営む新しい脳（外套）の著しい発達によって，外からみえなくなる．

> アルツハイマー型痴呆症では海馬，海馬旁回，マイネルト基底核の変性が特に激しい．

a 記憶の中枢（大脳半球矢状断）

- 脳弓
- 脳梁灰白質
- 乳頭体
- 小帯回
- 嗅球
- 嗅三角
- 歯状回
- 鈎
- 海馬
- 海馬旁回

b 記憶の中枢（大脳半球前額断）

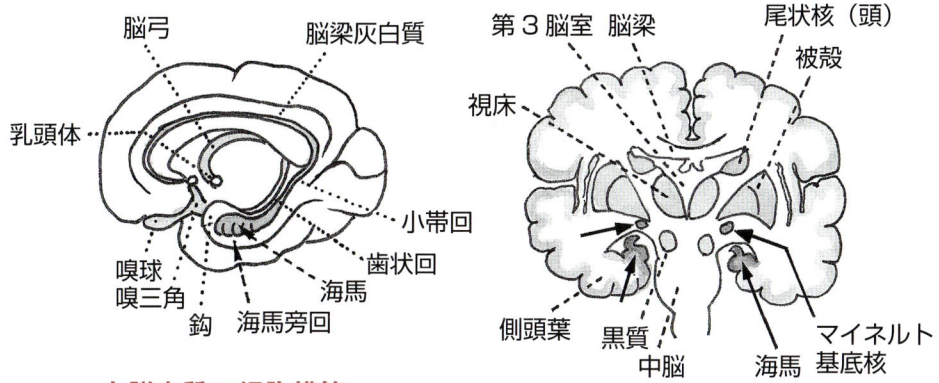

- 第3脳室
- 脳梁
- 尾状核（頭）
- 被殻
- 視床
- 側頭葉
- 黒質
- 中脳
- 海馬
- マイネルト基底核

c 大脳皮質の細胞構築

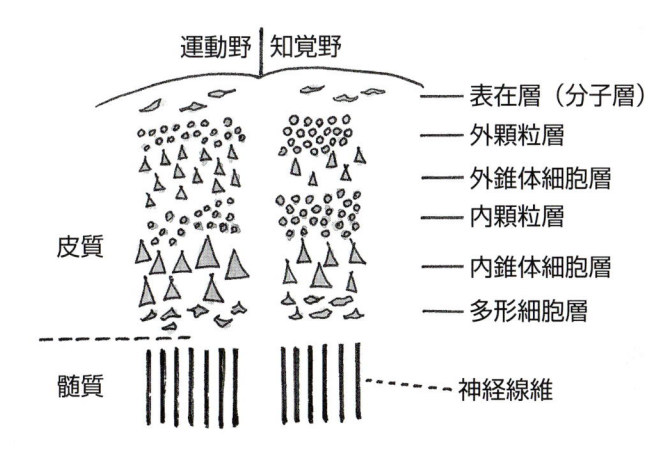

運動野 ｜ 知覚野

皮質
- 表在層（分子層）
- 外顆粒層
- 外錐体細胞層
- 内顆粒層
- 内錐体細胞層
- 多形細胞層

髄質
- 神経線維

d 大脳基底核（線条体）

- 尾状核体
- 尾状核頭
- 尾状核尾
- レンズ核の被殻
- 扁桃核

e 大脳基底核

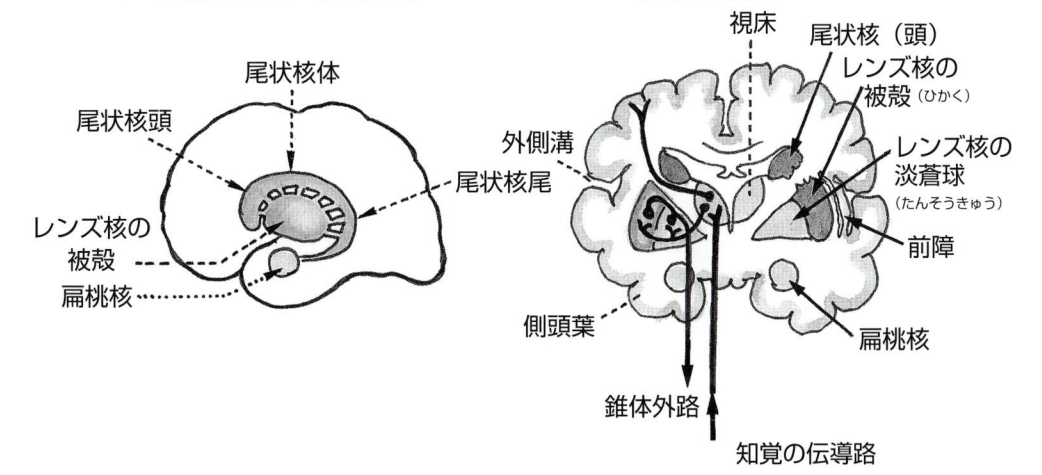

- 視床
- 尾状核（頭）
- レンズ核の被殻（ひかく）
- 外側溝
- レンズ核の淡蒼球（たんそうきゅう）
- 前障
- 側頭葉
- 扁桃核
- 錐体外路
- 知覚の伝導路

■ 視床（a，b）

- 第3脳室の両側壁にある卵円形の灰白質．ほとんどすべての知覚伝導路は視床に集まり，ここでニューロンを変え，大脳皮質の知覚野に線維（視床皮質路）を送る．また大脳基底核に線維を送り反射運動を行う（p.304）．

■ 視床下部（a）

- 第3脳室の側壁で，視床の下にある灰白質．底部は下垂体に連なる．ここに自律神経の中枢（水代謝，体温調節，飢餓や満腹などの食欲，性欲，睡眠など）が存在する．また下垂体ホルモンの分泌を調節する中枢もここにある．

> **メモ** 視床下部よりさらに上位にある自律神経の中枢として辺縁系（リンビックシステム）が知られている．鉤，海馬，歯状回，小帯回，脳梁灰白層がこれに含まれる（p.305, a）．

■ 内包（b）

- レンズ核と尾状核頭の間を前脚，レンズ核と視床の間を後脚，両脚の移行部を膝と呼ぶ．水平断面で"＜"または"＞"の字形を呈す．
- 脳と脊髄を連絡する上行性線維も下行性線維もすべてここを通る（p.309, b, c）．

> **メモ** 内包は最もしばしば脳内出血（p.190, 314）を起こす所である．ここで出血すると，反対側の知覚および運動が麻痺し，いわゆる半身不随になる．反対側が麻痺するのは運動の伝導路も知覚の伝導路も必ず左右交叉するからである（p.309, b, c）．

■ 脳幹（a）

- 中脳，橋，延髄を合わせて脳幹という．脳と脊髄を連絡する線維がここを通る．また第3（動眼神経）から第12（舌下神経）までの脳神経がここからでる．
- 中脳背側部にある四丘体の上丘は視覚，下丘は聴覚の反射にあずかる．
- 延髄は自律神経の中枢で，呼吸，循環，消化，吸収，排泄など生命の維持に欠かせない機能がここに集中している．

> **メモ** 大脳が損傷され意識がなくても，脳幹の機能が維持され，自発的呼吸を営む状態を植物人間という．脳幹の機能が不可逆的に停止し，自発的呼吸の停止，深い昏睡，瞳孔の散大，瞳孔反射（光を眼に入れると動眼神経の副交感神経作用で縮瞳する）の消失，低血圧，平坦な脳波，このような状態を6時間後に再検査して，脳の機能が回復しないことを確認して脳死と判定する．

■ 小脳（a）

- 中央の虫部と小脳半球からなり，上・中・下小脳脚で脳幹と連なる．筋，腱，関節からの深部知覚と内耳からの前庭神経を受け，からだの平衡や姿勢の保持にあずかる．

> **メモ** 小脳が障害されると，からだの平衡が乱れ，小脳性運動失調症を起こす．小脳には運動学習機能があり，はじめぎこちない運動も，練習によって運動のパターンが小脳に記憶され，迅速かつ円滑な熟練した運動になってゆく．

意識がなくても，脳幹（中脳，橋，延髄）の機能が維持され，自発的呼吸を営むものを植物人間といい，脳幹の機能が不可逆的に停止したものを脳死と判定する．

a 脳（矢状断）

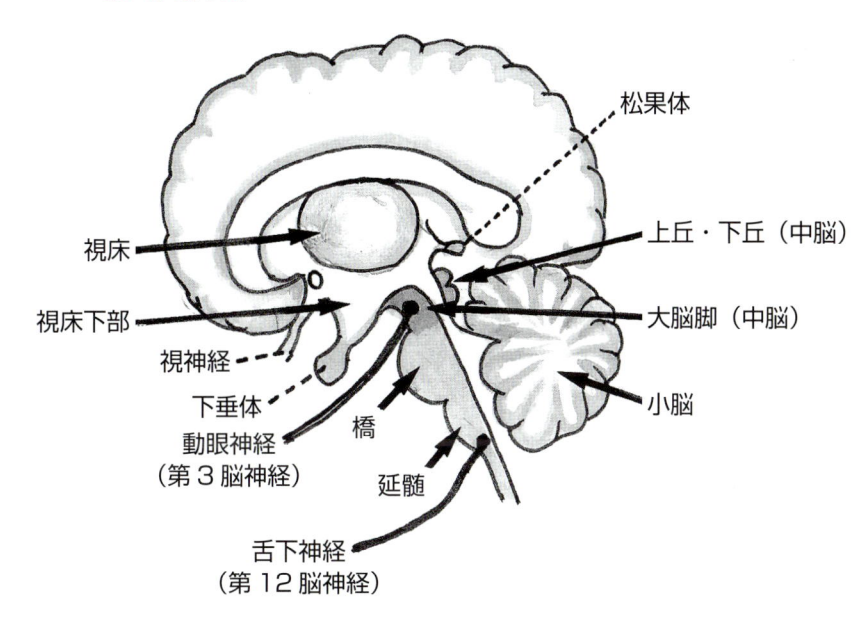

- 松果体
- 視床
- 上丘・下丘（中脳）
- 視床下部
- 大脳脚（中脳）
- 視神経
- 下垂体
- 小脳
- 動眼神経（第3脳神経）
- 橋
- 延髄
- 舌下神経（第12脳神経）

b 脳（水平断）

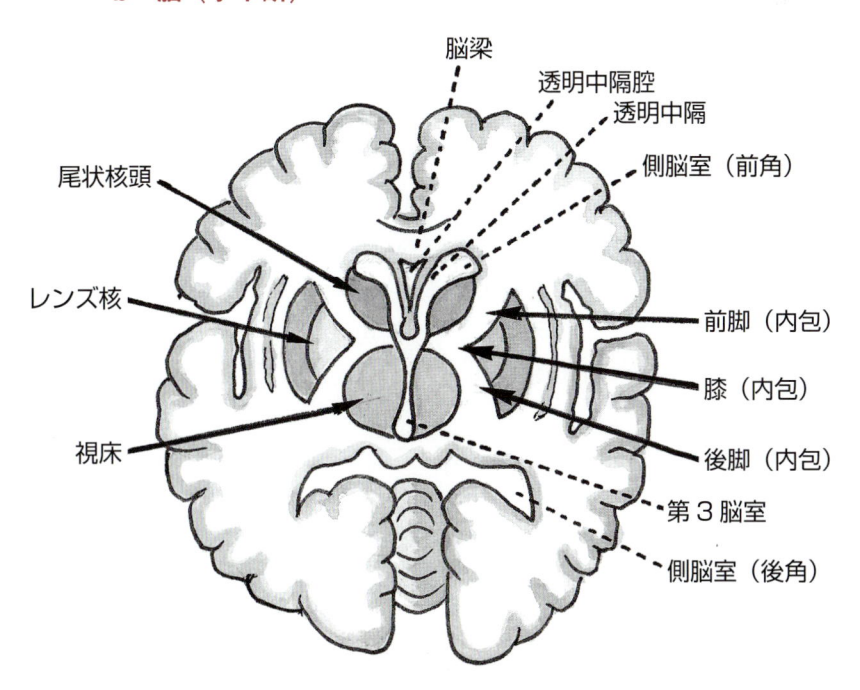

- 脳梁
- 透明中隔腔
- 透明中隔
- 尾状核頭
- 側脳室（前角）
- レンズ核
- 前脚（内包）
- 膝（内包）
- 後脚（内包）
- 視床
- 第3脳室
- 側脳室（後角）

■ 脳内物質（a）

- 神経細胞は年をとるに従って死滅し減少する．その傾向が特に強いのが黒質や青斑核やマイネルト基底核である．黒質は中脳にあってメラニンを多量に含有する細胞からなり，肉眼的に黒くみえる．この細胞は，産生したドーパミンを線条体に送る．

> **メモ** 黒質が変性すると，線条体（p.304）のドーパミンが減少し，からだが硬直し手がこまかく震えるパーキンソン病（筋緊張亢進運動減少症候群）が起こる．

- 青斑は菱形窩（第4脳室底）の上部にあってメラニン顆粒を有する細胞からなり，肉眼的にやや青色を呈す．昔から意識の中枢ではないかといわれてきた．この細胞はノルアドレナリン作動性ニューロンを視床下部，辺縁系のみならず大脳皮質や小脳に送る．大脳皮質とくに前頭連合野はノルアドレナリン，ドーパミンなどカテコールアミンの含有量が多い．

> **メモ** ノルアドレナリンの減少は鬱病を，増加は躁病を引き起こすといわれ，ドーパミンの減少は分裂病の発症にあずかるといわれる．精神分裂病は適切な治療と環境のもとで社会生活が営めるとして，2002年統合失調症と改名された．

- マイネルト基底核（p.304）はレンズ核の下部にある．脳幹網様体からマイネルト基底核を介して皮質連合野に広くアセチルコリンが送られる．アセチルコリンは意識を覚醒のほうへ導くとも，記憶や学習に深く関与するともいわれる．

> **メモ** アルツハイマー型認知症ではマイネルト基底核の変性が著しい（p.304）．短期記憶力の低下はマイネルト基底核の神経細胞の減少に基づくと考えられる．

- 延髄上部正中線の両側にある縫線核からセロトニン作動性ニューロンが嗅脳，視床下部，辺縁系に投射される．

> **メモ** これらの物質は神経細胞から神経細胞へ情報を伝達する化学伝達物質で，脳内物質と呼ばれ，抗精神病剤として治療に使用されている．歯車と歯車を円滑に作動させるための潤滑油のようなものである．

■ 伝導路

- 運動の伝導路（b）

錐体路：随意運動を行うもので，大脳皮質の運動野から出て，内包を通り，延髄下端で，1）大部分が交叉（錐体交叉）し，反対側の脊髄前角に達す．錐体交叉に加わらない，2）一部は同側の脊髄前索を下降し，ここで交叉して反対側の脊髄前角に達す．

錐体外路：反射運動を行うもので，知覚線維がいろいろな高さで運動線維と連絡する．

- 知覚の伝導路（c）

：脊髄後根から入った知覚線維は，1）脊髄で交叉して反対側の側索を上行し視床に達す（痛覚，温度覚，識別力を伴わない触覚，圧覚）．2）同側の後索を上行し，延髄で交叉して反対側の視床に達す（識別力を伴う触覚，圧覚，一部の深部知覚）．3）同側の側索を小脳まで上行し，小脳を出てから交叉して反対側の視床に達す（筋，腱，関節からの深部知覚で平衡にかかわる）．

2. 脳の画像検査

- X線CT検査（p.334～345），MRI検査（p.350～363）の診断価値は非常に高い．

パーキンソン病は黒質の変性による線条体のドーパミン減少によって起こる．

a 脳内物質

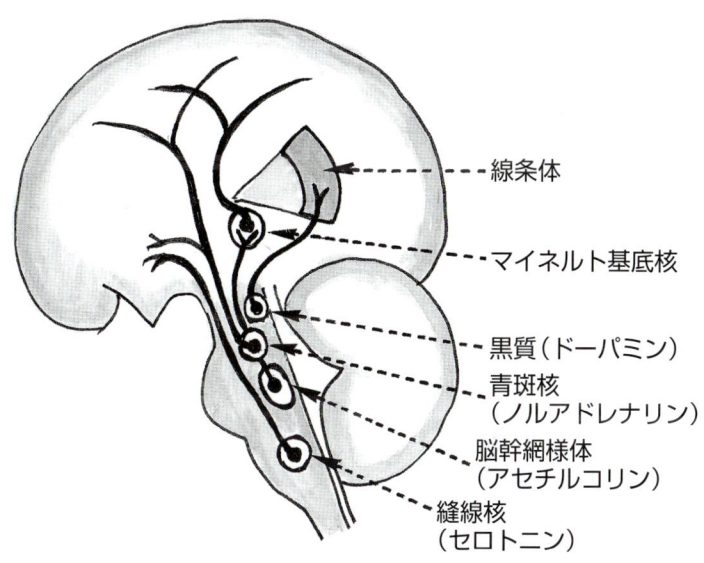

- 線条体
- マイネルト基底核
- 黒質（ドーパミン）
- 青斑核（ノルアドレナリン）
- 脳幹網様体（アセチルコリン）
- 縫線核（セロトニン）

b 運動の伝導路（錐体路）

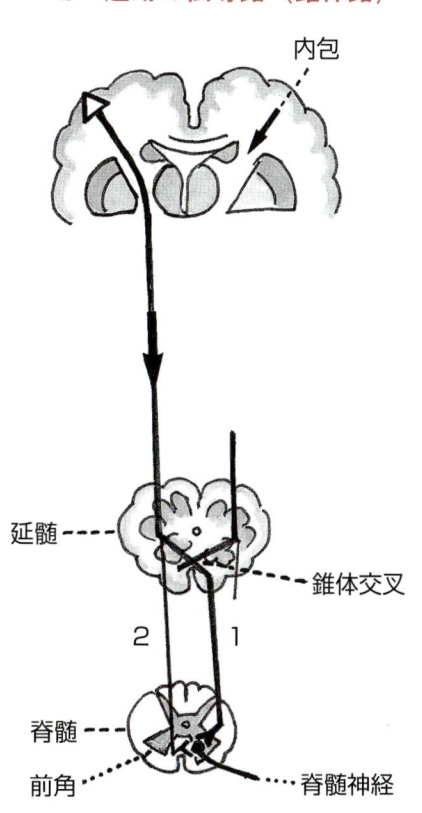

内包／延髄／錐体交叉／脊髄／前角／脊髄神経

c 知覚の伝導路

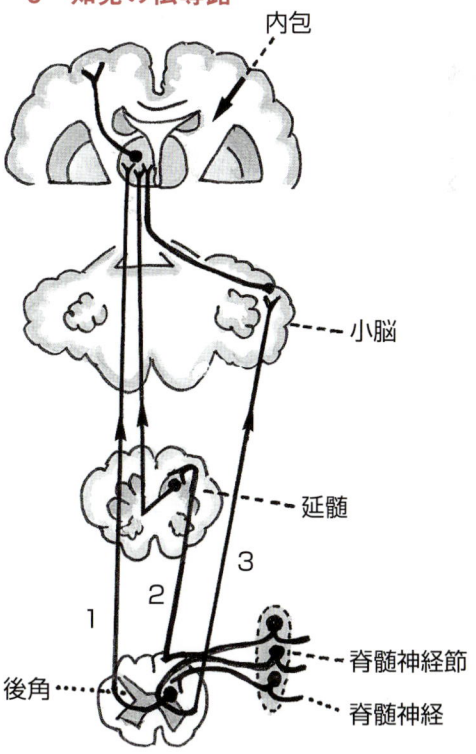

内包／小脳／延髄／後角／脊髄神経節／脊髄神経

3. 脳の主な疾患

■ 脳腫瘍
- 原発性脳腫瘍（約70％）と転移性脳腫瘍（約30％）に分ける．

■ 原発性脳腫瘍（a）
1) 脳の中に原発する腫瘍（脳内腫瘍，脳腫瘍の約35％）
   - 神経膠腫

     星細胞腫（16％）：星状膠細胞から発生する良性の腫瘍．成人の大脳半球，小児の小脳半球の白質に比較的限局性にゆっくり発育する．小児の視神経に視神経膠腫として発生し視力障害を起こすことがある．視神経は突出した脳そのものである．

     乏突起細胞腫（2.3％）：乏突起膠細胞から発生する良性腫瘍．成人の大脳半球，特に前頭葉（約45％）に多い．石灰化を伴うことが多い．

     膠芽腫（10％）：急激に浸潤性に発育する悪性の神経膠腫で，いろいろな形，大きさの細胞から構成され多形膠芽腫とも呼ばれる．中年以降の大脳半球に好発．60歳以上の脳腫瘍の約90％は悪性の膠芽腫である．内部に出血や壊死を起こすことが多い．強い浮腫を伴う．放射線感受性が低い（p.316）．

     髄芽腫（2.7％）：小児の小脳虫部に発生する悪性の神経膠腫で，急激に発育し，第4脳室を圧迫して髄液の貯留をきたし，水頭症を発生しやすい．放射線感受性が高い（p.316）．

     上皮腫（2.2％）：側脳室，第4脳室の壁から発生する良性の腫瘍で，小児，若年者（5～15歳）に好発する．石灰化を伴うことが多い．

> **メモ** 脳は神経細胞とその突起および神経膠細胞（グリア）とその突起から構成されている（b）．神経細胞は妊娠早期の胎児で活発に増殖するが，生後分裂することはない．そのため神経細胞から腫瘍は発生しない．これに対し，グリアは神経細胞を助けるために働いており，脳が損傷すると修復したり掃除したりするため，ときに活発に分裂するので，グリアからは神経膠腫（グリオーマ）が発生する．グリアの中には大きな細胞で多数の突起を神経細胞と毛細血管にのばし栄養や代謝にかかわる星状膠細胞（アストロ）と，小さい細胞で少数の突起を出し髄鞘を形成する乏突起膠細胞（オリゴデンドロ）と，脳室の表面を被う上皮細胞（エペンディーム）の3種がある．なお，神経線維（脳神経）は脳から出ると，シュワン細胞によって髄鞘が形成される．

2) 脳の外に原発する腫瘍（脳外腫瘍，脳腫瘍の約30％）
   - 髄膜腫（15％）：硬膜から発生する良性の腫瘍．きわめてゆっくり発育するので脳圧亢進症状を訴えるころはかなり大きくなっている．中年以降，特に40歳代後半の女性に好発．女性ホルモンに感受性のあるものが多い．X線CT検査によって早期に発見されるようになった．石灰化を伴うことが多い．
   - 下垂体腺腫（8％）：20～50歳代に好発する良性の鞍内腫瘍．ホルモン分泌性のものと非分泌性のものが半々．分泌性腫瘍のうち多いのは乳汁分泌ホルモンを出すプロラクチン腺腫で，妊娠したかのように月経が止まり乳汁が分泌する．男性でも乳房が大きくなる．そのほか成長ホルモンの過剰分泌によって巨人症や末端肥大症が起こる．下垂体窩が気球のように拡大（ballooning）し，鞍背が紙のように薄くなり視神経を圧迫して視力障害を起こす．

原発性脳腫瘍には神経膠腫（グリオーマ）のように脳内に発生するものと，髄膜腫，下垂体腺腫，神経鞘腫のように脳外に発生するものがある．

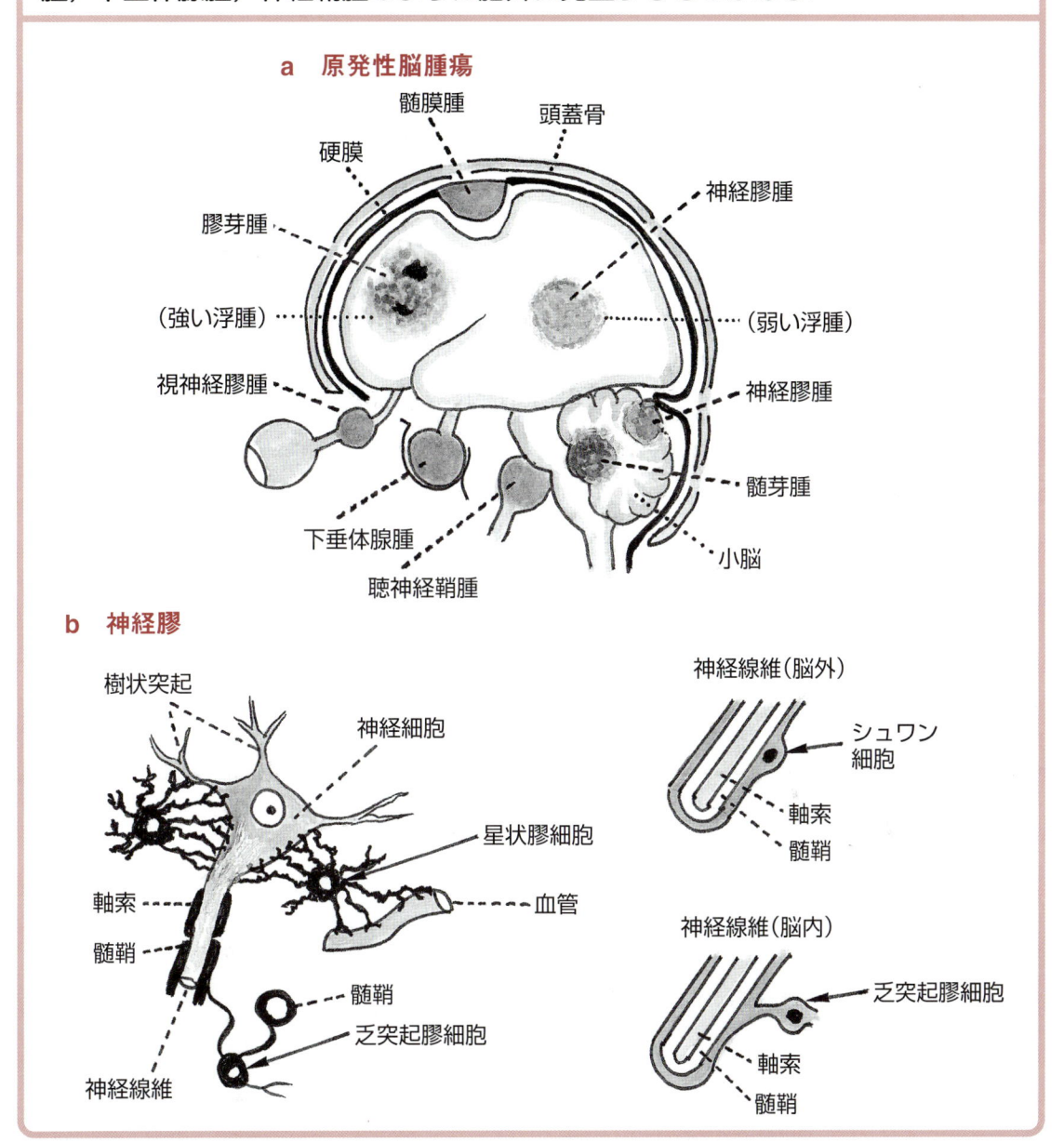

a 原発性脳腫瘍

（図：髄膜腫，頭蓋骨，硬膜，膠芽腫，神経膠腫，（強い浮腫），（弱い浮腫），視神経膠腫，神経膠腫，下垂体腺腫，髄芽腫，聴神経鞘腫，小脳）

b 神経膠

（図：樹状突起，神経細胞，星状膠細胞，血管，軸索，髄鞘，神経線維，乏突起膠細胞，神経線維（脳外），シュワン細胞，軸索，髄鞘，神経線維（脳内），乏突起膠細胞，軸索，髄鞘）

> **メモ** 下垂体の手術は鼻からメスを入れ，トルコ鞍底を削って腫瘍を摘出する．トルコ鞍底を通して注射器でアルコールを注入すると，からだの癌による強烈な痛みを抑制することができる．

- **神経鞘腫**（8％）：髄鞘を形成するシュワン細胞から発生する良性の腫瘍．聴神経鞘腫が圧倒的（85％以上）に多く，40〜50歳代に好発．女性に多い傾向がある．難聴，耳鳴りに始まるが，大きくなると共に内耳孔を通る顔面神経を圧迫して顔面神経麻痺をきたす（p.230）．聴神経は橋の下縁と小脳の間から脳を去るので，聴神経鞘腫は小脳橋角腫瘍とも称せられる．三叉神経からも神経鞘腫が発生する．

3) 先天性脳腫瘍（脳腫瘍の約 8％）

頭蓋咽頭腫（5％）(a)

：小児，若年者（5～15 歳）に発生する良性の鞍上腫瘍．胎生期咽頭上壁から突出したラトケ嚢(b)は脳に向かって進み，下垂体腺葉（前・中葉）の原基となる．後に頭蓋底の骨ができ咽頭との連絡を失う．このラトケ嚢の遺残から発生する鞍上部嚢腫．内容は油性で，被膜に石灰化がみられる．大きくなると，鞍背の円みが消え，上縁が直線状になる．

松果体部腫瘍（2～3％）(c)

：胚細胞由来の胚細胞腫（p.340，360）であることが多く，10 歳代の男児に発生する．日本人に多い．放射線感受性（p.316）が高い．

：松果体細胞腫であることもある（1/5 以下）．

：大きくなると第 3 脳室後半部を占拠し，髄液の循環を妨げ水頭症をきたしやすい．石灰化を伴うことがある．

> **メモ** 硬膜は左右大脳半球の間を前後に大脳鎌（p.195，341）として張り，小脳と後頭葉の間を水平に小脳テント(d，p.195)として張っている．脳腫瘍はこれを境にテント上腫瘍とテント下腫瘍に分けられる．小児の脳腫瘍は小脳（小脳半球から神経膠腫，小脳虫部から髄芽腫）から好発するので，10 歳以下ではテント下の腫瘍が多く，その後加齢とともにテント上の腫瘍が増加する．聴神経鞘腫はテント下腫瘍に属す．

■ 転移性脳腫瘍(e)

- 脳への転移は肺癌（約 50％）が最も多く，ほかに乳癌（15％），大腸・直腸癌（10％），腎癌（10％），胃癌（5％），メラノーマ（皮膚に発生する悪性黒色腫）など（5％）が転移する．
- 転移は大脳半球の皮質と髄質の境界部に起こることが多い．中大脳動脈域に多い．

> **メモ** 脳腫瘍を良性と悪性に分類するが，他の臓器と違って脳は硬い頭蓋骨で囲まれているので，脳腫瘍ができると周囲の脳を圧迫し，その部位特有の麻痺症状を呈するほか，脳圧を亢進し，頭痛，嘔吐あるいは網膜にうっ血乳頭などの症状を呈す．したがって脳腫瘍を放置すれば次第に重篤な症状をきたすので，脳腫瘍はすべて悪性だということもできる．幸地延夫先生（京都南病院）によると，満員バスの中にでっかいすもう取りが乗り込んできたようなものだという．

> **メモ** 中枢神経は延髄の錐体交叉（p.308，肉眼で外からみえる）の下端で脳と脊髄に分かれる．脳の神経細胞の数は 140 億個あり，20 歳以降 1 日に 10 万個の神経細胞が自然に死滅するといわれる．神経線維は切断されても再生するが，神経細胞が破壊されると再生しない．水俣病（有機水銀中毒）や狂牛病（プリオン病）で多数の神経細胞が破壊されると，脳がスポンジのようになる．そのため狂牛病は牛海綿状脳症（BSE）といわれる．BSE からヒトへ伝播した病気がクロイツフェルト・ヤコブ病である．BSE に罹患した牛製品を食べることにより，感染性プリオン蛋白が腸管から侵入し，中枢神経に伝播して神経症状を発症する．細胞の中にはプリオン遺伝子によって作られた正常なプリオン蛋白が存在する．侵入した異常プリオンは正常プリオンに接触して異常プリオンに変える．変わった異常プリオンは次々に正常プリオンに接触して異常プリオンに変え増殖してゆく．プリオン病は核酸のない病原体はないという常識を破ってしまった．

原発性脳腫瘍には頭蓋咽頭腫，松果体部腫瘍のような先天性脳腫瘍がある．
転移性脳腫瘍は脳腫瘍全体の25〜30％を占める．

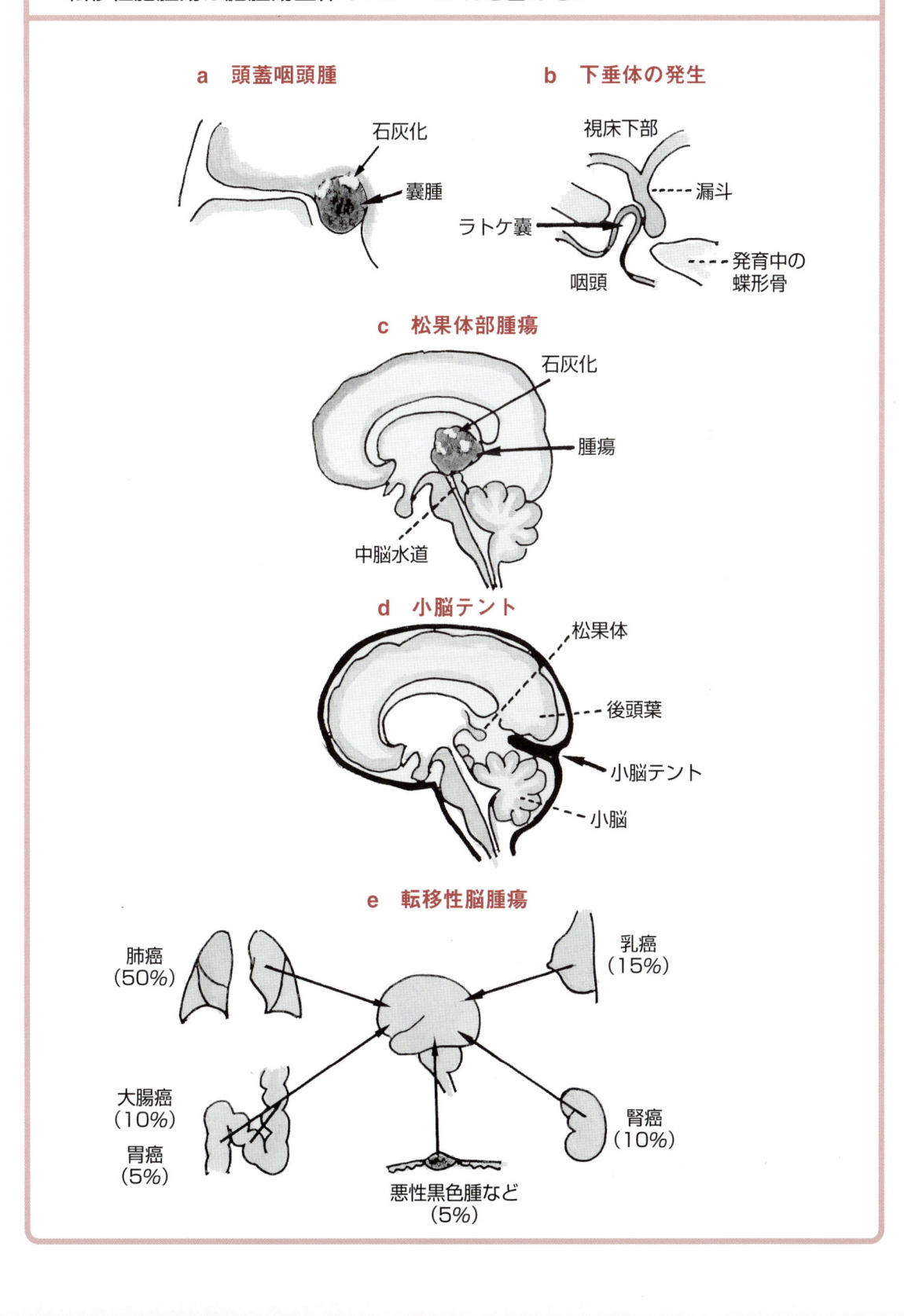

a 頭蓋咽頭腫

石灰化
囊腫

b 下垂体の発生

視床下部
漏斗
ラトケ囊
発育中の蝶形骨
咽頭

c 松果体部腫瘍

石灰化
腫瘍
中脳水道

d 小脳テント

松果体
後頭葉
小脳テント
小脳

e 転移性脳腫瘍

肺癌（50％）
乳癌（15％）
大腸癌（10％）
胃癌（5％）
腎癌（10％）
悪性黒色腫など（5％）

■ 脳卒中

- 急に意識を失い，そのあと運動麻痺を残す発作をいう．脳梗塞，脳出血，クモ膜下出血で起こる．

■ 脳梗塞（a）

- 脳の血管は終動脈（p.166）である．どこかで閉塞すると，その血管の流域は壊死に陥る．この状態を脳梗塞という．壊死に陥った部分は融解し，日が経つにつれ軟らかくなり液状になる．このような状態を脳軟化症と呼ぶ．
- 脳梗塞は脳血栓と脳塞栓によって起こる．

■ 脳血栓（a）

- 血管壁に動脈硬化（p.176）が起こると，病変部に血栓ができ，血管をふさぐ．
- 発作は睡眠中や起床直後に起こりやすい．多くの人が動脈硬化症，高血圧，糖尿病などの持病をもち，一過性の脳虚血発作を経験している．
- 血栓の生じた場所に応じた運動障害や知覚障害，失語症などの症状を呈す．

■ 脳塞栓（a）

- 通常血管の中で血液は凝固しないが，心房細動（p.164）や心臓弁膜症（p.170）が起こると，弁や壁に血栓ができ，それが心臓の激しい運動ではがれて血中に放出される．放出された血栓が脳の血管につまると突然脳卒中の発作が起こる．
- 発作後浮腫液の吸収にともなって，次第に症状が軽快することが多い．

■ 脳出血（いわゆる脳溢血）（b）

- 高血圧の人に起こる．動脈の中膜が破壊され，小動脈瘤となって破れる．
- 大脳基底核，特にレンズ核の被殻部に最も起こりやすく（p.190），つづいて視床に好発する．これらのそばには内包（p.306）があるため，出血と反対側の手指の動かない軽い麻痺から半身不随までさまざまな運動麻痺を残す．

■ クモ膜下出血

- 多くは脳動脈瘤（p.182）の破裂によって起こる．突然激しい頭痛におそわれ，脳卒中に陥る．40～50歳代の女性に多い．

■ 水頭症（c）

- 頭蓋内に髄液が異常に多量蓄積した状態．頭蓋縫合がまだ閉じない幼児に発生すると，"福助"のように頭が大きくなる．縫合が固まったあとは頭は大きくならず，脳圧亢進の症状がでる．
- 頭蓋咽頭腫（p.312），松果体部腫瘍（p.312），髄芽腫（p.310）あるいは中脳や橋から発生する神経膠腫などの腫瘍によって起こる場合が多い．先天性の中脳水道狭窄症による場合もある．髄液の産生過剰，吸収障害によっても起こる．

> **メモ** アルツハイマー型認知症などでは脳の萎縮に伴って脳室やクモ膜下腔が次第に拡張し（p.345, e），頭蓋内の髄液量が増加するが，水頭症とは別に脳萎縮性の範疇に入れる．

脳卒中は脳梗塞と脳出血で起こる．
脳梗塞は脳血栓と脳塞栓で起こり，脳軟化症に移行する．

a 脳梗塞

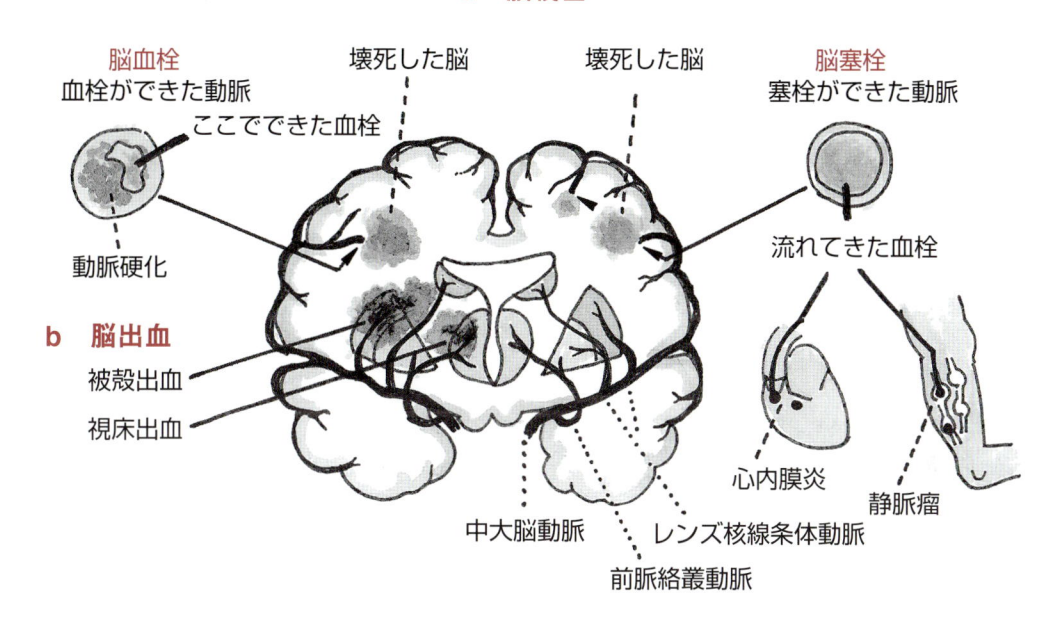

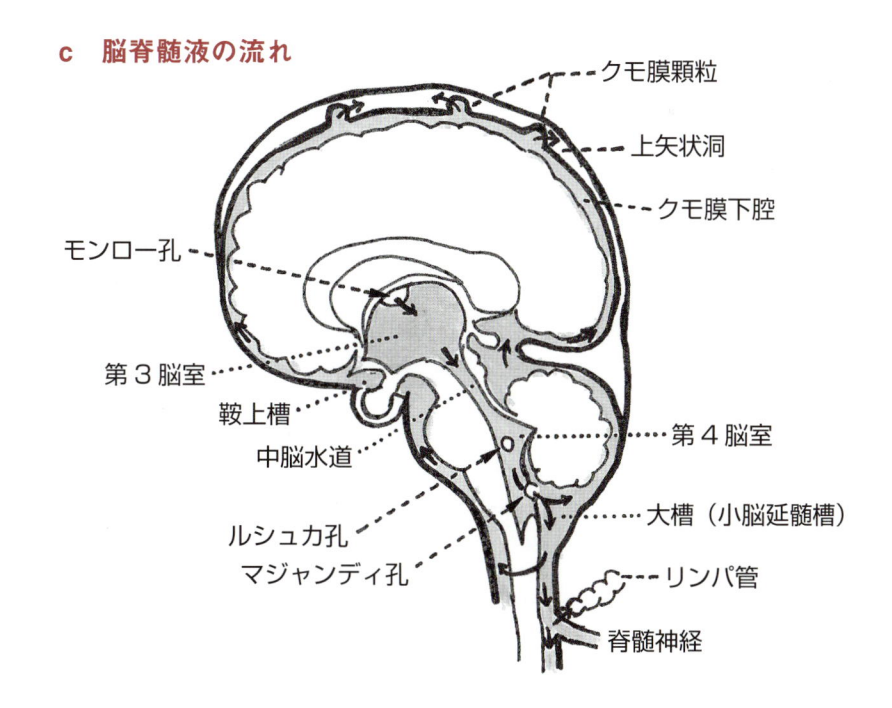

脳血栓
血栓ができた動脈
ここでできた血栓
動脈硬化

壊死した脳

壊死した脳

脳塞栓
塞栓ができた動脈
流れてきた血栓

心内膜炎
静脈瘤

b 脳出血
被殻出血
視床出血

中大脳動脈
レンズ核線条体動脈
前脈絡叢動脈

c 脳脊髄液の流れ

クモ膜顆粒
上矢状洞
クモ膜下腔
モンロー孔
第3脳室
鞍上槽
中脳水道
ルシュカ孔
マジャンディ孔
第4脳室
大槽（小脳延髄槽）
リンパ管
脊髄神経

メモ	脳腫瘍			
	悪性度	病理	治療	予後
	Grade Ⅰ　良性	増殖性低い	摘出により治癒	
	Grade Ⅱ　比較的良性〜やや悪性	増殖性低いが，びまん性に浸潤する性格をもつ．悪性に転化するものもある．	摘出に放射線照射，化学療法を加える	5年以上
	Grade Ⅲ　悪性	核の異型（大小不同）と核分裂の増加	放射線照射，化学療法を加えても	2〜5年
	Grade Ⅳ　極めて悪性	核の異型と核分裂の増加著明	放射線照射，化学療法を加えても	1年以内

◎星細胞腫（p.310）：
　毛様細胞性星細胞腫　　Grade Ⅰ
　びまん性星細胞腫　　　Grade Ⅱ
　退形成性星細胞腫　　　Grade Ⅲ
　多形膠芽腫　　　　　　Grade Ⅳ

◎膠芽腫（p.310）：はじめから膠芽腫として発生するもの（一次性）と，Gradeの低い星細胞腫から悪性化するもの（二次性）がある．

メモ	悪性腫瘍の放射線感受性
	低感受性腫瘍（放射線抵抗性腫瘍）：骨は放射線感受性が低い．軟骨も筋も低い．放射線感受性の低い母地から発生した骨肉腫（p.294），軟骨肉腫，筋肉腫，線維肉腫などの肉腫（p.18）は感受性が低い．悪性黒色腫（メラノーマ，p.312），膠芽腫（p.310）も感受性が低い． 高感受性腫瘍：精巣，卵巣，造血組織など細胞分裂の激しい母地から発生した精上皮腫（セミノーマ，p.106），悪性リンパ腫（p.210）などは感受性が高い．小児に発生するウィルムス腫瘍（p.94），神経芽細胞腫（p.407），髄芽腫（p.310），胚細胞腫（p.312）など，また未分化の細胞から発生する肺小細胞癌（p.142）も感受性が高い． 中等度感受性腫瘍：扁平上皮癌，腺癌，移行上皮癌など（p.18）は中等度の感受性を示す．

11
エックス線CT検査

1. X線CT（computed tomography）の原理（a）

- 全周に600〜2,000個の検出器を配置し，X線管（12万ボルト）が2〜3秒で360°回転する．一定のスライス幅（5〜10mm）で走査（スキャン）した後，コンピュータで処理し，画像を構成する．

■ CT値（b）

- X線が人体を透過するとき減弱する割合（減弱係数）をいう．水の値を0，骨を＋1,000，空気を-1,000とし，他の組織の減弱係数を相対的に表す．
- 臓器の中では甲状腺（100〜120）が最も高く，肺（-500〜-900）を除けば脂肪（-100〜-120）が最も低い．肝臓（40〜70）と脾臓はほぼ等しく，腎臓（40〜60），膵臓（30〜50）はそれより低い．血液（0〜12）は水に近いが，出血すると高く（60〜90）なる．

> **メモ** CT値はCT開発者の名をとりHU（Hounsfield Unit）で表される．

■ ウィンドーレベル，ウィンドー幅（c）

- ＋1,000から-1,000までをすべて画面に表示するとコントラストが乏しくなる．それで診断目的に応じて中心となるCT値（window level：WL）と幅（window width：WW）を決め表示域を設定する．この範囲より上は真っ白，下は真っ黒に表示される．
- 例えば胸部CTでWL40，WW200に設定すると，CT値140以上の組織臓器は真っ白，-60以下の組織臓器は真っ黒になり，CT値140〜-60の範囲のものが表示されるので縦隔の診断に適した画像になる．WL-700，WW1,000に設定すると，肺野の診断に適した画像が得られる．
- WWを狭めると，濃度分解能は向上するが，得られる情報域が狭くなる．
  WWを広げると，情報域は広くなるが，コントラストが落ちる．

■ CT画像（c）

- CT画像は断面を足方からみたもので，向かって右が左側（L），向かって左が右側（R）で，画面の上が前（腹側）で下が後（背側）になる．

> **メモ** ある臓器内で白く描出される病変部（CT値が高い）は高吸収域（high density），黒く描出される病変部（CT値が低い）は低吸収域（low density），周囲の健常組織と変わらない濃度で描出される病変部（CT値が等しい）は等吸収域（iso density）と呼ばれる．

■ 造影CT，動態CT

- 単純CTに対して，血管造影を行うものを造影CTという．造影CTによって病巣のコントラストが高まることをコントラスト・エンハンスメント（CE：contrast enhancement）あるいは造影増強という．CE（＋＋＋，＋＋，＋，-）などと表す．
- 造影CTは点滴静注（100〜200mℓ）のほか，造影剤（40〜60mℓ）を急速に静注（ボーラス注入）（3〜5mℓ/sec）し，連続撮影を行うと，動脈相，実質相（毛細血管相），静脈相のCT像が得られ，腫瘍の血行動態や血管性病変などの診断価値を高める．このようなボーラス注入後の経時的観察法をダイナミックCTあるいは動態CTという．動注によってダイナミックCTを行うこともある．造影剤が少量（約5mℓ）ですむ．

X線CT画像は断面を足方からみたものである．
CT値は甲状腺が最も高く，肺を除けば脂肪が最も低い．脂肪腫も低い．

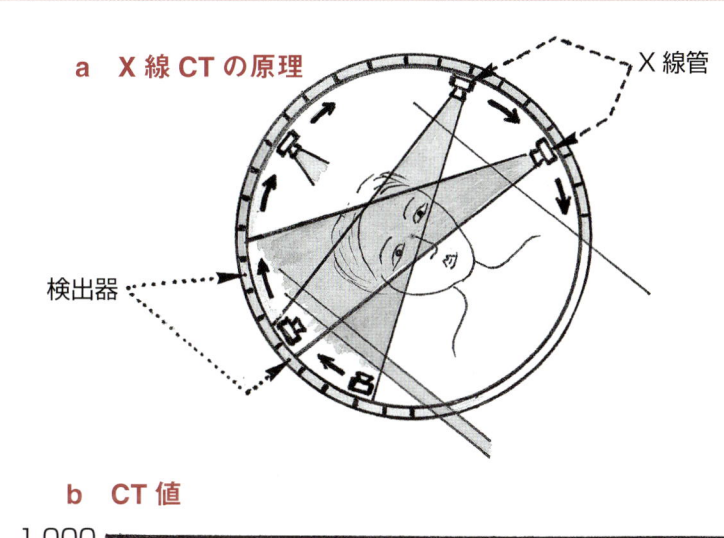

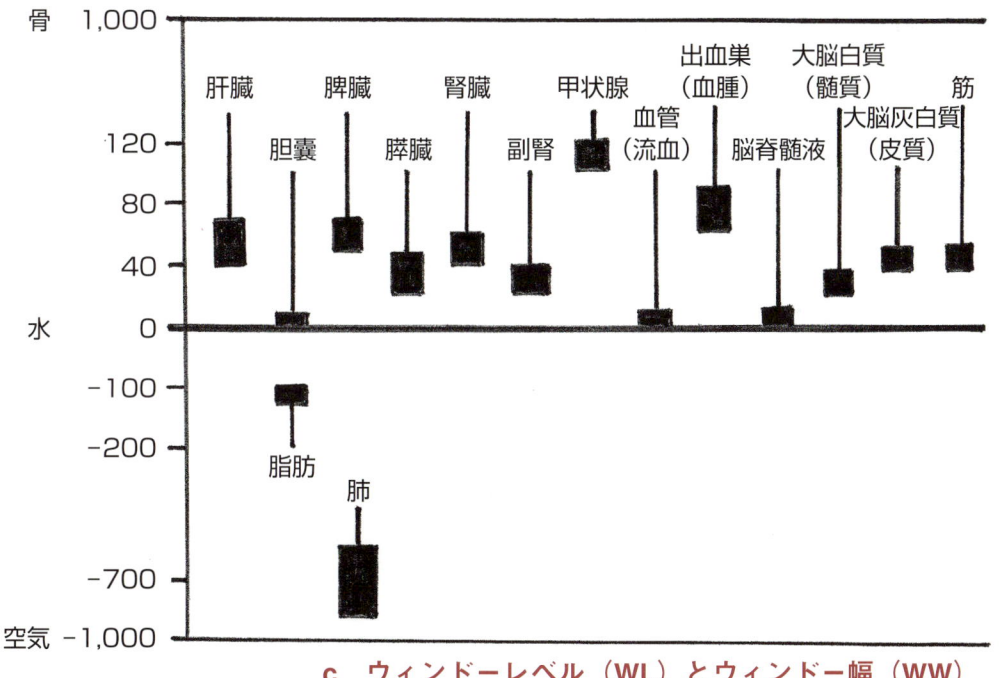

a　X線CTの原理

b　CT値

c　ウィンドーレベル（WL）とウィンドー幅（WW）

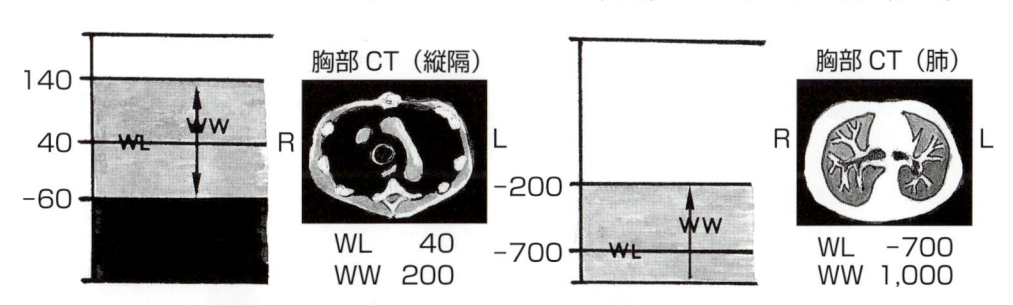

胸部CT（縦隔）
WL　40
WW　200

胸部CT（肺）
WL　-700
WW　1,000

2. 胸部の X 線 CT（正常）

1) 上大静脈レベル　　3) 肺門レベル
2) 大動脈弓レベル　　4) 肺門下部レベル

■ 肺

- 肺の CT 値は-500〜-900．WL：-500〜-750，WW：1,000〜1,100 で検査．
- 胸壁は真っ白．
- 縦隔も真っ白．縦隔の外縁は心臓ならびに心臓に出入する血管で縁どられる．
- 真っ白い縦隔の中に空気を含んだ気管，気管支が黒く描出される．
- 肺の血管は白く描出され，樹枝状に分岐し細い枝になってゆく様子が胸壁近くまで追跡することができる．

> **メモ**　X 線 CT 検査は背臥位で行われる．重力の影響で肺血流量は背面で増加するため，肺は下部になるほど暗い(白っぽい)．それほど CT 画像は鋭く濃度差を描出する．その濃度差は肺血流量の動的な差が少ない呼気時に少なく，吸気時に差が大きい．

- 葉間裂は無血管の透亮帯として認められる．
- 気管分岐部(カリーナ)より下方のスライスで下葉が現れる．はじめ下葉は後胸壁に沿い三日月状に出現するが(c_3)，スライス面が横隔膜に近づくにつれ画面で上方に移動し(c_4)，下葉が広範囲を占めるようになる．

■ FOV(Field of View)撮影領域

- 画像 a に対し，精査目的で拡大画像 b を得るために，画像再構成野(FOV)をある部位に狭く(小さく)設定して空間分解能(細いものがどこまで見えるかを示す値)を高める．高分解能再構成には薄いスライス巾でスキャンしたデータと高分解能関数を用いる．
- 通常の方法で得た画像をもとに，FOV を狭く設定して，ある特定した部位の拡大画像再構成像を得ることも可能である．

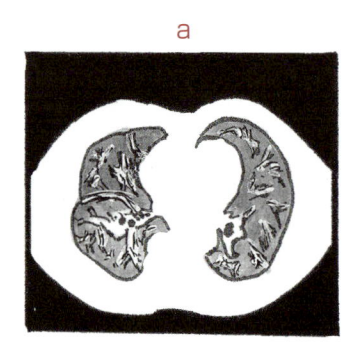

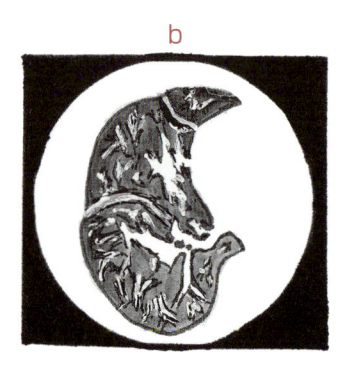

a　　　　　　　　　b

2. 胸部のX線CT（正常）

X線CT検査は背臥位で行う．背側と腹側の血流量の差が画面に出るほどX線CT検査は鋭敏である．肺の血管は白く，細い枝まで追跡できる．

a 胸部内臓

右肺動脈上幹
1
2
3
4
左下肺静脈
右下肺静脈

b 肺区域 (p.118)

斜裂（大葉間裂）
水平裂（小葉間裂）

前からみた前面

前からみた後面

c 胸部CT（肺）

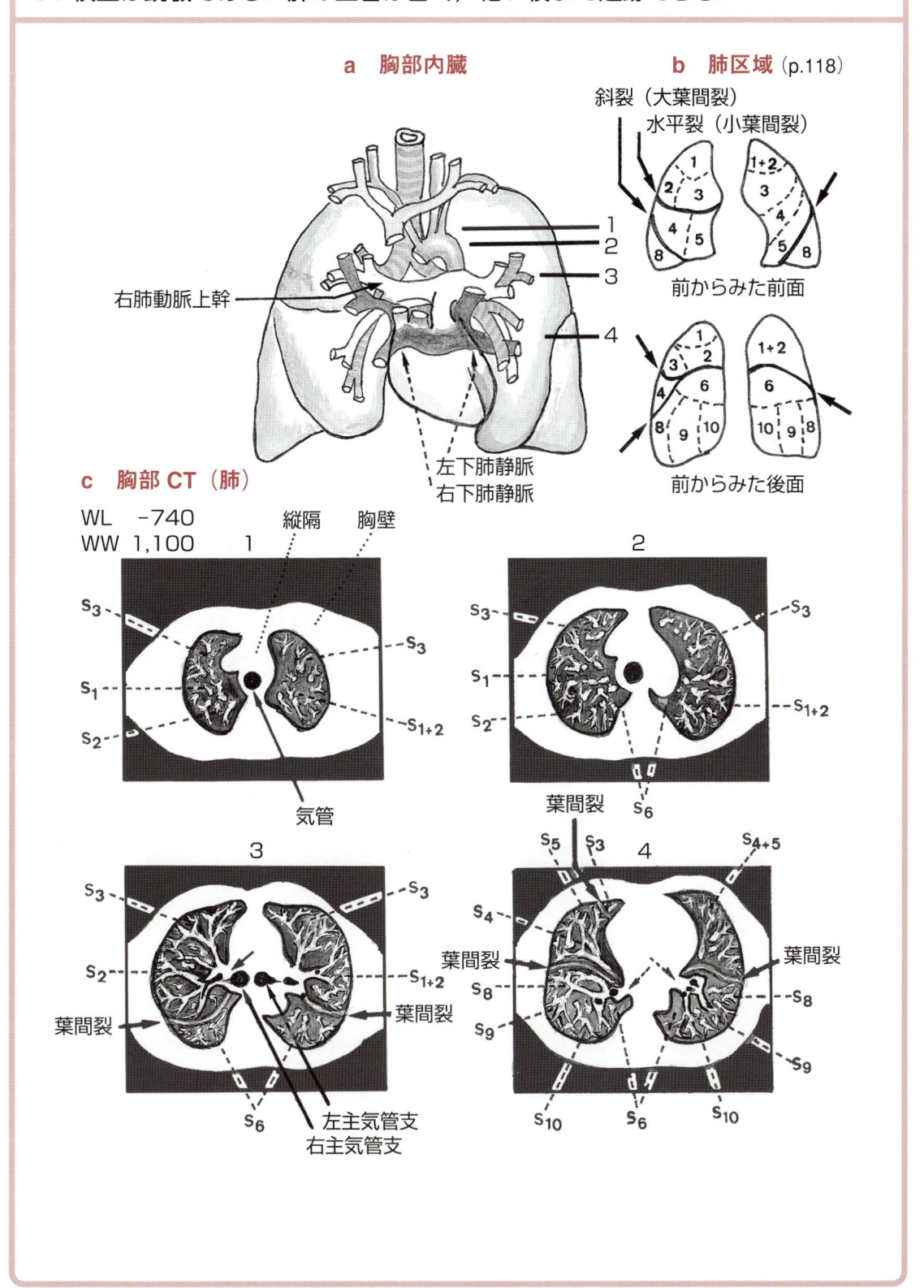

WL －740
WW 1,100

1
縦隔　胸壁
S_3, S_1, S_2 / S_3, S_{1+2}
気管

2
S_3, S_1, S_2 / S_3, S_{1+2}, S_6

3
S_3, S_2 / S_3, S_{1+2}
葉間裂　葉間裂
S_6
左主気管支
右主気管支

4
S_5, S_3, S_{4+5}
S_4
葉間裂　葉間裂
S_8, S_8
S_9, S_9
S_{10}, S_6, S_{10}

3. 胸部のX線CT（正常）

1) 腕頭静脈レベル
2) 大動脈弓レベル
3) 肺動脈幹レベル
4) 心房レベル

■ 縦隔

- WL：30〜45，WW：250〜500で検査．
- 胸壁に胸骨，肋骨，肩甲骨，椎骨が白く，筋が灰色，皮下脂肪が黒く描出される．胸壁の一番外を白くとりまく線は表皮である．
- 肺は真っ黒．気管，気管支も真っ黒．
- 心臓ならびに心臓に出入する大血管が灰色に描出される．

| メモ | 通常の胸部撮影で描出されなかったリンパ節がX線CTでは描出され，夜空の星のごとく出現する． |

胸部造影CT

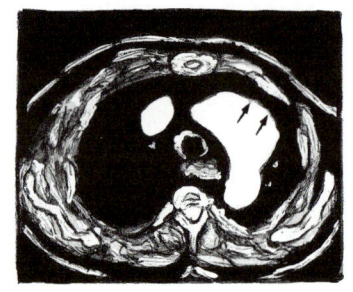

a　大動脈瘤(p.182)　　　　b　解離性大動脈瘤(p.182)

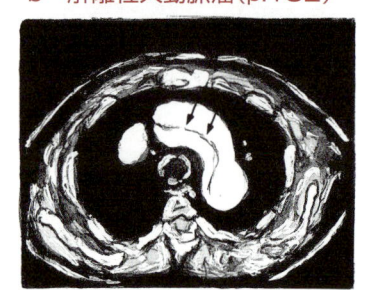

3. 胸部のX線CT（正常）

心臓，心臓に出入りする大血管，気管，気管支，食道のほか，単純X線撮影で写らないリンパ節がX線CTでは夜空の星のごとく描出される．

a 胸部内臓

奇静脈

1
2
3
4

b 胸部内臓

気管
大動脈弓
気管分岐部
食道
下行大動脈

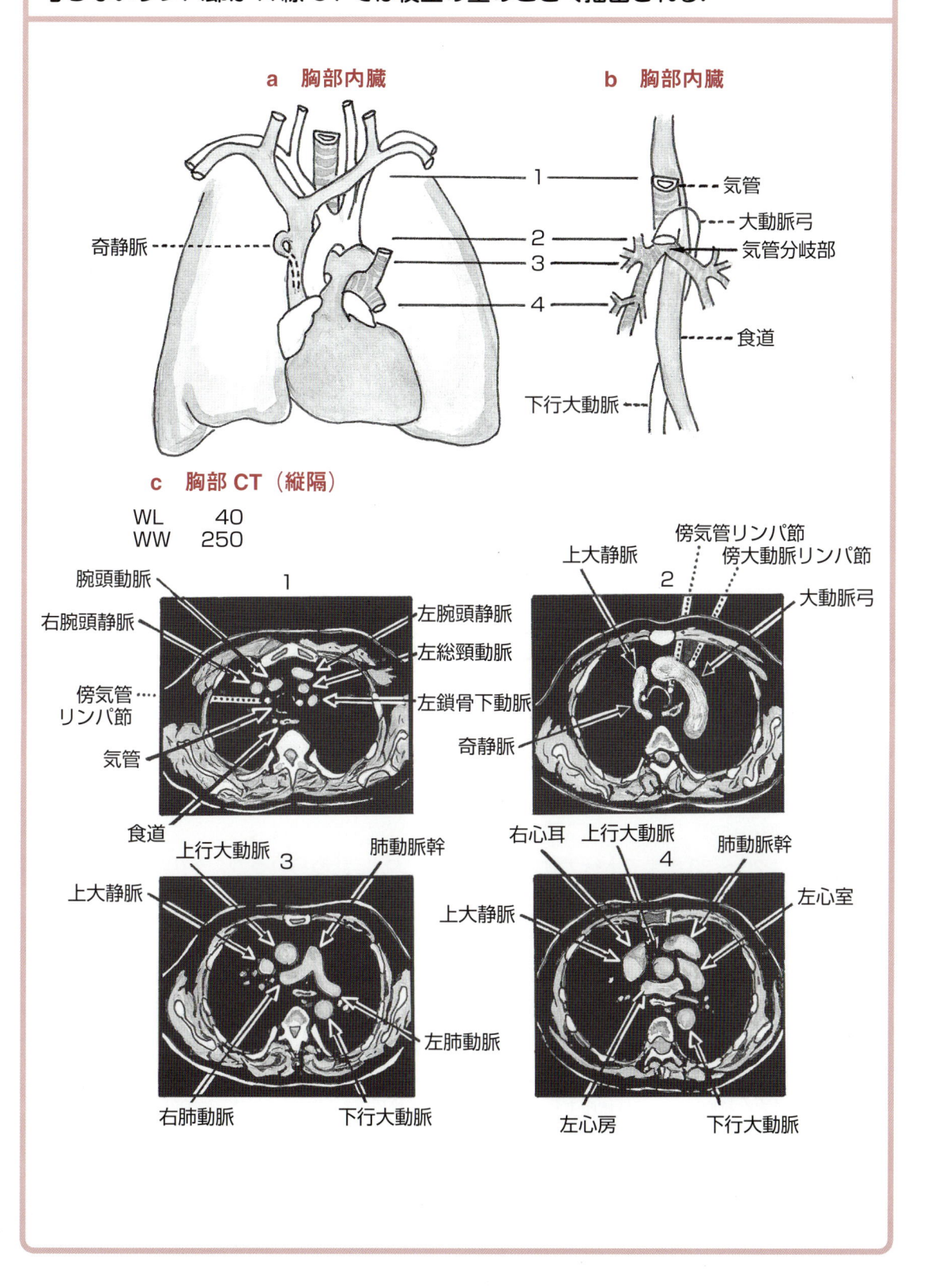

c 胸部CT（縦隔）

WL 40
WW 250

1
腕頭動脈
右腕頭静脈
傍気管リンパ節
気管
食道
左腕頭静脈
左総頸動脈
左鎖骨下動脈

2
傍気管リンパ節
傍大動脈リンパ節
上大静脈
大動脈弓
奇静脈

3
上大静脈
上行大動脈
肺動脈幹
右肺動脈
下行大動脈
左肺動脈

4
右心耳 上行大動脈 肺動脈幹
上大静脈
左心室
左心房 下行大動脈

4. 胸部の X 線 CT（疾患）

a) 肺癌（p.142）
- 結節のまわりに針状の癌放射（spicular radiation）が認められる（矢印）．
- 空洞は黒く描出される．その形は不規則，不整．

b) 肺門癌による無気肺（p.148）
- 無気肺部が真っ白に描出される（矢印）．

c) 肺結核（p.144）
- 結節性に描出されるが，主病巣の近くに散布性病変（satellite lesion）がみつかることが多い（細矢印）．
- 空洞は黒く描出される．その形は円滑．

> **メモ** 通常の胸部 X 線写真では，10mm 以上の結節性病変は明確に診断できるが，それ以下 4〜10mm の病巣の診断は不明確である．X 線 CT では 3mm 大の結節が確実に検出される．

d) 大葉性肺炎（p.140）
- 1 葉のほとんど全域が真っ白に描出される（矢印）．

e) 肺線維症（p.140）
- 肺全域に微細な粒状，斑状の陰影が白く描出される．

f) 気管支拡張症
- 嚢胞状に拡張した気管支が多数認められる．下葉に多い．気管支癌，肺結核に併発して起こる．

g) 胸腺腫（p.152）
- 胸腺は 20〜30 歳まで上行大動脈の前に矢じり状に認められるが，その後脂肪化して描出されなくなる．
- 胸腺腫を発生すると，胸骨の後ろにはっきりした像を現す．前縦隔腫瘍のうち最も頻発する腫瘍である．

> **メモ** 正常な胸腺は皮質と髄質に分かれ，髄質には上皮細胞がたまねぎ状の塊りになったハッサル小体が散在する．胸腺は T リンパ球（p.416）の産生母地である．マウスで生後 24 時間以内に胸腺を摘出すると，抗原に対する抗体産生も，移植に対する拒絶反応も起きないので，胸腺は免疫の中枢ともいわれる．ヒトでは思春期以降脂肪化する．突然死したヒトを解剖すると，胸腺組織が残っていたとして，昔胸腺リンパ体質という特異な体質とされ，しばしば医療過誤の隠れみのにされてきた．重症筋無力症には胸腺腫が存在し，その中に正常にないリンパ濾胞の形成が認められることから，胸腺が原因と考えられ，胸腺摘出が行われることがある．

4. 胸部のX線CT（疾患） | 325

> X線CTで肺癌の早期発見が可能になった．
> 肺癌には特有の癌放射，不整な形の空洞が認められる．

胸部CT（疾患）

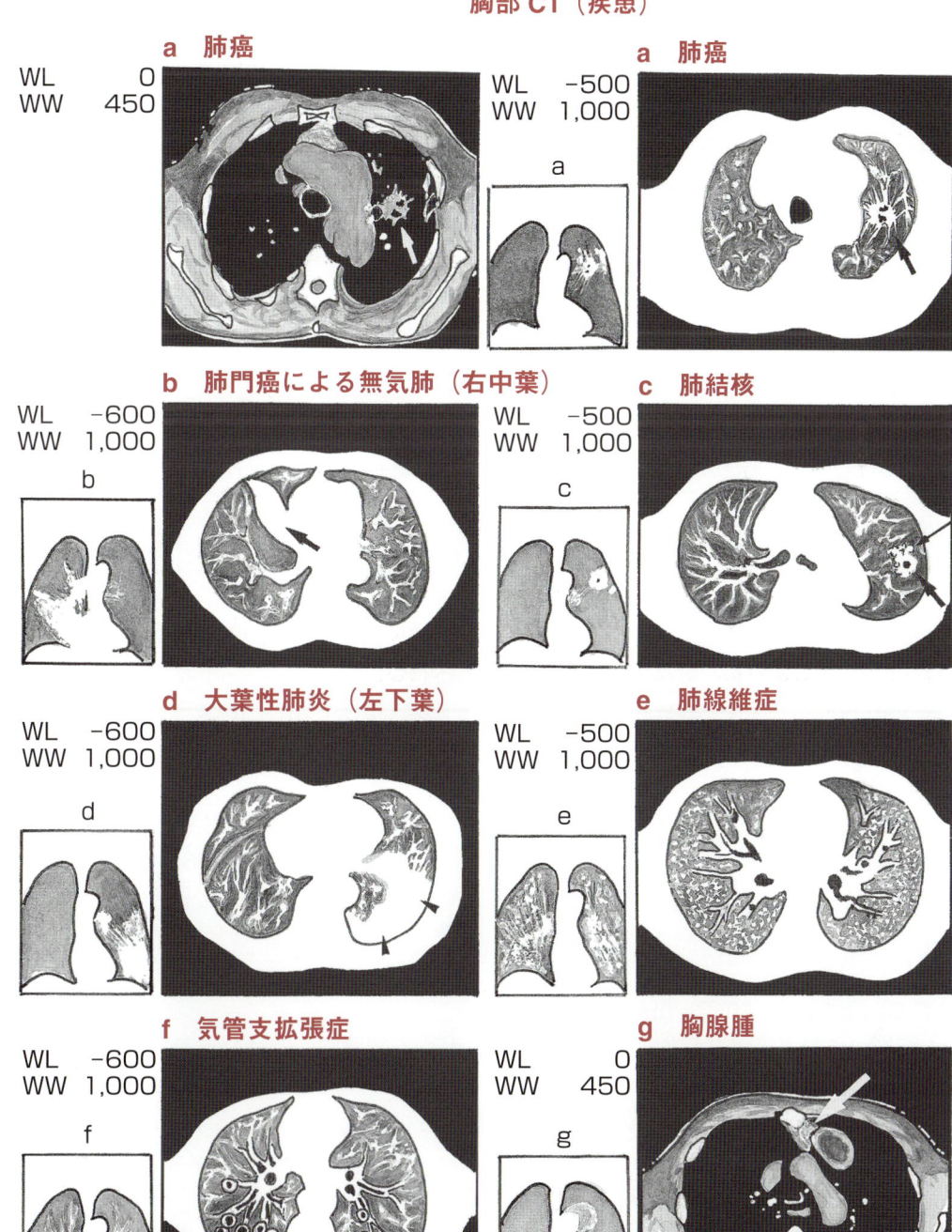

a 肺癌
WL 0
WW 450

a 肺癌
WL −500
WW 1,000

b 肺門癌による無気肺（右中葉）
WL −600
WW 1,000

c 肺結核
WL −500
WW 1,000

d 大葉性肺炎（左下葉）
WL −600
WW 1,000

e 肺線維症
WL −500
WW 1,000

f 気管支拡張症
WL −600
WW 1,000

g 胸腺腫
WL 0
WW 450

5. 腹部のX線CT（正常）

1) 第11胸椎レベル　　3) 第1腰椎レベル　　5) 第3腰椎レベル
2) 第12胸椎レベル　　4) 第2腰椎レベル

■ 肝臓（$c_{1\sim4}$）

- 肝臓のCT値は40～70．正常では脾臓とほぼ等しい濃度を示す．
- 肝門部は第11～第12胸椎の高さにあり（c_2），この高さのスライス面で右葉，左葉，方形葉，尾状葉の4葉すべてが出そろう．肝門部に門脈，肝動脈，総胆管が描出される．
- 4～5cmほどの呼吸性移動を行う．

■ 膵臓（$c_{2\sim4}$）

- 膵臓のCT値は30～50．肝臓より低いが，まわりをCT値の低い脂肪で囲まれているので，輪郭がはっきり描出される．
- 膵臓は頭（c_4），体（c_3），尾（c_2）からなり，全体として"ヘ"の字型に描出される．膵尾部は脾門に向かう．
- 最上位の膵尾部（第11～第12胸椎）から最下位の膵頭（第1～第2腰椎）まで5mm間隔で約10スライスになる．
- 3cmほどの呼吸性移動を行う．

> **メモ**　膵疾患とくに膵臓癌の診断におけるX線CTの価値は最も高く，他の検査法よりすぐれている．

■ 腎臓（$c_{3\sim5}$）

- 腎臓のCT値は40～60．まわりを黒く写る厚い脂肪で囲まれ，外郭がはっきり描出される．
- 周囲の脂肪は腎臓の凹部にも入り，腎洞を形成するので，腎臓の内縁もはっきり描出される．
- 左腎（第11胸椎～第3腰椎）の位置は右腎（第12胸椎～第4腰椎）より高く，CTスキャンでは左腎が早く画面に現れる．
- 剣状突起の60mm下から150mm下まで，10mm間隔で切ると8～10スライスになる．
- 3～4cmの呼吸性移動を行う．

■ 副腎（c_3）

- 副腎の細胞は脂質に富み，CT値（20～40）は低い．しかし周囲を脂肪で囲まれているので，はっきりとした輪郭が描出される．
- 全体がうまく描出されると"人"字型を示し（d），体部，内側脚，外側脚が区別される．体部が欠けると逆"V"字型になる．

■ 脾臓（$c_{1\sim3}$）

- 脾臓のCT値は50～70で，肝臓にほぼ等しい．
- 第11胸椎から第1～第2腰椎のスライス面に，凸面を横隔膜に向けた形で描出される．

■ 横隔膜（$c_{1\sim4}$）

- 椎体の前から左右に横隔膜の左脚と右脚（e）が描出される．

■ 大動脈，下大静脈（$c_{1\sim5}$）

- はじめ肝臓の尾状葉に前から包まれた（c_1）下大静脈は次第に肝臓を離れ，椎体の前を大動脈の右に沿って下る（c_5）．

> **メモ**　CT検査の30～40分前と直前に薄いサラサラした造影剤ガストログラフイン（水溶性ヨード製剤であるが，経口的に使用でき，消化管からの吸収はごく微量）を350mlあて2回飲用させると，腸管の断面が識別しやすくなる．腹腔の左半分に空腸，右半分に回腸の断面が認められる．TAEなどIVR（p.180）の前に使用すると，カテーテルが挿入しやすい．

5. 腹部のX線CT（正常）

> 肝臓と脾臓のCT値はほぼ等しい．膵臓，腎臓，副腎のCT値はそれより低いが，脂肪で囲まれているため明確に描出される．

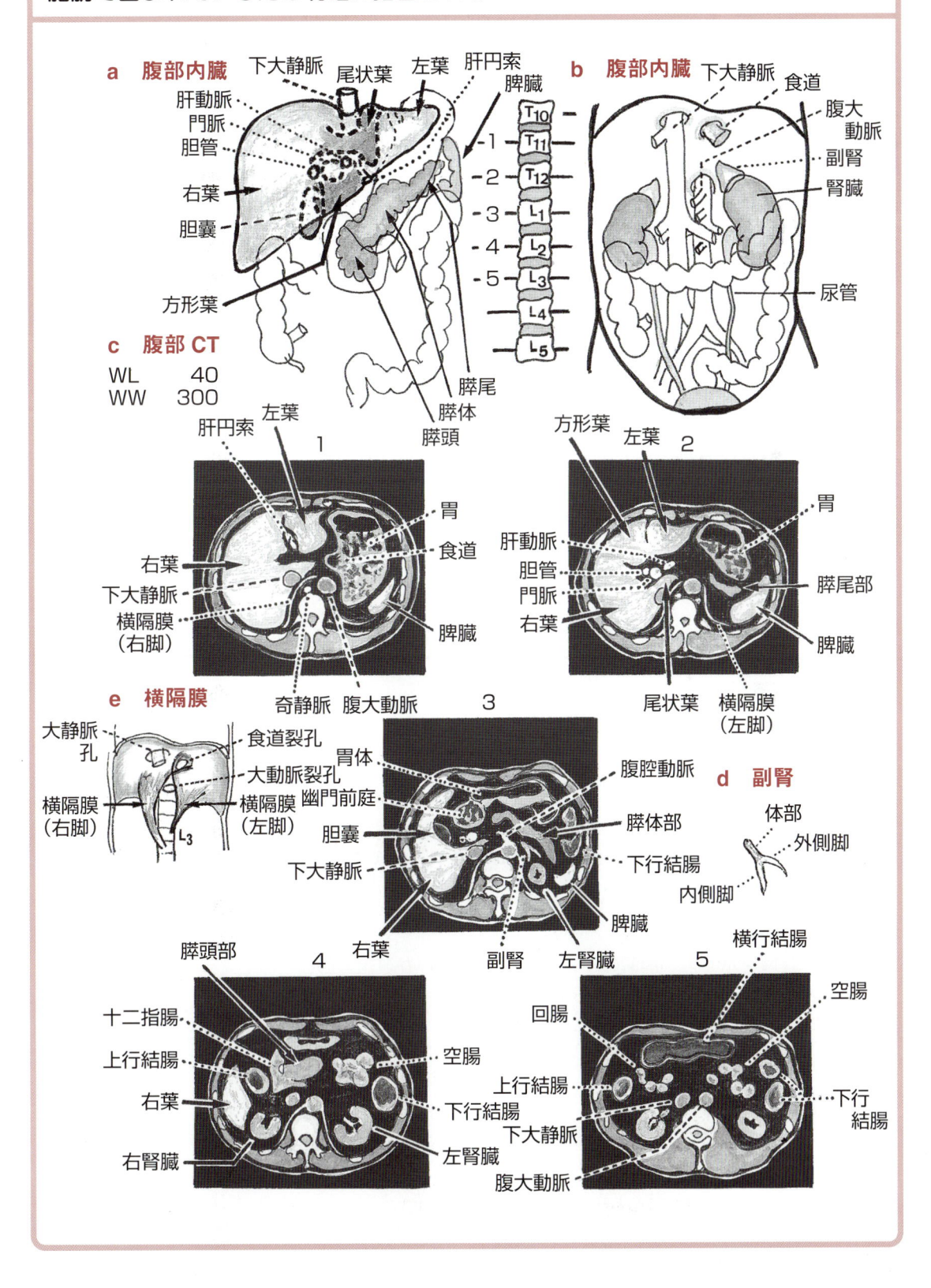

a 腹部内臓

ラベル：下大静脈，尾状葉，左葉，肝円索，脾臓，肝動脈，門脈，胆管，右葉，胆嚢，方形葉，膵尾，膵体，膵頭，T_{10}, T_{11}, T_{12}, L_1, L_2, L_3, L_4, L_5

b 腹部内臓

ラベル：下大静脈，食道，腹大動脈，副腎，腎臓，尿管

c 腹部CT

WL 40
WW 300

1: 肝円索，左葉，胃，食道，右葉，下大静脈，横隔膜（右脚），脾臓，奇静脈，腹大動脈

2: 方形葉，左葉，胃，肝動脈，胆管，門脈，膵尾部，右葉，脾臓，尾状葉，横隔膜（左脚）

3: 胃体，腹腔動脈，膵体部，幽門前庭，胆嚢，下行結腸，下大静脈，脾臓，右葉，副腎，左腎臓

4: 膵頭部，十二指腸，上行結腸，空腸，右葉，下行結腸，右腎臓，左腎臓

5: 横行結腸，回腸，空腸，上行結腸，下行結腸，下大静脈，腹大動脈

e 横隔膜

ラベル：大静脈孔，食道裂孔，大動脈裂孔，横隔膜（右脚），横隔膜（左脚），L_3

d 副腎

ラベル：体部，外側脚，内側脚

6. 腹部の X 線 CT（肝疾患）

a） 肝細胞癌（p.56）
- 孤立性．球形．周囲よりわずかに低吸収域として描出される．しばしば中により黒く写る不規則な形の壊死部が認められる．
- CT による発見率は 80 ～ 90％．5cm 大になると発見率 100％．

> **メモ** 急激に増大する腫瘍の中心部は酸素と栄養が欠乏し，中心壊死に陥る．

b） 肝細胞癌（造影 CT）
- 腫瘍血管（p.180）に富み，造影 CT を行うと辺縁にリング状の高吸収域が現れ，著明な CE（＋＋＋）がみられる．
- 肝動脈に油性造影剤リピオドールを注入し，3 ～ 4 週後単純 CT を行うと（p.181, b），腫瘍血管にだけ造影剤の残留が認められ，診断に有効である（リピオドール CT）．

c） 肝内胆管癌（造影 CT）（p.56）
- 肝門部から低吸収域が広がる．周辺は肝細胞癌のような円滑さはない．
- 造影すると，周囲が白くなるのでコントラストは上がるが，肝細胞癌のような周辺の白さは起こらない．CE（＋）．
- 通常みえない肝内胆管の拡張が著明に認められる．

d, e） 転移癌（p.56）
- 円形ないし類円形の低吸収域が多発する．
- 大腸癌の転移巣にはしばしば石灰沈着が認められる．
- CE（＋＋）．

f） 肝嚢胞（造影 CT）
- 円形で水に近い CT 値の低い液で満たされている．
- 造影すると，嚢胞は血管を欠くのでコントラストが上がる．CE（＋＋＋）．

g） 脂肪肝（p.56）
- アルコールによって起こる肝臓の脂肪変性．肝細胞に大量の脂肪が溜り，肝臓が大きくはれあがる．肝臓の CT 値が著明に下がる．
- 脾臓と較べると，明らかに黒く写る．

h） 胆石（p.62）
- 低吸収域を示す黒い胆嚢の中に，胆石が白く浮かび上がる．
- 胆石は多くの場合慢性胆嚢炎を伴い，胆嚢壁の肥厚がみられる．

> **メモ** 胆嚢の収縮（p.59）をさけるため，腹部の X 線 CT 検査の前に食事をとらないことが大切．

血管に富む腫瘍，反対に血管を欠く嚢胞は造影 CT で著明なコントラスト・エンハンスメントを示す．脂肪肝になると CT 値が下がる．

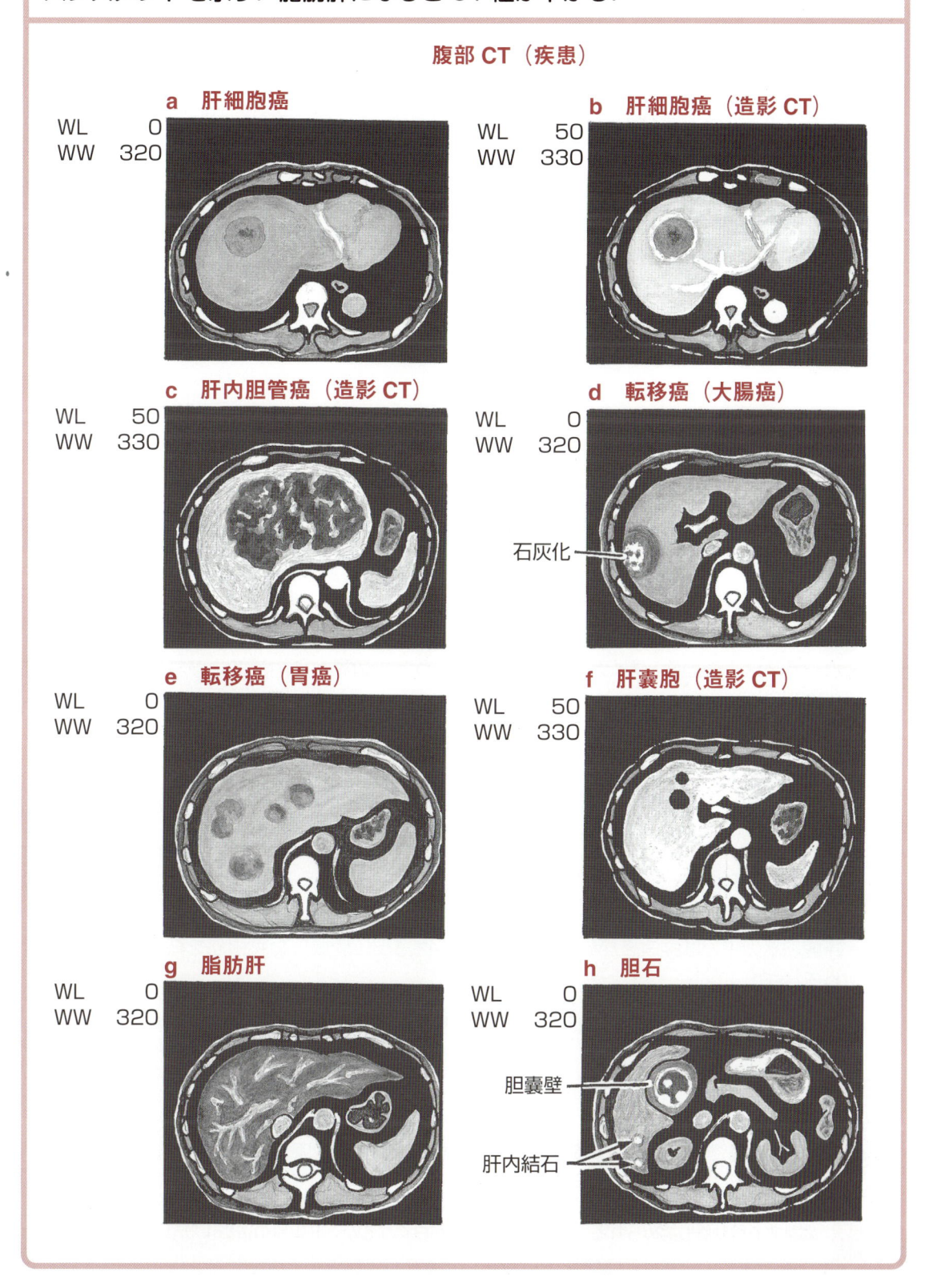

腹部 CT（疾患）

a 肝細胞癌
WL 0
WW 320

b 肝細胞癌（造影 CT）
WL 50
WW 330

c 肝内胆管癌（造影 CT）
WL 50
WW 330

d 転移癌（大腸癌）
WL 0
WW 320
石灰化

e 転移癌（胃癌）
WL 0
WW 320

f 肝嚢胞（造影 CT）
WL 50
WW 330

g 脂肪肝
WL 0
WW 320

h 胆石
WL 0
WW 320
胆嚢壁
肝内結石

7. 腹部の X 線 CT（肝疾患と膵臓の疾患）

a） 肝硬変（p.56）
- 肝硬変になっても CT 値はほとんど変わらない（等吸収）．
- 右葉の萎縮と尾状葉，方形葉を含む左葉の代償性肥大がみられる．門脈の左縁から右葉の外側端までの距離を RL，尾状葉の外側端までの距離を C とすると，C/RL の値が 0.65 以上になれば 100％近く肝硬変と診断でき，0.6〜0.65 の範囲のものは正常と肝硬変の境界にあると考えられる．
- 肝表面に凹凸が認められる．
- 門脈圧の亢進によって著明な脾腫がみられる．

b） 肝硬変（造影 CT）
- 造影すると，怒張した門脈が現れる．

c, d） 肝硬変の癌化（p.56）
- 低吸収域が出現する．
- ボーラス注入造影によって，癌化した部分が急速に白く濃染する．
- リピオドール CT（p.328）で診断を確実にする．

e） 肝血管腫
- 肝臓の良性腫瘍の中で最も発生頻度が高い．
- ボーラス注入後動態（ダイナミック）CT を行うと，辺縁から内部に向かって網目状構造が描出されてゆく．CE（＋＋＋）．その後徐々に薄くなり，肝実質の濃度に近づく．

f） 膵石（p.66）
- 膵管の走行に沿って排列する真っ白い膵石が描出（矢印）され，慢性膵炎の診断が下される．

g, h） 膵臓癌（p.66）
- 膵臓癌の画像診断は X 線 CT 検査が最も優れている．
- 膵臓の癌の中では膵頭癌が最も多く，十二指腸窓部に腫脹した膵頭癌を低吸収域として認める（矢印）．
- 膵体部，膵尾部に発生した癌も腫脹と低吸収域が認められる（矢印）．

メモ 腹部造影 CT：大量（100〜150mℓ）の造影剤を急速（2〜5mℓ/sec）に静注（ボーラス注入）し，連続撮影（ダイナミック CT）を行う．造影剤は心臓を経て，まず腹部の動脈を造影する（動脈相）．次に造影剤は腸管の毛細血管などを経て，すぐ門脈系に移行する（門脈相）．肝ダイナミック CT では，肝内門脈の造影に続いて，肝全体が一様に白くなる（平衡相，実質相）．平衡相は造影剤が腎から排泄されるまで暫く続く．膵ダイナミック CT では，まず分布する動脈が造影される．膵臓に接して濃染する脾動脈も認められる．続いて膵実質相が白くなるが，肝実質の造影より早く造影される．

7. 腹部のX線CT（肝疾患と膵臓の疾患） | 331

> 肝硬変では右葉の萎縮，左葉の代償性肥大，脾腫が，造影CTで怒張した門脈が認められる．膵臓癌の画像診断はX線CT検査が最も優れている．

腹部CT（疾患）

a 肝硬変
WL 0
WW 320
門脈
脾腫
RL　C

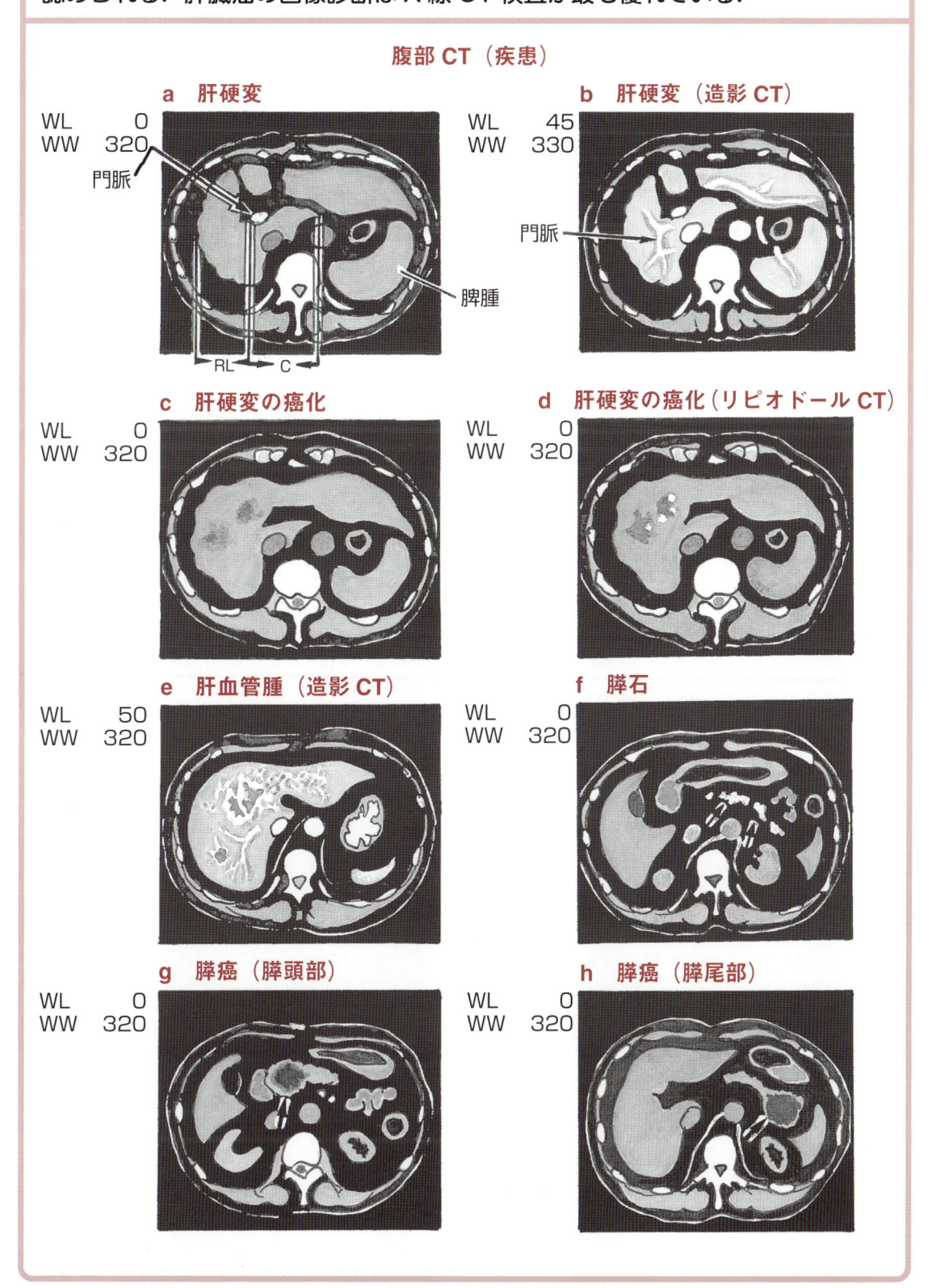

b 肝硬変（造影CT）
WL 45
WW 330
門脈

c 肝硬変の癌化
WL 0
WW 320

d 肝硬変の癌化（リピオドールCT）
WL 0
WW 320

e 肝血管腫（造影CT）
WL 50
WW 320

f 膵石
WL 0
WW 320

g 膵癌（膵頭部）
WL 0
WW 320

h 膵癌（膵尾部）
WL 0
WW 320

8. 腹部の X 線 CT（腎臓の動態 CT と腎疾患）

a₁~₃）　腎臓の動態（ダイナミック）CT
- 単純 CT では皮質と髄質の区別がつかない．
- ボーラス注入直後から連続撮影を行うと，造影剤はまず皮質に停滞し，皮質と髄質が区別される（**1**；皮質相，血管内相）．腎臓の形，大きさ，病変の有無や性状を描出する．
- 次第に造影剤は髄質に移行する（**2**；血管外相）．
- その後皮髄境界は消失（**3**；平衡相，実質相）し，腎全体が一様に白くなる（ネフログラム）．
- つづいて，造影剤は腎杯，腎盂に排泄（排泄相）される（ピエログラム）．

b，**c**）　腎嚢胞（p.94）
- 単胞性のもの（**c**），多胞性のもの（**b**）がある．
- 嚢胞内は一様に水に近い低い CT 値を示し，単純 CT でも明瞭に描出される．

d）　腎嚢胞（造影 CT）
- 造影すると，周囲の腎実質が白くなるため CE（＋＋＋）．

e）　腎癌（グラヴィッツの腫瘍）（p.94）
- 不規則な形で膨隆した腫瘍は低吸収域として描出される．その濃さは一様でない．

f）　腎癌（造影 CT）
- 造影すると，健常部が真っ白くなり，低吸収域を示す病巣部との境がはっきり浮かび上がる．CE（＋＋＋）．
- さらに，腎癌は血管に富むので，造影すると低吸収域の腫瘍内部が白く網目状，斑点状になる．

◎ウィルムスの腫瘍（p.95，b）
- 大きな腫瘤の大部分を腎実質が占め，腎杯，腎盂が強く圧排される．
- 造影 CT で曲がりくねった血管が現れる．
- ときに石灰化がみられる．

グラヴィッツの腫瘍，ウィルムスの腫瘍は共に造影 CT で著明にコントラストがエンハンスする．腎囊胞も著明なコントラスト・エンハンスメントを示す．

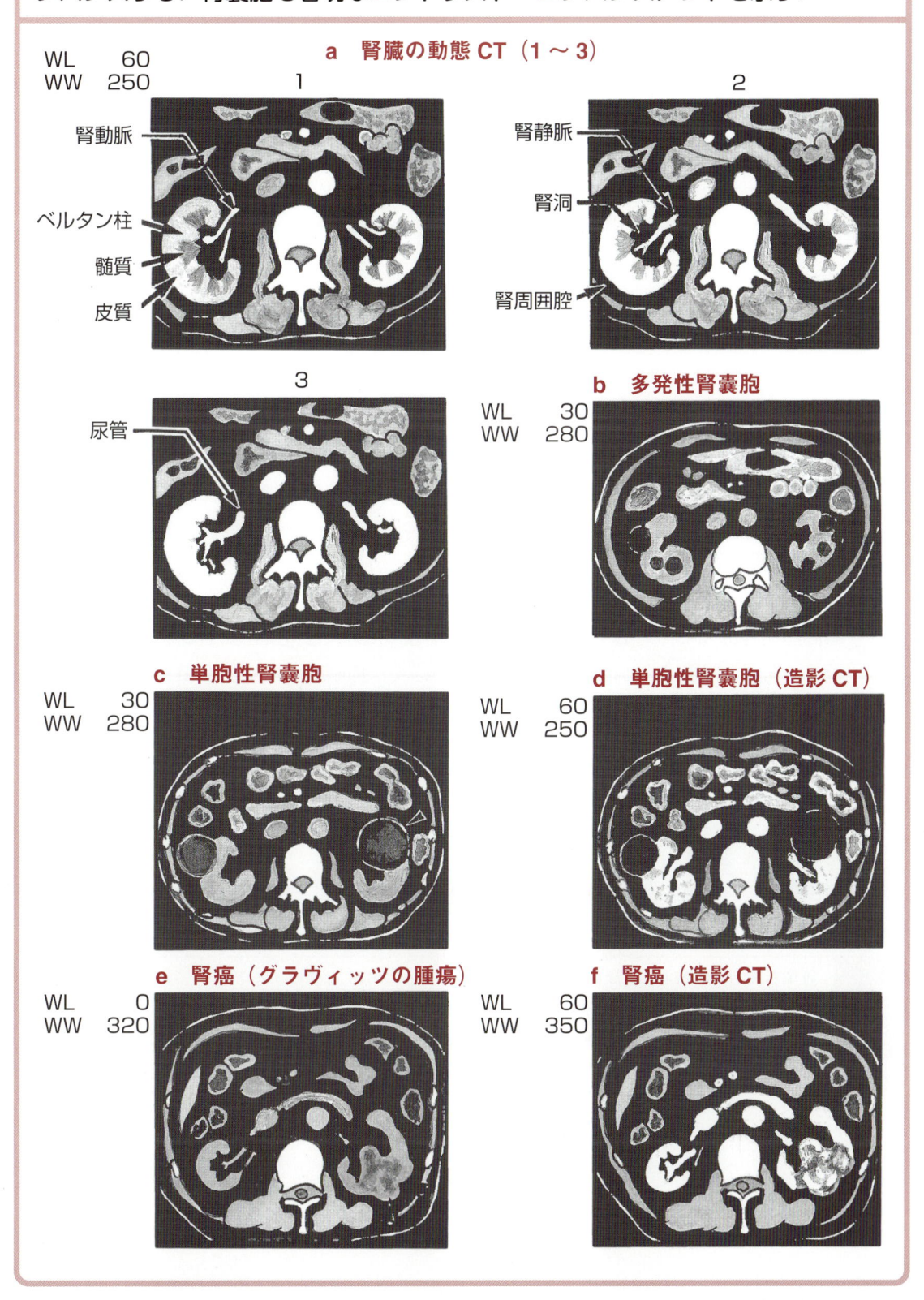

a 腎臓の動態 CT（1〜3）

1
WL 60
WW 250
腎動脈
ベルタン柱
髄質
皮質

2
腎静脈
腎洞
腎周囲腔

3
尿管

b 多発性腎囊胞
WL 30
WW 280

c 単胞性腎囊胞
WL 30
WW 280

d 単胞性腎囊胞（造影 CT）
WL 60
WW 250

e 腎癌（グラヴィッツの腫瘍）
WL 0
WW 320

f 腎癌（造影 CT）
WL 60
WW 350

9. 頭部の X 線 CT

■ 頭部の X 線 CT 撮影

- 外眼角と外耳孔中心を結ぶ OM ライン（p.226）に平行に通常 8mm（5～10mm）間隔でスライスする水平断（横断）像（**a**）．
- 上皮は高吸収で白く線状に外郭を縁どる（**b**）．
- 頭皮は脂肪組織で CT 値が低く真っ黒（**b**）．
- 頭蓋骨は高吸収で真っ白（**b**）．
- 頭蓋骨の下は帯状に真っ黒（**b**）．ここは脳脊髄液に満たされたクモ膜下腔で，その CT 値は水に等しい低吸収を示す．
- 大脳皮質（灰白質）の CT 値は 35～50，髄質（白質）の CT 値は 20～35．髄質のほうが CT 値が低く，皮質より黒く写る（**b**）．髄質は神経線維から構成され，神経線維は髄鞘（ミエリン鞘）に囲まれる．ミエリンは脂質の一種なので CT 値が低い．
- 尾状核，レンズ核，視床などは神経細胞の集まりで皮質にほぼ等しい CT 値を示す．
- 脳室はクモ膜下腔同様黒い低吸収域として描出される．
- 眼窩脂肪体，副鼻腔の空気などは著しく低吸収で，真っ黒に写る．

■ 頭部の X 線 CT（正常）

1) 延髄レベル（OM ラインでのスライス）
   - 眼窩脂肪体は黒く，その中に灰色の視神経が認められる．水晶体（レンズ）は高吸収値を示す．角膜，強膜は白っぽく，硝子体は黒っぽく，前眼房は黒く写る（**d** 参照）．
   - 後頭蓋窩に延髄，小脳が，側頭蓋窩に側頭葉の一部が描出される．

2) 橋，トルコ鞍レベル
   - 中央に高吸収の鞍背が，その前に下垂体柄を囲む脳脊髄液の入った鞍上槽（p.315, c）が黒く現れる（**e** 参照）．
   - 後頭蓋窩に橋，小脳が，側頭蓋窩に側頭葉が，前頭蓋窩に前頭葉の一部が描出される．

メモ

錐体と後頭骨に囲まれた深い凹みである後頭蓋窩（p.228）には骨によるアーチファクト（人工産物）が生じやすい．橋には両側の錐体から横に走る帯状の，小脳には内後頭隆起から放射状のアーチファクトがみられる（**f**）．また，被検者がスキャン中に動いたり，頭蓋腔内に脳動脈瘤クリップのような金属があるとアーチファクトが生じる．

9. 頭部のX線CT

神経線維は髄鞘に包まれている．髄鞘はミエリン（脂質）を含むので，大脳の髄質は皮質よりCT値が低い．骨によるアーチファクトが後頭蓋窩に生じやすい．

a 頭部正中矢状断

b 構造
- 皮質 — 神経細胞
- 髄質 — 髄鞘
- 神経線維

CT像
- 上皮
- 皮下脂肪
- 頭蓋骨
- クモ膜下腔
- 皮質（灰白質）
- 髄質（白質）

c 頭部CT
WL 35
WW 150

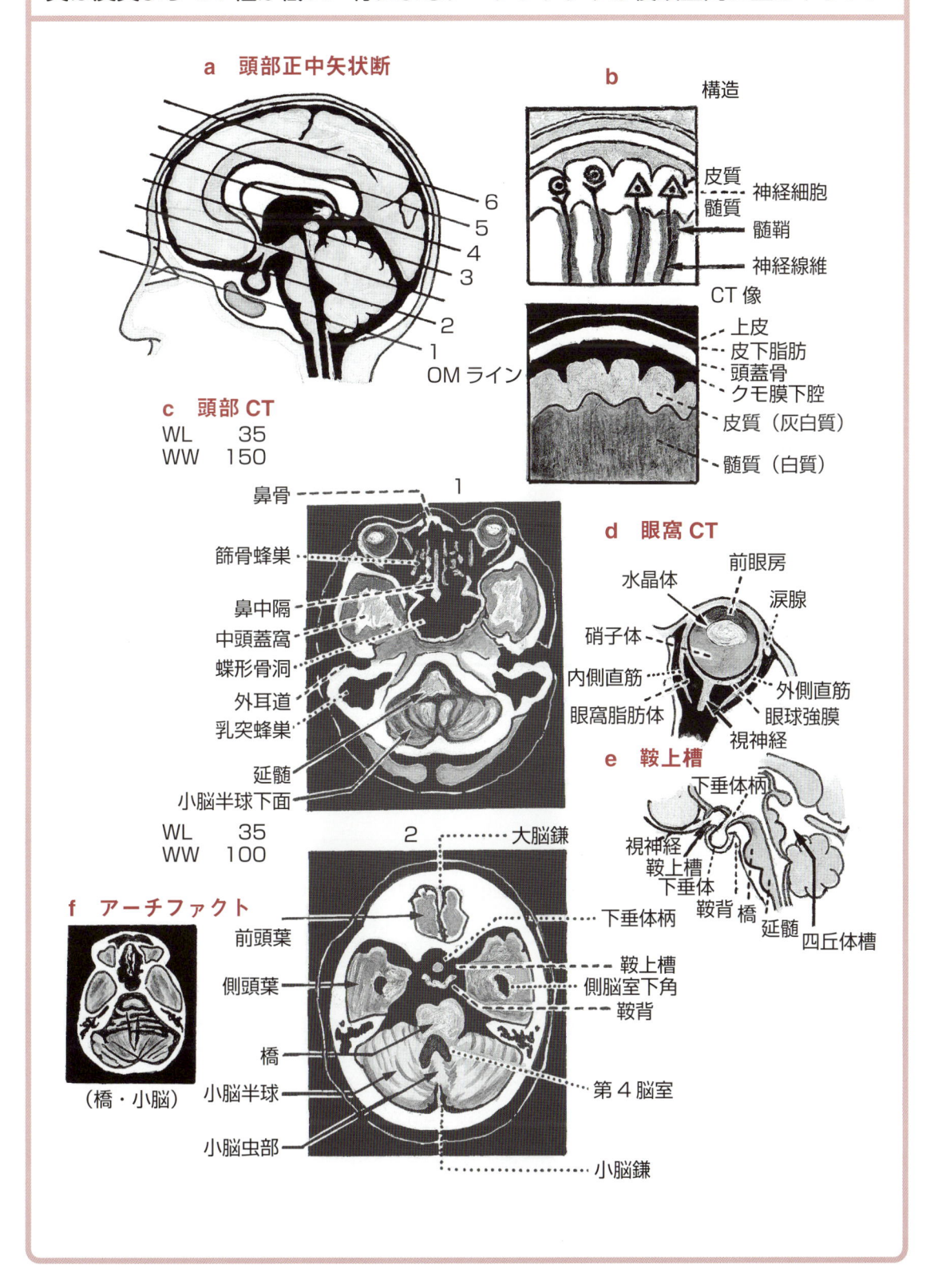

- 鼻骨
- 篩骨蜂巣
- 鼻中隔
- 中頭蓋窩
- 蝶形骨洞
- 外耳道
- 乳突蜂巣
- 延髄
- 小脳半球下面

d 眼窩CT
- 水晶体
- 前眼房
- 涙腺
- 硝子体
- 内側直筋
- 外側直筋
- 眼窩脂肪体
- 眼球強膜
- 視神経

e 鞍上槽
- 下垂体柄
- 視神経
- 鞍上槽
- 下垂体
- 鞍背
- 橋
- 延髄
- 四丘体槽

WL 35
WW 100

- 大脳鎌
- 下垂体柄
- 鞍上槽
- 側脳室下角
- 鞍背
- 第4脳室
- 小脳鎌
- 前頭葉
- 側頭葉
- 橋
- 小脳半球
- 小脳虫部

f アーチファクト
（橋・小脳）

10. 頭部の X 線 CT（正常）

3) モンロー孔，大脳基底核レベル
- CT 値は尾状核，レンズ核の被殻が最も高く（白い），レンズ核の淡蒼球，視床の順になる．
- 尾状核，レンズ核，視床は CT 値の低い内包（p.306）で境される．
- 側脳室前角，透明中隔腔，第3脳室，四丘体槽は脳脊髄液によって黒く描出される．

4) 大脳基底核，松果体レベル
- 尾状核，レンズ核，視床の間に内包が黒く描出され，それに前脚，膝，後脚が区別される．
- 松果体，脈絡叢には生理的石灰化が起こることが多く，白くぴかっと光ってみえる．大脳鎌にもしばしば生理的石灰化がみられる．
- 側脳室前角，第3脳室，側脳室三角部，側脳室後角は脳脊髄液を満たし，黒く描出される．

5) 側脳室体部レベル
- 側脳室の前角，体部，後角が対称的に黒く描出される（**a** 参照）．
- 皮質から下行する神経線維は内包に向かって扇状に集まり，皮質に向かって上行する神経線維は内包を通った後，皮質に向かって扇状に放散する．これら皮質下の扇状の線維をまとめて放線冠といい，側脳室体部の外方に黒く認められる．また外側膝状体から後頭葉の視覚中枢へ向かう視放線が黒く認められる．

6) 半卵円中心レベル
- 側脳室より上でスライスすると，白質が最も広く現れ，やや半卵円形を呈し，半卵円中心とも呼ばれる．
- 灰白質と白質が明瞭に区別される．

メモ 他の臓器と異なり，脳の血管は脳を障害する物質や異物を通さない．この血液・脳関門にはばまれて，造影剤も正常な脳内には出ない．そのため造影 CT を行っても，脳実質はほとんど増強されない．造影 CT で脳実質がごくわずか白っぽくなるのは豊富な脳の毛細血管を造影剤が満たすためである．増強の程度は灰白質のほうが白質より強い．

メモ 松果体は第3脳室の後上端部，中脳の左右上丘の上方にある無対の小体（p.307）で，メラトニンを分泌する．メラトニンというホルモンは日内リズムにかかわるといわれる．海外旅行の時差ぼけはその変動によるものらしい．

メモ 生理的石灰化：大脳鎌，脈絡叢，松果体，淡蒼球には生理的な石灰化が起こり，X 線 CT で星のように白くピカッと光って認められる．大脳鎌（p.195, 312, 341）は左右大脳半球の間を，上下矢状静脈洞の間に張る硬膜である．脈絡叢（p.218）は松果体の上から第3脳室を通り，モンロー孔（p.219, 315）から側脳室に入る脳軟膜の一部で，側脳室に沿って走る．血管に富み，脳脊髄液を産生する．松果体（p.307, 336, 337）にみられる多数の石灰化は脳砂と呼ばれる．淡蒼球（p.304）は大脳基底核（p.304）のレンズ核の内側部を占め反射運動に携わる．大脳鎌，脈絡叢，松果体の石灰化は 3～10 歳から始まり，淡蒼球の石灰化は 40 歳以上の人に認められる．

脳脊髄液のCT値は水に等しく，クモ膜下腔，側脳室，第3，第4脳室，中脳水道は黒く描出される．大脳鎌，脈絡叢，松果体に生理的石灰化が白く認められる．

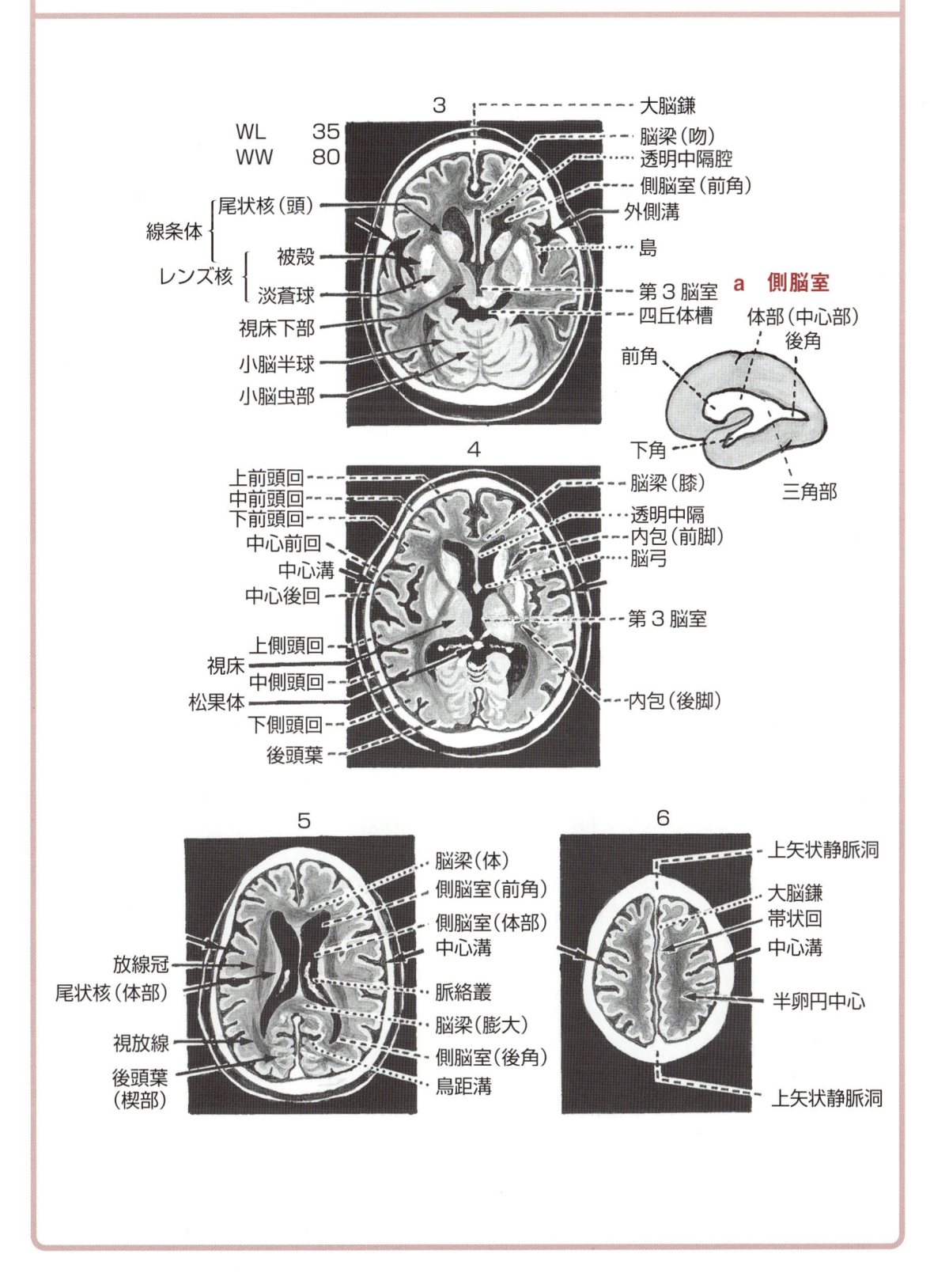

3

WL 35
WW 80

- 線条体
  - 尾状核（頭）
  - レンズ核
    - 被殻
    - 淡蒼球
- 視床下部
- 小脳半球
- 小脳虫部
- 大脳鎌
- 脳梁（吻）
- 透明中隔腔
- 側脳室（前角）
- 外側溝
- 島
- 第3脳室
- 四丘体槽

a 側脳室
- 体部（中心部）
- 後角
- 前角
- 下角
- 三角部

4

- 上前頭回
- 中前頭回
- 下前頭回
- 中心前回
- 中心溝
- 中心後回
- 上側頭回
- 視床
- 中側頭回
- 松果体
- 下側頭回
- 後頭葉
- 脳梁（膝）
- 透明中隔
- 内包（前脚）
- 脳弓
- 第3脳室
- 内包（後脚）

5

- 放線冠
- 尾状核（体部）
- 視放線
- 後頭葉（楔部）
- 脳梁（体）
- 側脳室（前角）
- 側脳室（体部）
- 中心溝
- 脈絡叢
- 脳梁（膨大）
- 側脳室（後角）
- 鳥距溝

6

- 上矢状静脈洞
- 大脳鎌
- 帯状回
- 中心溝
- 半卵円中心
- 上矢状静脈洞

11. 頭部のX線CT（脳腫瘍）

a) 神経膠腫（星細胞腫）(p.310)
- 低吸収域として描出される（矢印）．
- その周辺をさらに浮腫による低吸収域が囲む．浮腫は膠芽腫にくらべはるかに弱い．

b) 神経膠腫の造影CT
- 血管に乏しく，コントラスト・エンハンスメントはないか，あっても弱い．CE（−）．

c) 膠芽腫(p.310)
- 低吸収域として描出される．その中にしばしば出血による高吸収域（矢印）を白く認める．
- 浮腫が強く，腫瘍の周辺に広い範囲で低吸収域が拡がる．

d) 膠芽腫の造影CT
- 血管に富み，強いコントラスト・エンハンスメントを認める．CE（＋＋＋）．
- 特に腫瘍周辺が白く環状に増強され，リング（ドーナツ）状を呈し，腫瘤部と浮腫の境界が明確になる．

メモ	脳のCTを読むうえで大切なことは，正常な脳は左右対称であることである．腫瘍や血腫が生じると，左右対称性が失われる．脳は圧排されていびつになる．脳室の変化は特に著しく，狭小化，変形，偏位などが起こる(c, d)．

メモ	脳腫瘍には髄芽腫(p.340)，胚細胞腫(p.340)のようにやや高い吸収域として描出されるもの，髄膜腫(p.340)，聴神経鞘腫(p.340)のように等吸収域として描出されるものもあるが，神経膠腫(p.338)，膠芽腫(p.338)や転移性脳腫瘍(p.342)などは低吸収域として描出される．それは自由水(p.412)が増加し，CT値が下がるためである．自由水の増加（脳浮腫）は腫瘍内のみならず腫瘍周辺に起こり，低吸収域が拡がる．腫瘍血管(p.180)は腫瘍外縁に形成されるので，造影CTを行うと，低吸収域の腫瘍と低吸収域の腫瘍周辺の浮腫部との境が白く色どられ，リング（ドーナツ）状になる．そして腫瘍と腫瘍周辺浮腫部との境が明確になる．リング状造影増強効果は，膠芽腫や転移性脳腫瘍に認められるが，脳膿瘍でも被膜がリング状に増強される．

メモ	石灰化を起こしやすい腫瘍 ・脳腫瘍：乏突起細胞腫(p.310)，上皮腫(p.310)，髄膜腫(p.310)，頭蓋咽頭腫(p.313)，松果体部腫瘍(p.313)など． ・その他：アスベスト悪性中皮腫(p.148)，乳癌(p.398)，甲状腺癌(p.404)，神経芽細胞腫(p.407)など．

脳腫瘍はほとんど低吸収域として描出される．その周辺に浮腫による低吸収域が拡がる．膠芽腫は造影 CT でコントラストがエンハンスし，浮腫との境が明確になる．

a　神経膠腫（前頭葉の星細胞腫）
WL　45
WW　100

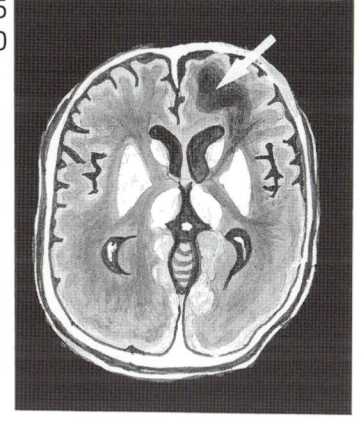

b　神経膠腫（造影 CT）
WL　50
WW　130

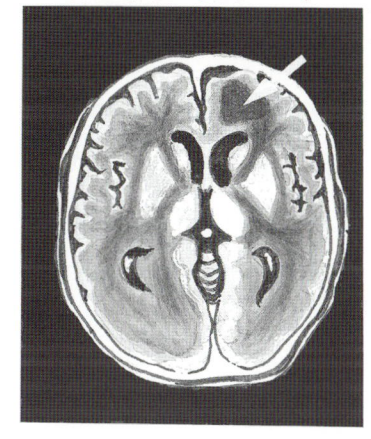

c　膠芽腫（側頭後頭部）
WL　40
WW　100
浮腫

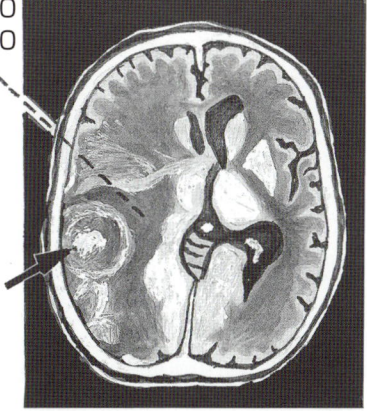

d　膠芽腫（造影 CT）
WL　50
WW　100
浮腫

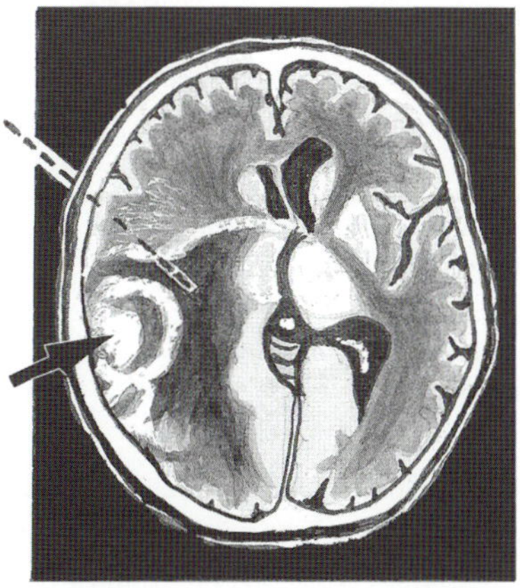

12. 頭部の X 線 CT（脳腫瘍）

a) 髄芽腫の造影 CT（p.310）
- 単純 CT で小脳虫部（g 参照）に等吸収域あるいはわずか高吸収域として認められる．
- 血管に富み，造影 CT で強いコントラスト・エンハンスメントを示す．CE（＋＋＋）．

b) 視神経膠腫の造影 CT（p.240，310）
- 造影 CT で弱いコントラスト・エンハンスメントを示すものが多い．CE（＋）．

c) 髄膜腫（p.186，310）
- 単純 CT で等吸収域として描出される．その周辺に浮腫による強い低吸収域がみられる．

d) 髄膜腫の造影 CT
- 血管に富み，強いコントラスト・エンハンスメントを示す．CE（＋＋＋）．

> **メモ** 髄膜腫は硬膜（h）のいろいろな所から発生する（i）．

e) 聴神経鞘腫の造影 CT（p.240，311）
- 単純 CT で錐体の内耳孔（j 参照）を中心に等吸収域として描出される．
- 造影 CT で軽度の不均一なコントラスト・エンハンスメントを示す．CE（＋）．

f) 聴神経鞘腫（WL を高くする）
- WL を上げ，WW を広くすることによって，骨だけの CT 画像にすると，錐体の破壊が著明に認められる（小矢印：錐体破壊部，大矢印：腫瘤を示す）．

> **メモ** CT スキャンによって 1cm 以上の病変であれば，脳腫瘍，血腫（出血巣）はほぼ 100％，脳梗塞は 75％以上が確実に診断される．1cm 以下のものの診断は困難．5mm 以下の小さい脳動脈瘤（p.182）は造影剤を用いても描出されないことが多い．動静脈瘻（p.182）やもやもや病（p.182）も診断し難い．

> **メモ** WL 30〜45，WW 80〜150 は脳実質の診断に適切な条件であるが，骨の病変や石灰化の診断に適さない．そのためには WL 200〜500，WW 2,000〜4,000 の骨条件（図 f）で行う．水，空気，脂肪の識別にも役立つ．

◎胚細胞腫（p.312）
- 松果体部に辺縁不整な結節状のやや高い吸収域として認められる．コントラストエンハンスメントを示す．CE（＋）．

12. 頭部のX線CT（脳腫瘍） | 341

> 髄芽腫，髄膜腫は造影CTで強いコントラスト・エンハンスメントを示す．
> 聴神経鞘腫は骨破壊とコントラスト・エンハンスメントを示す．

a 髄芽腫（造影CT）
WL 40
WW 110

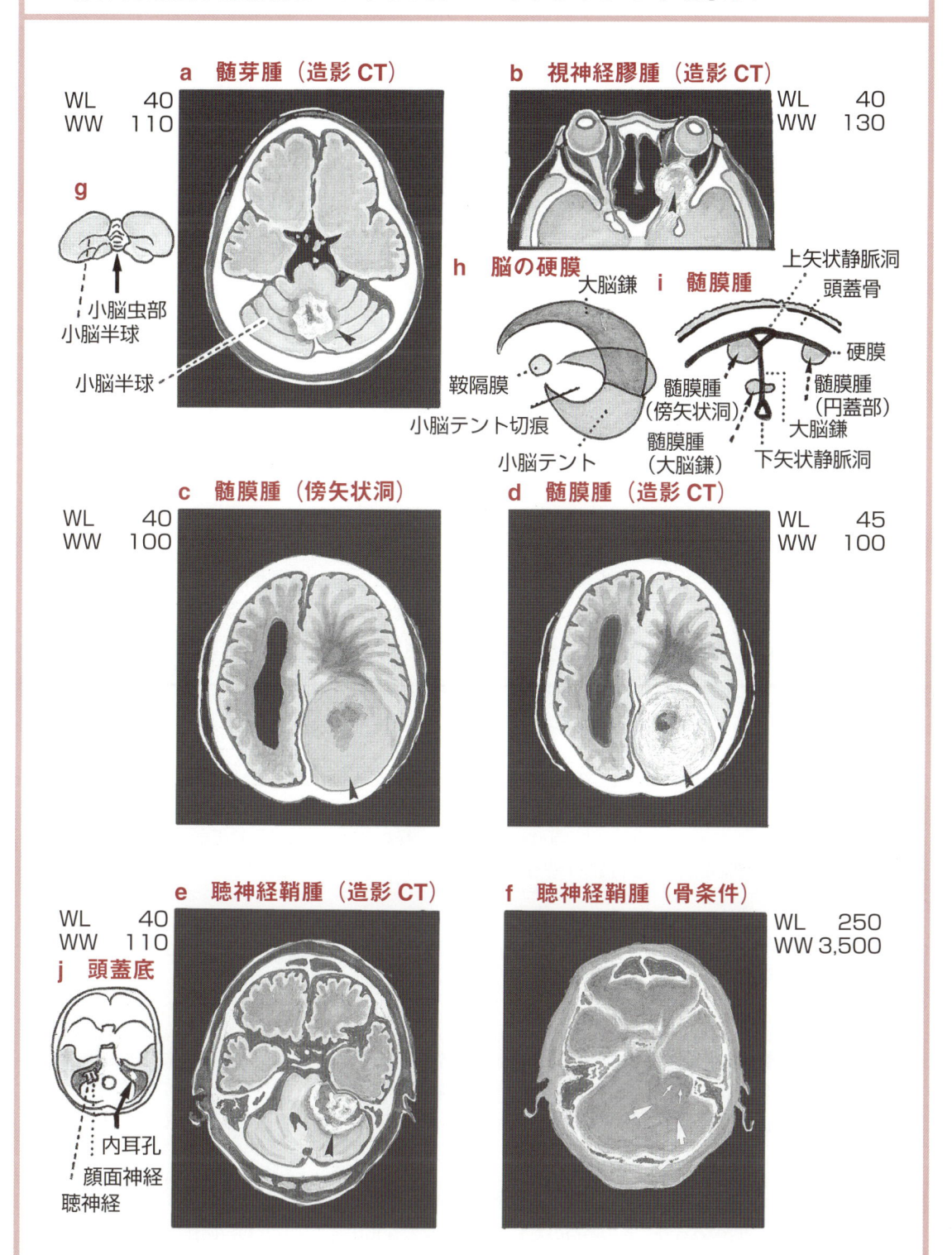

g
小脳虫部
小脳半球
小脳半球

b 視神経膠腫（造影CT）
WL 40
WW 130

h 脳の硬膜
大脳鎌
鞍隔膜
小脳テント切痕
小脳テント

i 髄膜腫
上矢状静脈洞
頭蓋骨
硬膜
髄膜腫（傍矢状洞）
髄膜腫（円蓋部）
髄膜腫（大脳鎌）
大脳鎌
下矢状静脈洞

c 髄膜腫（傍矢状洞）
WL 40
WW 100

d 髄膜腫（造影CT）
WL 45
WW 100

e 聴神経鞘腫（造影CT）
WL 40
WW 110

j 頭蓋底
内耳孔
顔面神経
聴神経

f 聴神経鞘腫（骨条件）
WL 250
WW 3,500

13. 頭部の X 線 CT（脳腫瘍，脳梗塞，脳出血）

a) 転移性脳腫瘍（大腸癌）(p.312)
- 低吸収域として描出される（矢印）．その周囲に強い脳浮腫による低吸収域がさらに広く拡がる．

b) 転移性脳腫瘍（大腸癌）の造影 CT
- 強いコントラスト・エンハンスメントにより，リング状造影増強(p.338)を示す．CE(＋＋＋)．

c) 脳梗塞（中大脳動脈塞栓症，発症 5 日）(p.314)
- シルヴィウス溝を中心にした中大脳動脈域に低吸収域が認められる（矢印）．その周囲に浮腫による低吸収域が加わる．
- 脳梗塞の時間的経過をみると，発症後 5 〜 6 時間ごろより淡い低吸収域が出現し始め，数日間鮮明な低吸収域を示す（急性期）．発症 1 週間後ごろより浮腫が消退し始め，周辺部より等吸収化してくる（亜急性期）．発症 2 ヵ月以降には梗塞部は液化（脳軟化症）し，再び強い低吸収域を示す（慢性期）．

d) 脳出血（被殻出血，発症 5 日）(p.314)
- 被殻から内包にかけ強い高吸収域が認められる（矢印）．その周囲に浮腫が黒く低吸収域としてみられる．
- 脳出血の時間的経過を見ると，出血直後より 3 〜 7 日間鮮明な高吸収域を示す（急性期）．発症 7 〜 10 日ごろより 1 〜 2 ヵ月ごろにかけ血腫の CT 値が周辺部より低下してゆき（亜急性期），2 〜 3 ヵ月後に出血部は狭い低吸収域として残る（慢性期）．

メモ	X 線 CT 検査では，脳出血直後から 3 〜 7 日間鮮明な高吸収域を示すので，急性期の診断は MRI 検査に優る．脳梗塞の場合には，発作後数時間以上経たないと X 線 CT で所見がえられないので，脳梗塞の初期診断には MRI 検査が優る．

メモ	昔は脳出血が起これば，手術的に血腫を早く除去する治療が行われたが，今は放置すれば生命の危険がある場合を除いて，自然に血腫が吸収されるのを待つ方法がとられる．

メモ	血管を流れる血液の CT 値(0 〜 12)はほぼ水に等しい(p.318)が，出血して血管外に出た血液の CT 値(60 〜 90)は高い．周囲の脳皮質(35 〜 50)，脳髄質(20 〜 35)に比べると著しく高く，新鮮な出血巣は真っ白に目立つ．出血巣は次第に吸収され，時間の経過と共に小さくなると共に色が薄くなる．

メモ	脳梗塞の治療として，血栓を溶かす画期的な薬剤(t-PA)が開発された．発作から 3 時間以内に投与した場合にのみ有効．その時点の CT 検査ではまだ変化が認められない．副作用として脳出血の危険性が伴う．

13. 頭部のX線CT（脳腫瘍，脳梗塞，脳出血） | 343

> 頭蓋骨，石灰化巣，脳出血は高吸収域（白）を，脳梗塞，脳軟化症，脳水腫，水頭症は低吸収域（黒）を示す．

a 転移癌（大腸癌）
WL 40
WW 100

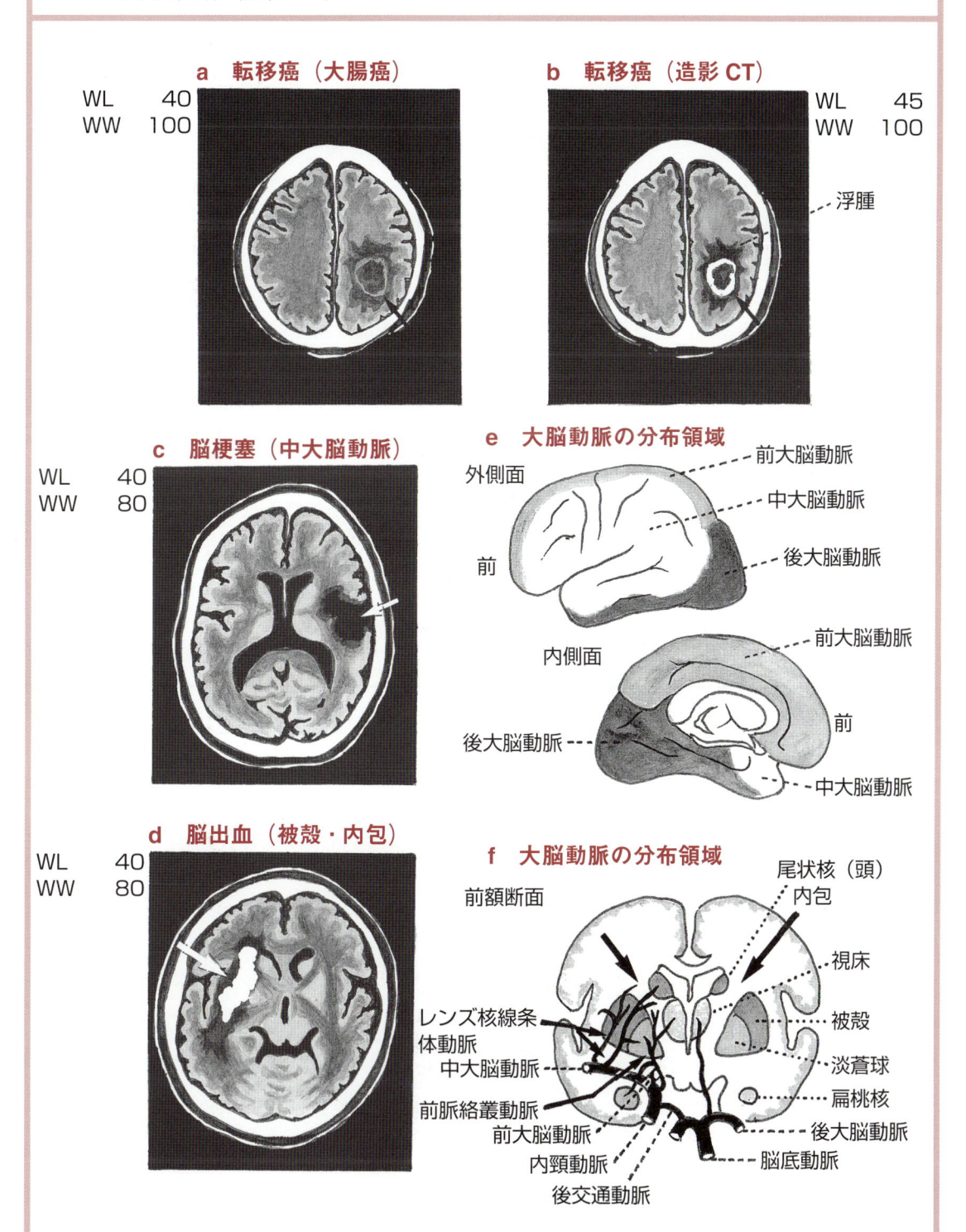

b 転移癌（造影CT）
WL 45
WW 100
— 浮腫

c 脳梗塞（中大脳動脈）
WL 40
WW 80

e 大脳動脈の分布領域
外側面
— 前大脳動脈
— 中大脳動脈
— 後大脳動脈
前

内側面
— 前大脳動脈
前
後大脳動脈 ---
--- 中大脳動脈

d 脳出血（被殻・内包）
WL 40
WW 80

f 大脳動脈の分布領域
前額断面
尾状核（頭）
内包
視床
被殻
レンズ核線条体動脈
淡蒼球
中大脳動脈 ---
扁桃核
前脈絡叢動脈
後大脳動脈
前大脳動脈
脳底動脈
内頸動脈
後交通動脈

14. 頭部のX線CT（頭部外傷，水頭症，認知症）

■ 頭部外傷
- 頭部外傷により脳内血腫，硬膜下血腫，硬膜外血腫ができる．

■ 脳内血腫（a）
- 頭部に加わる強い外力によって脳が損傷をうけることを脳挫傷という．点状，斑状の出血と浮腫を生じる．脳挫傷による小出血は融合して脳内血腫を形成する．
- 脳挫傷は外力の加わった所にも起こるが，それと対角線上の反対側の脳に起こることが多い．倒れて後頭部を強く打つと，脳は反動的に前に回転して骨にぶつかり，前頭葉の前下部に損傷をうける．これを対側損傷という．後頭部についで打ちどころが悪いのは側頭部である．
- X線CT検査で，前頭葉，皮質下に点状，斑点状の高吸収域が認められる（矢印）．

■ 硬膜下血腫（c）
- 硬膜とクモ膜の間にできる血腫．脳の静脈と硬膜を走る静脈洞を架橋する大脳静脈（g，p.194参照）の裂傷による静脈性出血．硬膜に沿って拡がる．
- X線CT検査で，三日月状の高吸収域として描出される．限局されることなく正中線まで白く拡がる．

■ 硬膜外血腫（b）
- 頭蓋骨と硬膜の間にできる血腫．中硬膜動脈（f，p.235，c参照）の裂傷による動脈性出血．骨と硬膜にはさまれ拡がりは限局される．
- X線CT検査で，限局性の白い凸レンズ状の高吸収域として描出される．しばしば骨折を伴い，骨折線が認められる．

■ 水頭症（d）
- 低吸収域を示す側脳室が著しい拡張を示す（p.314）．

■ 認知症（e）
- びまん性の脳萎縮に対応して，低吸収域を示すクモ膜下腔と脳室の著しい拡張を示す（p.314）．

メモ	脳はヘルメットより硬い頭蓋骨で守られている．頭蓋内の血管が傷ついて出血し血腫が膨張すると，逆に硬い容れものがアダとなって脳は圧迫され頭痛，嘔吐，麻痺などの症状がでて，意識はなくなり，ついには呼吸が止まり死にいたる．受傷時の短い意識喪失がいったん戻ったとしても，数時間後に血腫が大きくなると，昏睡状態に陥る．緊急開頭手術によって血腫を取り除かねばならない．

メモ	意識障害の程度は頭部外傷の程度を知るうえで重要なスケールになる．意識がはっきりしていて，普通に受け答えができる状態を意識清明，ボーとしていたり，ウトウトしていてもときどき自然に目を開けて反応する状態を軽度の意識障害，大声で呼びかけたり，体をたたいたりしてやっと目が開く状態を中等度の意識障害，それでも目が開かない状態を重度の意識障害とする．

硬膜外血腫は凸レンズ状，硬膜下血腫は三日月状の高吸収域として認められる．
時間の経過とともに CT 値は次第に低下する．

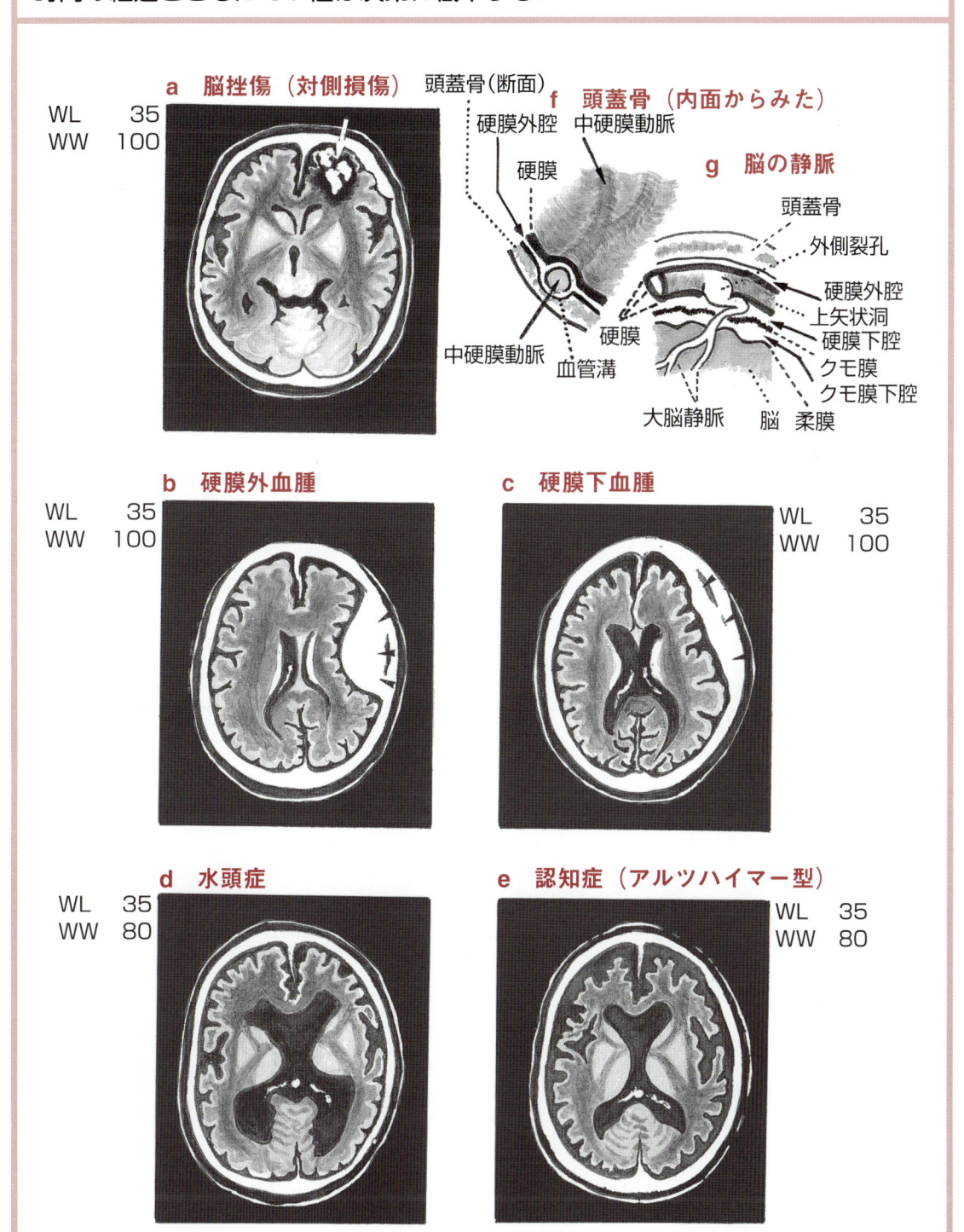

a 脳挫傷（対側損傷）
WL 35
WW 100

頭蓋骨（断面）
硬膜外腔
硬膜
中硬膜動脈
血管溝

f 頭蓋骨（内面からみた）
中硬膜動脈

g 脳の静脈
頭蓋骨
外側裂孔
硬膜外腔
上矢状洞
硬膜下腔
クモ膜
クモ膜下腔
大脳静脈
脳
柔膜

b 硬膜外血腫
WL 35
WW 100

c 硬膜下血腫
WL 35
WW 100

d 水頭症
WL 35
WW 80

e 認知症（アルツハイマー型）
WL 35
WW 80

12
MRI検査

1. MRI（magnetic resonance imaging）の原理

- 磁石（magnetic）の中での共鳴（resonance）を利用して画像を作る（imaging）磁気共鳴画像診断装置である．
- 外から音波を音叉に向かって出すと，同じ周波数をもつ音叉だけが振動し始め音を出す（共鳴）（a）．もとの音叉を止めても，その音叉は振動を続け，次第に減衰してゆく．
- 水素原子は1個の原子核とその周囲をまわる1個の電子から構成されている（b）．MRIでは音波の代わりに高周波の電磁波（ラジオ波）を与える．それに共鳴するのは水素原子の原子核（プロトン）である．MRIではプロトンの振動による磁場の変動を信号としてとらえる．
- 共鳴する音叉が多いほど共鳴音が強くなるのと同じように，プロトン密度が高いほど信号が強くなる．すなわち水を多く含む組織ほど強い信号がで，水の密度がきわめて低い骨や空気，石灰化巣などはほぼ無信号になる．

■ MRIの長所

- X線被曝がない．
- 軟部組織のコントラスト分解能に優れている．
- 水平断（横断）のみならず矢状断，前頭断など任意の方向でのスライス像が得られる（c）．
- 骨によるアーチファクトがなく，後頭蓋窩や脳底部の描出に優れている．
- 造影剤なしで血管や脳脊髄膜腔，さらに胆管や膵管を描出できる．

■ MRIの短所

- 検査に時間がかかる．その間体動があってはならないので，不穏状態にある意識障害者や検査時間に制限のある頭部外傷者などは適さない．
- 骨や石灰化病変の描出能が劣る．
- 被検者を磁場内におくために，ペースメーカー，動脈瘤クリップ（チタン製を除く），人工心臓弁，人工骨頭，人工関節，人工内耳などの装着者は検査対象から除く．
- 点滴台，酸素ボンベ，車椅子，ヘアピン，ボールペン，時計，ポケットベル，テレホンカード，キャッシュカードなどの検査室内持込禁止．

■ 造影MR

- 通常MRIの造影剤といえばガドリニウムキレート剤（Gd-DTPA）である．静注する．Gdには強いT_1短縮効果があり，T_1強調画像で白く造影される．
- 肝臓の造影剤として超常磁性体（p.325）酸化鉄（SPIO）が使用されることがある．点滴静注する．SPIOは肝臓のクッペル細胞（p.52）に貪食される．SPIOはT_2を短縮するので，T_2強調画像で正常肝組織は黒くなるが，腫瘍にはクッペル細胞がないので，腫瘍部分の信号は低下せず，相対的に正常肝組織より高信号になる．
- クエン酸鉄アンモニウムはMRI用経口消化管造影剤で，経口投与すると，T_1強調画像で消化管が白く造影される．

■ MR血管造影（MRアンギオグラフィ，MRA）

- 造影剤を使用せずにMRで血管像を描出する方法．臓器や組織の情報は必要なく，血流情報のみの画像で血流の信号だけを際立たせて描出する．
- 全身の動静脈，門脈など広い範囲で応用されている．time-of-flight（TOF）の三次元法（3D-TOF）が広く使用されている．

MRIはX線被曝がなく，X線CTより軟部組織の解像力に優れている．水平断だけでなく任意の方向の断面像が得られる．骨によるアーチファクトがない．

MRIの原理

a　音叉による共鳴

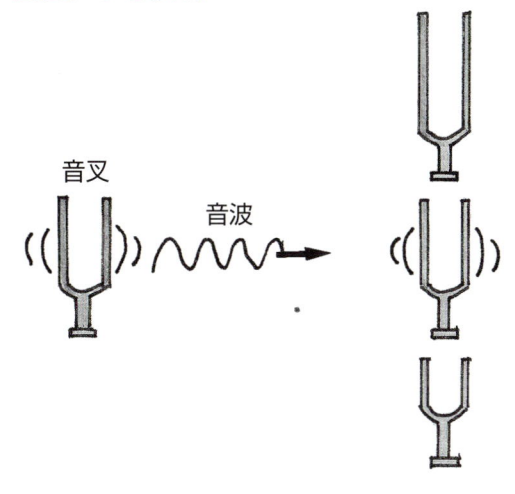

音叉　音波

b　高周波による共鳴

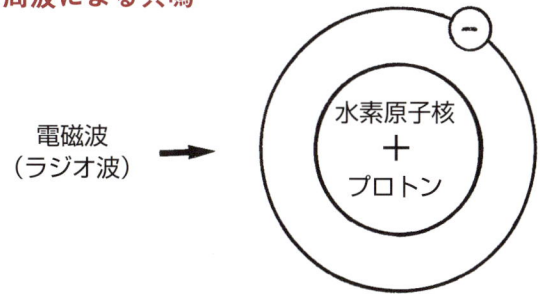

電磁波
（ラジオ波）

水素原子核
＋
プロトン

c　MRIの断面

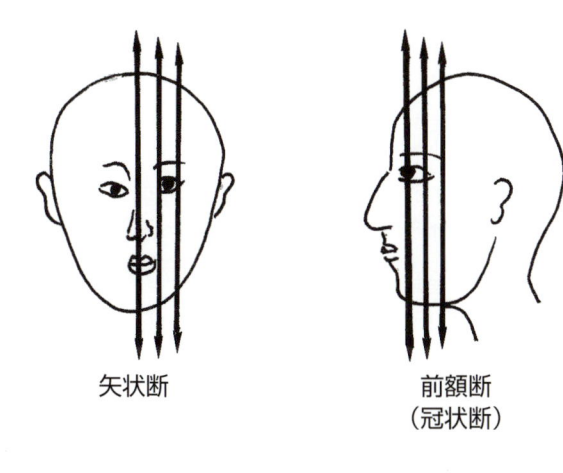

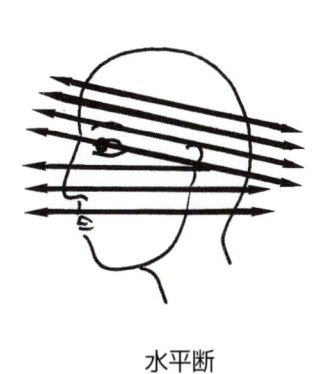

矢状断　　前額断
　　　　　（冠状断）　　水平断
　　　　　　　　　　　（横断）
　　　　　　　　　　　（体軸断）

■ MRI 画像

- MRI 画像を構成するもとはプロトン密度である．しかしほとんどの組織は 70～80％の水を含有するのでプロトン密度だけでは組織の違いや病変部を明確に画像に表すことはできない．
- 明確な画像を得るために，縦緩和時間（T_1），横緩和時間（T_2）を画像構成の因子とする．

■ T_1 強調画像（縦緩和時間）(a)

- 画像を構成するためには1回だけの信号収集では不十分なので，電波を何回も繰り返し与え，信号を繰り返し発生させる．繰り返し与える電波の間隔を TR（繰り返し時間）という．
- 組織によって，TR の間に十分回復していて次の電波によって 100％の信号を発生するものもあれば，回復が遅くて 10％の信号しか発生しないものがある．迅速に回復する組織は T_1 が短いといい，回復に長い時間を要する組織は T_1 が長いという．
- T_1 が短い組織のほうが強い信号をだす．T_1 の長い組織もいずれ回復してくるため TR を長く設定すると（TR_2），T_1 の影響が少ない．TR を短く設定すると（TR_1），T_1 の影響が強い画像になり，これを T_1 強調画像という．T_1 を短くするという．

■ T_2 強調画像（横緩和時間）(b)

- MRI 信号は音叉の共鳴と同様に時間とともに減衰する．組織によって，なかなか減衰せず強い信号を保つ T_2 の長いものと，信号が速やかに減衰する T_2 の短いものがある．信号発生から信号を受信するまでの時間を TE（エコー時間）という．
- 信号発生から少し時間がたった時点（TE_1）では T_2 の長い組織と T_2 の短い組織の信号の差は少ないが，ある時間がたった時点（TE_2）では差は大きく，T_2 の影響の強い画像になり，これを T_2 強調画像という．T_2 を長くするという．

■ 一般に使用される TR と TE (c，d)

	T_1 強調画像	T_2 強調画像
TR	200～600msec	1,800～3,000msec
TE	10～30msec	80～90msec
	（TR を短くする）	（TE を長くする）

メモ	信号が高い所は白く写る……高信号（high intensity） 信号が低い所は黒く写る……低信号（low intensity） 周囲健常組織と変わらない病変……等信号（iso intensity）

メモ	T_1 強調画像で　高信号を呈するもの……脂肪（白） 　　　　　　　低信号を呈するもの……水（黒） T_2 強調画像で　高信号を呈するもの……水（白） 　　　　　　　低信号を呈するもの……脂肪（黒）	T_1，T_2 ともに無信号（黒）を呈するもの 　・骨，石灰化巣，空気，流血（血管） T_1，T_2 ともに無信号に近い低信号（黒）を呈するもの 　・線維軟骨，腱，靭帯

- 血流が早いと流れによって信号を失い，流血（血管）は T_1，T_2 ともに無信号（黒）になる．

2. 頭部 MRI (c，d)

- 表皮は T_2 で高信号（白）．頭皮は脂肪組織なので T_1 で高信号（白），T_2 で低信号（黒）．頭蓋骨は T_1，T_2 ともに無信号（黒）．骨髄（e）は脂肪を含むので，T_1 で黒い頭蓋骨の中に白く現れる．脳室とクモ膜下腔は T_1 で低信号（黒），T_2 で高信号（白）．クモ膜下腔は脳回の間に深く入り込む．
- 大脳半球の皮質（灰白質）は神経細胞からなり（p.335, b）T_1，T_2 ともに灰色．T_2 のほうが白っぽい．
- 大脳半球の髄質（白質）は神経線維から構成（p.335, b）され，ミエリン（脂質の一種）に富んでいるので，T_1 で高信号（白），T_2 で低信号（黒）を示す．
- 血管は T_1，T_2 ともに無信号（黒）．脳血管はクモ膜下腔より入り込むため，髄液が白く，皮質が白っぽい灰色に描出される T_2 でより明確に認めることができる．

脳脊髄液（クモ膜下腔，脳室）はT_1で黒，T_2で白く描出される．髄質を構成する神経線維の髄鞘はミエリン（脂質）を含むのでT_1で白，T_2で黒く描出され，皮質と明瞭に識別される．

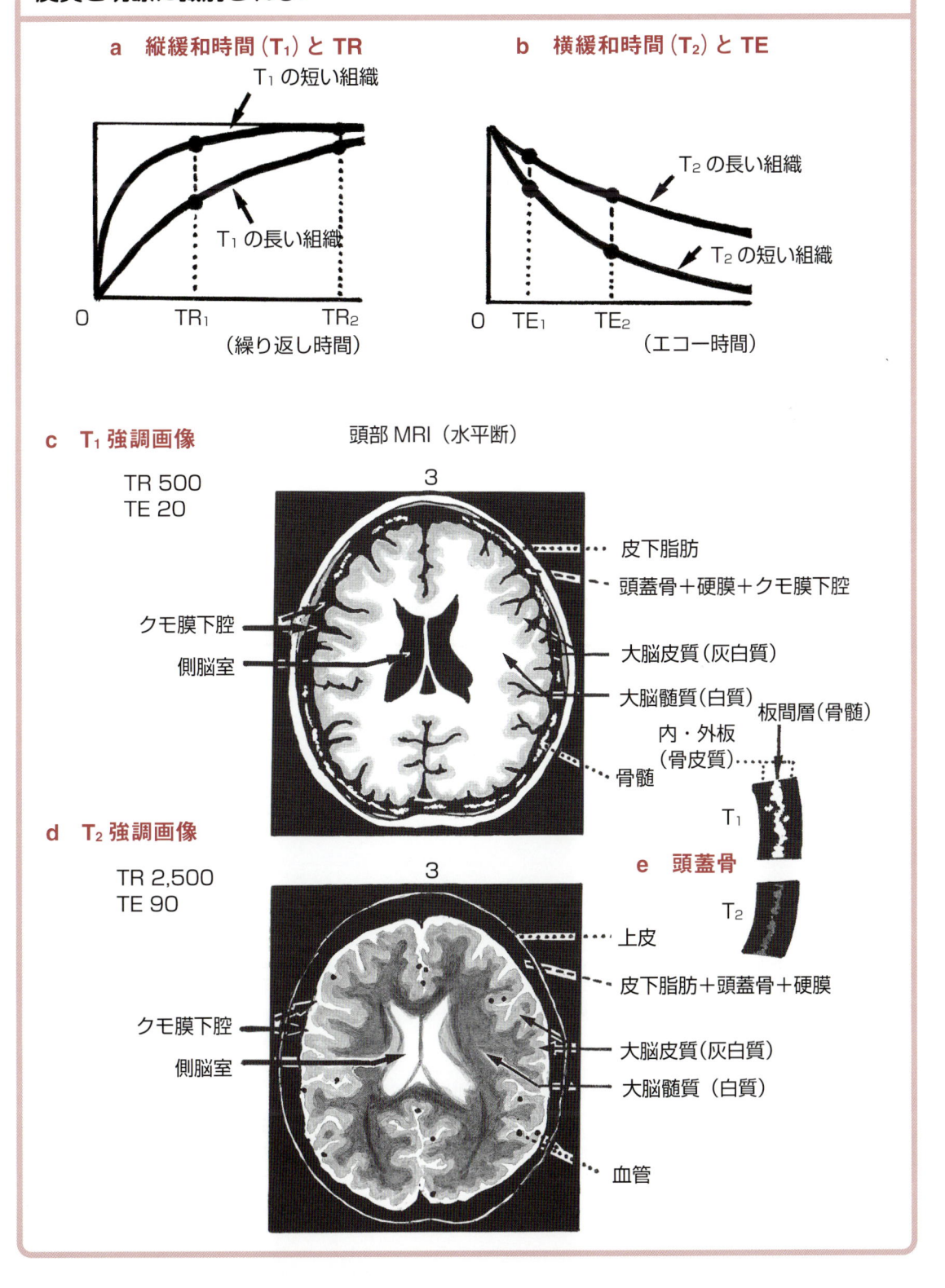

a 縦緩和時間（T_1）とTR

T_1の短い組織
T_1の長い組織
0　　TR_1　　　TR_2
（繰り返し時間）

b 横緩和時間（T_2）とTE

T_2の長い組織
T_2の短い組織
0　TE_1　TE_2
（エコー時間）

頭部MRI（水平断）

c T_1強調画像

TR 500
TE 20

- 皮下脂肪
- 頭蓋骨＋硬膜＋クモ膜下腔
- クモ膜下腔
- 側脳室
- 大脳皮質（灰白質）
- 大脳髄質（白質）
- 内・外板（骨皮質）
- 板間層（骨髄）
- 骨髄

e 頭蓋骨

T_1

T_2

d T_2強調画像

TR 2,500
TE 90

- 上皮
- 皮下脂肪＋頭蓋骨＋硬膜
- クモ膜下腔
- 側脳室
- 大脳皮質（灰白質）
- 大脳髄質（白質）
- 血管

3. 頭部 MRI　水平断（横断）

1） 橋レベル
2） 大脳基底核レベル（側脳室下部レベル）
3） 側脳室体部レベル（p.351）

■ T₁強調画像（a）と T₂強調画像（b）

1） 橋レベル
- 眼窩脂肪体は T₁ 強調画像で高信号（白），T₂ 強調画像で低信号（黒）．その中を大脳髄質と同じ信号の強さを示す視神経が走る（T₁ で高信号，T₂ で低信号であるが，脂肪より低い）．前眼房は T₁ で低信号，T₂ で高信号．後眼房は認め難い．水晶体は T₁，T₂ ともに低信号．硝子体は T₁ で低信号，T₂ でやや高信号．角膜，虹彩は描出されない．
- 橋の腹側に無信号の脳底動脈が T₂ で黒く認められる．
- 橋と小脳虫部の間に第 4 脳室が，小脳虫部の背側に大槽が T₂ で高信号（白）に認められる．

2） 大脳基底核レベル
- 中央に第 3 脳室，前方と後方に側脳室の前角，後角が T₁ で黒く，T₂ で白く描出される．
- 第 3 脳室の側壁に視床が，側脳室前角の外壁に接して尾状核が認められる．レンズ核と尾状核の間，レンズ核と視床の間に，T₁ で高信号（白），T₂ で低信号（黒）の内包の前脚と後脚が認められる．
- レンズ核の淡蒼球は T₂ で強い低信号を呈するため，T₂ で内包との境がはっきりしない．

> **メモ**　MRI では水，脂肪のほか二価鉄イオンが信号を変える．二価鉄イオンは T₂ 緩和時間を短縮させる．大脳皮質（灰白質）にくらべて，淡蒼球は約 5 倍，被殻は約 3 倍，尾状核は約 2 倍の鉄を含有する．

3） 側脳室体部レベル（p.351, c, d）
- 側脳室体部が左右対称的に T₁ で低信号で黒く，T₂ で高信号で白く描出される．
- 側脳室の前に脳梁膝（p.301, b）が，後ろに脳梁膨大（p.301, b）が T₁ で高信号で白く，T₂ で低信号で黒く帯状に認められる．

> **メモ**　鉄，ニッケル，コバルトなどの金属元素は磁場内におかれると磁性をもち，常磁性体と呼ばれる．ガドリニウム（p.348）もその 1 つである．常磁性体であるが，磁場におくと強磁性になり，磁場をとり除いても強磁性が残るものを超常磁性体（p.348）という．

3. 頭部 MRI 水平断（横断）

頭蓋骨は T_1, T_2 ともに無信号で黒く描出される．皮下脂肪，眼窩脂肪は T_1 で白く，T_2 で黒く描出される．血管は T_2 でより明確に認められる．

頭部 MRI（水平断）

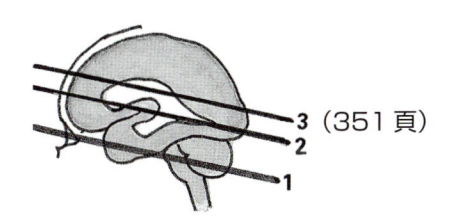

3 (351 頁)
2
1

a T_1 強調画像　　**b** T_2 強調画像

1

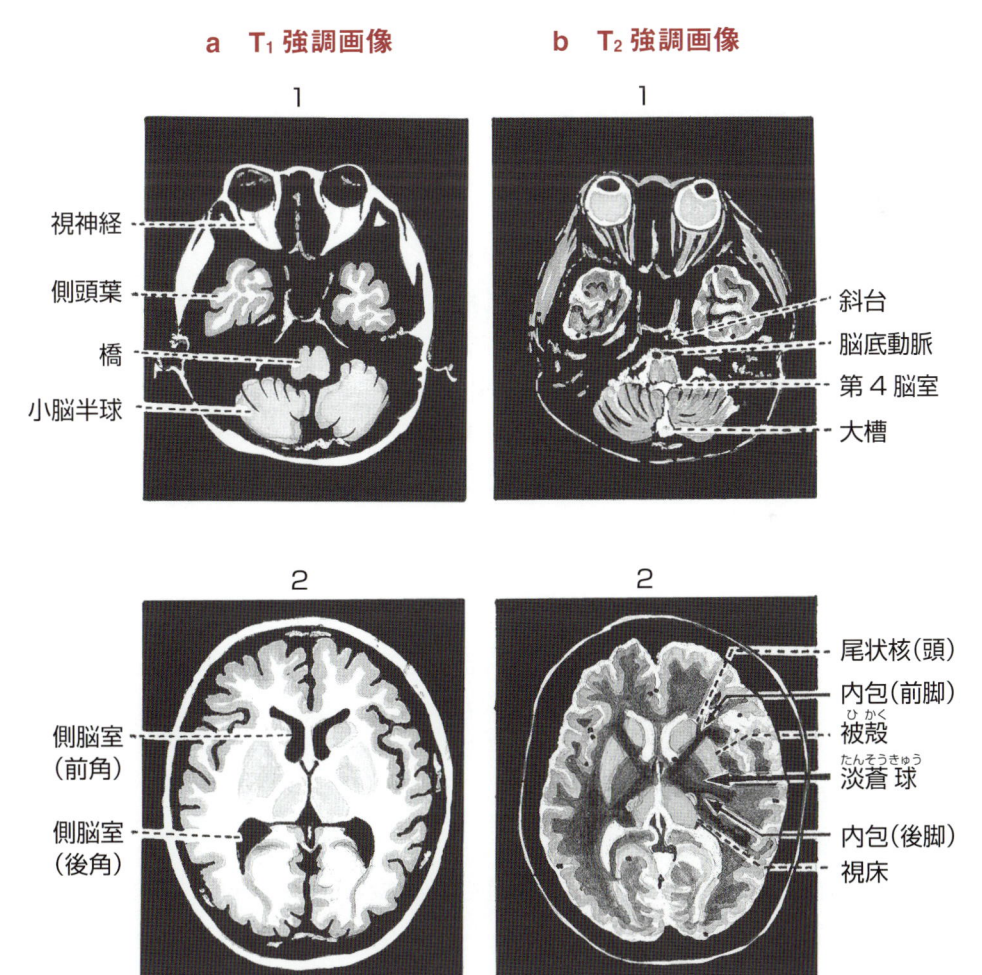

- 視神経
- 側頭葉
- 橋
- 小脳半球

- 斜台
- 脳底動脈
- 第4脳室
- 大槽

2

- 側脳室（前角）
- 側脳室（後角）

- 尾状核（頭）
- 内包（前脚）
- 被殻（ひかく）
- 淡蒼球（たんそうきゅう）
- 内包（後脚）
- 視床

4. 頭部 MRI　前額断（冠状断）

1) 前頭葉の中央レベル
2) 視床の中央レベル
3) 松果体レベル
4) 小脳半球レベル

■ T₁強調画像（a）

1) 前頭葉の中央を通る断面（外耳孔より前 3cm）
   - 前頭葉のほぼ中央，側頭葉の一部が描出される．
   - 視神経交叉と下垂体が描出される．下垂体は低信号を示す（T₂では高信号）．
   - 内頸動脈が無信号で黒く認められる．

2) 視床の中央を通る断面
   - 大脳縦裂を中心に左右に前頭葉，側頭葉が大きくなる．
   - 尾状葉，視床とレンズ核の間に内包が白く描出され，これが放線冠となって前頭葉，側頭葉に拡がる．
   - 橋の断面が現れる．
   - 側頭葉内側面に海馬が明確に認められる．

3) 松果体を通る断面
   - 頭頂葉，側頭葉を脳梁膨大部が白く帯状に結ぶ．
   - 側頭葉内側面に海馬傍回が認められる．
   - 四丘体と橋の間に中脳水道が黒く描出される．橋の両側に橋と小脳を結ぶ中小脳脚がみられる．

4) 小脳半球を通る断面
   - 頭頂葉，後頭葉が描出される．
   - 後頭葉と小脳の間に小脳テントが黒く明確に描出される．
   - 小脳虫部の両側に小脳半球が拡がる．

4. 頭部 MRI 前額断（冠状断）

> 骨髄（板間層）は脂肪を含むので，T_1 で黒い頭蓋骨の中に白く浮かび上がる．

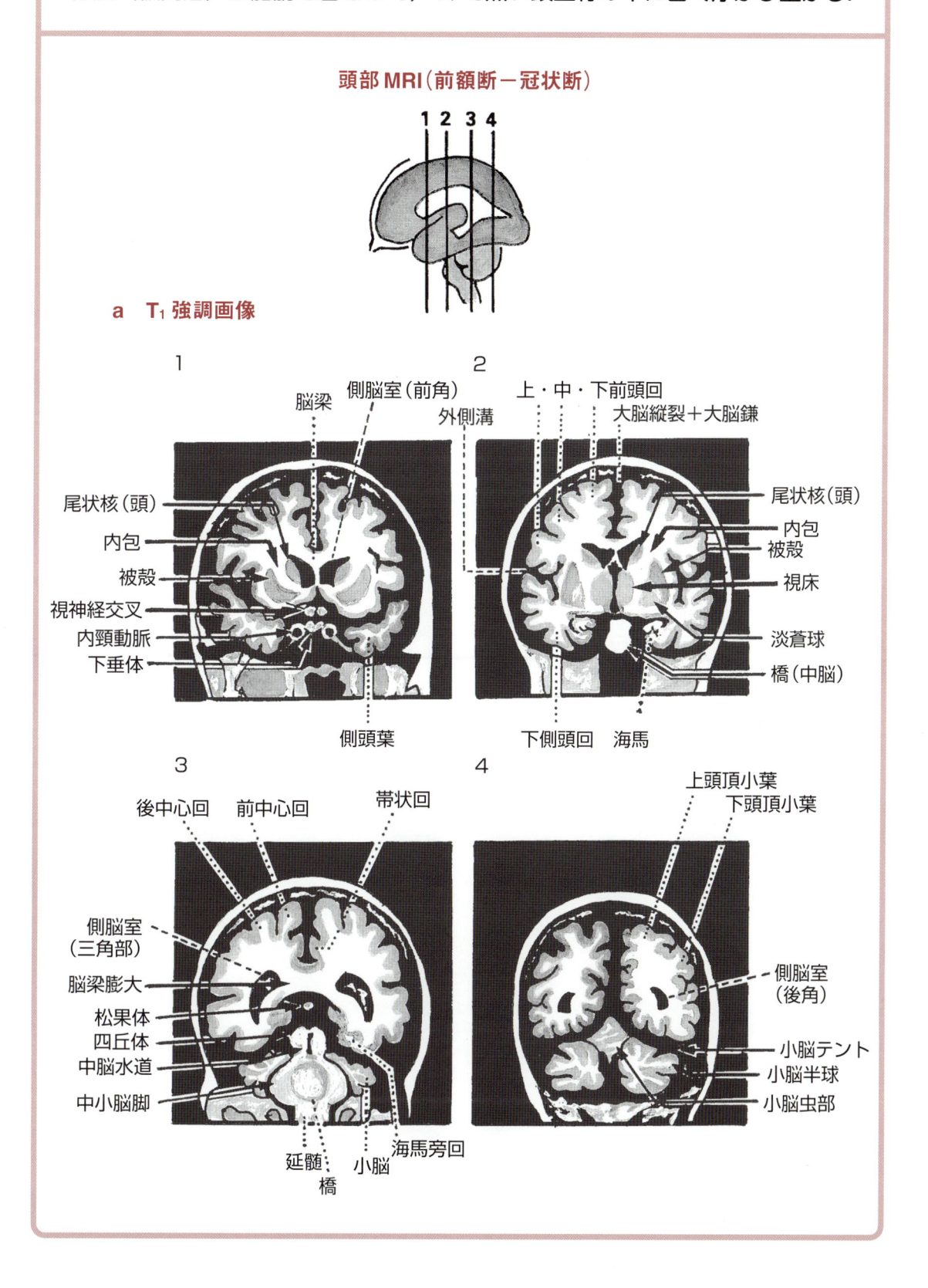

頭部 MRI（前額断－冠状断）

a　T_1 強調画像

1
- 脳梁
- 側脳室（前角）
- 尾状核（頭）
- 内包
- 被殻
- 視神経交叉
- 内頸動脈
- 下垂体
- 側頭葉

2
- 外側溝
- 上・中・下前頭回
- 大脳縦裂＋大脳鎌
- 尾状核（頭）
- 内包
- 被殻
- 視床
- 淡蒼球
- 橋（中脳）
- 下側頭回
- 海馬

3
- 後中心回
- 前中心回
- 帯状回
- 側脳室（三角部）
- 脳梁膨大
- 松果体
- 四丘体
- 中脳水道
- 中小脳脚
- 延髄
- 橋
- 小脳
- 海馬傍回

4
- 上頭頂小葉
- 下頭頂小葉
- 側脳室（後角）
- 小脳テント
- 小脳半球
- 小脳虫部

5. 頭部 MRI　正中矢状断

a）T₁ 強調画像

b）T₂ 強調画像

- 正中断の脳の構造（p.301, b），脳脊髄膜腔の構造（p.219, a，315, c）が MRI 信号として描出される．
- 脳梁，脳弓，視床，乳頭体，脳幹（中脳，橋，延髄），小脳は T₁ で高信号（白），T₂ で低信号（黒）を示す．
- 帯状回をはじめ脳回は T₁ で高信号（白），T₂ で低信号（黒）を示す．
- 帯状溝，頭頂後頭溝，鳥距溝など脳溝にはクモ膜下腔（髄液）が深く入り込んでいるので，T₁ で低信号（黒）を示し，T₂ で高信号（白）を示す．
- 第 3 脳室，中脳水道，第 4 脳室は脳脊髄液によって，T₁ で低信号（黒），T₂ で高信号（白）として明確に描出される．
- 大槽，四丘体槽，鞍上槽，脚間槽，橋槽などの脳槽（クモ膜下腔）も脳脊髄液を満たし，T₁ で低信号（黒），T₂ で高信号（白）として描出される．
- 下垂体は T₁ で低信号（黒），T₂ で高信号（白）を示し，視神経は大脳の髄質と同じように T₁ で高信号（白），T₂ で低信号（黒）を示す．

> **メモ**　脳梁（p.300）は左右の大脳半球を結ぶ神経線維からなる．その髄鞘はミエリン（脂質）を含むので，大脳髄質と同じく T₁ で高信号（白），T₂ で低信号（黒）を呈す．

脳脊髄液の入ったクモ膜下腔は脳回の間に入り込み，T_1 で黒く，T_2 で白く描出され，脳回を浮かび上がらせる．
脳梁は神経線維からなり，ミエリン（脂質）を多く含み，T_1 で白く T_2 で黒い．

頭部 MRI（正中矢状断）

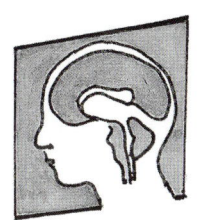

a　T_1 強調画像

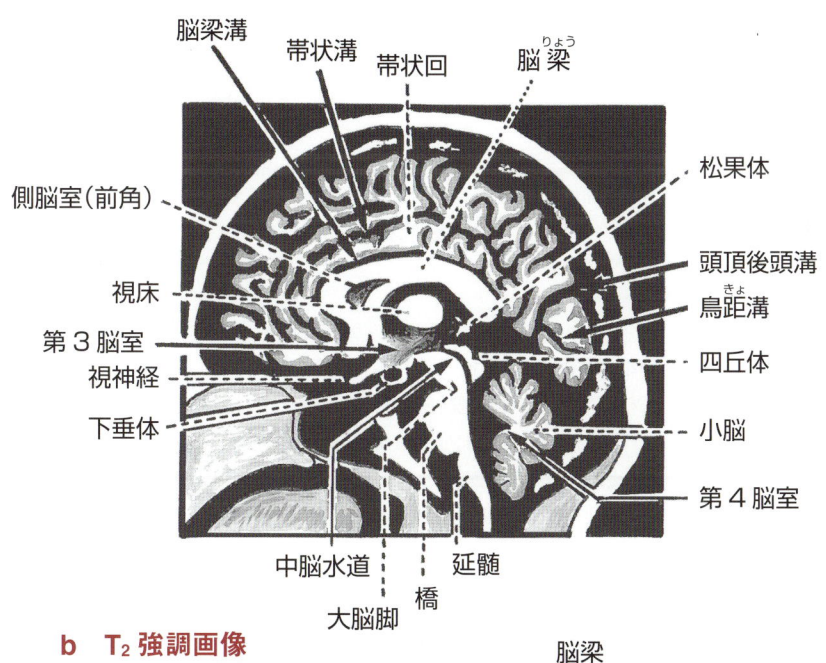

脳梁溝　帯状溝　帯状回　脳梁
松果体
側脳室（前角）
頭頂後頭溝
視床
鳥距溝
第3脳室
視神経
四丘体
下垂体
小脳
第4脳室
中脳水道　延髄
大脳脚　橋

b　T_2 強調画像

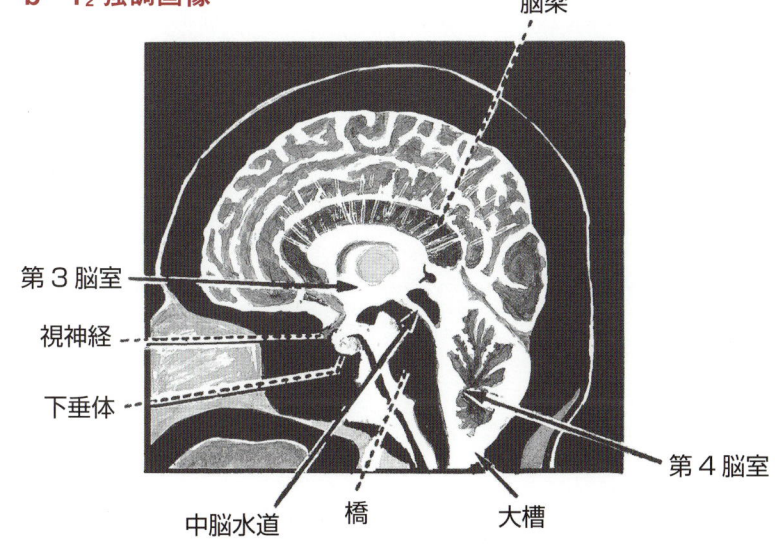

脳梁
第3脳室
視神経
下垂体
第4脳室
中脳水道　橋　大槽

6. 頭部 MRI（脳腫瘍）

a) 神経膠腫（星細胞腫）(p.310, 338)
- T_1 強調画像で低信号（黒）を呈す．その周辺をさらに低信号（黒）の浮腫が広く囲む．
- T_2 強調画像で浮腫を含め広く高信号域（白）として描出される．

b) 膠芽腫 (p.310, 338)
- T_1 強調画像で低信号（黒）を呈す．その周辺に強い浮腫が低信号（黒）で広く拡がる．
- Gd-DTPA による血管造影を行うと（造影 MR, p.348），膠芽腫は血管に富むので，T_1 強調画像で腫瘍部が白く増強される．腫瘍の周辺部は特に白くリング状に縁どられ，浮腫部との境が明確になる．
- T_2 強調画像で腫瘍部と周辺の強い浮腫部が広く高信号域（白）として描出される．

> **メモ** 水は細胞の中に結合水，細胞の外に自由水として組織に存在する．多くの腫瘍では自由水が著明に増加するので，T_1 強調画像で低信号，T_2 強調画像で高信号を示す．

> **メモ** 頭部単純撮影で診断可能な脳腫瘍は多い．視神経膠腫(p.240, 310)は視神経管の拡大，破壊；髄膜腫(p.186, 310)は異常陰影；下垂体腺腫(p.310, 410)はトルコ鞍の拡大；聴神経鞘腫(p.240, 311)は内耳道の拡大；頭蓋咽頭腫(p.312)，松果体部腫瘍(p.312)は石灰沈着が認められる．また髄芽腫(p.310)には縫合離開，指圧痕増強，外後頭隆起挙上などが認められる．しかし，X 線 CT 検査(p.338〜342)や MRI 検査によって早期に発見されるようになった．

> **メモ** 腎芽腫(p.94)，膠芽腫(p.310)，髄芽腫(p.310)，神経芽細胞腫(p.407)など，芽のつく腫瘍はみな悪性である．

脳腫瘍では，T_1 で黒，T_2 で白い腫瘤の周辺に，やはり T_1 で黒，T_2 で白い浮腫が拡がる．血管造影を行うと，T_1 で腫瘤と浮腫の境がはっきり識別される．

a 神経膠腫（側頭葉－島）

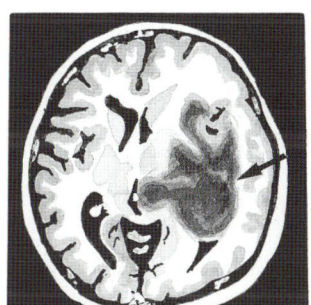

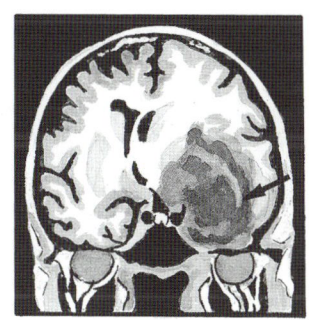

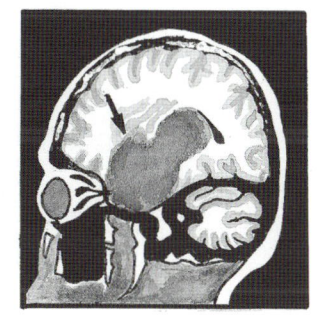

T_1　水平断　前額断　矢状断

T_2　水平断

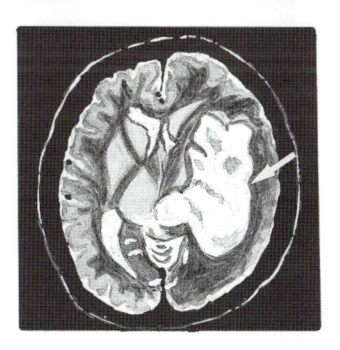

b 膠芽腫（側頭葉－後頭葉）

T_1　水平断　水平断（造影 MR）

浮腫

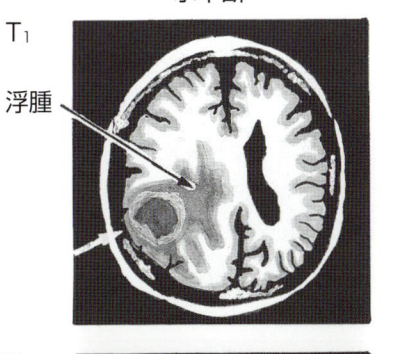

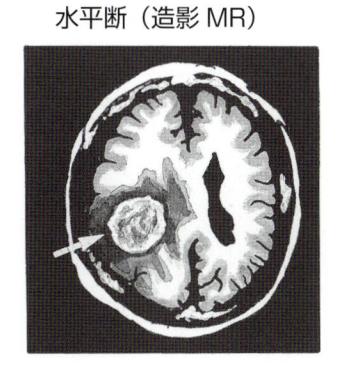

T_2

浮腫

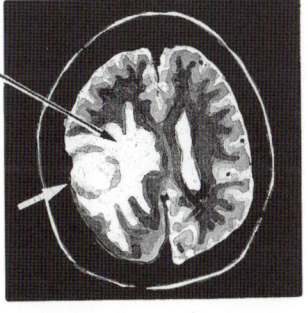

7. 頭部 MRI（脳腫瘍）

a) 髄膜腫（p.310, 340）
- T_1 強調画像で脳とほぼ等しい等信号を呈す．そのなかに壊死に陥り，やや低信号を示す所が混じる．
- Gd-DTPA による血管造影を行うと（造影 MR），髄膜腫は血管に富むので，T_1 強調画像で高信号になる．
- T_2 強調画像でも等信号を呈す．そのなかにやや高信号を示す所が混じる．
- 髄膜腫は脳外腫瘍なので脳を外から圧迫する．脳と腫瘍の間に脳脊髄液を入れた髄膜腔が T_1 強調画像で黒く，T_2 強調画像で白く描出される．腫瘍と脳との間に癒着があれば間隙が消失し，明確に認められる．

b) 転移性脳腫瘍（大腸癌）（p.312, 342）
- T_1 強調画像で低信号を呈す．なかに壊死部がより低く黒く認められる．
- Gd-DTPA による血管造影を行うと（造影 MR），血管に富むので，T_1 強調画像で高信号を示す．特に腫瘍の辺縁が白くリング状に縁どられ，浮腫部との境が明確になる．
- T_2 強調画像で高信号を呈す．その周辺に高信号の浮腫がさらに大きく拡がる．

◎そのほか，髄芽腫（p.310, 340）は小脳虫部を中心に T_1 で低ないし等信号，T_2 で高信号を呈す．頭蓋咽頭腫（p.312）は嚢腫の形をとることが多く，内容が脂肪を多く含むと T_1 で高信号を呈す．下垂体腺腫（p.310）は T_1 で低信号，T_2 で等～高信号を呈す．聴神経鞘腫（p.311, 340）は小脳橋角部に T_1 で低信号，T_2 で高信号の楕円形像として描出される．松果体部腫瘍（胚細胞腫，p.312）は，T_1，T_2 ともに灰白質に等しい等信号を呈するが，石灰化を伴うとそこは無信号になる．

> **メモ** 腫瘍の石灰化は X 線 CT で明確に高吸収域として認められるが，MRI では無信号になるのでとらえがたい．

> **メモ** 膠芽腫，転移性脳腫瘍，脳膿瘍は造影 CT（p.338）のみならず，造影 MRI でもリング状増強効果を示す．

髄膜腫は T_1，T_2 ともに等信号のことが多いが，血管造影を行った T_1 で高信号となる．大腸癌の脳転移も血管造影を行うと，T_1 で浮腫との境が明確になる．

a 髄膜腫（傍矢状洞）

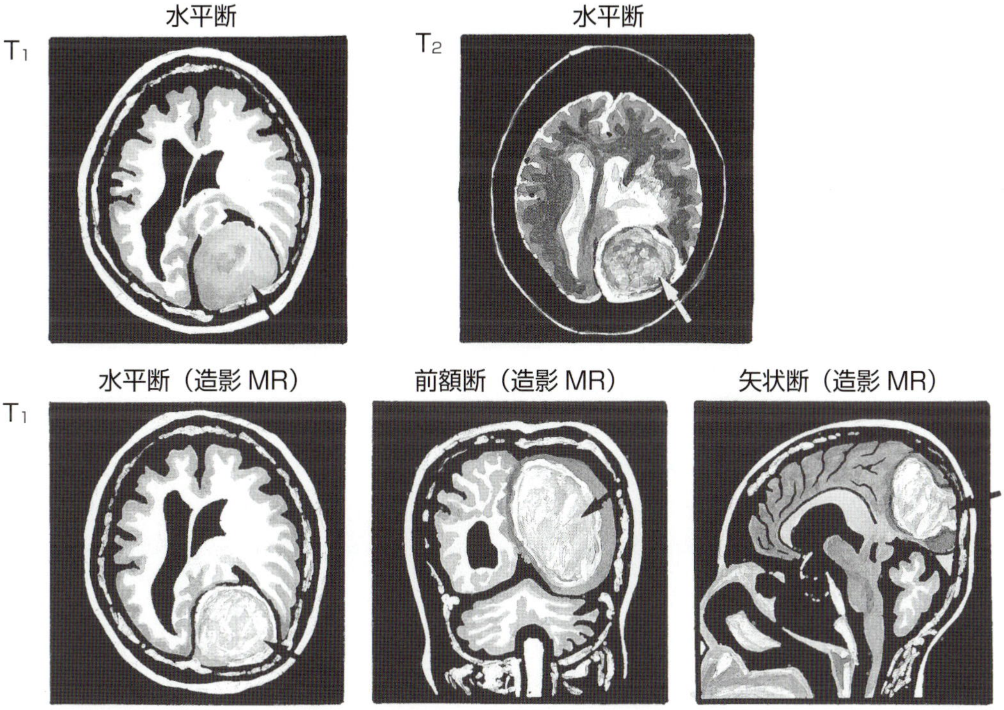

T_1 水平断　　T_2 水平断

T_1 水平断（造影 MR）　　前額断（造影 MR）　　矢状断（造影 MR）

b 転移性脳腫瘍（大腸癌）

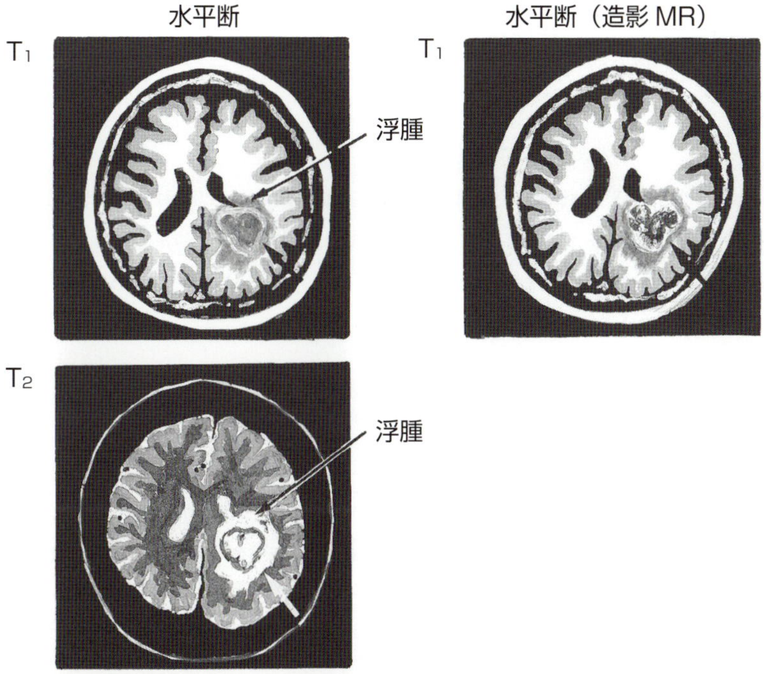

T_1 水平断　　T_1 水平断（造影 MR）

浮腫

T_2

浮腫

8. 頭部 MRI（脳出血，脳梗塞）

a) 脳内血腫（脳出血 10 日目）(p.314, 342)
- T_2 強調画像で被殻から内包にかけ高信号(白)域が認められる．

b) 脳外血腫（硬膜下血腫 10 日目）(p.344)
- T_2 強調画像で高信号(白)域が三日月状に認められる．

c) 血腫の時間的変化
- MRI によって血腫の時間的経過を追うことができる．
- 出血後数時間，出血部は血漿によって T_1 で低信号，T_2 で高信号を呈す．赤血球に含まれるオキシヘモグロビン（2 価鉄）はプロトンの緩和時間に影響を与えない．
- 2〜3 日でオキシヘモグロビンはすべてデオキシヘモグロビン（2 価鉄）に変わる．デオキシヘモグロビンは T_1，T_2 ともに低信号を示す．T_1 では周囲に発生した低信号の浮腫と境がわからない．T_2 では浮腫が高信号を示すので，血腫は高信号の中の低信号域として認められる．
- 4〜7 日ごろデオキシヘモグロビンは血腫周辺から酸化されてメトヘモグロビン（3 価鉄）になり，中心部に進む．メトヘモグロビンは T_1 でも T_2 でも高信号を示すので，T_1 では低信号域の中にドーナツ状の白い輪ができ，次第に中心部に拡がり，8〜10 日ごろ血腫全体が高信号になる．T_2 では低信号を示す血腫部が次第に小さくなり，浮腫部を含め全体が高信号となる．やがて浮腫は消失し，血腫が高信号域として長く続く．
- 血腫の周辺にマクロファージが出現し，赤血球を貪食してヘモジデリン（3 価鉄）が沈着すると，血腫は線状あるいは帯状の高信号域で囲まれる．
- 数ヵ月後血腫は液化し，次第に吸収されて瘢痕化する．嚢胞化するものもある．

d) 脳梗塞(p.314, 342)

d') 脳軟化症(p.314, 342)
- 脳の壊死と浮腫が T_1 強調画像で低信号(黒)，T_2 強調画像で高信号(白)として閉鎖血管領域に一致して認められる．

e) 無症候性脳梗塞（ラクナ）
- 直径数 mm 以下の動脈に起こる小梗塞が T_2 強調画像で高信号(白)でみつかる（矢印）．ラクナと呼ばれる．ほとんど無症状に経過している．高血圧のヒトに多い．被殻，尾状核，視床，橋，内包，皮質下白質の順に好発する．

◎脳動脈瘤(p.182)
- 血流のため T_1，T_2 強調画像ともに無信号な嚢状，紡錘状の形でとらえられる．

> **メモ**　脳出血の急性期の診断(p.342)は X 線 CT のほうが優れているが，出血後（亜急性期，慢性期）の診断には MRI のほうが優れている．脳梗塞の急性期の診断は MRI のほうが X 線 CT より優れている．無症候性脳梗塞（ラクナ）の診断は X 線 CT ではできない．未破裂脳動脈瘤の診断は X 線 CT より MRI のほうが優れているが，破裂し出血すると，X 線 CT のほうが優れた診断価値をもつ．

血腫の信号強度は時間的に変化する．脳梗塞，脳軟化症は T_1 で黒く，T_2 で白く描出される．

a 脳内（被殻）出血（10日目） T_2

b 硬膜下血腫（10日目） T_2

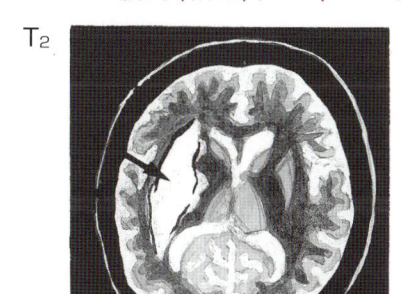

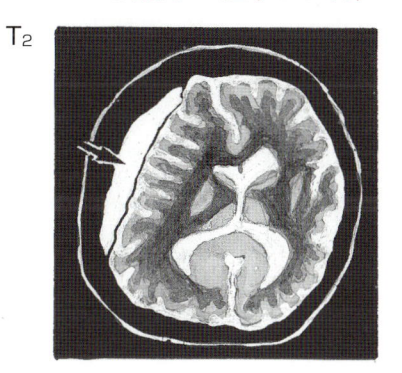

c 血腫の時間的変化

浮腫　　メトヘモグロビン（高信号）

T_1

0日　　2〜3日　　4〜7日　　8〜10日

T_2

d 脳梗塞（中大脳動脈域） T_1

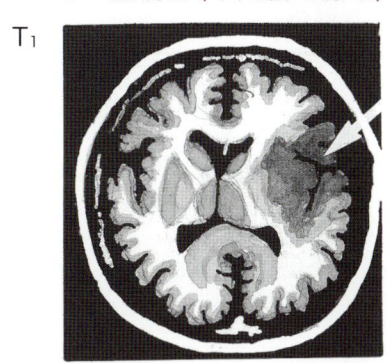

d' 脳梗塞（脳軟化症） T_2

e 無症候性脳梗塞（ラクナ） T_2

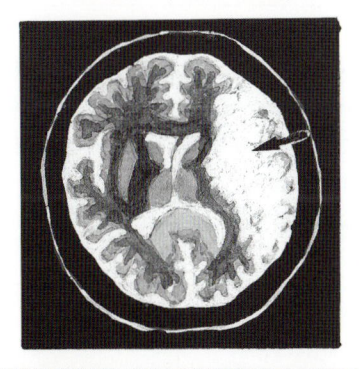

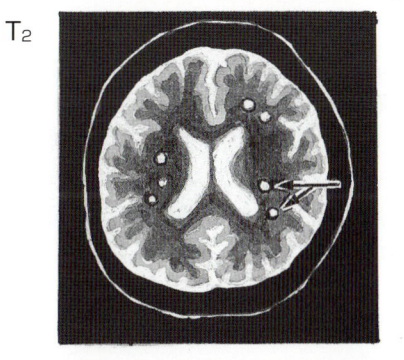

9. 脊椎・脊髄 MRI

b) 頸部 MRI（正中矢状断）
- 脊髄の外側部はミエリン（脂質）を含む髄鞘に包まれた神経線維の伝導路になっているので，脊髄は T_1 でやや高信号で白っぽく，T_2 でやや低信号で黒っぽく描出される．
- T_1 強調画像で，やや白っぽい脊髄の両側に低信号のクモ膜下腔が黒く描出され，T_2 強調画像で，やや黒っぽい脊髄の両側に高信号のクモ膜下腔が白く描出される．
- 各椎体の表面にある薄い骨皮質（a 参照）は無信号で T_1，T_2 ともに黒く椎間円板と境が区別できない．椎体の内部は海綿質で脂肪を含み，T_1 で高信号（白），T_2 で低信号（黒）を呈す．
- 椎間円板を構成する線維輪（線維軟骨）は T_1 でも T_2 でも無信号に近い低信号（黒）を呈す．その中心部にある髄核は水分に富み，T_1 で低信号（黒）だが T_2 で高信号（白）を呈す．
- 骨皮質に接する靱帯や硬膜は T_1 でも T_2 でも無信号に近い低信号なので，これらは一体となって黒く描出され，区別できない．
- 各椎体の後部中央に T_1 で黒く，T_2 で白く楔状に欠けた所がみられる．椎体静脈が椎体に入る場所である（a 参照）．

c) 腰仙部 MRI（正中矢状断）
- T_1 で広いクモ膜下腔（黒）の中にやや高信号（白）の馬尾神経がみられる．T_2 では白いクモ膜下腔の中を黒い馬尾神経（p.245, b）が走る．
- T_2 で，白い髄核の中央部を水平方向に横走する帯状の低信号（黒）を認める．髄核内裂と呼ばれる．成人における正常構造で，加齢により髄核の水分が減少し，信号強度が低下し黒く描出されたものである．

d) 胸椎 MRI（水平断）
- 神経根の走行を明確に識別することができる．
- T_1 で，白い前根，後根が黒いクモ膜下腔を横切る．
  T_2 で，黒い前根，後根が白いクモ膜下腔を横切る．

メモ 加齢とともに椎体内部に脂肪が強く沈着し，それが斑点状に T_1 で白く，T_2 で黒く描出される．

メモ 脳は神経細胞からなる灰白質（皮質）が外表面に，神経線維からなる白質（髄質）が内部に存在する（p.305, 335, 350）．脳とは逆に，脊髄では中心部に神経細胞からなる灰白質がH字状にあって，外側に神経線維からなる白質が存在する（p.309）．したがって，MRI では，脊髄の外側は T_1 で高信号（白），T_2 で低信号（黒）を呈す．H字形をした脊髄灰白質の前角（p.309）から運動神経が前根として出，後角へ知覚神経が後根として入る．前根と後根は合して脊髄神経（p.215, 245, 309）を形成する．前根，後根，脊髄神経は神経線維からなり，各神経線維はミエリン鞘（脂質）に囲まれているので，いずれも T_1 で高信号（白），T_2 で低信号（黒）を呈す．

T₁ で白い脊髄を黒い髄液が囲み，T₂ で黒い脊髄を白い髄液が囲む．椎骨は T₁ で白っぽく，T₂ で黒っぽく写る．T₁ でも T₂ でも椎間板は黒い．その中に，T₂ では髄核が白く浮かび上がる．

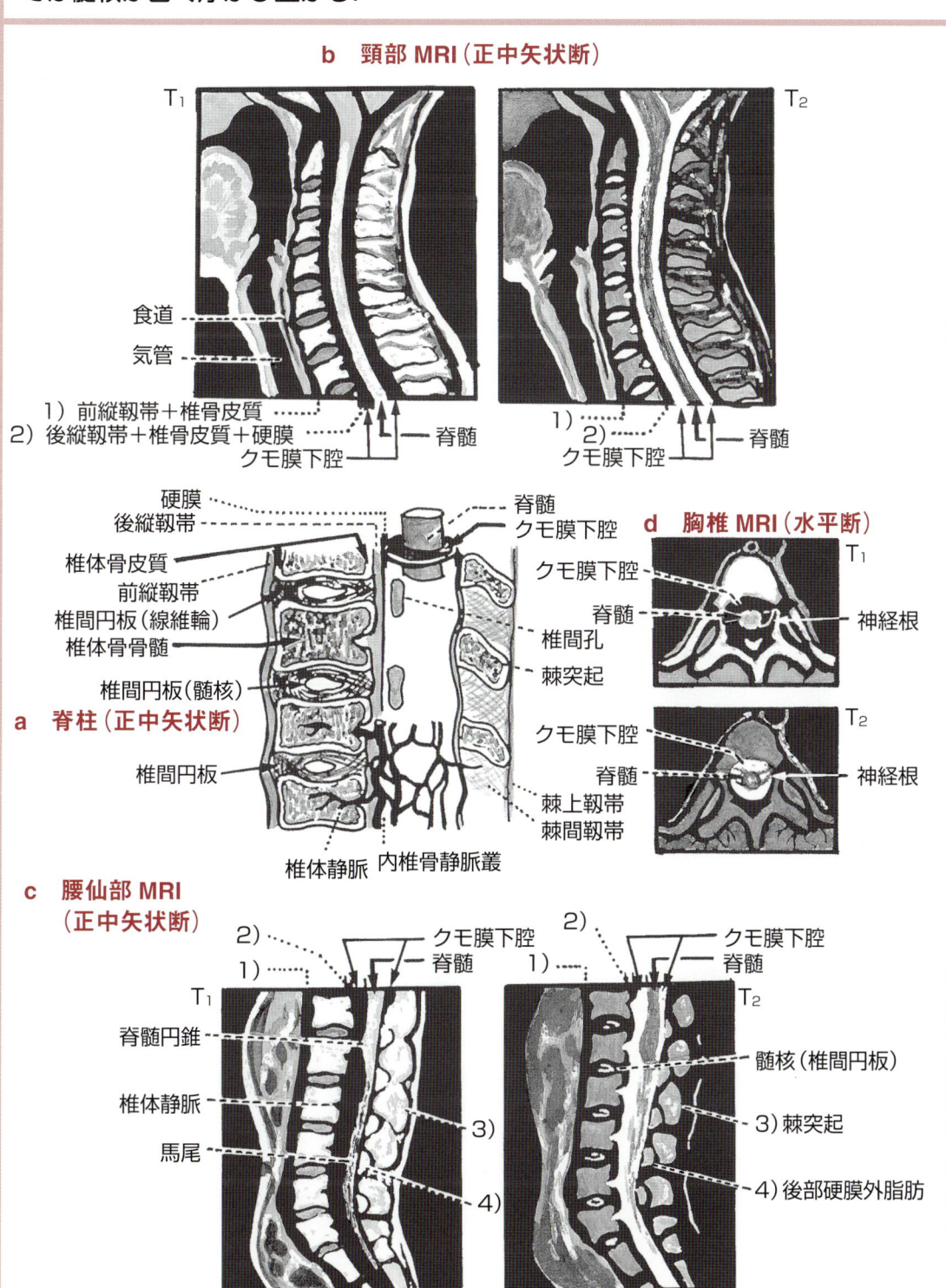

b 頸部 MRI（正中矢状断）

T₁

- 食道
- 気管
- 1) 前縦靭帯＋椎骨皮質
- 2) 後縦靭帯＋椎骨皮質＋硬膜
- クモ膜下腔
- 脊髄

T₂

- 1)
- 2)
- クモ膜下腔
- 脊髄

a 脊柱（正中矢状断）

- 硬膜
- 後縦靭帯
- 椎体骨皮質
- 前縦靭帯
- 椎間円板（線維輪）
- 椎体骨骨髄
- 椎間円板（髄核）
- 椎間円板
- 椎体静脈
- 内椎骨静脈叢
- 脊髄
- クモ膜下腔
- 椎間孔
- 棘突起
- 棘上靭帯
- 棘間靭帯

d 胸椎 MRI（水平断）

T₁
- クモ膜下腔
- 脊髄
- 神経根

T₂
- クモ膜下腔
- 脊髄
- 神経根

c 腰仙部 MRI（正中矢状断）

T₁
- 2) クモ膜下腔
- 1)
- 脊髄
- 脊髄円錐
- 椎体静脈
- 馬尾
- 3)
- 4)

T₂
- 2) クモ膜下腔
- 1)
- 脊髄
- 髄核（椎間円板）
- 3) 棘突起
- 4) 後部硬膜外脂肪

10. 胸部 MRI

- 胸骨，肋骨，胸椎の海綿質は脂肪を含み，T_1で高信号で白く描出される．皮下脂肪も白い．
    1) 大動脈弓レベルの水平断
    2) 肺動脈幹レベルの水平断
    3) 心臓レベルの水平断
    4) 正中面より左よりの矢状断
    5) 心臓を通る前額（冠状）断

■ T_1 強調画像（a）

- 肺，気管，気管支は空気を満たし T_1，T_2 強調画像とも無信号で黒く描出される．
- 心房腔，心室腔，大動脈，肺動脈，上大静脈など心臓に出入する大血管は血流のため，T_1，T_2 とも無信号で黒く描出される．
- 縦隔の脂肪は T_1 で高信号で白く描出される．
- 成人の胸腺は脂肪化し，T_1 で高信号を示し白く描出される．

T₁で真っ黒な両肺の間に縦隔臓器（気管，気管支，食道，心臓ならびに心臓に出入りする大血管）が縦隔脂肪に白く縁どられて描出される．

a 胸部 MRI（T₁強調画像）

1
胸腺　胸骨
上大静脈
気管

2
上行大動脈　肺動脈幹
上大静脈
大動脈弓　左主気管支
右肺動脈
食道
中気管支幹
下行大動脈

3
右心房
右心室
左心室
左心房
下行大動脈

1
2（水平断）
3
4（矢状断）

（前額断）

5
気管
右内頸動脈　左内頸動脈
右腕頭静脈
腕頭動脈
上大静脈
下行大動脈
左腕頭静脈
肺動脈幹
右心房　右心室　左心室

4
左総頸動脈　左鎖骨下動脈
左内頸静脈　大動脈弓
左上肺静脈
左上葉気管支
下行大動脈
左肺動脈
右心室
横隔膜
左心房
左心室

11. 腹部 MRI（正常）

- a₁) 膵体レベルの水平断
- a₂) 胆嚢レベルの水平断
- a₃) 腎臓レベルの水平断

■ 肝臓（1，2）
- T_1 強調画像で中等度の信号を呈し，T_2 強調画像でやや低信号で黒っぽく描出される．
- 無信号の肝静脈，門脈が黒くぬけて写し出される．肝動脈，肝内胆管は描出されない．

■ 胆嚢（2）
- T_1 で低信号（黒）．T_2 で高信号（白）を呈す．

■ 脾臓（1）
- 肝臓より水の含有量がやや多い（71：76％）ため，T_1 で肝臓より低信号でやや黒く，T_2 で肝臓より高信号でやや白く描出される．

■ 膵臓（1）
- 周囲を脂肪で囲まれ輪郭明瞭．T_1 で肝臓より高信号でやや白く描出される．
- 膵背側に沿って無信号（黒）の脾静脈が走る．膵背側上方に上腸間膜動脈が黒く，膵頭と膵体の境を横切る上腸間膜静脈が黒く描出される．
- 膵管は描出されない．

■ 腎臓（3）
- 周囲を厚い脂肪（T_1 で白，T_2 で黒）で囲まれ輪郭明瞭．
- 髄質のほうが皮質より水分を多く含んでいるので，T_1 で皮質のほうが髄質より高信号で白く描出されるので，皮髄の区別が明瞭につく．T_2 では皮質も髄質も高信号（白）で区別がつかない．
- 腎盂，尿管は T_1 で低信号（黒），T_2 で高信号（白）を呈す．
- 腎静脈は T_1 でも T_2 でも無信号で黒く描出される．

◎副腎：強度高信号（白）の脂肪に囲まれ輪郭明瞭に描出される．副腎そのものは T_1，T_2 ともにやや低い．

メモ 胆石，膵頭癌などによって，胆管，膵管が拡張するとき，MRI で T_2 強調画像をとると，胆汁，膵液などの静止している液体は高信号を示し，白く描出される．造影剤注入時に注入圧をかける内視鏡的膵胆管造影法（ERCP，p.60）と異なって，自然な状態で胆・膵管が描出される．簡便で安全な MRI によるこの膵胆道系疾患の検査法を，ERCP に対し MRCP と呼ぶ．

T_1 で白っぽい，T_2 で黒っぽい肝臓の中に肝静脈，門脈が黒く描出される．胆嚢は T_1 で黒，T_2 で白．腎臓は T_1 で皮質，髄質の区別がつくが，T_2 では両者とも真っ白で区別がつかない．

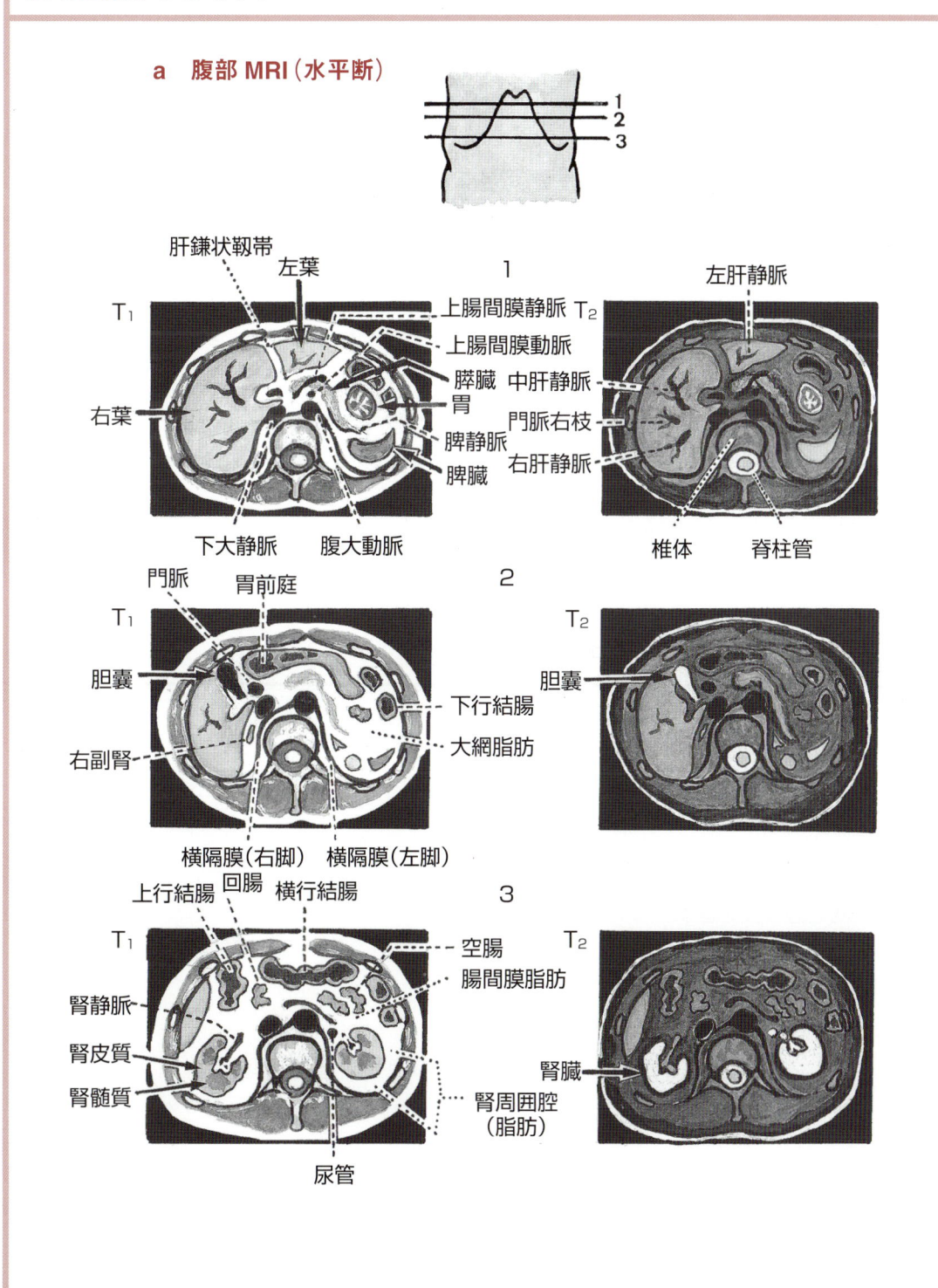

a 腹部MRI（水平断）

12. 腹部 MRI（肝疾患）

a) 肝細胞癌（p.56, 328）
- 癌組織には自由水が多く，T_1 強調画像で低信号（黒）を呈すものが多いが，等信号のものもあり，ばらつきがある．壊死を起こすと，そこはさらに低信号になる．
- T_2 強調画像で高信号（白）を呈す．
- 孤立性

b) 転移癌（胃癌）（p.56, 328）
- T_1 で低信号（黒），
- T_2 で高信号（白）を呈す．
- 複数認められることが多い．

c) 肝硬変（p.56, 330）
- 線維の増殖で厚くなったグリソン鞘には多数の細胞が浸潤し，細胞間水が増加するため，グリソン鞘は T_1 で低信号（黒），T_2 で高信号（白）を呈す．
- その結果，グリソン鞘に囲まれる再生結節は T_1 で高く，T_2 で低くみえる．
- 癌化が起こると，その部は T_1 で低～等信号であるが，T_2 で高信号域として描出される（矢印）．

> **メモ** ウイルス性肝炎（p.418）で肝細胞は壊死に陥り，壊死部を増殖した線維が埋める．やがて生き残った肝細胞は再生するが，増殖した厚い線維に結節状にとじ込められ（再生結節），正常な肝小葉構造にはもどれない．肝硬変部は大小の丸い再生結節で占められる．

d) 肝嚢胞（p.328）
- T_1 で低信号（黒），
- T_2 で高信号（白）を呈す．

d) 胆石（p.62, 328）
- 胆石は T_1 でも T_2 でも無信号で黒く描出される．
- T_1 では低信号（黒）の胆嚢の中にあるので胆石の境界は不明瞭であるが，
- T_2 では高信号（白）の胆嚢の中に，胆石は無信号（黒）域として描出されるので境界明瞭．

◎肝血管腫（p.330）：T_2 強調画像で著明な高信号（白）を呈す．GD-DTPA を静注すると，周辺より濃染し，全体に拡がる．MRI は診断に有効な検査法である．

肝癌は T_1 で低信号，T_2 で高信号を呈す．肝硬変部は結節状で，T_1 で黒く，T_2 で白く縁どられる．胆石は T_2 で白い胆嚢の中に黒く描出される．T_1 では共に黒く輪郭がはっきりしない．

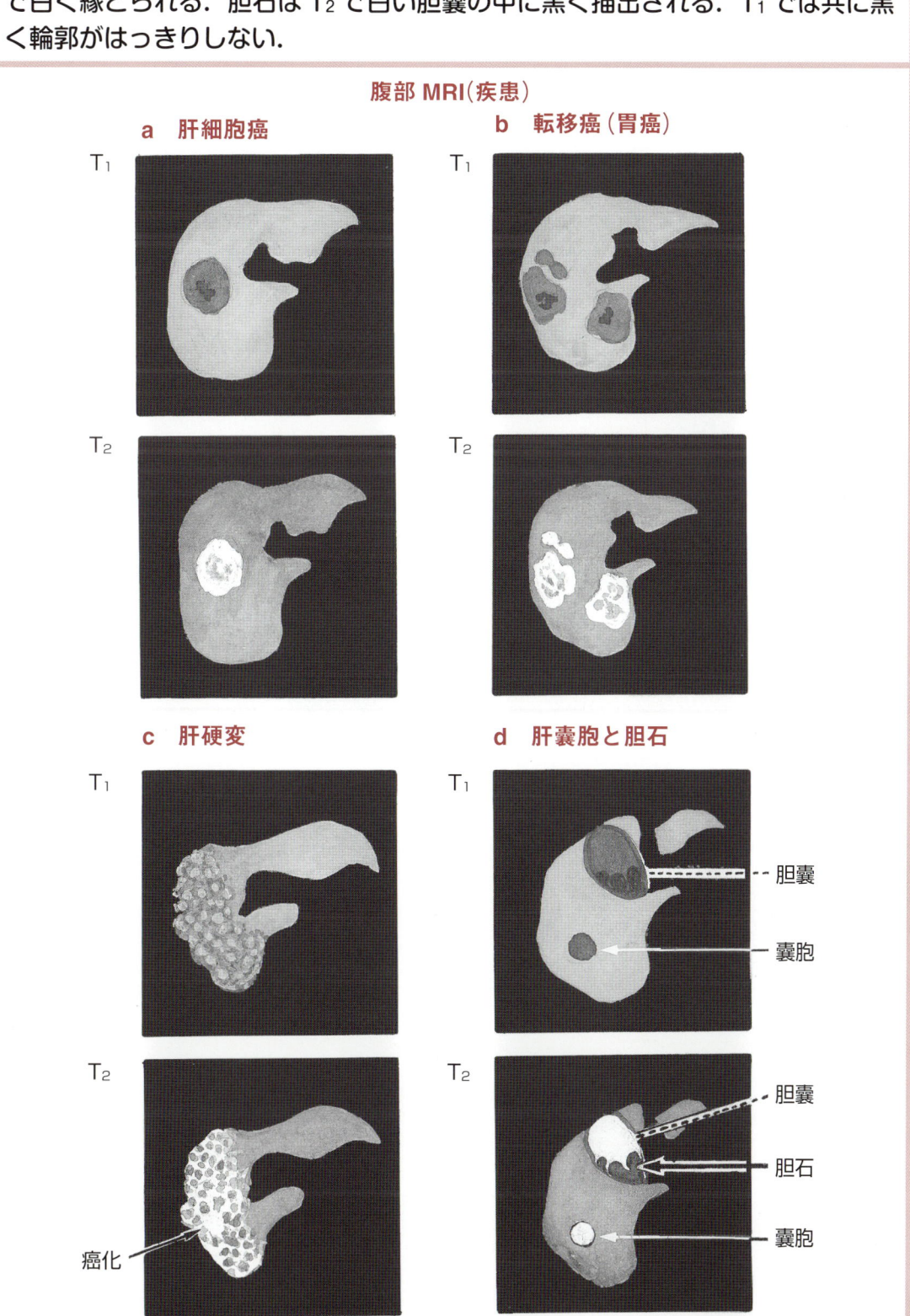

腹部 MRI（疾患）

a 肝細胞癌

T_1

T_2

b 転移癌（胃癌）

T_1

T_2

c 肝硬変

T_1

T_2 — 癌化

d 肝嚢胞と胆石

T_1 — 胆嚢／嚢胞

T_2 — 胆嚢／胆石／嚢胞

13. 膝関節 MRI

■ T₁ 強調画像

a) 正常

　　2〜4) 矢状断
　　5) 冠状断

- 骨緻密質は無信号で黒く，大腿骨，脛骨の側面および関節面を帯状に黒く縁どる．
- 骨髄は脂肪を含むので高信号で白く，大腿骨，脛骨の形を現す．
- 関節軟骨は硝子軟骨で中等度の信号を呈し，無信号で黒い帯状の大腿骨，脛骨の骨緻密質の関節表面を被う．
- 内側および外側半月板は線維軟骨で無信号に近い低信号を呈し，中等度の信号を呈す大腿骨と脛骨の関節軟骨に挟まれて黒く楔状に描出される．
- 前および後十字靱帯，側副靱帯，膝蓋靱帯は無信号に近い低信号で黒く描出される．
- 膝蓋下脂肪体は高信号を呈し，白く描出される．

b) 半月板損傷 (p.280)

　　　1) 矢状断

- 楔状低信号（黒）のなかに高信号（白）の断裂を認める（矢印）．

> **メモ**　これまで関節造影や関節鏡に頼らざるを得なかった関節内部の観察が，MRIによって非侵襲的にできるようになった．大腿骨，脛骨の骨皮質は無信号で真っ黒．線維軟骨（半月板）はT₁，T₂ともに無信号に近い低信号で黒く描出されるが，硝子軟骨（関節軟骨）は中等度の信号を示し，白っぽく描出される．

内側，外側半月板は大腿骨，脛骨の関節軟骨（中等度の信号）に挟まれた楔状の構造（低信号）として認められる．半月板損傷，十字靱帯断裂の診断に有用である．

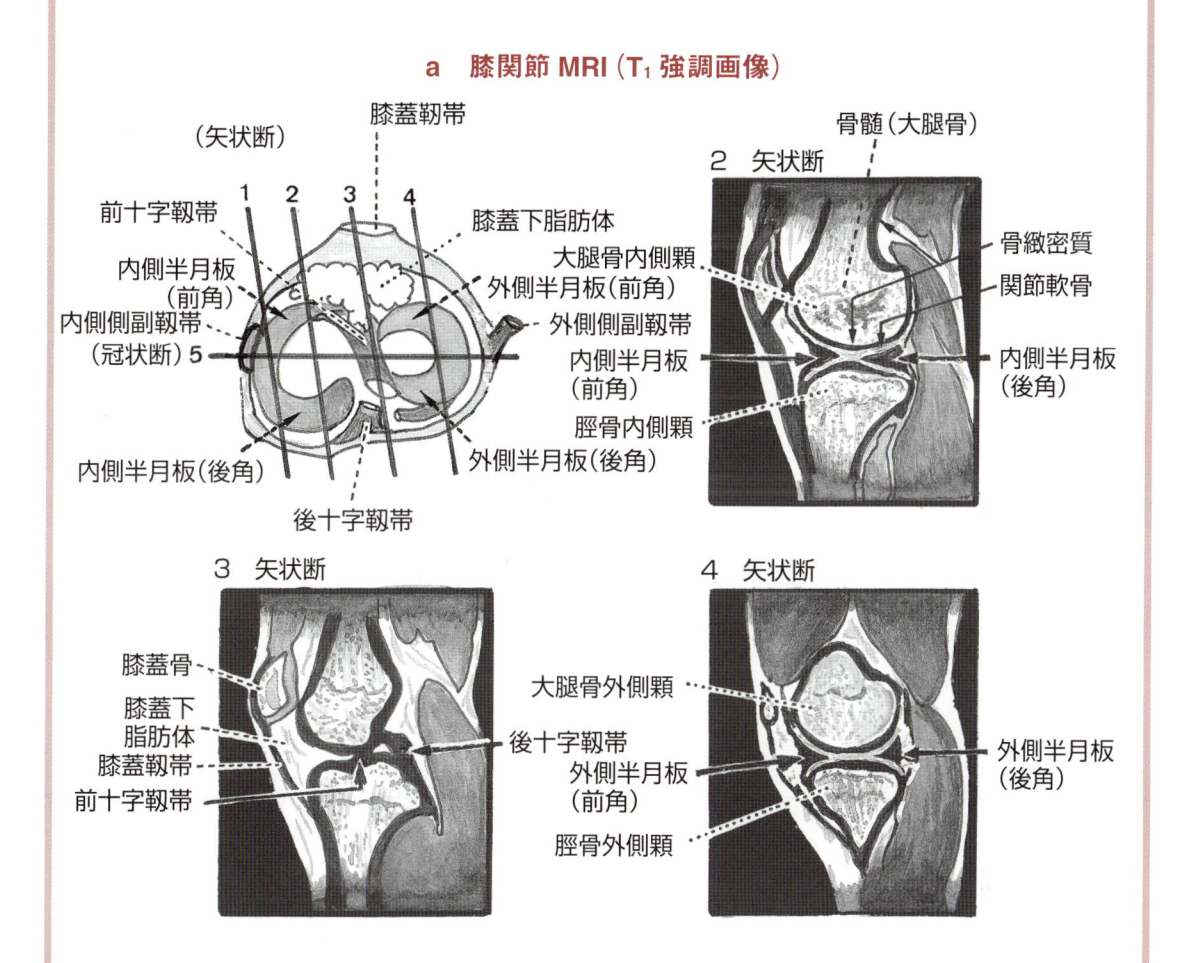

a 膝関節 MRI（T_1 強調画像）

1 （矢状断）
- 膝蓋靱帯
- 前十字靱帯
- 内側半月板（前角）
- 内側側副靱帯（冠状断）5
- 内側半月板（後角）
- 膝蓋下脂肪体
- 大腿骨内側顆
- 外側半月板（前角）
- 外側側副靱帯
- 内側半月板（前角）
- 脛骨内側顆
- 外側半月板（後角）
- 後十字靱帯

2 矢状断
- 骨髄（大腿骨）
- 骨緻密質
- 関節軟骨
- 内側半月板（後角）

3 矢状断
- 膝蓋骨
- 膝蓋下脂肪体
- 膝蓋靱帯
- 前十字靱帯
- 大腿骨外側顆
- 後十字靱帯
- 外側半月板（前角）
- 脛骨外側顆

4 矢状断
- 外側半月板（後角）

b 半月板損傷（T_1 強調画像）

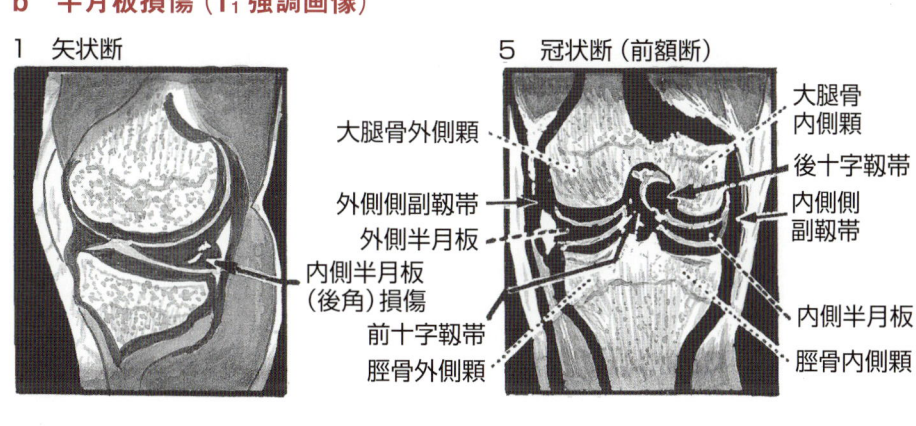

1 矢状断
- 大腿骨外側顆
- 外側側副靱帯
- 外側半月板
- 内側半月板（後角）損傷
- 前十字靱帯
- 脛骨外側顆

5 冠状断（前額断）
- 大腿骨内側顆
- 後十字靱帯
- 内側側副靱帯
- 内側半月板
- 脛骨内側顆

13 超音波検査

1. 超音波検査(ultrasonography：Us)の原理

- ヒトの耳に聞こえる音波の周波数(20〜20,000ヘルツ，Hz)を超える音波を超音波という(**a**)．
- 海面から発射した超音波は魚にあたって反射して戻ってくる．それを受信して魚までの距離，魚の動きを知る(**b**)．この魚群探知機の原理を応用したのが超音波診断装置である．反射してくる音波をエコーと呼ぶ．
- 反射が大きい病変はエコーが高く，透過性が少ない(**d**)．反射が小さい病変はエコーが低く，透過性が大きい．どれだけ反射し，どれだけ透過するかを音響インピーダンスという．インピーダンスの違いが大きい組織が接する境界面で反射は大きくなる．

■ 診断に用いる周波数(**c**)

- 音波は組織を透過するとき，次第に減衰する．
- 周波数の低いもの(2〜3.5MHz)は減衰性が少なく，深在性臓器(肝臓，膵臓，腎臓など)の検査に用いられる．
- 周波数の高いもの(5〜10MHz)は減衰が激しく深部へ達し難い．しかし，周波数の高いものは解像力が高いので，浅在性臓器(甲状腺，乳房など)の検査に用いられる．

> **メモ** ピアノが出す最も高い音は約4,000Hzである．超音波検査に通常用いられる超音波の周波数は3.5MHz(1MHzは10^6Hz)なので，ピアノが出す最も高い音の約1,000倍の周波数になる．

■ 超音波画像

- 結石性パターン(**e**)：軟部組織を通過した超音波は結石の表面でほとんどが反射し，強いエコーを発生．結石は画面で白く表示される．結石の後ろには超音波は届かず，結石の後方は画面が真っ黒に表示される．このような後方エコーの消失を音響陰影という．腸管ガスや骨の後方にも音響陰影を生じる．

- 囊胞性パターン(**f**)：超音波は液体の中をほとんど減衰することなく通過するので後方エコーは増強し，白く表示される．内部エコーは均一，辺縁エコーは整．超音波は後壁で反射し，後面エコーを白く示す．囊胞の側面から後方にのびるエコーのない黒い帯状の外側陰影を生じる．球形の腫瘤の両端は超音波ビームが斜めに入射するため，反射波が戻ってこないために生じる．

- 充実性パターン(**g**)：腫瘤は腫瘍細胞をはじめいろいろな組織成分を含んでいるので，音波の透過性が悪く，後方エコーが減弱する．内部エコーは不均一，辺縁エコーは不整である．

> **メモ** 白く表示される病変部は高エコーあるいはエコーレベルが高いと表現し，黒く表示される病変部は低エコーあるいはエコーレベルが低いと表現し，周囲の健常組織と変わらない病変部は等エコーあるいはエコーレベルが等しいと表現する．

深在性臓器（肝，膵，腎など）の検査には通常 3.5MHz，浅在性臓器（甲状腺，乳房など）には 5MHz 以上の超音波が使用される．

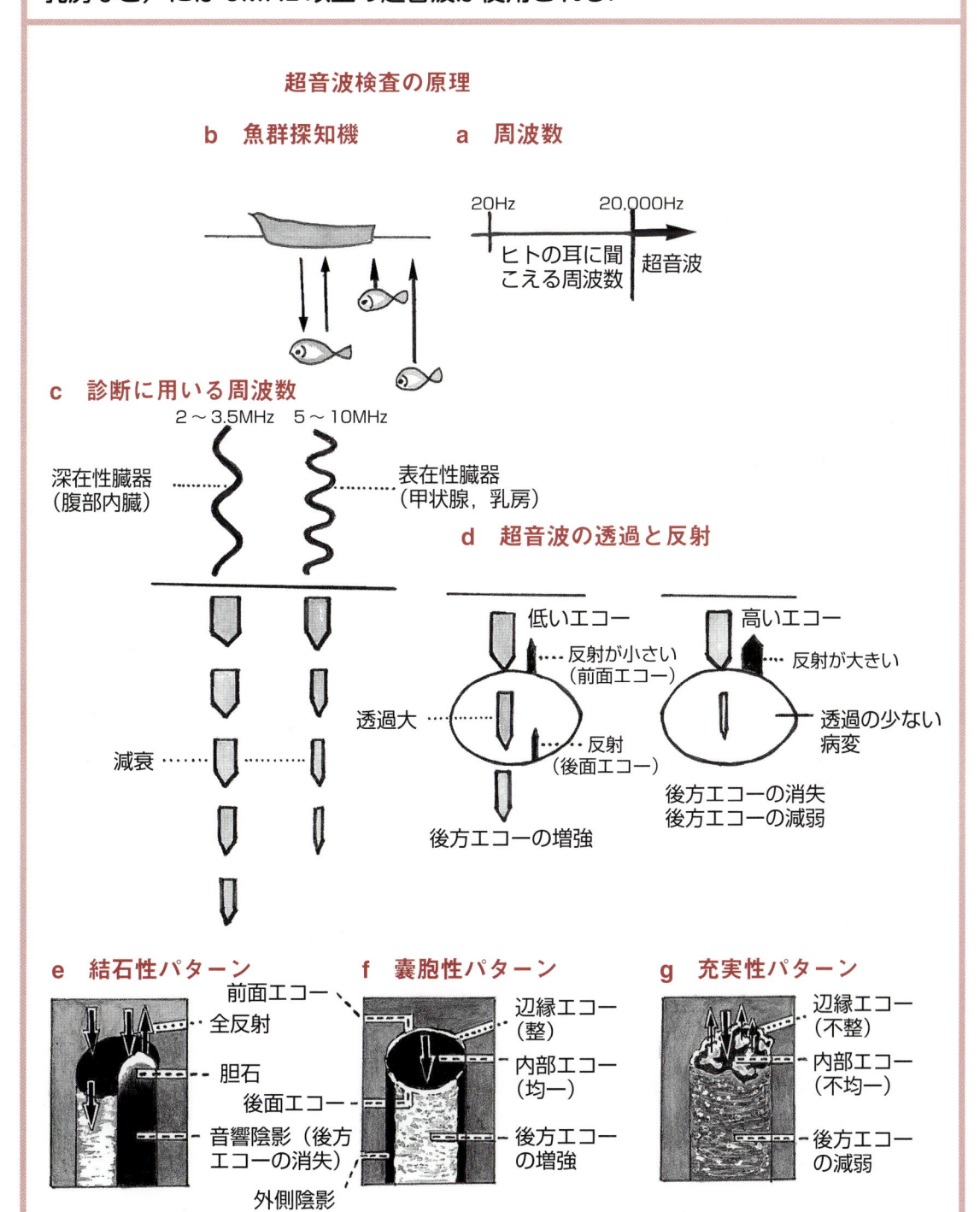

超音波検査の原理

b 魚群探知機

a 周波数

20Hz　　　20,000Hz
ヒトの耳に聞こえる周波数　　超音波

c 診断に用いる周波数

2〜3.5MHz　　5〜10MHz

深在性臓器
（腹部内臓）

表在性臓器
（甲状腺，乳房）

d 超音波の透過と反射

低いエコー … 反射が小さい（前面エコー）
透過大
反射（後面エコー）
後方エコーの増強

高いエコー … 反射が大きい
透過の少ない病変
後方エコーの消失
後方エコーの減弱

減衰

e 結石性パターン

- 前面エコー
- 全反射
- 胆石
- 後面エコー
- 音響陰影（後方エコーの消失）
- 外側陰影

f 嚢胞性パターン

- 辺縁エコー（整）
- 内部エコー（均一）
- 後方エコーの増強

g 充実性パターン

- 辺縁エコー（不整）
- 内部エコー（不均一）
- 後方エコーの減弱

■ 探触子(プローブ)

- 探触子には多数の振動子(トランスデューサ)が並んでいる．電圧をかけると振動して超音波を発生する．逆に体内から反射してきた超音波は振動子を振動させ，反射エコーに応じた電圧を発生させる．それを電気信号に変換し画像に表示する．
- 探触子の種類

　　リニア型(a)：表面が平らで長方形の画像を得る．
　　コンベックス型(b)：表面が凸状で扇形の画像を得る．リニア型より広い断走像が得られる．
　　セクタ型(c)：口径の小さい探触子から扇形の超音波をだす．肋間腔で任意の角度に探触子を扇動して使用する．心臓の検査に適している．

■ Bモードの走査法と画像表示

- Bモードとは超音波ビームを走査(スキャン)して，リアルタイム装置を用いて臓器の断走像を表示する．腹部臓器の超音波検査に用いられる．
- 縦断走査(d)：被検者の右側より観察した像として表示する(g)．
　　　　　　頭側(Head，H)が画面の左側に，足側(Foot，F)が画面の右側に．
　横断走査(e)：被検者の足側より観察した像として表示する(h)．
　　　　　　右側(Right，R)が画面の左側に，左側(Left，L)が画面の右側に．
　斜断走査(f)：縦断に近い角度のものは縦断走査に，横断に近い角度のものは横断走査に従って表示する．

■ 音響カプラ(i)

- 探触子と皮膚との間に空気が入らないように，通常音響伝達媒体としてゼリーあるいはオリーブ油を塗布する．甲状腺や乳房などの検査では，凹凸のある皮膚面に探触子を密着させるために，軟らかい材質で作製された音響カプラを介在させる．

■ 音響窓(アコースティックウィンドウ)

- 検査30～60分前多量(500～700ml)の水を飲ませ，排尿を禁止して膀胱を充満させ骨盤内臓(子宮)の検査を行ったり，多量(500～1,000ml)の水を飲ませ，胃内のガスを水と置き換え，水で充満した胃を通して膵臓の検査を行うことがある．また比較的内部エコーの均一な肝臓を通して右腎の検査を行う．骨盤内臓検査では尿で充満した膀胱が，膵臓検査では水で満たした胃が，右腎検査では肝臓が超音波ビームの通る窓のような役目を果たす．これらを総称して音響窓と呼ぶ．アコースティックとはよく聞こえるという意味．

■ 超音波検査の利点

1) 被曝の危険性がない．容易に繰り返し検査することができる．胎児の観察も行うことができる．2) 軟部組織の描出能は他の画像診断より優れている．3) あらゆる断面でのスキャンが可能である．4) 造影しなくても血管を直接観察できる．5) リアルタイムで画像が得られる．6) 心臓のような動きの速い臓器の観察も可能であり，血流も表示できる．7) 装置が小さく価格が格段安い．

■ 超音波検査の欠点

1) 骨やガス(肺，腸管)に対して全く無能である．2) 探触子で描出される範囲は狭く，肝臓のような大きい臓器では何回もいろいろな方向からスキャンを繰り返さなければならない．3) X線CTにおけるごときコントラスト増強手段をもたない．

超音波検査は骨，肺，腸管の検査に適さない．

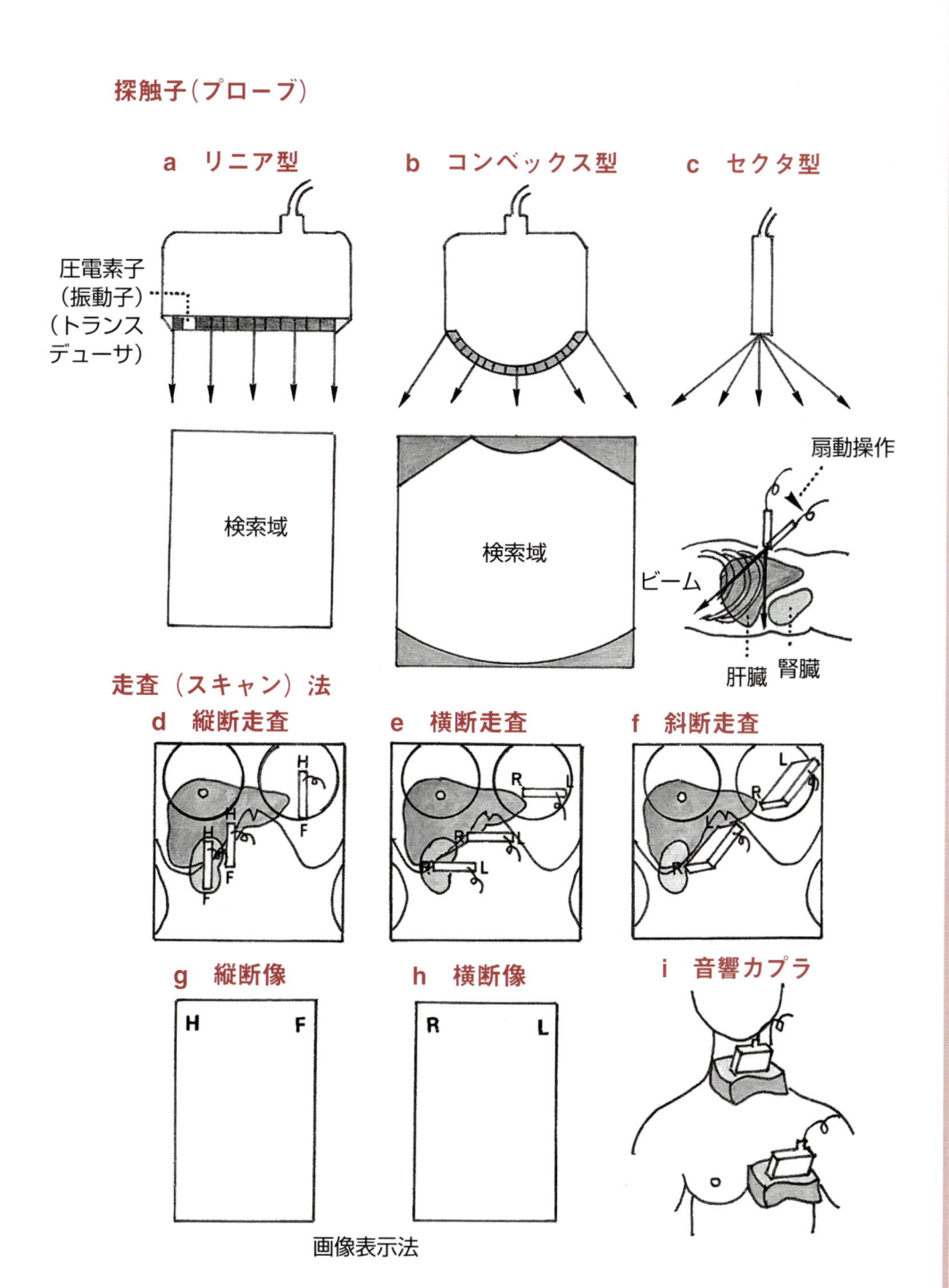

探触子（プローブ）

a リニア型　　**b** コンベックス型　　**c** セクタ型

圧電素子（振動子）（トランスデューサ）

検索域　　検索域

扇動操作
ビーム
肝臓　腎臓

走査（スキャン）法

d 縦断走査　　**e** 横断走査　　**f** 斜断走査

g 縦断像　　**h** 横断像　　**i** 音響カプラ

画像表示法

2. 肝臓の超音波検査

- 肝臓はほぼ均一なエコーレベルを示す．
- 肝臓は高エコー（白）の横隔膜で境される（**c, d**）．
- 胆嚢は低エコーで黒く描出され（**d**），その壁は高エコー（白）を示す．
- 総肝管，胆管管，総胆管は高エコー壁（白）をもった低エコーの管状構造（黒）として描出されるが，肝内胆管は拡張していないと識別できない．

> **メモ** 胆嚢は食後収縮し（p.59），内腔が狭くなり壁が厚くなる．胆嚢の検査は空腹時に行うことが大切である．

- **c)** 肝静脈画像（右肋骨弓下斜断走査，強度足側傾斜）
- **d)** 門脈画像（右肋骨弓下斜断走査，軽度足側傾斜）
    - 肝静脈，門脈は低エコーを示し，黒く描出される．
    - 門脈壁は高エコーを示し白く描出され，反射エコーの少ない肝静脈と区別される．
    - 肝動脈は内腔が狭く，拍動しているため，識別することは困難である．

■ 肝臓の疾患

- **e)** 肝細胞癌（p.56, 328, 370）
    - 孤立性の球形腫瘤．境界は鮮明かつ平滑．結合組織性被膜を反映して腫瘤の辺縁に低エコー帯（ハロー）をみる．内部エコーはモザイク状．これは線維性隔膜による分葉構造を反映したものである．周辺組織より超音波の透過性がよいため後方陰影の増強をみる．球形腫瘤被膜によって外側陰影を生じる．
- **f)** 転移癌（大腸癌）（p.56, 328, 370）
    - 大腸癌の転移巣は石灰沈着が強く高エコー（白）を示し，後方に音響陰影を生じる．腫瘤の外縁は凹凸が激しく八つ頭状で，辺縁低エコー帯（黒）をみる．このときのハローは腫瘤周辺部における均一で密な癌細胞の配列を反映したものといわれる．
- **g)** 肝硬変（p.56, 330, 370）
    - 肝表面の凹凸不整．肝縁の鈍化（矢印）をみる．肥厚したグリソン鞘により肝実質に網目状，斑点状の高エコー帯（白）ができ，肝実質のエコーの均一性が失われる．門脈の拡張が著明．
- **h)** 脂肪肝（p.328）
    - 肝実質がびまん性に高エコーレベル（白）を示し，bright liver とも呼ばれる．
- **i)** 胆石（p.62, 328, 370）
    - 高エコーの白い結石の後方に音響陰影が黒く認められる．背臥位，坐位で移動する．

> **メモ** 脂肪は高エコーレベルを呈し，白く高輝度に描出される．

3. 膵臓の超音波検査

- 膵癌（p.66, 330）は低エコー域として黒く，膵石（p.66, 330）は高エコーで斑点状に白く描出される．

2. 肝臓の超音波検査

超音波検査は造影しなくても血管が描出されるのが特徴である．
胆嚢の検査は空腹時に行う．脂肪は高エコーレベルの白い高輝度を呈す．

肝臓の血管

a 前方よりみた
- 1 右肝静脈
- 2 中肝静脈
- 3 左肝静脈
- 下大静脈
- 4 門脈（右枝）
- 5 門脈（左枝）
- 門脈
- 胆嚢

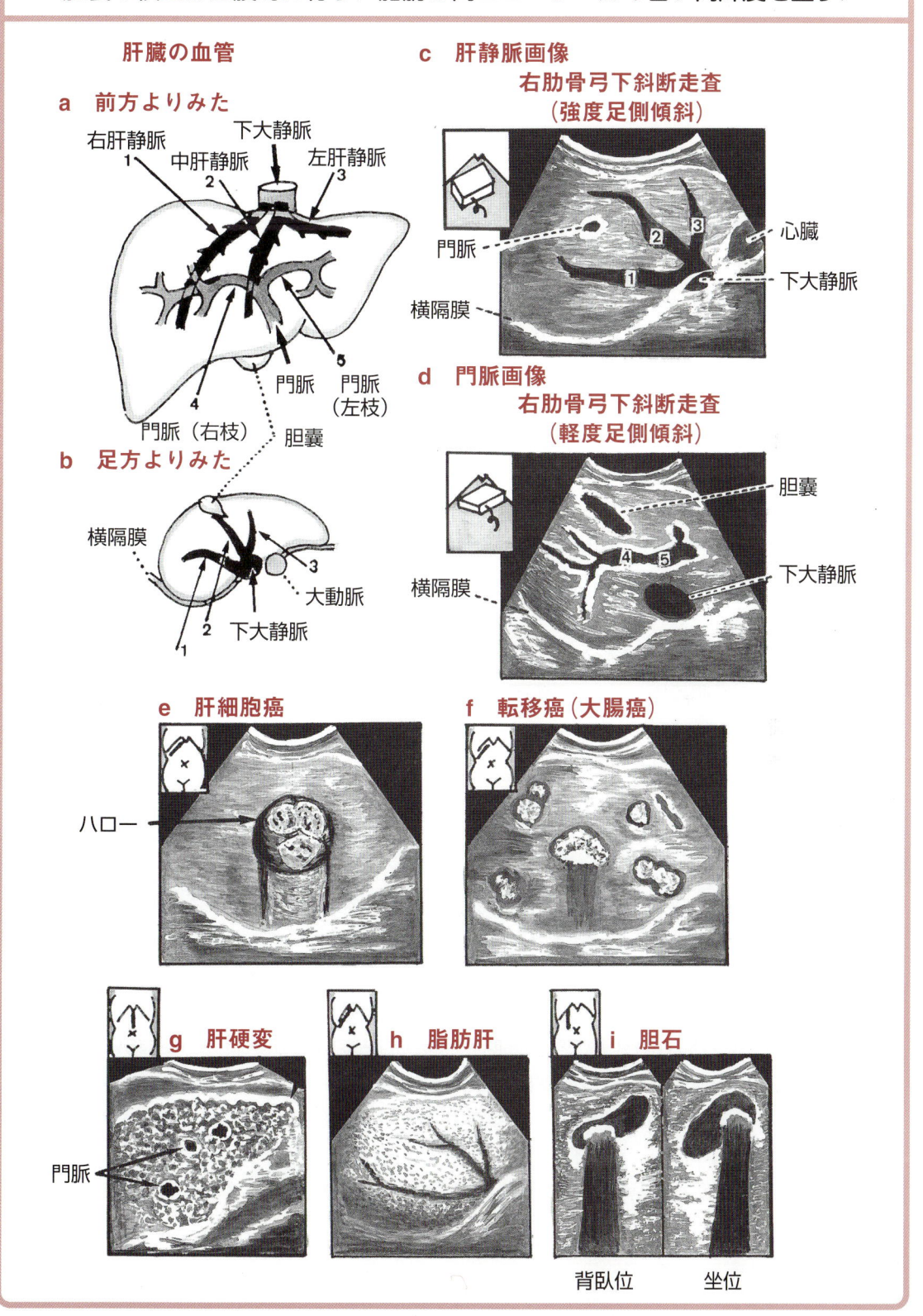

b 足方よりみた
- 横隔膜
- 1, 2 下大静脈
- 3 大動脈

c 肝静脈画像　右肋骨弓下斜断走査（強度足側傾斜）
- 門脈
- 横隔膜
- 心臓
- 下大静脈

d 門脈画像　右肋骨弓下斜断走査（軽度足側傾斜）
- 胆嚢
- 横隔膜
- 下大静脈

e 肝細胞癌
- ハロー

f 転移癌（大腸癌）

g 肝硬変
- 門脈

h 脂肪肝

i 胆石
- 背臥位
- 坐位

4. 腎臓の超音波検査

a) 腎臓（右肋骨弓下縦断走査，軽度左側傾斜）
- ほぼ均一なエコーを示す肝臓を音響窓（p.378）として右腎（p.81，b）を描出する．
- 腎臓の周囲を高輝度の脂肪が白く取りまく．
- 腎臓の中心部も高輝度で白く，中心部エコーと呼ばれる．腎洞を満たす脂肪による．
- 腎実質をみると，皮質のエコーレベルは髄質より高いので，皮質と髄質を区別できる．皮質に等しいエコーレベルが錐体状の髄質の間に認められる．この部が腎柱（ベルタン柱）である．
- 皮質のエコーレベルは肝臓より低い．
- 皮質と髄質の境に点状の高エコーが認められることがある．弓状動脈，弓状静脈を表す．

■ 腎臓の疾患

b) 腎嚢胞（右肋間斜縦断走査）
- 定型的な嚢胞性パターン（境界明瞭，辺縁整，内部エコーなし，後方エコーの増強と外側陰影）を示す．

c) 腎癌（左側腹部前額走査）
- 腎輪郭の変形，中心部エコーの圧排や消失をみる．
- 充実性パターンを示す．辺縁不整，内部エコーは不均一で，低レベル（黒）と高レベル（白）の部分が混在する．後方エコーの増強はみられない．

5. 胎児の超音波検査

d) 7週胎児（胎嚢測定）
e) 9週胎児（頭殿長測定）
f) 25週胎児（児頭大横径測定）

> **メモ** 胎嚢（GS），頭殿長（CRL），児頭大横径（BPD）を指標にして妊娠月数および出産日を正確に決定することができる．

- 胎嚢 GS（gestational sac length measurement）：妊娠初期の GS 最大径は 1 日約 1mm 成長するが，妊娠 8 週まで個体差がほとんどなく，妊娠 8 週までの指標になる．8 週を過ぎると GS はばらつく．
- 頭殿長 CRL（fetal crown-rump length measurement）：胎児の坐高を指す．胎児の長径が明瞭に描出されるようになる妊娠 8 週ごろから胎児の屈曲などによる測定誤差の少ない 12 週ごろまで発育の指標になる．10 週胎児の CRL は 30mm である．
- 児頭大横径 BPD（biparietal diameter measurement）：脳の構造が左右対称に描出される妊娠 12 週ごろから，頭蓋内にミッドラインエコーが観察されるようになり，これを目安に BPD 測定が可能になる．BPD と胎児の発育の相関は妊娠 12 週以降 30 週ごろまでが有効である．

> **メモ** 超音波検査によって男女の判定（g）のほか，多胎妊娠，無脳児，水頭症，胎児死亡などの胎児異常を診断することができる．

4. 腎臓の超音波検査 | 383

右腎の超音波検査は肝臓を音響窓として行う．超音波検査はX線被曝がなく，簡易に何回でも行えるのが特徴で，胎児の診察に重宝されている．

a 腎臓の超音波画像（右肋骨弓下縦断走査）

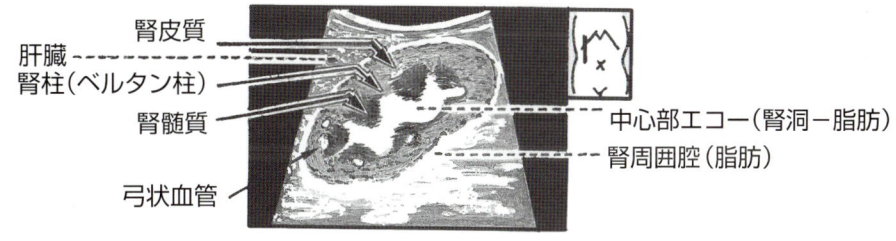

- 肝臓
- 腎皮質
- 腎柱（ベルタン柱）
- 腎髄質
- 弓状血管
- 中心部エコー（腎洞−脂肪）
- 腎周囲腔（脂肪）

b 腎嚢胞（右肋間斜縦断走査）

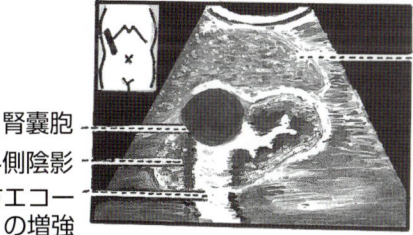

- 腎嚢胞
- 外側陰影
- 後方エコーの増強
- 肝臓

c 腎癌（左側腹部前額走査）

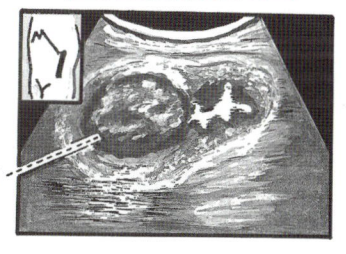

- 腎癌

胎児の超音波画像

d 7週胎児（胎嚢測定）

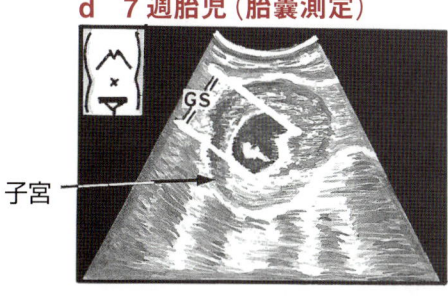

- GS
- 子宮

e 9週胎児（頭殿長測定）

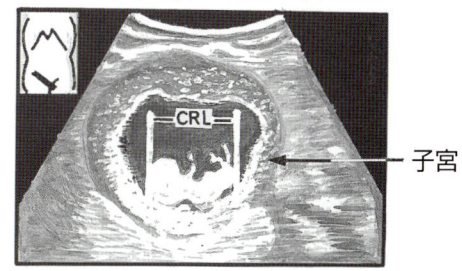

- CRL
- 子宮

f 25週胎児（児頭大横径測定）

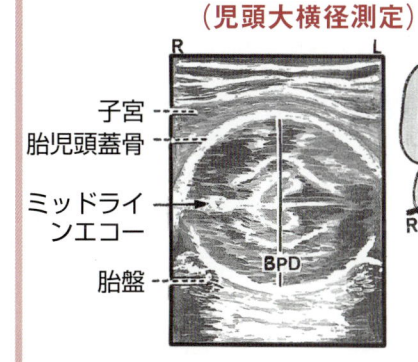

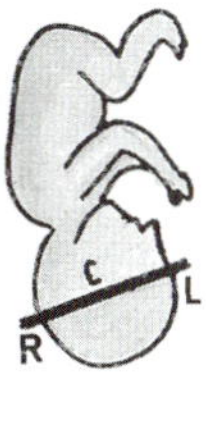

- 子宮
- 胎児頭蓋骨
- ミッドラインエコー
- 胎盤
- BPD

g 性の決定

男児（37週）
- 大腿部
- 精巣

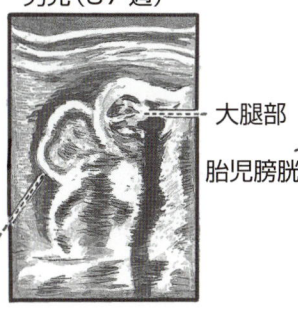

女児（30週）
- 大腿骨頭
- 女性外陰部
- 胎児膀胱

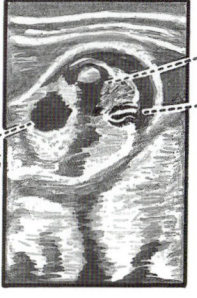

6．心臓の超音波検査

- 心臓の超音波検査には2～3MHzの周波数の超音波が用いられる．

■ Bモード
- 超音波ビームを走査（スキャン）してリアルタイム装置を用いて断層像を表示する．

■ 断層法と表示法（a，b，c）
- 長軸断層走査：胸骨左縁第3，第4肋間にセクタ型探触子（2～3MHz）を置き，左室長軸方向（右肩と左乳房を結ぶ線）にビームを投入する．
  ：他部位の縦断像と異なり，心臓の長軸断層像は被検者の左側から観察した像が表示される．心基部（H）が画像の右側，心尖部（F）が左側に．
- 短軸断層走査：長軸断層走査から90°回転した方向にビームを投入する．
  ：他部位の横断像と同じく，被検者の足側から観察した像が表示される．（R）が向かって左側に，（L）が向かって右側に．

■ 左室長軸断層像（d，e）
- 大動脈前壁と心室中隔がほぼ同じ深さに表示される．
- 収縮期に僧帽弁は閉じ，拡張期に開いて観察される．

■ 心臓の疾患

f）　僧帽弁狭窄症（p.154，168，170）
- 左房の著明な拡大と，僧帽弁の肥厚，弁尖の癒合がみられる．
- 拡張期に僧帽弁前尖の弁腹部が心室中隔に向かって凸状を呈す（ballooning，矢印）．後尖は癒着した前尖に引っ張られて前上方に移動する．

g）　僧帽弁閉鎖不全症（p.154，168，170）
- 左室と左房の著明な拡大と，僧帽弁とくにその弁尖の肥厚がみられる．
- 収縮期にも弁口が開いている．左房に逆流する血液によって，前尖にballooningが起こる．

> **メモ**　心臓の超音波検査は心電図（p.164）とともに，心血管造影法（p.169）や心臓カテーテル法（p.169）と違って，非侵襲的な心臓病診断に必須の検査である．特に非侵襲的に弁とか腱索の病変を容易に知ることができる．

Bモードは心房，心室，僧帽弁，大動脈弁の形態や動きをリアルタイムで観察できる．

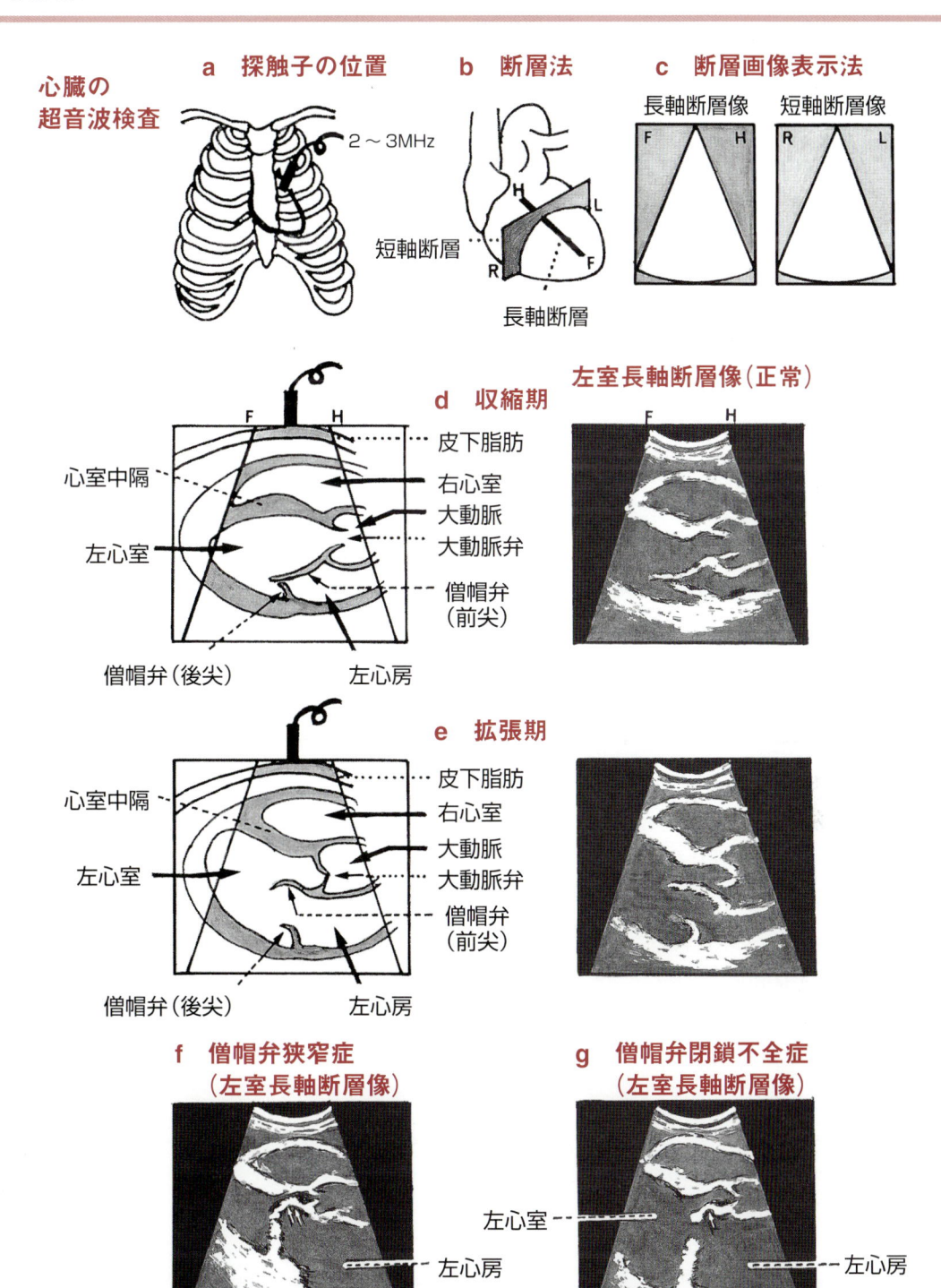

心臓の超音波検査

a 探触子の位置　2〜3MHz

b 断層法　短軸断層／長軸断層

c 断層画像表示法　長軸断層像／短軸断層像

d 収縮期
- 皮下脂肪
- 心室中隔
- 右心室
- 大動脈
- 左心室
- 大動脈弁
- 僧帽弁（前尖）
- 僧帽弁（後尖）
- 左心房

左室長軸断層像（正常）

e 拡張期
- 皮下脂肪
- 心室中隔
- 右心室
- 大動脈
- 左心室
- 大動脈弁
- 僧帽弁（前尖）
- 僧帽弁（後尖）
- 左心房

f 僧帽弁狭窄症（左室長軸断層像）　拡張期

g 僧帽弁閉鎖不全症（左室長軸断層像）　左心室／左心房　収縮期

7. 心臓の超音波検査

■ Mモード

・超音波を繰り返し発射し，エコーが戻ってくるまでの時間を表示すると，魚群探知機（p.377，b）で魚が探触子に向かって近づくのか，遠ざかるのか，その速さはどうなのかがわかるように，心臓とくに弁の動き（movement）を表示することができる．これがMモードである．

a） Mモード画像
- 僧帽弁位像（A）：胸壁にほぼ垂直にビームを向ける．ビームは
  前胸壁—右室—心室中隔—僧帽弁前尖の弁腹—左房後壁を通過する．
- 左室位像（B）：Aからやや下側方にビームを向ける．ビームは
  前胸壁—右室—心室中隔—僧帽弁先端近く—左室後壁を通過する．
- 大動脈弁位像（C）：Aからやや上内方にビームを向ける．ビームは
  前胸壁—右室流出路—大動脈根部—左房を通過する．

b） 僧帽弁前尖エコー
- 僧帽弁前尖は後尖に比して大きく，僧帽弁位（aのA）でビームと直交し，輝度が高く，二峰性（M字型）の動きを示す．その各屈曲点をA〜Fと命名する．
- 収縮期：僧帽弁口閉鎖，前尖と後尖はD点で合う．拡張期：前尖はD点より急速に上方のE点に動く．緩速充満期：前尖はF点に戻る．僧帽弁は半閉鎖状態．左房収縮期：左房収縮により僧帽弁が開き，前尖は上方A点へ．

■ 心臓の疾患

c） 大動脈弁閉鎖不全症（僧帽弁位，拡張期）（p.154，168，170，384）
- 大動脈弁からの血液の逆流によって僧帽弁前尖に細かい振動がみられる．

d） 僧帽弁狭窄症（僧帽弁位，拡張期）（p.154，168，170，384）
- 前尖は矩形波（矢印）を示し，A波は認められない．後尖は癒着した前尖に引っ張られて上方へ移動し，両者は平行した輝線を表示する．

■ カラードプラ断層法（e）

・救急車が近づくに従ってサイレンの音色は高くなり，遠ざかるに従って低くなる．これをドプラ効果という．超音波が動いている物体で反射されると，反射エコーの周波数が変わる．その変化から物体の動く速度を知ることができる．このドプラ効果を利用して血流を測定する．

・リアルタイムのBモード画像上にドプラエコーを重ねて，心臓内の血流の方向を色で表示するのがカラードプラ法である．

・探触子に近づく血流を赤く，遠ざかる血流を青く表示する．

■ 心臓の疾患

f） 僧帽弁閉鎖不全症（p.154，168，170，384）

g） 大動脈弁閉鎖不全症（p.154，168，170，384）
- 逆流する血流がカラーで表示されている．

Mモードは心臓とくに僧帽弁の動きを連続的に表示する．カラードプラはBモードの画像にドプラエコーを重ね，心臓内の血流の方向を色で表示する．

心臓の超音波検査

a Mモード画像
- A 僧帽弁位
- B 左室位
- C 大動脈弁位

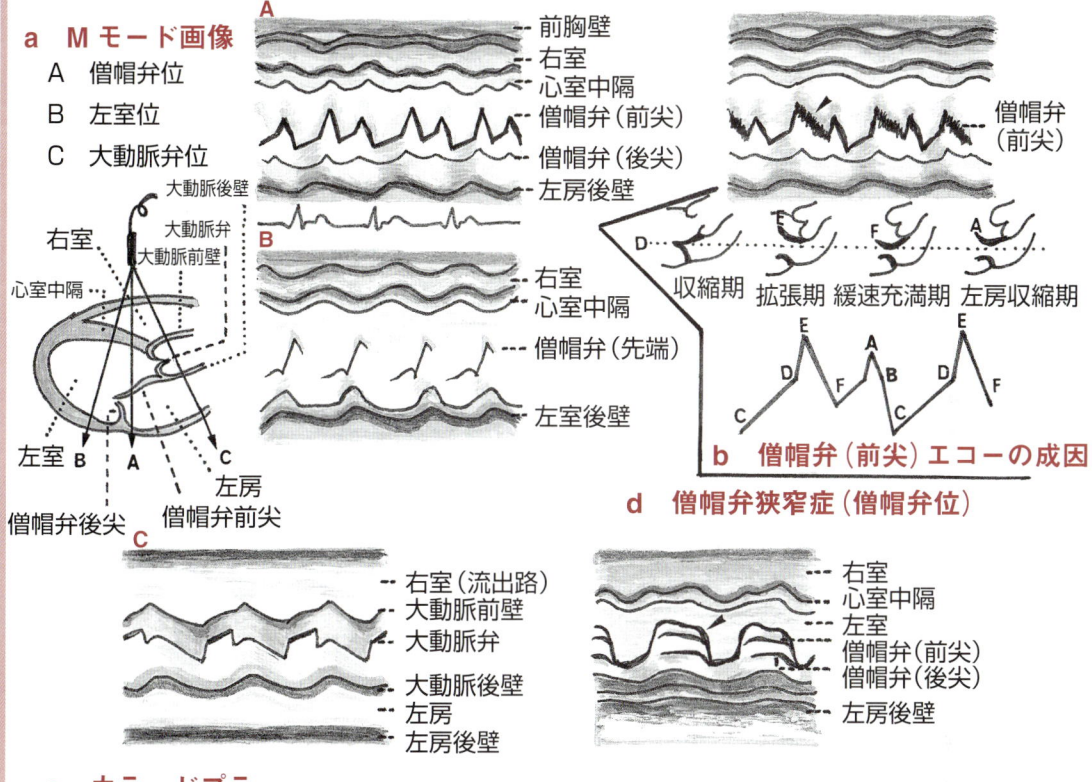

A — 前胸壁／右室／心室中隔／僧帽弁（前尖）／僧帽弁（後尖）／左房後壁

B — 右室／心室中隔／僧帽弁（先端）／左室後壁

C — 右室（流出路）／大動脈前壁／大動脈弁／大動脈後壁／左房／左房後壁

b 僧帽弁（前尖）エコーの成因
収縮期／拡張期／緩速充満期／左房収縮期

c 大動脈弁閉鎖不全症（僧帽弁位）
僧帽弁（前尖）

d 僧帽弁狭窄症（僧帽弁位）
右室／心室中隔／左室／僧帽弁（前尖）／僧帽弁（後尖）／左房後壁

e カラードプラ

f 僧帽弁閉鎖不全症

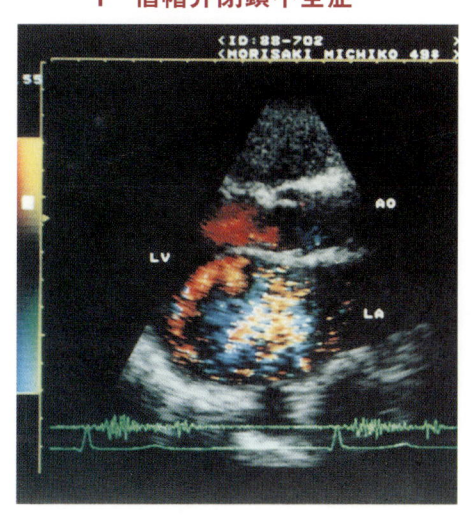

g 大動脈弁閉鎖不全症

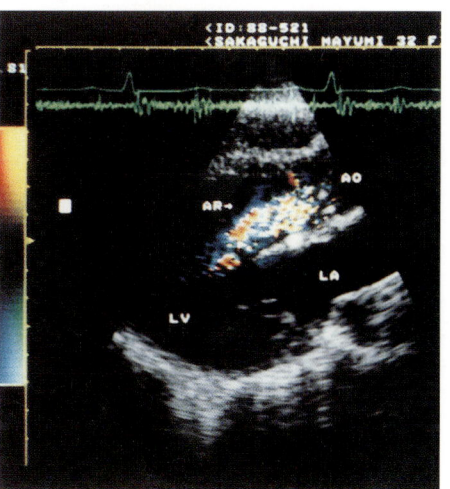

14 眼底検査

1．眼球の構造と機能

■ 眼球(a)

- 光の通路を透明にするため角膜，水晶体，硝子体は血管を欠く．・遠方からの平行光線（視力検査のときは5m前方の視力表からの光）は角膜と水晶体で屈折し，網膜の中心窩に正しく結像する．・虹彩，毛様体，脈絡膜を合わせてぶどう膜と呼ぶ．血管と色素（メラニン）に富む．色素を多く含む眼は褐色に，少ないと緑ないし青色にみえる．・虹彩の血管から漏出した眼房水は後眼房から前眼房に循環し，隅角でフォンタナ腔を通って強膜静脈洞（シュレム管）に排導される(d)．・硝子体は透明なゼリー状の物質で，タイヤの空気のように眼球の形を保持する．
- 眼球の後極に卵円形で黄色を呈する部があり，黄斑と呼ばれる．その中央の小さい凹みを中心窩という．
- 網膜には錐状体と桿状体の2種類の視細胞がある(f)．錐状体は強い光と色を感じ，桿状体は弱い光を感じる．中心窩の細胞はすべて錐状体で，ここで最もはっきり物をみることができる．中心窩を離れるに従って錐状体が減り，桿状体が増加する．
- 眼球に視神経が入る所は内腔に向かってやや隆起し，視神経乳頭と呼ばれる．その中央の凹みを乳頭陥凹という．

■ 眼の異常

- 角膜上皮(b)は涙液によって乾燥から守られ，涙液から酸素の供給を受けている．角膜に血管はないが，神経は分布し，角膜が損傷されると大変痛い．
- 水晶体の混濁を白内障という．始めかすんでみえるが，進行すると磨りガラスを通してみているのと同じになる．老人性白内障は水晶体の周辺部から，放射線被曝の晩発障害（被曝数年後）で起こる白内障は水晶体の中心部に起こる．

> **メモ** 角膜，水晶体，硝子体が混濁すると，鮮明な眼底写真が得られない．白内障は水晶体を摘出するだけでも視力はよくなる．人工の水晶体を入れると，もっと視力が回復する．

- 内眥を底辺として角膜辺縁にのびる三角形の結膜の線維性増殖を翼状片という．ゆっくり角膜面にまで進行する．原因不明．X線感受性があり，X線治療の対称となる．
- 眼圧が上昇し，変視症（ゆがんでみえる）や中心暗点（みようとするものの真ん中がみえない）などの視力障害を起こすものを緑内障という．眼房水の流出路（フォンタナ腔）の通過障害によるものを開放性隅角緑内障，隅角が狭くなって起こるものを閉塞性隅角緑内障(e)と呼ぶ．散瞳剤として使用される硫酸アトロピン（鎮痙剤）は発作的に隅角を閉塞する危険性があるので，緑内障のヒトに鎮痙剤（副交感神経遮断剤）の使用は禁忌である．
- 硝子体が液化し微細な混濁が生じると，浮遊する影として自覚し，飛蚊症と呼ばれる．
- 錐状体に異常があって色の識別ができないものを色盲，識別の弱いものを色弱という．赤と緑の区別がつかないことが多い．伴性劣性遺伝で女性によって遺伝され，男性に現れる．
- 光が網膜の前で焦点を結ぶものを近視，後ろで結ぶものを遠視，角膜の歪みによって一点に結像しないものを乱視という．近い物をみるときは毛様体筋が収縮し，チン小体(a)が弛緩し，水晶体前面が膨れて屈折力を増す．年をとって水晶体が弾性を失い，近くが見えなくなったものを老眼という．近くで物を見続け可逆的調節過剰の状態になったものが仮性近視である．

1. 眼球の構造と機能

眼球の構造と無散瞳型眼底カメラ

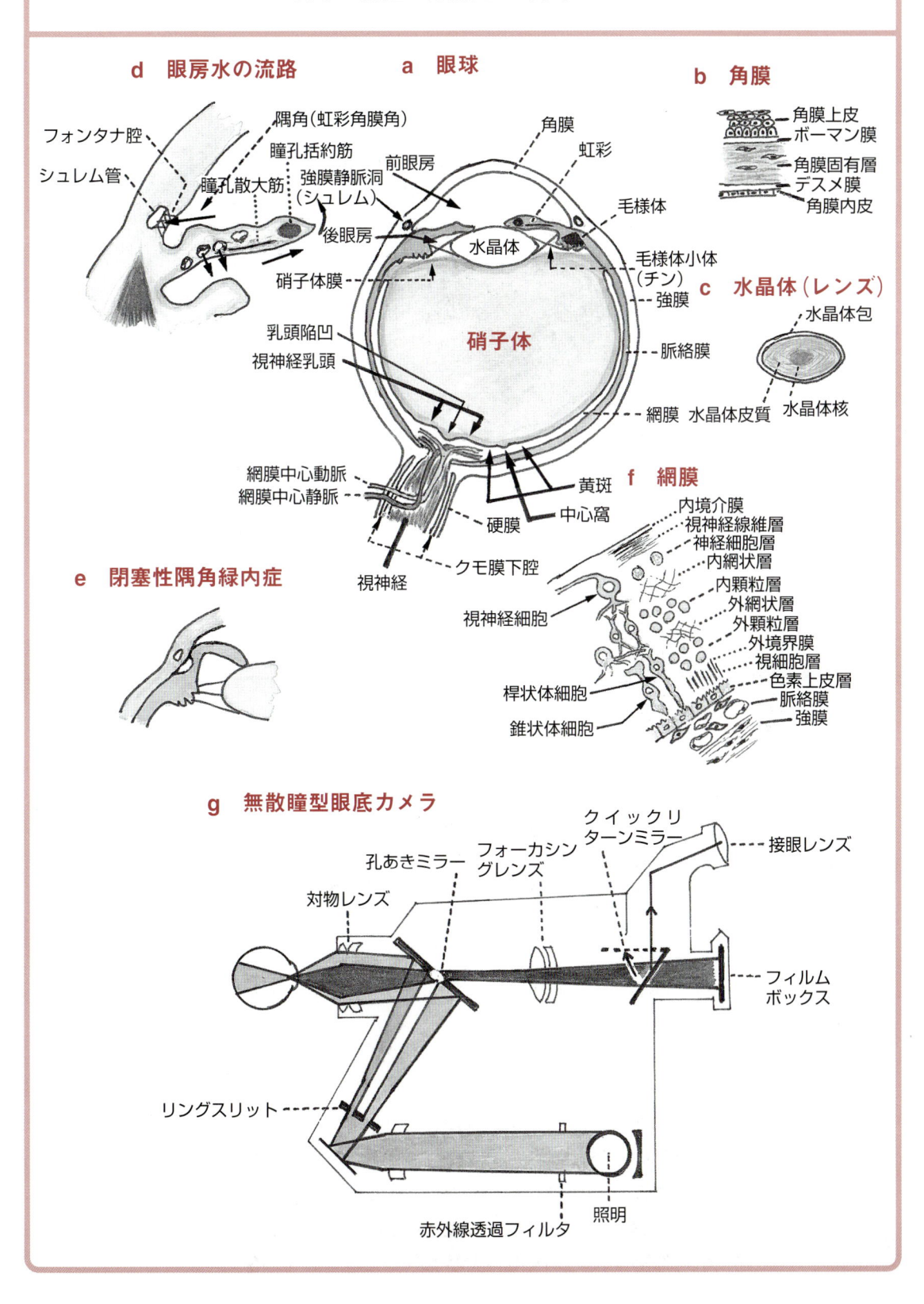

d 眼房水の流路

- フォンタナ腔
- シュレム管
- 隅角（虹彩角膜角）
- 瞳孔括約筋
- 瞳孔散大筋
- 強膜静脈洞（シュレム）

a 眼球

- 角膜
- 虹彩
- 前眼房
- 後眼房
- 毛様体
- 水晶体
- 毛様体小体（チン）
- 強膜
- 硝子体膜
- 脈絡膜
- 乳頭陥凹
- 視神経乳頭
- 硝子体
- 網膜
- 網膜中心動脈
- 網膜中心静脈
- 黄斑
- 中心窩
- 硬膜
- クモ膜下腔
- 視神経
- 視神経細胞
- 桿状体細胞
- 錐状体細胞

b 角膜

- 角膜上皮
- ボーマン膜
- 角膜固有層
- デスメ膜
- 角膜内皮

c 水晶体（レンズ）

- 水晶体包
- 水晶体皮質
- 水晶体核

e 閉塞性隅角緑内症

f 網膜

- 内境介膜
- 視神経線維層
- 神経細胞層
- 内網状層
- 内顆粒層
- 外網状層
- 外顆粒層
- 外境界膜
- 視細胞層
- 色素上皮層
- 脈絡膜
- 強膜

g 無散瞳型眼底カメラ

- 対物レンズ
- 孔あきミラー
- フォーカシングレンズ
- クイックリターンミラー
- 接眼レンズ
- フィルムボックス
- リングスリット
- 赤外線透過フィルタ
- 照明

2. 眼底検査法

■ 眼底カメラ
- 眼に入射した光の大部分は黒い脈絡膜や虹彩に吸収されるが，一部分は網膜で反射されて瞳孔から外にでる．その光を写す．
- 眼底カメラに散瞳型と無散瞳型がある．散瞳型は眼科で用いられ，無散瞳型は検診を行う施設で，スクリーニングを目的として使用される．

■ 無散瞳型眼底カメラ(前頁 g)
- 散瞳型が散瞳剤を点眼するのに対して，無散瞳型は暗室での自然散瞳を待って行う．
- 照明光源に赤外線のみを透過するフィルタが設置され，被検者の眼には赤外線だけが入るので，まぶしさを感じない．
- 散瞳型は眼底全域を撮影できるが，無散瞳型は眼球後極部に限定される．
- 散瞳剤を利用すると，散瞳は数時間続くので，その間何枚でも撮影できるが，無散瞳カメラでは1回だけ，1枚だけである．

■ 正常な眼底写真(a)
- 視神経乳頭(前頁参照)：黄斑より鼻側に，円板状に認められる．境界明瞭(耳側に較べると鼻側やや不明瞭)．中心に白っぽい乳頭陥凹がみられる．視神経乳頭から7本の動・静脈がでる．
- 網膜の血管：動脈は明るく，鮮紅色でやや黄色味を帯びる．静脈は暗く，暗紅色である．動脈のほうが細く，動脈：静脈の太さは3：4．動脈は終動脈で吻合がない．動脈と静脈は交叉するが，動脈どうし，静脈どうしは交叉しない．黄斑に血管はないが，その周囲に多くの血管が集まり，黄斑血管輪を形成する．
- 黄斑(前頁参照)：視神経乳頭の耳側に横長のやや暗い卵円形の褐色域として認められる．

3. 網膜の主な疾患

b) 高血圧性網膜症(動脈硬化)
- 動脈の狭小化：動脈：静脈の比が2：3，1：2，1：3と細くなる．びまん性狭小化のほか，局所的に狭くなった所(矢印)が認められる．
- 動脈の直進性：柔らかさを失い，蛇行しないでまっすぐ直行する．最後は針金のようになる．
- 動静脈交叉現象：動静脈交叉部では硬くなった動脈によって静脈が圧迫され，静脈がくびれたり，とだえたりする．
- 動脈の反射現象：硬くなった動脈壁からの反射が強く，動脈は黄色く輝く．銅線状とも銀線状とも表現される．
- 出血：網膜表層の血管が破綻すると，線状，火焔状の出血斑がみられる．
- 白斑：局所的な虚血によって神経線維が腫脹し，軟らかい綿花状白斑を生じる．

> **メモ** 眼底は血管とくに動脈を直接，精細に観察できる唯一の場所である．

眼底カメラで血管の病変を直接観察することができる．
血管が出入りする視神経乳頭は黄斑の鼻側にある．糖尿病は失明の恐れがある．

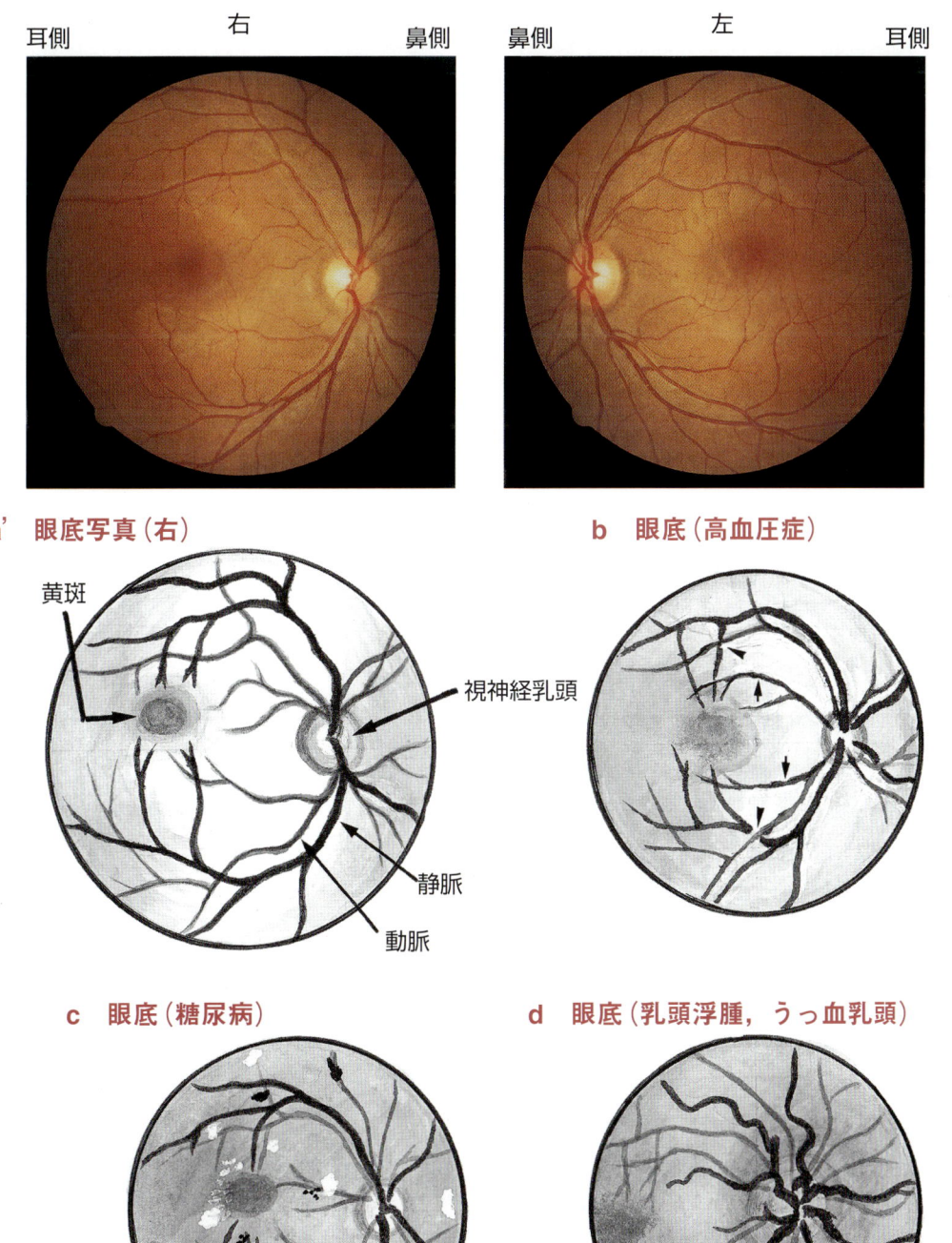

a　眼底写真（無散瞳型カメラで撮った）

耳側　　右　　鼻側　　　　鼻側　　左　　耳側

a'　眼底写真（右）

黄斑
視神経乳頭
静脈
動脈

b　眼底（高血圧症）

c　眼底（糖尿病）

出血斑
白斑

d　眼底（乳頭浮腫，うっ血乳頭）

c） 糖尿病性網膜症（前頁c）
- 白斑：糖尿病は代謝異常によって血管を障害し，透過性を亢進する．漏出成分が網膜内に貯留して起こる点状の硬性白斑や，閉塞による軟性の綿花状白斑を生ず．
- 出血：血管閉塞を補うために生じた新生血管は弱く，破れて網膜深層に斑状あるいはしみ状出血を生ず．
- 網膜剥離：新生血管が増殖し，硝子体内部にまで波及し，硝子体出血，さらに網膜剥離を引き起こす．治療としてレーザー光線による網膜光凝固術が最も有効である．

> **メモ** 成人失明の原因の第1位を糖尿病性網膜症が占める．

d） 乳頭浮腫（うっ血乳頭）（前頁d）
- 脳腫瘍などにより脳圧が亢進すると，乳頭浮腫を生じる．
- まず視神経乳頭の辺縁が不鮮明になり，静脈は拡張，うっ血し，乳頭がきのこ状に隆起する．

> **メモ** 乳頭浮腫（うっ血乳頭）があれば脳腫瘍を疑う．網膜は突出した脳そのものである．視神経はその突出部にあたり，脳と同様，硬膜，くも膜，軟膜（視神経鞘）におおわれ，クモ膜下腔は連なっている．

◎黄斑部変性症
- 脈絡膜からの新生血管が網膜下に進入して起こる老人性黄斑変性症が増加している．最もはっきり物をみる黄斑部に変性が起こるので，視力が低下し，失明にいたる．原因不明．近年特殊な色素を静注し，その色素に吸収されやすい弱い波長のレーザー光線を照射し，感覚網膜を障害することなく，新生血管を凝固閉塞する光線力学療法が行われている．

◎網膜剥離
- 網膜が色素上皮層と視細胞層（p.391, f）の間ではがれることをいう．ここは発生学的にもともとはがれやすい．網膜はまた柔らかく，破れやすい．破れると（裂孔性網膜剥離），その裂け目から液化した硝子体が流れこみ，貯留し，剥離を起こす．
- 原因は不明（特発性網膜剥離）．高度の近視の人に起こりやすい．眼をうって起こることもある（外傷性網膜剥離）．はじめ光視症（刺激なしに暗所でもいなづまのような，流れ星のような，蛍が飛ぶような光を感じる）あるいは飛蚊症（p.390）が起こる．剥離が進行すると，視野欠損が起こる．剥離が黄斑に及ぶと視力が低下し，失明する．
- 治療として，レーザー光線による凝固術を行う．

◎緑内障（p.390）
- 眼圧亢進が続くと視神経が萎縮し，乳頭陥凹が大きくなる．

◎白血病性網膜症
- 白血病患者は出血しやすい．網膜にも出血が起こる．出血の中央に白血病細胞の浸潤が白斑（ロート斑）としてドーナツ状に認められることがある．

> **メモ** 可視光線（波長0.0004〜0.0007mm）より波長の短いものを紫外線，長いものを赤外線といい，網膜に光として感じない．

15
乳房検査

1. 乳房の構造と機能

乳房（a）
- 乳房脂肪体につつまれた乳腺は胸筋筋膜の上に載っている．・結合組織性の乳房堤靭帯（クーパー靭帯）は脂肪を横切って皮膚および胸筋筋膜に連結し，乳腺を支えている．・乳腺は 12 ～ 20 個の腺葉から構成され，各葉から 1 本の乳管が出る．乳管は乳頭に開口する直前に拡がり，乳管洞をつくる．・乳腺はアポクリン腺で，細胞の中に形成された脂肪滴は細胞の表面に突出し，細胞膜に囲まれたまま離断して乳汁になる（b）．

2. 乳房検査法

■ X 線検査（マンモグラフィ）

全体圧迫撮影法（c）
- 大型圧迫板を用いて乳房全体を圧迫し，均等な厚さにして，頭尾（上下）方向と側方向で撮影する．
- 乳頭と皮膚が外縁を白く縁どる．乳腺組織は白く描出される．皮下脂肪と乳腺後脂肪が透亮域として黒く乳腺組織を囲む．その中にクーパー靭帯が梁柱構造として明瞭に認められる．乳房実質内に島状に淡く黒く抜けているのは実質内脂肪である．皮下静脈が白い管状構造として認められる．動脈は拍動するため通常認められない．乳管は区別できない．

圧迫スポット撮影法（d）
- 小形の圧迫コーンを用いて，腫瘤と思われる部分を選択的に圧迫して撮影する．
- 全体圧迫法に較べ（e），コントラストがよくなり，癌の微細石灰化像や針状の癌放射（spicula）がはっきりする．

> **メモ** 通常の X 線撮影に用いられる 50 ～ 70kV の管電圧では軟部組織の解析はできない．乳房撮影には 25 ～ 35kV の低電圧撮影（軟線撮影）が行われる．

乳管撮影（f）（ダクトグラフィ）
- 乳頭分泌（血性のものから漿液性のもの）を示す患者に分泌口を選び，乳管注入針から水溶性ヨード剤（ウログラフィン）を 0.1 ～ 0.5ml 注入し撮影する．マンモグラフィで明らかな乳癌の所見を認めた場合は乳管撮影を行わない．癌を乳管内に撒布する可能性があるので．

■ 超音波検査
- 解像力のよい 5MHz 以上の高周波の探触子が用いられる（p.376）．音響カプラを用いる．

■ MRI 検査
- 近年乳房の画像診断に MRI が導入され，さかんになりつつある．MRI は軟部組織のコントラストに優れ，任意の断層像が得られる．撮像は腹臥位で，乳房専用コイルが使用される．T_1 強調画像で高信号の脂肪の中に低信号の乳腺，乳癌が描出される．造影 MR も行われる．

> **メモ** マンモグラフィは被検者に大変な痛みを与える．脂肪に富んだ乳房はよいコントラストが得られる．マンモグラフィでは大きさ 0.5cm 以下の微小乳癌の診断が，超音波検査では 1.0cm 以下の乳癌の診断が問題となる．

1. 乳房の構造と機能

> マンモグラフィは全体圧迫撮影と圧迫スポット撮影を行う．
> 圧迫スポット撮影で乳癌の微細石灰化像や針状の癌放射がはっきりする．

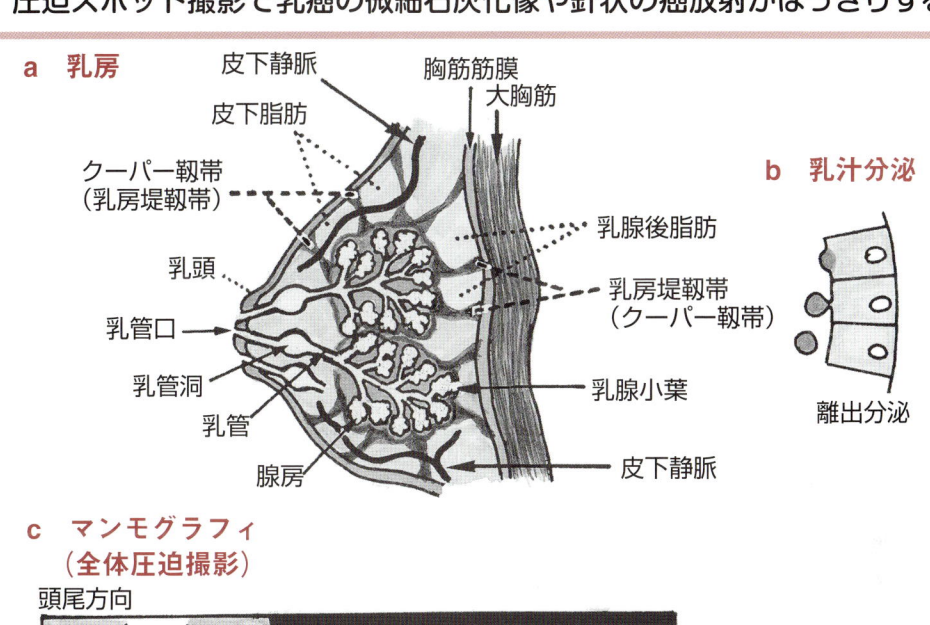

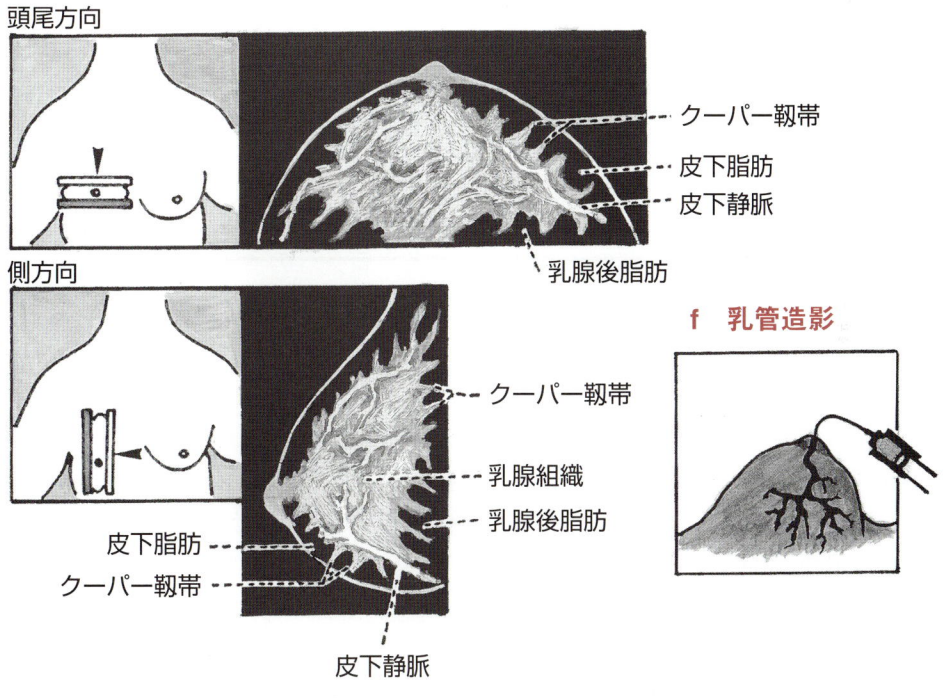

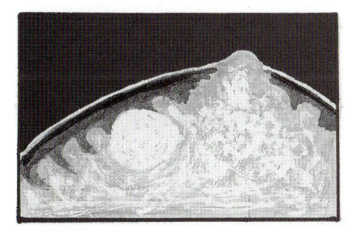

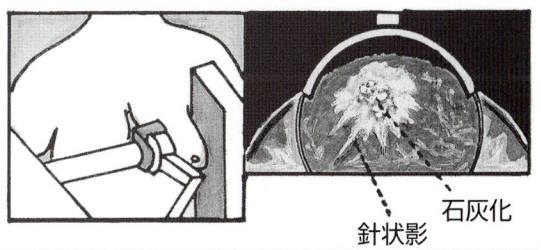

a 乳房

- 皮下静脈
- 皮下脂肪
- 胸筋筋膜
- 大胸筋
- クーパー靱帯（乳房堤靱帯）
- 乳腺後脂肪
- 乳頭
- 乳房堤靱帯（クーパー靱帯）
- 乳管口
- 乳管洞
- 乳腺小葉
- 乳管
- 腺房
- 皮下静脈

b 乳汁分泌

- 離出分泌

c マンモグラフィ（全体圧迫撮影）

頭尾方向
- クーパー靱帯
- 皮下脂肪
- 皮下静脈
- 乳腺後脂肪

側方向
- クーパー靱帯
- 乳腺組織
- 乳腺後脂肪
- 皮下脂肪
- クーパー靱帯
- 皮下静脈

f 乳管造影

e 乳癌（全体圧迫法）

d マンモグラフィ（圧迫スポット撮影）乳癌

- 石灰化
- 針状影

3. 乳腺の主な疾患

a, b） 線維腺腫（良性腫瘍）
- 20～30歳代に好発．2～4cm大．ホルモンとの関係で大きくなる．50歳を過ぎると小さくなる．腺組織と結合組織の両方が増殖したもので，周辺を線維性被膜で被われる．
- 触診：円形ないし楕円形．表面がつるつると滑らかで，軟らかく，よく動き，痛みがない．
- マンモグラフィ（a）：辺縁平滑な円形ないし楕円形．まわりの乳腺組織と同じ陰影濃度を示す．辺縁に脂肪による黒い暈（かさ）（ハロー）をみる．ハローは圧迫スポット法でより明瞭にでる．大きくなると石灰化することがあるが，乳癌と違って粗大である．
- 超音波検査（b）：辺縁平滑な楕円形（乳癌と違って横のほうが長い）．内部エコーはほぼ均一．後方エコーの増強，外側陰影を認める．

d） 乳癌（悪性腫瘍）
- 閉経期前後に好発．近年著しく増加の傾向にある．部位別（c）の発生頻度は乳腺組織の最も多い外上部（C）に最も多く（約50％），内上部（A），外下部（D），内下部（B）の順になる．リンパ行性に腋窩リンパ節に転移（p.209, c）する．血行性に骨，肝，肺，脳に転移する．
- 乳癌（d）を乳管内にとどまる非浸潤癌と，乳管から周囲組織に浸潤する浸潤癌に分ける．浸潤癌をさらに硬癌，髄様腺管癌，乳頭腺管癌に分ける．

f） 非浸潤癌
- マンモグラフィ（f）：微細石灰化像が主な所見．圧迫スポット法でより明確に現れる．
- 超音波検査：検出困難．

g） 硬癌
- 乳癌のうち最も多く，乳癌の約70％を占める．管外への浸潤が強く，線維の増殖もまた強い．
- 触診：硬い，不整な形の腫瘤を触れる．しばしば乳頭が陥凹する．
- マンモグラフィ（g）：辺縁不整な腫瘤陰影を認める．癌の浸潤を示す針状の癌放射（spicula）および壊死産物を示す微細石灰化像が描出される．また静脈の怒張が認められる．これらの像は圧迫スポット法によりより明確になる．
- 超音波検査（h）：形状不整（良性の線維腺腫と違って縦のほうが長い）．癌の浸潤を反映して，低エコー（黒）の腫瘤陰影の外側に，不規則帯状の境界エコーが高エコーレベル（白）で認められる．内部エコーは不均一．著明な後方エコーの減弱がみられる．

i） 髄様腺管癌（充実腺管癌）
- 細胞密度が高く，膨張性発育により周囲との境界は比較的明瞭．
- マンモグラフィ（i）：辺縁が結節状で，腫瘤陰影の辺縁部は中心部より濃度が低い．
- 超音波検査：形状比較的整．辺縁平滑．境界エコーなし．

j） 乳頭腺管癌
- 乳管内進展を主としたもので，周囲組織への浸潤は少なく，乳頭分泌を有するものが多い．
- マンモグラフィ（j）：癌の壊死産物として微細石灰化像を認める．腫瘤を形成しても癌放射を認めない．

乳癌は著しく増加の傾向にある．触診で硬く，マンモグラフィで癌放射と微細石灰沈着が認められる．超音波検査で縦に長い低エコー像を示す．

a 線維腺腫（マンモグラフィ）
全体圧迫撮影　圧迫スポット撮影
ハロー

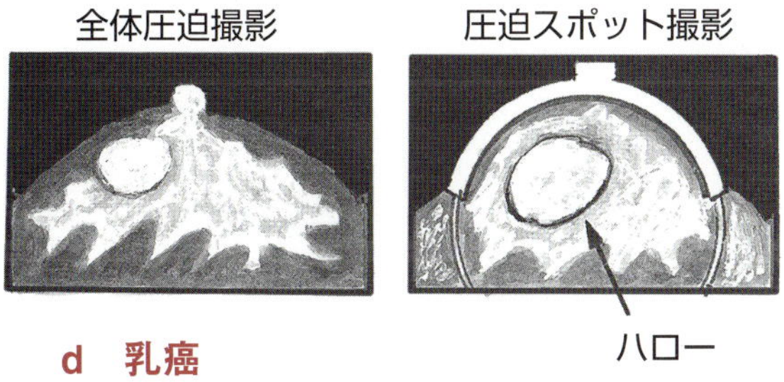

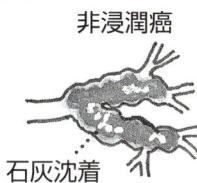

b 線維腺腫（超音波検査）
線維腺腫
外側陰影
後方エコーの増強

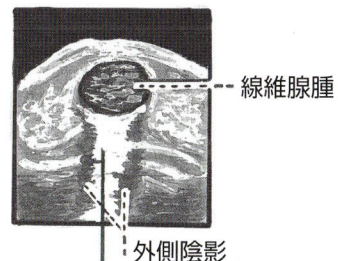

d 乳癌
非浸潤癌　浸潤癌
石灰沈着　石灰沈着

c 乳癌の発生部位

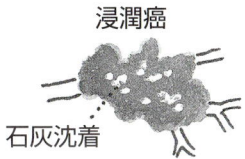

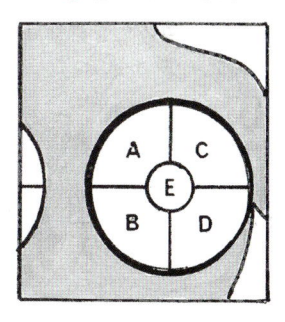

e 乳癌（マンモグラフィ）

f 非浸潤癌

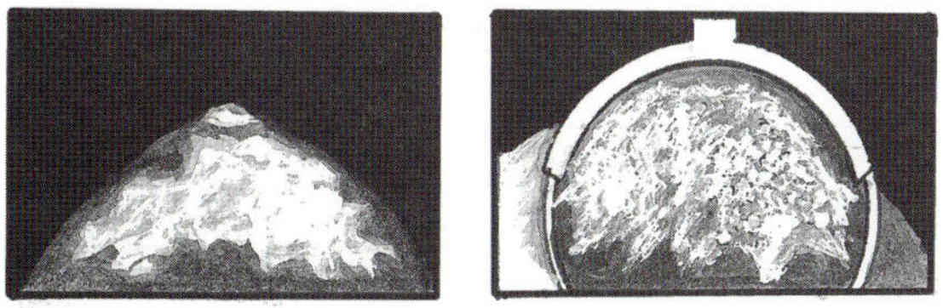

g 硬癌
微細石灰化像
針状影

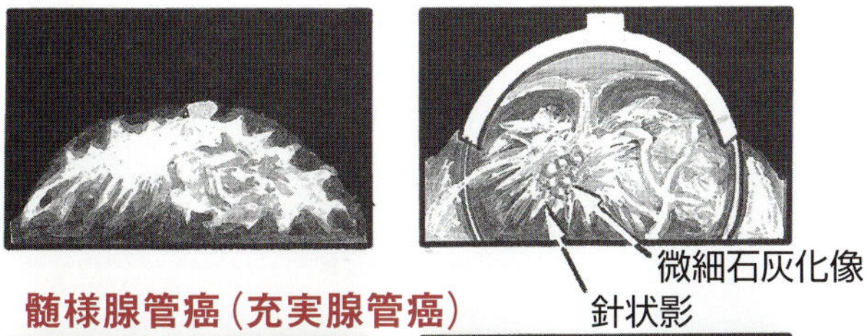

h 硬癌（超音波検査）
硬癌
後方エコーの減弱

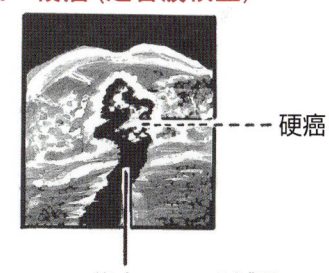

i 髄様腺管癌（充実腺管癌）

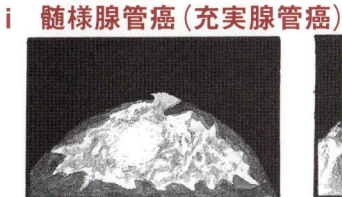

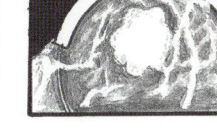

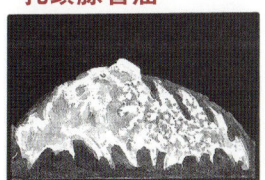

j 乳頭腺管癌

k 乳癌
全体圧迫法　CR像

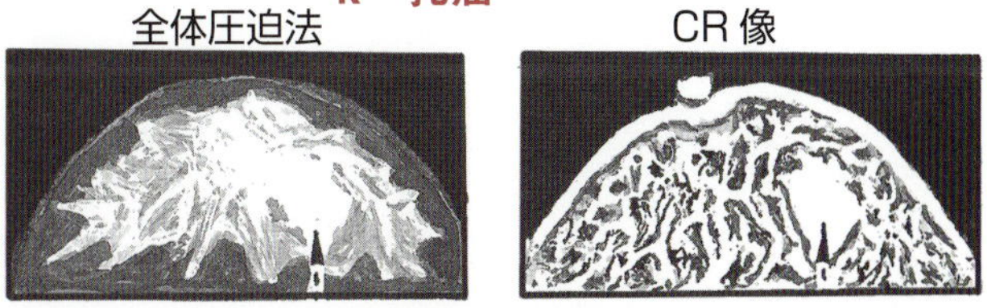

4. 乳癌の治療法

■ 腫瘍切除術
- ハルステッドの手術：乳房，大胸筋，小胸筋，腋窩リンパ節を含め所属リンパ節のすべてを切除．術後の放射線治療を必要としない．

■ 乳房温存術
- 乳房の一部切除．術後の放射線照射（1回2Gy，週5回，5週で1クール）が必要．
- 腫瘍の大きさが3cm以内であること，腫瘍が乳頭より3cm以上離れていることが必要．

■ ホルモン療法
- 乳癌の多くは女性ホルモン（エストロゲン）の作用を受け発育増殖する．タモキシフェン（抗エストロゲン剤）を投与すると，乳癌細胞のエストロゲンレセプターと結合し，エストロゲンとの結合をはばみ，エストロゲンによる増殖作用を断つ．
- エストロゲンレセプターのない乳癌には効力がない．
- プロゲストロンの作用を断つためにヒスロン（抗プロゲステロン）が使用される．

> **メモ** 悪性腫瘍に対するホルモン療法は乳癌のほか，前立腺癌（p.104）で行われる．

16
内分泌系

I 甲状腺と上皮小体

1．甲状腺，上皮小体の構造と機能

■ 甲状腺

- 甲状軟骨のすぐ下にあって（**a**），右葉，左葉およびこれを連結する峡部からなる．
- 甲状腺は舌盲孔の所から下降した甲状舌管から発生する（**d**）．のちに導管を失う．錐体葉は導管の下端にあたる．

> **メモ** 甲状腺は気管に密着するので呼吸とともに上下する．首の正中にあって，気管とともに上下する腫瘍は甲状腺由来のものとして他の腫瘍から区別される．

- 表面を線維被膜で包まれ，内部にコロイドを貯えた多数の濾胞をみる（**e**）．消化管から吸収したヨードのほとんどすべては短時間内に濾胞上皮に取り込まれ，濾胞内で巨大な糖蛋白（分子量65万）と結合しチログロブリン（コロイド）として濾胞に貯えられる．
- 下垂体（p.408）の甲状腺刺激ホルモン（TSH）の作用を受けると，濾胞上皮は丈が高くなり，チログロブリンを取り込み分解し，チロキシン（サイロキシン）として血中に放出する．
- 甲状腺ホルモンはヨードを含み，新陳代謝を促進し，成長にも，心機能にも関与する．
- 濾胞の外にある濾胞傍細胞はカルシトニンを分泌し，上皮小体ホルモンに拮抗して血中のカルシウムイオンレベルを下げる（p.272）．

■ 上皮小体（副甲状腺）

- 甲状腺の裏側にある米粒大の小体で（**a**），左右上下に2個ずつ計4個ある．
- 上皮小体ホルモン（パラソルモン）を分泌し，血中のカルシウムイオンレベルを上げる（p.272）．カルシウムの99％は骨にある．パラソルモンは破骨細胞を刺激し，骨からカルシウムを血中に動員するのみならず，尿へのカルシウムの排泄を抑制し，腸管からのカルシウムの吸収を促進する．

| I 甲状腺と上皮小体 | 403

> 甲状腺の機能亢進でバセドウ病，機能低下で粘液水腫が起こる．
> 血中カルシウムイオンはパラソルモンで上昇し，カルシトニンで下がる．

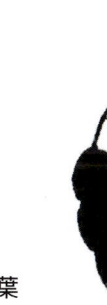

a 正常な甲状腺

- 舌骨
- 甲状軟骨
- 錐体葉
- 右葉
- 左葉
- 上皮小体

b びまん性甲状腺腫（バセドウ病）

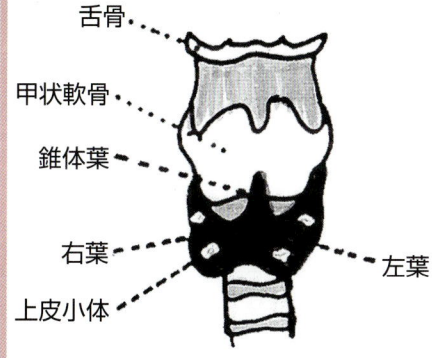

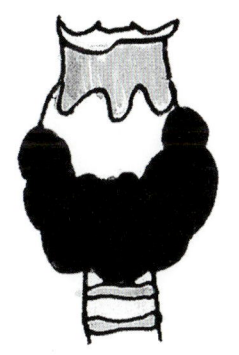

c 甲状腺癌

d 甲状腺の発生

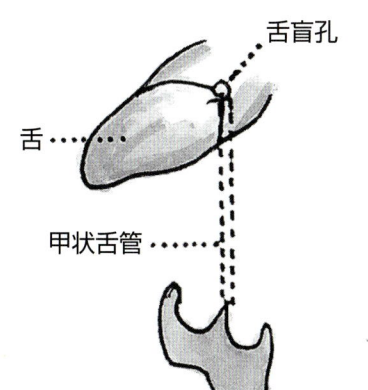

- 舌盲孔
- 舌
- 甲状舌管

e 甲状腺濾胞

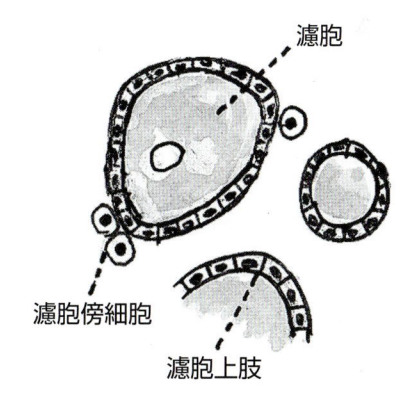

- 濾胞
- 濾胞傍細胞
- 濾胞上肢

2. 甲状腺の画像検査

■ X線CT検査
- 甲状腺（a）はヨードを含んでいるのでCT値（100〜120）が高い．造影CTで均一な強い増強効果を示す．バセドウ病（b）のCT値はやや低くなる（30〜60）が，均一な濃度を示し，造影CTで中等度増強する．甲状腺癌（c）は辺縁不整で，内部構造が不均一な低吸収域として描出される．造影CTで造影増強が起こらないものが多いが，強く起こるものもある．腫瘤の囊胞内に石灰化を伴う乳頭状の結節を認めると診断は確実になる．

■ 超音波検査
- 甲状腺（a）はやや輝度の高い微細均一なエコーを示す．バセドウ病（b）では小点状の輝度の高いエコーが肥大した甲状腺に均一にみられる．甲状腺癌（c）は低エコー域の中に細かい点状の高エコー像が石灰化像として認められる．

■ シンチグラフィ
- $Na^{123}I$ あるいは $Na^{131}I$ を経口投与し，シンチカメラで撮影すると，正常な甲状腺（a）が輪郭明瞭に現れる．バセドウ病（b）ではRIの分布はやや不均一．甲状腺癌（c）では腫瘤に一致して欠損像（cold nodule）が認められる．

3. 甲状腺の主な疾患

■ バセドウ病（びまん性甲状腺腫）
- 甲状腺の機能亢進によって起こる．20〜30歳代に多い．3：1の割合で女性に多い．
- 甲状腺腫大，心悸亢進，眼球突出を3主症状とする．脈が早くなり，動悸が激しく，痩せて，汗をかき，精神が不安定になる．
- 抗甲状腺剤による薬物療法，^{131}I による放射線内照射療法が行われる．一部を切除する手術療法も行われる．

> **メモ** 甲状腺がヨー化ナトリウムを特異的に取り込む性質を利用して，$Na^{131}I$ を経口投与すると，機能が亢進した甲状腺細胞は自分が取り込んだ ^{131}I（γ線だけでなくβ線も放出する）の照射を受けて死滅する．^{131}I による治療は肺，骨などに転移した甲状腺癌に対しても行われる．

■ 粘液水腫
- 甲状腺の機能低下によって起こる．体がむくみ，脈が遅い．体温が低く，精神活動が低下する．
- 甲状腺ホルモン（チロキシン）を投与する．

■ クレチン病
- 発育期の甲状腺機能低下によって起こる小人症．

> **メモ** 上皮小体を残して甲状腺を摘出することはむずかしい．上皮小体を失うと，血中カルシウムレベルが低下し，テタニー（痙攣発作）を起こす．これを防ぐため手術後上皮小体ホルモン製剤を続けて投与する．

甲状腺癌はX線CTで低吸収域を示す腫瘤の囊胞内に石灰化を伴う乳頭状の結節をみる．石灰化は超音波検査でも認められる．シンチグラフィでコールドエリアを示す．

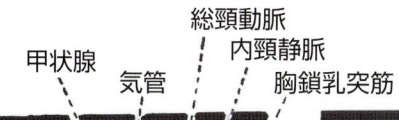

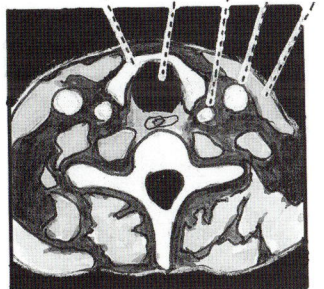

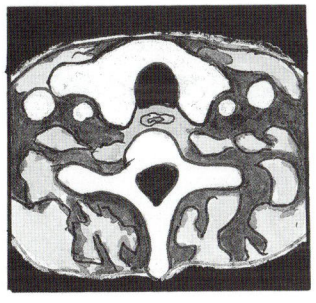

a 正常な甲状腺（造影CT）
b びまん性甲状腺腫（造影CT）
c 甲状腺癌（造影CT）

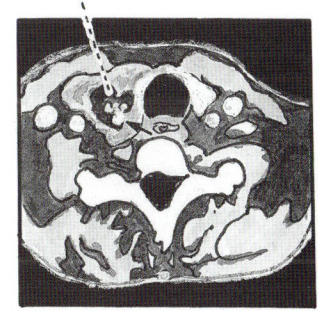

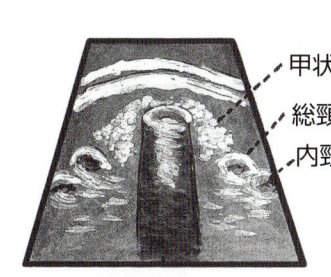

（甲状腺，気管，総頸動脈，内頸静脈，胸鎖乳突筋，石灰化を伴う乳頭状結節）

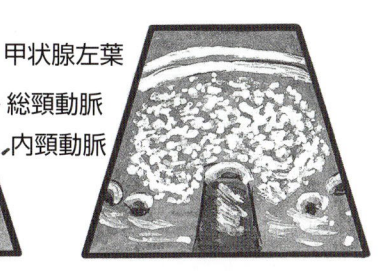

a 正常な甲状腺（超音波）
b びまん性甲状腺腫（超音波）
c 甲状腺癌（超音波）

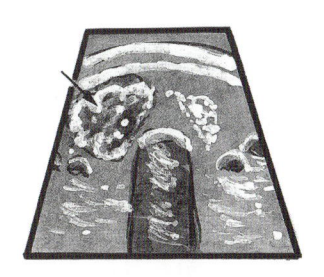

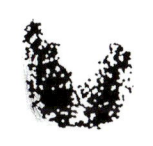

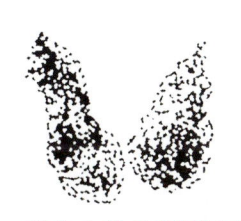

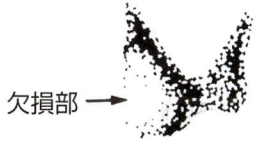

（甲状腺左葉，総頸動脈，内頸動脈）

a 正常な甲状腺（シンチグラム）
b びまん性甲状腺腫（シンチグラム）
c 甲状腺癌（シンチグラム）

欠損部

II 副腎

1. 副腎の構造と機能

- 腎臓の上に帽子のように載っている(**a**)．皮質と髄質に区別する(**b**)．皮質は球状帯，束状帯，網状帯からなる．球状帯の細胞からNa，Kの尿への排泄を調節する電解質コルチコイド(アルドステロン，p.88)が，束状帯の細胞から糖代謝を調節する糖質コルチコイド(コルチゾン，コルチゾル)が，網状帯の細胞から性ホルモン(アンドロゲン)が分泌される．

> **メモ** 副腎皮質ホルモンは精巣から分泌される男性ホルモン(テストステロン)，卵巣から分泌される女性ホルモン(エストロゲン，プロゲステロン)とともにステロイドホルモンと総称される．

> **メモ** 膵臓(p.64)から分泌されるインスリン，グルカゴンが腸管から吸収した糖そのものの代謝に関与するのと違って，副腎皮質ホルモン(糖質コルチコイド)は蛋白質を糖に転換することによって糖代謝に関与する．さらにこの皮質ホルモンには血管の透過性抑制作用とリンパ球(免疫担当細胞，p.416)破壊作用があるので，抗炎症剤として広く使用されるほか，臓器移植の拒絶反応を抑制するために使用される．副腎皮質ホルモンを使用すると拒絶反応は抑制されるが，抗体産生も同時に抑制され，感染の危険性が増す．

> **メモ** 男性にも女性ホルモンが存在するし，女性にも男性ホルモンが存在する．これらは副腎の網状帯に由来する．その分泌異常によって女性の男性化，男性の女性化が起こる．

- 髄質を構成する褐色細胞(重クロム酸カリで黄褐色に染まる)からアドレナリン，ノルアドレナリンが分泌される．カテコラミンと総称される．髄質には交感神経性の神経細胞が散在する．

> **メモ** ストレスとは副腎髄質からアドレナリンがドッと分泌されることである．アドレナリンは交感神経を刺激し，末梢血管の収縮(顔面蒼白)，心拍数増加(心悸亢進)，血圧上昇，瞳孔散大，気管・気管支の拡張，冠動脈拡張，消化管の運動抑制など闘いの状態に入る．副交感神経の作用はこれに反す．ストレスなどで交感神経と副交感神経のバランスがくずれると，自律神経失調症になる．

2. 副腎の画像検査

- 超音波検査はスクリーニングに適している．診断にはX線CT(p.326)のほうが優れている．

3. 副腎の主な疾患

■ クッシング症候群

- 副腎腺腫(**c**)による糖質コルチコイドの過剰分泌によって起こる．2～3cm大のものが多い．肥満(満月様顔貌)，高血圧，高血糖(糖尿病)，骨粗鬆症，感染への抵抗力低下などの症状を呈す．
- 糖質コルチコイドは下垂体(p.408)の副腎皮質刺激ホルモン(ACTH)によって分泌が促進されるので，クッシング症候群はACTHの過剰分泌によっても起こる．
- 臓器移植の際，拒絶反応を抑制するために大量投与された副腎皮質ホルモンによって起こる．

副腎腺腫でクッシング症候群が起こる．副腎髄質から良性の褐色細胞腫，悪性の神経芽細胞腫が発生する．

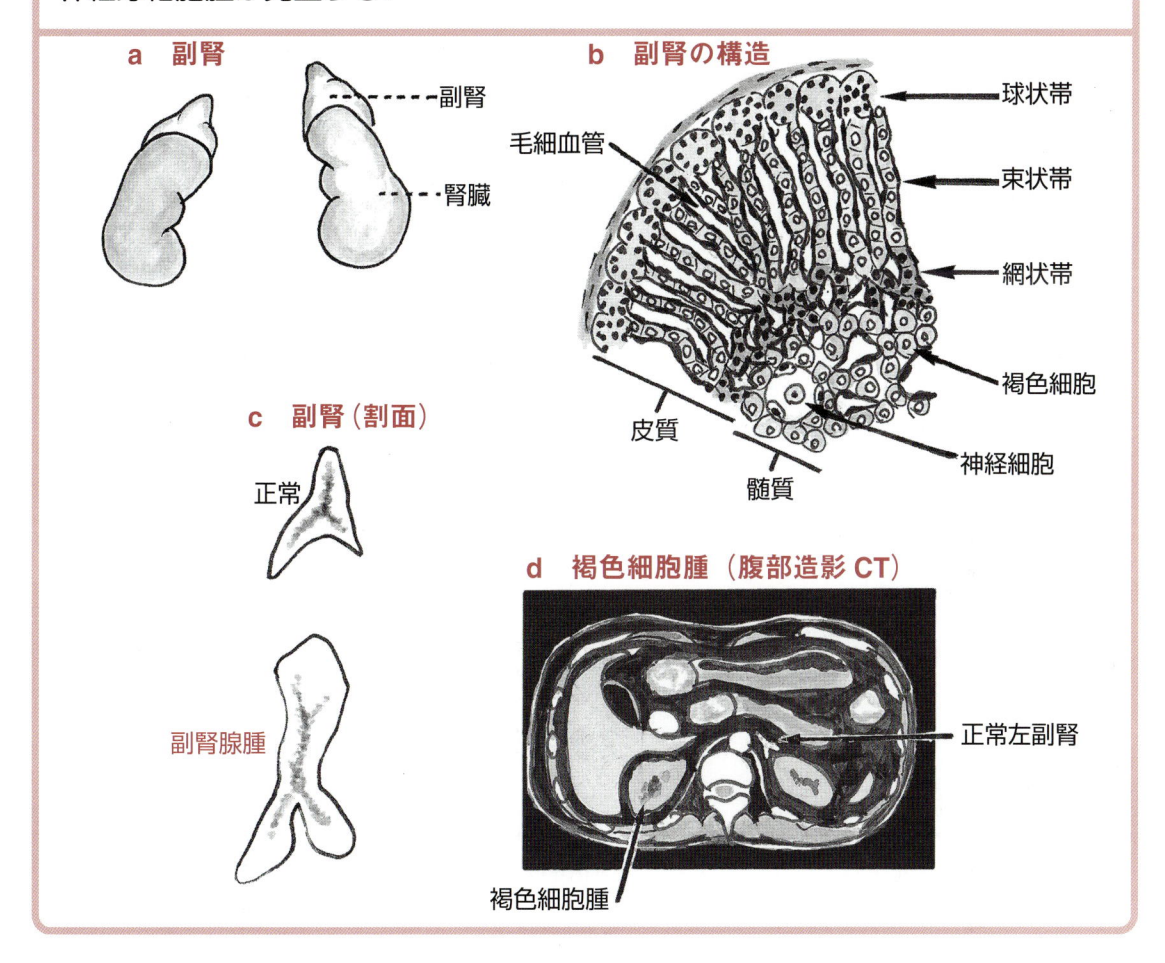

a 副腎
- 副腎
- 腎臓

b 副腎の構造
- 毛細血管
- 皮質
- 髄質
- 球状帯
- 束状帯
- 網状帯
- 褐色細胞
- 神経細胞

c 副腎（割面）
- 正常
- 副腎腺腫

d 褐色細胞腫（腹部造影CT）
- 正常左副腎
- 褐色細胞腫

■ アルドステロン症（コーン病）
- 副腎腺腫にはアルドステロンを過剰分泌するものがある．尿細管でのNa^+の再吸収が亢進し（高ナトリウム血症），ひいては循環血液量の増加による高血圧をもたらす．

■ アジソン病
- 結核，悪性腫瘍の転移（肺癌が転移しやすい）などにより副腎皮質が破壊されて起こる．全身の皮膚にメラニン色素が沈着するのが特徴．倦怠，衰弱を伴う．

■ 褐色細胞腫（d）
- 副腎髄質から発生する良性の腫瘍．4cmを超すものが多い．アドレナリン，ノルアドレナリンを分泌し，内分泌性高血圧，心悸亢進，顔面蒼白など交感神経刺激症状を呈す．X線CTで壊死部が黒く描出される．

■ 神経芽細胞腫
- 副腎髄質から発生する悪性の腫瘍．骨，肝臓に転移する．出生直後から4歳までにみられる後腹膜腫瘤で，発育が速い．石灰化を伴うことが多い．
- 放射線感受性（p.316）が高い．

III 下垂体

1. 下垂体の構造と機能

- トルコ鞍(b)の下垂体窩に入っている．下垂体柄によって視床下部に連なる(a)．
- 下垂体は咽頭上壁から突出するラトケ嚢(p.312)から発生する腺葉(前葉，中葉)と視床下部から突出してできる神経葉(後葉)からなる(a)．視床下部からの下垂体ホルモン分泌調節因子を，下垂体門脈系(c)を通して直接腺葉に送るために，発生の違ったものが合して下垂体をつくる．

■ 前葉ホルモン

- 成長ホルモン(GH)：成長期の骨端軟骨細胞(p.224)を分裂させ，骨が伸びる．
- 乳腺刺激ホルモン(LTH)：乳房の腺細胞に乳汁を産生させる．プロラクチン(PRL)とも呼ばれる．
- 甲状腺刺激ホルモン(TSH)：甲状腺の濾胞細胞を活性化し，チロキシンを分泌させる．
- 性腺刺激ホルモン(GTH)
    卵胞刺激ホルモン(FSH)：原始卵胞を成熟卵胞に発達させるとともに，女性ホルモン(エストロゲン)を分泌させ，思春期をもたらし，月経後の子宮粘膜を増殖期に導く．
    黄体形成ホルモン(LH)：まず成熟卵胞に働いて排卵を起こした後，黄体を形成し，黄体ホルモン(プロゲステロン)を分泌させ，子宮粘膜を分泌期に導き，着床すれば妊娠の継続を行う．
    間細胞刺激ホルモン(ICSH)：男性ではLHが精巣の間細胞に働き，男性ホルモン(テストステロン)を分泌させICSHと呼ばれる．
- 副腎皮質刺激ホルモン(ACTH)：副腎皮質に働き，糖質コルチコイド(p.406)を分泌させる．

■ 中葉ホルモン

- メラニン細胞刺激ホルモン(MSH)を分泌する．近年エンドルフィン，エンケファリンなどモルヒネ様の鎮痛作用のある物質が分泌されることがわかってきた．

■ 後葉ホルモン

- 後葉ホルモンは視床下部の室傍核，視索上核(c)の神経細胞で造られ，神経線維の中を点々と下り(神経分泌)，後葉で分泌され，後葉の毛細血管に入る．後葉ホルモンにオキシトシンとバゾプレッシンがある．
- オキシトシン：乳腺の平滑筋を収縮し乳汁を射出するので射乳ホルモンともいわれる．また子宮の平滑筋を収縮させ陣痛を起こす．

> **メモ** お産の途中で陣痛が微弱になると，オキシトシンが陣痛促進剤として使用される．

- バゾプレッシン：血圧上昇作用のほか，腎臓の集合管からの水の再吸収を促進し(p.88)，尿量を減少させるので抗利尿ホルモン(ADH)とも称される．

> 下垂体前葉ホルモンの分泌は視床下部から分泌される放出ホルモン(RH)―GH・RH，C・RH，LH・RH，T・RH などで調節される．

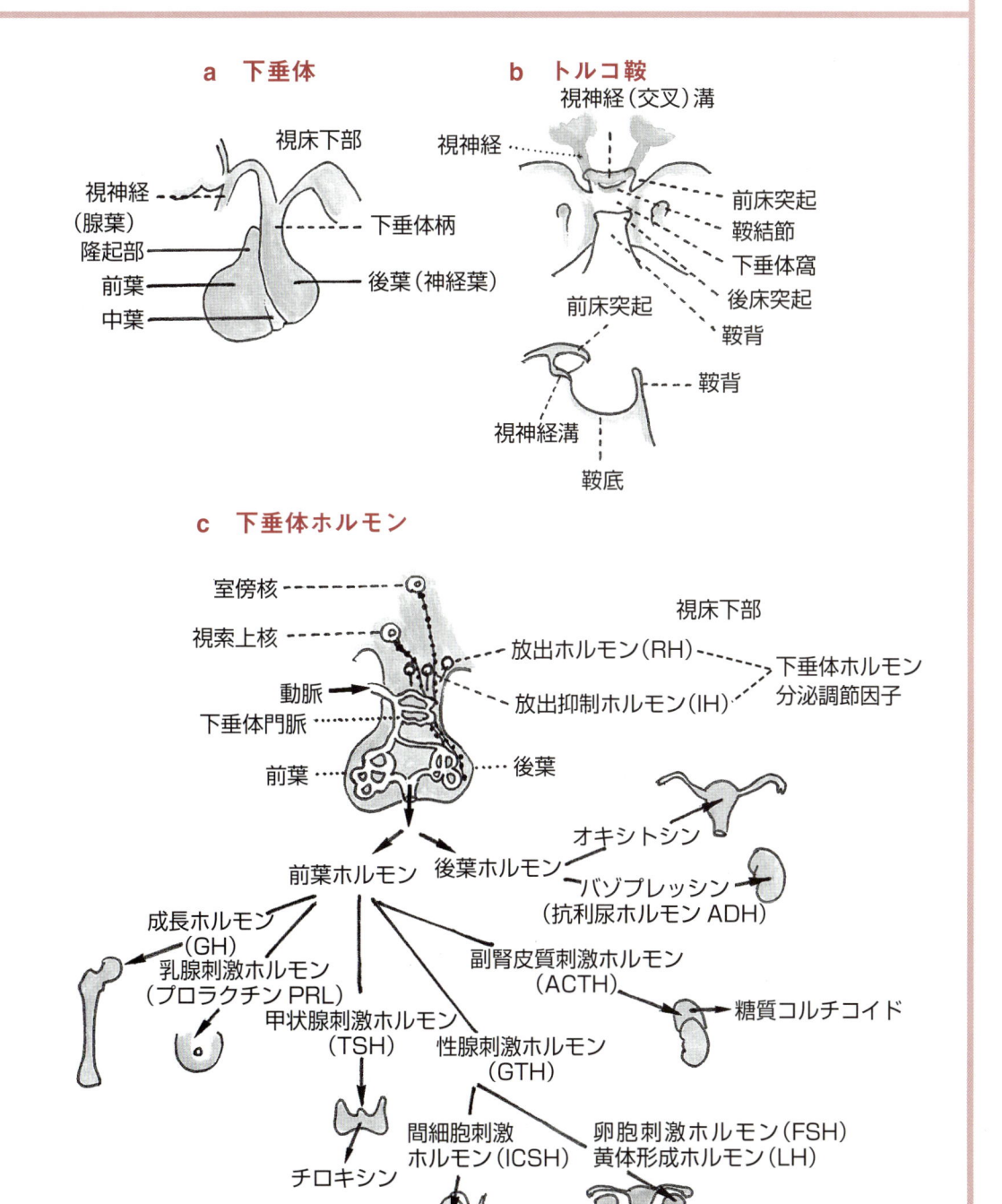

a 下垂体

- 視床下部
- 視神経（腺葉）
- 下垂体柄
- 隆起部
- 前葉
- 後葉（神経葉）
- 中葉

b トルコ鞍

- 視神経（交叉）溝
- 視神経
- 前床突起
- 鞍結節
- 下垂体窩
- 後床突起
- 鞍背
- 前床突起
- 視神経溝
- 鞍底

c 下垂体ホルモン

- 室傍核
- 視索上核
- 視床下部
- 放出ホルモン(RH)
- 放出抑制ホルモン(IH)
- 下垂体ホルモン分泌調節因子
- 動脈
- 下垂体門脈
- 前葉
- 後葉
- 前葉ホルモン
- 後葉ホルモン
- オキシトシン
- バゾプレッシン（抗利尿ホルモン ADH）
- 成長ホルモン(GH)
- 乳腺刺激ホルモン（プロラクチン PRL）
- 副腎皮質刺激ホルモン(ACTH)
- 糖質コルチコイド
- 甲状腺刺激ホルモン(TSH)
- 性腺刺激ホルモン(GTH)
- チロキシン
- 間細胞刺激ホルモン(ICSH)
- 卵胞刺激ホルモン(FSH)
- 黄体形成ホルモン(LH)
- テストステロン
- プロゲステロン
- エストロゲン

2. 下垂体の画像検査

- 頭部単純撮影側面像で下垂体窩の前後径，深さを測定する．X線CT検査およびMRI検査も行われる．

3. 下垂体の主な疾患

分泌低下	ホルモン	分泌過剰
小人症（成長期） ←	GH →	巨人症（成長期） 末端肥大症（成人）
	PRL →	異常乳汁分泌
粘液水腫（成人） ← クレチン病（成長期）	TSH →	バセドウ病
	ACTH →	クッシング症候群
尿崩症 ←	ADH	

■ 下垂体腺腫（p.310）

- サイズで10mm以下の微小腺腫と10mm以上の大腺腫に分ける．
- ホルモン産生の有無でホルモン産生腫瘍（産生ホルモンに応じた症状を呈し，比較的小さいうちにみつかることが多い）と非産生腫瘍（かなり増大し，視力障害などからみつかることが多い）に分ける．
- 単純CTで拡大したトルコ鞍内に等～やや高吸収の腫瘤を認める．造影CTで均一な増強効果を認める．
- MRIではT_1強調画像で低信号，T_2強調画像で等～やや高信号を呈す．

> **メモ** ストレスにより副腎皮質から分泌されたアドレナリンはまず交感神経を刺激（p.406）する．ついでアドレナリンは視床下部に作用し，下垂体前葉からACTHを分泌させる．ACTHは副腎皮質に作用して糖質コルチコイドを分泌し，ショックに対応する．しかし，あまりストレスが長く続くと，耐えきれなくなり疲労困憊に陥る．これがストレス学説である．

> **メモ** 日本における最も基本的な染色はヘマトキシリン（塩基性色素）・エオジン（酸性色素）染色である．下垂体のエオジンで赤く染まる好酸性細胞から成長ホルモンと乳腺刺激ホルモンが，ヘマトキシリンで青く染まる好塩基性細胞から甲状腺刺激ホルモン，卵胞刺激ホルモン，黄体形成ホルモンが分泌される．どちらの色素にも染まらない嫌色素細胞から副腎刺激ホルモンが分泌される．

Appendix
血液

I 血液の性状

- 血液量：体重の約8％（1/12）．60kgのヒトで約5l．血液は1〜2分で全身を循環する．
- 比重：1.055〜1.066
- 水素イオン濃度（pH）：7.4

メモ	体重の60％（新生児，乳児は約70〜80％，老人は約50％）は水である．そのうち約40％が全身60兆個の細胞内に結合水として，約20％が細胞外（組織液，血液，リンパ，髄液）に自由水として存在する．組織に自由水が異常に溜まった状態を浮腫という．

メモ	われわれには，体外の条件が変化しても，体内の環境を一定に保つ働きが備わっている．このような内部環境の恒常性を維持する働きをホメオスタシスという．細胞をとりまく体液のpHを一定に保つことは生命の維持に不可欠である．血液は物質を運搬するだけでなく，体液のpHの維持にあずかる．血液のpHは7.4である．pH7.0が中性であるから血液はややアルカリ性である．血液のpHが7.4より低くなる場合をアシドーシス，高くなる場合をアルカローシスといい，生命は危険に瀕する．腎不全，糖尿病はアシドーシスを起こす．代謝性アシドーシスと呼ばれる．激しい運動による乳酸の蓄積も代謝性アシドーシスを起こす．激しい下痢でもアシドーシスになる．ストレスなどが原因で起こる過換気症候群は呼吸性アルカローシスを起こす．激しい嘔吐でもアルカローシスになる．

- ヘマトクリット値（Ht）：凝固を防ぐために微量のクエン酸ソーダまたはヘパリンでコートした注射器に採血する．採血した血液を遠心沈澱器にかけると，3層に分かれる（**a**）．上層の淡黄色を呈する液体が血漿で，そのなかに溶解する線維素原（フィブリノゲン）を線維素（フィブリン）として析出させ除いたものが血清である．中層は白色を呈するごく薄い層で，白血球と血小板からなり，バッフィコートとも呼ばれる．下層は赤色を呈し赤血球からなる．赤血球層の占める体積比をヘマトクリット値という．男性で約45％，女性で約42％．

メモ	ヘマトクリット値は貧血の度あるいは貧血の治療の効果を知る指標になる．

- 血沈（赤血球沈降速度）：クエン酸ソーダを加えた血液を血沈管に放置すると，陰性に荷電した赤血球は血漿中の陽性に荷電した物質との間に放電し，放電した赤血球は互いに凝集して沈降する．血漿中の陽性荷電物質が多くなれば（炎症，結核など）血沈は進行する．健常者の血沈は1時間3〜8mm，2時間6〜12mm．

メモ	腸管から吸収された脂肪は乳糜（カイロマイクロン）としてリンパ管に入る（p. 54）．通常リンパは透明であるが，乳糜を含むリンパは白濁し，腸リンパ管は白くみえるようになる．乳糜は胸管（p. 208）を経て全身循環系に入る．その結果，脂肪吸収時の血液は乳状に濁る（脂肪血）．これは血漿成分の分析に適さない．したがって，原則として早朝空腹時の血液が採集される．

a　遠心沈澱した血液

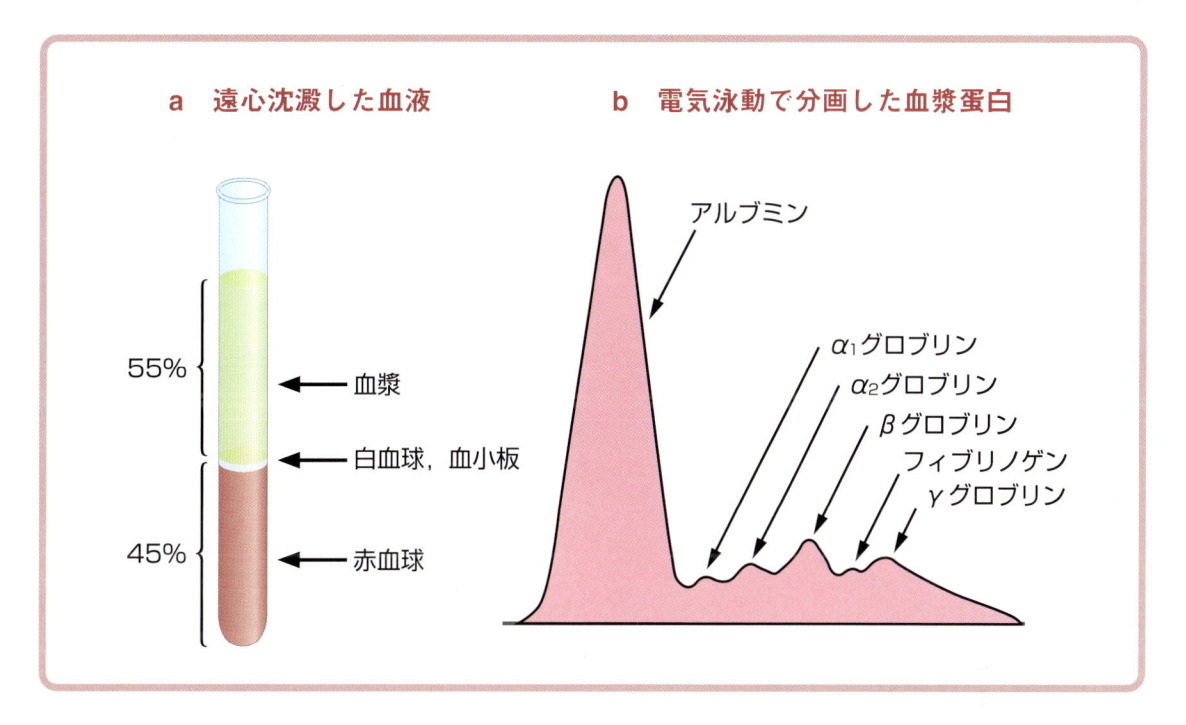

55% ← 血漿
← 白血球，血小板
45% ← 赤血球

b　電気泳動で分画した血漿蛋白

アルブミン
α₁グロブリン
α₂グロブリン
βグロブリン
フィブリノゲン
γグロブリン

II　血漿

- 主な組成

総蛋白量	7g/dl（6.5〜8.3）
血糖値（空腹時）	100mg/dl（70〜110）
総脂質量	570mg/dl
総コレステロール量	220mg/dl以下（220mg以上は高コレステロール血症）
中性脂肪量	150mg/dl以下

（1dl = 100ml = 100cc）

- 血漿を電気泳動装置にかけると(**b**)，易動性の高いものからアルブミン，α，β，γグロブリンに分かれる．アルブミンが約60％を占める．アルブミン，α・βグロブリンは体蛋白の補給，膠質滲透圧の維持，リポ蛋白としてビタミンやホルモンの運搬にあずかる．γグロブリンは免疫抗体（IgG，IgMなど）そのものである．

> **メモ**
> リポ蛋白は蛋白質と結合する脂質の比較的多い低比重リポ蛋白(LDL)と，脂質の比較的少ない高比重リポ蛋白(HDL)に分かれる．コレステロールは全体で約60兆個あるといわれる細胞膜を構成するため，またステロイドホルモン(p.406)を産生するために欠くことのできないものである．コレステロールの7〜8割は肝臓で合成され（したがって菜食主義者でもほぼ200mg/dlある），2〜3割が消化管から吸収される．コレステロールは組織，細胞にLDLとして運ばれ，組織，細胞からHDLとして回収される．LDLの増加は血中のコレステロール量を増加させ，動脈硬化を促進し，HDLの増加は血中のコレステロール量を低下させ，動脈硬化を抑制するので，よくLDLを悪玉，HDLを善玉と呼ばれる．LDLコレステロールは140mg/dl以下，HDLコレステロールは40mg/dl以上が望ましい．

メモ	検出される主な腫瘍マーカー 　AFP（原発性肝癌） 　CEA（大腸癌のほか膵癌，胃癌，肺癌，甲状腺髄様癌などの腺癌．乳癌の再発，転移のマーカー としても有用） 　CA15-3（乳癌，特に再発，転移のマーカーとして有用） 　CA19-9（膵癌のほか胆嚢，胆管癌，大腸癌や胃癌などの腺癌） 　CA125（卵巣癌，子宮癌） 　SCC（肺癌，食道癌，皮膚癌，子宮頸癌などの扁平上皮癌） 　PSA（前立腺癌） 検出される主な炎症マーカー 　CRP（どこかに炎症があることを示す） 　ASLO（リウマチのマーカー） 　RA（リウマチ，膠原病のマーカー）

III 血球

■ 正常値

	血球数（1mm³）
赤血球	500万（男性），450万（女性）
白血球	6,000～7,500
血小板	20万～35万

■ 赤血球

- 核はない．直径7.5μmで円盤状．血色素（ヘモグロビン）を充満し，単独で黄色を呈するが，多く集まると赤くみえる．赤血球の寿命は120日である（p.58参照）．
- ヘモグロビン量
  　16g/dl（男性）
  　14g/dl（女性）

メモ	赤血球は酸素を運搬するための細胞である．酸素分圧の低い高山に急に登ると，吐き気，めまいなどの高山病にかかる．やがて赤血球が増加して慣れてくる．マラソン選手などの高地トレーニングは赤血球数の増加に意味がある．酸素はヘモグロビン（Hb）のヘム（鉄）に結合する．赤血球はより多くのHbを含有するために，分化の途中で核をも放出する．さらに酸素の出し入れを効率的にするため，円盤状の形をとる．また球形より円盤状のほうが，血管の中により多くの赤血球を保有することができる．

メモ	0.85～0.9%の食塩水は血液の浸透圧に等しく（等張），これに血液を加えても赤血球の形は変わらない．これを生理食塩水という．これに微量のカルシウムとカリウムを加えて血液の成分に近づけたのがリンゲル液である．低張食塩水に入れると血球は膨れ，ついに破れて溶血する．高張食塩水に入れると血球は萎み，金平糖状になる．5%ブドウ糖液は等張液である．

c 血球（メイ・ギムザ染色）

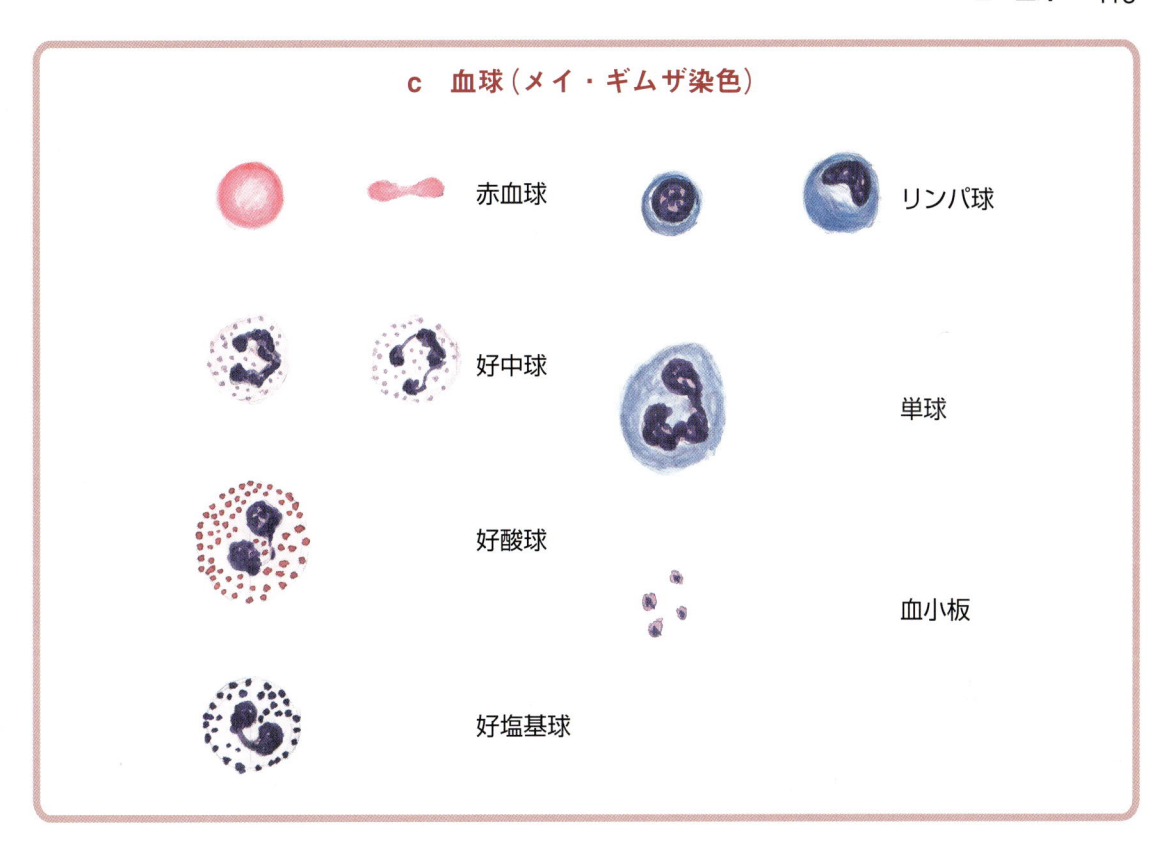

赤血球
リンパ球
好中球
単球
好酸球
血小板
好塩基球

■ 白血球

	百分率	直径	特性
好中球	65〜70%	10μm	核は桿（かん）状ないし2〜5個に分葉．細胞質に中性色素に染まる小さい顆粒が多数存在する
好酸球	2〜3%	12μm	核は2葉．細胞質に酸性色素に染まる大きい顆粒が充満
好塩基球	0.5%	10μm	核は2〜3葉．細胞質に塩基性色素に染まる大きい顆粒が充満
リンパ球	25〜35%	6〜15μm	小リンパ球（6〜8μm）が大多数を占める．核が細胞のほとんどを占める．細胞質は塩基好性に青く染まる．中リンパ球（8〜12μm）から大リンパ球（12〜15μm）になるに従って細胞質が多くなる
単球	5%	12〜20μm	核の形は不規則で分葉しない．細胞質は比較的豊富で，塩基好性に淡く染まる

- 好中球，好酸球，好塩基球は多核白血球あるいは顆粒白血球と総称される．　　（1μm = 1/1,000mm）

■ 好中球

- 炎症が起こると，活発なアメーバ運動で血管外に遊走し，細菌を貪食し，保有する蛋白分解酵素，水解酵素で殺菌，消化する．

メモ	炎症には腫れる（腫脹），赤くなる（発赤），痛む（疼痛），熱をもつ（灼熱）の4つの症状が伴う．膿は細菌と戦った好中球の死骸である．膿が溜ると，皮膚が破れ，体外に膿と共に細菌も排出されて治癒する．

- 桿状ないし分葉の少ない好中球が増えると左方移動，分葉の多い好中球が増えると右方移動という．

■ 好酸球
- アレルギーや寄生虫感染で増加することから免疫に関与すると考えられる．いわゆるアレルギー体質と呼ばれるヒトには好酸球が多い．

■ 好塩基球
- 産生されたIgE抗体は細胞親和性抗体で，好塩基球の表面に吸着している．ここに再び抗原が到来すると，抗原抗体反応が起こって顆粒（ヒスタミン）を細胞外に放出し，アレルギー反応を起こす．組織には肥満細胞と呼ばれる類似の細胞が多数存在し，喘息や花粉症を引き起こす．

■ リンパ球
- ひと言でいえば免疫担当細胞である．

> **メモ** さまざまな生体防御機構のうち，侵入した抗原（蛋白質が最も抗原性が強い）に対して鍵と鍵穴のごとく抗原特異的に応答するのが免疫である．免疫には抗体を産生して応答する液性免疫と，生きた細胞が局所に行って拒絶反応を起こすような細胞性免疫がある．副腎皮質ホルモンは拒絶反応を抑制する（p.406）．

- リンパ球には骨髄から胸腺を経由して分化するリンパ球と，胸腺を経由しないで直接リンパ節や脾臓に行くリンパ球がある．前者は胸腺由来のTリンパ球（T細胞），後者は骨髄由来のBリンパ球（B細胞）と呼ばれる．
- 免疫応答は抗原を認識することから始まる．T細胞はマクロファージや樹状細胞から得た抗原情報をB細胞に提示し，B細胞を抗体産生細胞へ分化増殖させる．抗体産生を高め，免疫応答を増幅するT細胞をヘルパーT細胞と呼ぶ．ときにT細胞は抗原に対して免疫応答を抑制する．サプレッサーT細胞と呼ぶ．
- 同じ抗原が再び侵入すると，抗体産生においても，拒絶反応においても一次免疫応答に比べより早く，より強い二次免疫応答が起こる．これは個体が抗原を記憶していることから起こるので，その免疫学的記憶を担うのもT細胞である．
- T細胞のなかには，腫瘍細胞，同種細胞，ウイルス感染細胞などに接着し，細胞障害因子を産生して標的細胞を破壊する細胞障害性T細胞がある．キラーT細胞とも呼ばれる．

> **メモ** T細胞には多様性がある．分化成熟する過程で細胞表面に現れる表出蛋白抗原によって，CD_4，CD_8 などと分類する．
> CD_4 陽性細胞：ヘルパーT細胞の大部分
> CD_8 陽性細胞：細胞障害性T細胞，サプレッサーT細胞

- 細胞障害性T細胞と違って，抗原非特異的に腫瘍細胞を障害する細胞をT細胞の仲間としてナチュラルキラー（NK）細胞と呼ぶ．この細胞は免疫学的記憶もなく，厳密な意味で免疫細胞に入らない．

■ 単球
- 血液単球はマクロファージ（大食細胞）として血管外に遊出し，異物，細菌，壊れた細胞などを貪食，消化する．

■ 血小板
- 2〜3μmの円板状．骨髄に存在する大きな巨核球の細胞質が細かくちぎれて血中に放出されたものである．
- 血管が傷害されると，まず血小板が集まり，白栓を作って出血を防ぐ．
- 次に血小板のもつ血液凝固の第3因子がCa存在下で，血漿中のプロトロンビンをトロンビンに活性化し，血漿に溶けたフィブリノゲンを不溶性のフィブリンに析出し，血液を凝固させる．

> **メモ** 赤血球も，白血球も，血小板も骨髄の造血幹細胞から分化する．赤血球増多因子（エリスロポエチン）が作用すると赤血球系への分化が進行し，白血球増多因子（ロイコポエチン）が作用すると白血球系への分化が促進する．貧血の強い患者さんの血漿には赤血球を作れ作れという因子が増加し，それが尿に排出される．エリスロポエチンは再生不良性貧血の患者さんの尿から生成された．放射線照射，抗癌剤による強い白血球減少を回復させるためにロイコポエチンが注射される．

IV 血液の主な疾患

■ 貧血
- 赤血球数の減少およびヘモグロビンの減少によって起こる．

> **メモ** 白血球が減少しても，それは白血球減少症といい，貧血とはいわない．

- **鉄欠乏性貧血**：胃潰瘍などによって出血が続く場合，消化管からの鉄の吸収障害がある場合などに起こる．
- **悪性貧血**：ビタミン B_{12}（抗貧血因子）が欠乏すると，赤血球の成熟が妨げられ，未熟な大型赤血球が現れる．ビタミン B_{12} は胃液の内因子と結合することによって小腸から吸収されるので，胃腺の萎縮や，手術で胃を摘出すると，内因子が欠乏し，ビタミン B_{12} の欠乏が生じて悪性貧血に陥る．
- **再生不良性貧血**：不明の原因で骨髄の造血組織が脂肪におきかえられてしまう場合，赤血球のみならず白血球，血小板も減少する．脾臓での赤血球の破壊が強い場合にも起こり，脾臓の摘出を行う．

■ 白血病

- 白血球造血組織が腫瘍化するもので，白血球数が著明に増加するのみならず，未熟な白血病細胞が末梢血に出現する．

> **メモ** 感染で好中球が増加するのは白血球増多症で，いくら白血球数が増加しても白血病ではない．右腸骨窩に痛みがあり，白血球数が増加すると虫垂炎と診断される．12,000/mm^3 が抗生物質で抑えられるか，手術するかの目安とされる．

- 多核白血球と単球から発生するものを骨髄性白血病，リンパ球系から発生するものをリンパ性白血病という．
- それぞれに急性と慢性がある（急性骨髄性白血病，慢性骨髄性白血病，急性リンパ性白血病，慢性リンパ性白血病）．
- 成人には慢性骨髄性白血病が多く，小児には急性リンパ性白血病が多い．

> **メモ** 骨髄移植あるいは臍帯血（いずれも造血幹細胞を含む）による治療とインターフェロンの使用によって，慢性骨髄性白血病の長期生存が可能になった．急性骨髄性白血病の長期生存率はまだ30％程度である．最近，ビタミンAの誘導体（ATRA）が急性前骨髄性白血病細胞の治療に効果があることがわかってきた．

> **メモ** 成人Ｔ細胞白血病（ATL）はレトロウイルスの感染によって起こるＴ細胞の白血病．最も重要なウイルス感染路は母乳を介する母児感染で，長い潜伏期を経て発症する．西南日本に多い．

■ 出血性素因

- 血友病：血液凝固の第8，第9因子が遺伝的に欠如するもの．伴性劣性遺伝で，女性により遺伝され男性に現れる．輸血を必要とする．

> **メモ** エイズの原因となるウイルスはヒト免疫不全ウイルス（HIV）と呼ばれる．このウイルスはCD$_4$陽性Ｔ細胞（p.416）に感染し，免疫系を破壊する．HIVに感染してから発症するまでに5～10年の期間がかかる．日本では主に米国から輸入した血漿製剤にHIVが混入していたため，多くの血友病患者にHIV感染の悲劇をもたらした．

- 血小板減少病：血小板の減少によって血液凝固が阻害され，あちこちに出血が起こり，そのあとが紫色になるので紫斑病と呼ばれる．血小板は十分作られるのに，次々壊される病気を特発性血小板減少性紫斑病という．一種の自己免疫病とみなされる．

メモ

ウイルス性肝炎：

	ウイルス	感染様式	
A型（HA）	RNA	経口 便	予後良好 1～2ヵ月で抗体が産生され完全に治癒
B型（HB）	DNA	血液，体液 母子感染 性行為	激症，亜急性肝炎 肝硬変，肝癌に移行
C型（HC）	RNA	血液 輸血 予防注射	慢性肝炎 ゆっくり無症状に経過 30～40年後肝硬変，肝癌を発症

インターフェロン：

インターフェロンα：白血球，マクロファージが産生

インターフェロンβ：線維芽細胞が産生

インターフェロンγ：リンパ球が産生－インターフェロンγには抗ウイルス作用があり，インターフェロンγ（1瓶約2万円，2週間毎日続ける）を，あるいはウイルスの増殖を抑制したり，リンパ球を活性化する他の薬剤とともに投与することによって，キャリア（発症していないがウイルスの存在するヒト）からウイルスを完全に除去することができるし，肝硬変，肝癌（p.56）への移行を防止することができる．インターフェロンの投与はウイルスの活動が激しい，血中のGOT，GPT（p.54）が高まるときに使用すると効果が上がる．

メモ

膠原病：血漿線維素（フィブリノゲン）が全身臓器の結合組織に侵淫し，膠原線維間に沈着凝固する．膠原線維も膨化して構造を失い，硝子様のフィブリノイド（類線維素）変性を起こす．これを共通病変とする疾患群をさす．結合組織のアレルギー性炎症，自己免疫疾患と解されている．その疾患群には，全身性紅斑性ループス（全身性エリテマトーデス，SLE），リウマチ熱，関節リウマチ，結節性多発性動脈周囲炎，汎発性強皮症（硬化症），多発性筋炎などがあげられる．

メモ

自己免疫病：リンパ球が自己の構成成分を抗原とみなして反応し，組織障害を起こす疾患をいう．自己抗体が証明され，免疫グロブリンの量が異常に増加し，病変部にリンパ球，形質細胞が浸潤する．膠原病はその一つで，全身の結合組織に起こる自己免疫疾患である．甲状腺に起こるものを橋本病，唾液腺に起こるものをシェーグレン症候群（p.68）という．赤血球に対して溶血性貧血が，血小板に対して特発性血小板減少病が起こる．自己免疫病はいくつかの自己免疫を思わせる疾患が同一個体に認められることが多い．例外（結節性動脈周囲炎）を除けば女性に多い．副腎皮質ホルモンが一時的あるいは持続的に効果を示す．

メモ

日本で最初の公式な解剖は山脇東洋によって，1754年京都で行われた．5年後の1759年，その解剖所見は「蔵志」として出版された．蔵志に収められた写生図には脊椎骨は18個（斬首された形屍体を用いたためか），肋骨は9対しか画かれていない．また膀胱は"上は腸に連なり"とし，大腸，小腸の区別がないなど，中国古来の五臓六腑説（p.2）を正すことはできなかった．多くの不備な点はあるが，蔵志はわが国医人が自分の目で実証した最初の解剖書である．そしてわが国における近代医学発展の端緒となった．わが国で医学に携わる人はこの偉業を心に銘記してほしい．われわれは解剖によって生命の尊厳を知る．また，"個"の大切さを知る．例えば，胃の形，胃壁の厚さは人の顔が異なるごとく違う．虫垂の大きさ，形，位置も異なる．脾臓の大きさも異なる．腎臓の大きさ，形，位置も異なる．

> **メモ**
>
> **アレルギー**：体を守るためにそなわった免疫機構がかえって体を害する現象をアレルギーといい，それが家族性に発症するものを**アトピー**という．
>
> 　**Ⅰ型**（**即時型**，**アナフィラキシー型**）：細胞親和性抗体 IgE は作られるとすぐ皮膚，粘膜などに豊富に分布する肥満細胞や流血中の好塩基球の膜表面に結合する．そこへ再び抗原がくると反応してヒスタミンやセロトニンを放出し，血管の透過性亢進や平滑筋の攣縮を起こす．気管支喘息，アレルギー性鼻炎，花粉症，蕁麻疹，ヨード過敏症などの薬剤アレルギーなど．
>
> 　**Ⅱ型**（**細胞障害型**）：細胞の膜抗原に IgG，IgM 抗体が結合し，細胞を破壊するもの．自己免疫性溶血性貧血，再生不良性貧血，特発性血小板減少症などの自己免疫病のほか，Rh 血液型不適合による新生児黄疸など．
>
> 　**Ⅲ型**（**免疫複合体病型**，**アルサス反応型**）：抗原と抗体の結合物が組織に沈着し障害を起こすもの．糸球体腎炎，ループス腎炎（全身性エリテマトーデス，全身性紅斑性ループス）など．
>
> 　**Ⅳ型**（**遅延型**，**細胞免疫型**）：抗体を産生する免疫応答（液性免疫）に対して，細胞性免疫は抗体をほとんど産生しないで，局所にリンパ球，単球などが集まって反応する．Ⅳ型アレルギーはその細胞性免疫によって起こる．ツベルクリン反応，移植片拒絶反応，移植片対宿主病（GvH 反応），接触性皮膚炎（漆に負けたり，化粧品や洗剤による湿疹あるいは医療従事者のゴム手袋による湿疹）など．

> **メモ**
>
> **抗体**：抗体（免疫グロブリン immunoglobulin）は Ig と表示される．IgG は血清抗体の主成分で分子量約 15 万．IgM は分子量約 90 万でマクログロブリンとも呼ばれる．IgA は血清（分子量約 18 万）にも含まれるが，外分泌液（唾液，鼻汁，乳汁，胆汁，涙など）に含まれる抗体の主成分で，分泌型 IgA の分子量は約 39 万．IgE は血清中にはごく微量で，産生されるとすぐ**肥満細胞**（**マスト細胞**）や好塩基球の表面に結合する．分子量約 20 万．

索引1（構造，機能）

あ

ICSH 408
IgA, E, G, M 420
アウエルバッハ神経叢 2
アセチルコリン 308
アドレナリン 406, 410
アポトーシス 38
アミノ酸 54, 88
アミラーゼ 38, 64, 66, 68
アランチウス管 173
アルカリホスファターゼ 54, 63
アルドステロン 88, 406
アルブミン 54, 208, 413
アンギオテンシン 88
アンドロゲン 110, 406
アンモニア 55
鞍結節 228
鞍上槽 315, 335
鞍背 228, 231, 233, 235, 335

い

インカ骨 228
インスリン 64, 66, 406
インベルターゼ 38
胃 4〜9
胃液 6
胃角 4
胃結腸反射 46
胃酸 6
胃十二指腸動脈 198
胃腺 6
胃泡 11
移行上皮 18, 82, 96, 98

う

ウィリス動脈輪 182, 188
ウィルヒョウのリンパ節 208
ウェルニッケの言語中枢 302
ウロビリノーゲン 58, 63
ウンガー線 60
烏口突起 258

臼関節 268
運動性言語中枢 302
運動野（領） 302

え

ACTH 408, 410
ADH 88, 160, 408, 410
ANP 160
A 胆汁 58
FSH 408
HDL 413
LDL 413
LTH 408
LH 408
LH・RH 409
MSH 408
S 状結腸 44
S 状静脈洞 194
エストロゲン 104, 110, 224, 294, 298, 400, 406, 408
エリスロポエチン 417
エルゴステロール 294
エレプシン 38
エンケファリン 408
エンテロガストリン 10
エンテロキナーゼ 38, 64
エンドルフィン 408
栄養孔 222
腋窩動脈 202
腋窩リンパ節 209
遠位尿細管 82, 86, 88
延髄 304, 306, 357

お

オキシトシン 408
オッディ括約筋 58
横隔膜 130, 326
横行結腸 44
横静脈洞 194
横線 256
横突孔 247, 248
黄色骨髄 222
黄色靱帯 243

黄体形成ホルモン 408
黄斑 390, 392

か

カイロマイクロン 412
カウパー腺 100
ガストリン 6
カテコールアミン（カテコラミン） 308, 406
カリウム 89, 162
カルシウム 222, 294, 296, 402
カルシトニン 272, 402
カントリー線 50
外頸動脈 184, 186
外側孔 218
外側溝 300
外腸骨静脈 206
外腸骨動脈 204
外転神経 230
外套 304
外胚葉 3
回腸 38
回盲弁 44
海馬 304
海馬旁回 300, 304
海綿質 222
海綿静脈洞 194, 196
灰白質 304, 334, 351
下顎骨 227, 234
下顎神経 230
下眼窩裂 226
下行結腸 44
下行大動脈 184
下矢状静脈洞 194
下垂体 307, 355, 357, 408
下垂体窩 228, 231, 233, 235
下垂体静脈洞 194
下垂体門脈系 408
下大静脈 206, 327
下大脳静脈 194
下腸間膜静脈 207
下腸間膜動脈 184, 200
蝸牛 228
蝸牛神経 230

顎下腺　68
顎関節　226
顎動脈　186
角切痕　4
角膜　390
化骨　224
滑車神経　230
褐色細胞　407
顆状関節　278
顆粒白血球　415
肝円索　56
肝静脈　51, 206, 381
肝臓　50, 326, 368, 376, 380
肝動脈　50, 181, 198
肝弯曲　44
眼窩　226
眼球　335, 353, 390
眼神経　230
眼動脈　188, 190
眼底　392
眼房水　390
含気骨　222
寛骨　264
寛骨臼　264
間細胞刺激ホルモン　408
間脳　304
環軸関節　246
環椎　246
環椎後頭関節　246
冠状静脈洞　162
冠状動脈　166
冠状縫合　226
桿状体　391
関節半月　280, 373
顔面神経　230
顔面動脈　186

き

キース・フラックの結節　163
記憶の中枢　302, 304
飢餓収縮　8
気管,気管支　20, 114, 125
気管支縦隔リンパ本幹　208
気管支動脈　184
気管傍リンパ節　209
奇静脈　129
基底核　304, 337, 353, 355
逆蠕動　8, 46

嗅覚の中枢　302
嗅神経　230
球関節　258, 260, 268
弓状線　266
橋　304, 306, 335, 353, 357
胸郭　252
胸管　208
胸骨　252, 258
胸大動脈　184
胸椎　250, 252
胸膜(腔)　116
強膜静脈洞　380
棘孔　231, 235
距骨　282
距腿関節　282
近位尿細管　82, 86, 88
筋間神経叢　2

く

クーパー靱帯　396
クッペルの星細胞　53, 54, 56
クモ膜下腔　214, 315, 335, 345, 351, 365
クモ膜顆粒(小窩)　196, 232, 315
グリア　310
クリアランス　54
グリコーゲン　54, 64
グリソン鞘　52
グルカゴン　64, 406
グルコース　54, 66
クレアチニン　86, 88
グロブリン　54, 208, 403
空腸　38

け

ケルクリングひだ　38, 40, 41
ゲロータの筋膜　74
脛骨　277
脛骨動脈　205
茎状突起(橈骨,尺骨)　263
茎状突起(側頭骨)　226
頸静脈孔　230
頸体角　274
頸椎　246, 248
頸動脈管　188
頸リンパ本幹　208

血圧　174
血液　412
血液凝固　417
血管　174
血管溝　186, 235
血球　414
血色素　58, 414
血漿　413
血小板　415, 417
血清　412
血沈　412
結合線　267
結腸　44
結腸ひも　40, 45
結腸膨起　40, 44, 47
楔状骨　285
月状骨　263
肩関節　252, 258
肩甲骨　258
言語中枢　302
腱索　160
原尿　84

こ

ゴールマハティヒ細胞　84
コールラウシュひだ　44
ゴナドトロピン　408
ゴブレット細胞　38
コルチコステロン　406
コルチゾル　406
コレシストキニン　59, 60, 62
コレステロール　58, 59, 63, 413
好塩基球　415, 416, 420
好酸球　415, 416
好中球　415
岬角　244
交感神経　2, 8, 406
後眼房　390
後脛骨動脈　204
後縦靱帯　242
後床突起　228
後腎傍腔　74
後大脳動脈　188, 192
後頭顆　246
後頭蓋窩　228
後頭骨　226, 228
後頭静脈洞　194
後頭葉　300

索引1（構造，機能） | 423

後腹膜腔　74
後腹膜臓器　74, 80
抗原(性)　54, 416, 420
抗体　416, 420
抗貧血因子　6, 417
抗利尿ホルモン　88, 160, 408
虹彩　390
甲状舌管　403
甲状腺　376, 402
甲状腺刺激ホルモン　402, 408
甲状軟骨　115, 403
鉤状突起(頚椎)　246, 247, 248, 249
鉤状突起(尺骨)　260
鉤状突起(膵)　64
喉頭　114
興奮伝導系　162
硬膜外腔　345
硬膜下腔　345
硬膜上腔　214
硬膜静脈洞　194
肛門　44
股関節　268, 270
呼吸性移動　50, 64, 80
黒質　308
骨　222〜225
骨芽細胞　224, 298
骨髄　222
骨端線　224
骨頭窩　268, 274
骨年齢　224
骨盤　264
骨膜　222
骨梁　222
混合骨　222

さ

サーファクタント　120
サイロキシン　402
臍動脈, 臍静脈　57, 173
細動脈, 細静脈　174
細網内皮系　52, 54, 56
杯細胞　38
鎖骨　252, 258
鎖骨下静脈　206
鎖骨下動脈　184, 202
鎖骨下リンパ本幹　208
坐骨　264

三角骨　263
三叉神経　231
三尖弁　160
三半規管　228

し

C胆汁　58
GH　408, 410
GOT(AST)　54, 63
GPT(ALT)　54, 63
GTH　408
シナプス　303
シュレム管　390
シュワン細胞　311
ショパール関節　284
シルヴィウス溝　300
シルヴィウス水道　218
指圧痕　232
指骨　262
耳下腺　68
視覚性言語中枢　302
視覚中枢　302
視床　304, 307, 309, 337, 353, 355
視床下部　304, 306, 337
視神経　230, 335, 353, 357
視神経管　230, 358
視神経交叉　230, 310
視神経乳頭　390, 393
視放線　337
子宮　110
四丘体　306, 357
糸球体　84
糸球体傍細胞　84
軸椎　246
刺激伝導系　162, 170
趾骨　285
篩骨(孔)　230
篩骨蜂巣　228
歯状回　300
歯突起　247
矢状縫合　226
痔帯　44
膝蓋下脂肪体　276
膝蓋骨　262, 276
膝窩動脈　204
膝関節　276, 372
膝十字靭帯　278

膝神経節　230
室間孔　194, 218, 315
脂肪　10, 54, 74, 76, 80
脂肪血　412
尺骨　260, 261
尺骨動脈　202
車軸関節　246, 260
射精管　97, 100, 106
斜台　228
縦隔　116, 126, 152, 322
縦隔リンパ節　152, 209, 322
集合管　82, 86
集合リンパ小節　52
終糸　214
終動脈　166
終脳　304
十字靭帯　278, 373
十二指腸　38
十二指腸球　38, 40
十二指腸窓　38
十二指腸提筋　38
舟状骨　263, 285
重層円柱上皮　82
重層扁平上皮　2, 18, 32, 82, 114
絨毛　38, 40
手根骨　262
種子骨　262
消化管ホルモン　6, 10, 59, 60, 64
上顎骨　233, 235
上顎神経　230
上顎洞　228
上眼窩裂　227, 230
上関節窩　246
上行結腸　44
上行大動脈　184
上矢状静脈洞　194
上錐体静脈洞　194
上大静脈　36, 206
上大脳静脈　194
上腸間膜静脈　206
上腸間膜動脈　184, 200
上皮　2
上皮小体　402
上皮性　18
上腕骨　259, 261
上腕動脈　202
松果体　307, 336, 337, 355
小結節　259
小泉門　226

小腸　38
小転子　274
小脳　304, **306**, 335, 337, 353
小脳延髄槽　214
小脳テント　192, **312**
踵骨　282
硝子体　390
静脈　174
静脈角　206
静脈管　173
静脈洞交会　194
食塩　86, 412
食道　32
食道裂孔　32
女性生殖器　108
女性ホルモン　59, 104, 110, 224, 272, 294, 400, 406, **408**
自律神経　2, 8, 230, 406
塵埃細胞　120
心横隔膜角　**124**, 126
心臓　158〜166
心電図　164
心房性ナトリウム利尿ホルモン　160
心膜　160
神経膠細胞　310
神経細胞　300, 303, **310**, 355
神経鞘　304, **311**, 335, 350, 357, 364
神経線維　**303**, 305
神経分泌　408
人工知能　303
人字縫合　226
振子運動　40
腎周囲腔　74
腎小体　84
腎臓　76, **80**, 326, 332, 368, 376, 382
腎動脈　86, 184, **200**
腎杯　82, 90
浸透圧　146, **174**

す

ステアプシン　58
ステロイドホルモン　58, 59, **406**
ステンセン管　68
膵液　64

膵管　58, 60, **64**
膵臓　**64**, 326, 368, 376, 380
膵島　64
髄核　242, 365
髄質(腎臓)　82
髄質(大脳)　**304**, 334, 351
髄質(副腎)　406
髄鞘　304, 311, 335, 350, 357, 364
髄膜　**215**, 365
水晶体　390
水分　350
錐状体　390
錐体　228
錐体外路　308
錐体交叉　308
錐体路　308

せ

セクレチン　64
セロトニン　308
正円孔　230
正中孔　218
正中仙骨動脈　184
正中仙骨稜　256
精管(索)　106
精丘　100
精巣　106
精巣上体(管)　106
精囊　106
星細胞　**52**, 54, 56
星状膠細胞　310
性腺刺激ホルモン　408
成長線　224
成長ホルモン　272, **408**, 410
青斑　308
声門　114, **246**
生理食塩水　414
生理的石灰化　336
赤色骨髄　**222**, 297
赤血球　414
赤血球増多因子　417
脊髄　**245**, 309, 365
脊髄円錐　214, **245**, 365
脊髄神経　215, **245**, 309, 364
脊柱　244
脊柱管　242
舌咽神経　230

舌下神経　230
舌下神経管　230
舌下腺　68
舌盲孔　403
線維素(原)　412
線維輪(心臓)　160
線維輪(椎間軟骨)　**242**, 365
線条体　304, **308**, 337
線毛上皮　20, 108, 114
前眼房　390
前脛骨動脈　204
前交連　300
前縦靱帯　242
前障　304
前床突起　**228**, 231, 233
前腎傍腔　74
前大脳動脈　**188**, 190
前庭　228
前庭神経　230
前頭蓋窩　228
前頭骨　**226**, 228
前頭前野　302
前頭洞　228
前頭葉　300
前脈絡叢動脈　**190**, 315, 343
前立腺　100, **102**
前立腺小室　100
仙骨　256
仙骨裂孔　256
仙腸関節　256, **264**, 269
浅側頭動脈　186
浅中大脳静脈　194
蠕動運動　**8**, 32, 40, 46, 230

そ

ソマトスタチン　64
総肝管　58
総肝動脈　198
総頚動脈　184
総胆管　58
総腸骨静脈　206
総腸骨動脈　184, **204**
造血　**55**, 222, 417
僧帽弁　160
足根骨　**282**, 284
側頭骨　**226**, 228
側頭葉　300
側脳室　**218**, 337, 353

索引1（構造，機能） | 425

側副靱帯 278, 372
鼠径管 106
鼠径靱帯 107
鼠径リンパ節 209

た

ダグラス窩 110
タコ足細胞 84
第3脳室 218, 337, 357
第4脳室 218, 337, 357
大結節 259
大（後頭）孔 228
大十二指腸乳頭 59
大静脈孔 206
大泉門 226
大槽 214, 315
大腿骨 274
大腿動脈 178, 204
大大脳静脈 194
大腸 44
大転子 274
大動脈 184, 186, 326
大動脈弓 184
大動脈傍リンパ節 208
大動脈裂孔 185
大脳 304
大脳鎌 195, 312, 336, 341
大脳（基底）核 304, 337, 353, 355
大脳半球 300
大網 72
大腰筋 76
帯状回 300
唾液腺 68
楕円関節 246, 262
多核白血球 415
多列線毛上皮 114, 115
田原の結節 162
単球 415, 417
単層円柱上皮 2, 6
短骨 222
胆汁 52, 54, 58
胆汁色素 58
胆嚢 58, 60, 327, 368
胆嚢管 58
胆嚢線 60
男性子宮 100
男性生殖器 106

男性ホルモン 59, 406, 408
淡蒼球 304, 336, 337, 353, 355
蛋白質 6, 10, 54, 64, 89

ち

チロキシン 272, 402
チン小体 391
知覚野（領） 302
恥骨 264, 268
恥骨結合 264, 269
腟 106
緻密質 222
緻密斑 84
肘関節 260
中硬膜神経 230, 234
中硬膜動脈 186, 230, 234
中手骨 263
中心窩 390
中心管 218
中心溝 300
中足骨 285
中大脳動脈 188, 190
中頭蓋窩 228
中脳 304, 306
中脳水道 218, 357
中胚葉 3
虫垂 44
腸液 38
腸間膜 38, 72
腸骨 264
腸腺 38
腸腰筋 76
腸リンパ本幹 208
聴覚性言語中枢 302
聴覚中枢 302
聴神経 230
長（管）骨 222
蝶形骨 228, 231
蝶形骨洞 228, 233, 235
蝶番関節 260, 276, 282
直静脈洞 194
直腸 44
直腸子宮窩 110

つ

椎間円板 242, 365
椎間間隙（腔） 242

椎間関節 242
椎弓根 250
椎骨 242, 365
椎骨動脈 188, 248

て

TSH 402, 408, 410
ディッセ腔 52
テストステロン 104, 406, 408
鉄 352, 414, 417
電解質コルチコイド 406
転子間線（稜） 274

と

ドーパミン 308
トライツ靱帯 38
トランスアミナーゼ 54, 63
トリプシン 38, 64
トルコ鞍 228, 233, 235, 408
トロンビン 416
糖（質） 10, 54, 64, 406
糖質コルチコイド 406, 410
頭蓋骨 226
頭頂後頭溝 300
頭頂骨 226, 228
頭頂葉 300
動眼神経 230
動脈 174, 184
動脈管 182
動脈溝 186, 230, 234
瞳孔反射 230, 306
橈骨 260
橈骨手根関節 262
橈骨動脈 202
豆状骨 262, 263
洞房結節 162
透明中隔 300, 337

な

ナトリウム 88
内頸静脈 206
内頸動脈 184, 188
内耳 228
内耳孔（道） 230
内耳神経 230
内大脳静脈 194

内腸骨静脈　206
内腸骨動脈　204
内胚葉　2
内包　306, 337, 353, 355
軟膜　214

に

ニューロン　303
二尖弁　160
乳腺　396
乳腺刺激ホルモン　408
乳頭筋　160
乳頭体　300
乳突蜂巣　228
乳糜　54, 412
乳糜槽　208
乳房　376, 396
乳房提靱帯　396
乳様突起　226
尿　86
尿管　82
尿細管　82, 84, 86
尿酸　86, 88, 89
尿生殖隔膜　100
尿素　55, 86, 88
尿道　82, 100
尿道球腺　100

ね

ネフロン　86
粘膜下神経叢　2

の

ノルアドレナリン　308, 406
脳　300
脳幹　304, 306
脳幹網様体　308
脳弓　300
脳砂　336
脳室　219, 315, 337, 351
脳神経　231
脳性ナトリウム利尿ホルモン　160
脳(脊髄)膜腔　215, 315, 335, 365
脳底動脈　188, 192, 353

脳内物質　308
脳梁　300, 307, 337, 355, 357

は

パイエル板　40, 52
ハヴァース管(層)　222
ハウストラ　40, 44, 46
バウヒン弁　45, 47
バゾプレッシン　88, 160, 408
ハッサル小体　324
パラソルモン　272, 402
バルサルバ洞　158, 161
パンクレオザイミン　64
肺　116～120, 320
肺区域　118
肺静脈　117, 124, 169
肺尖　116
肺動脈　117, 124, 169
肺胞　120
肺門　116
肺門リンパ節　209
白質　304, 334, 351
白血球　415
白血球増多因子　417
破骨細胞　225, 298, 402
破裂孔　228, 231
馬尾(神経)　214, 245, 365
半関節　264
半奇静脈　128
半月板　280, 373
半月ひだ　40, 44
半月弁　160
半卵円中心　337
板間層　223, 351

ひ

BNP　160
B胆汁　58
PRL　408, 410
ヒス束　162
ヒスタミン　416
ビタミン(A, B, C, D, E)　272, 294
ビタミンB_{12}　6, 272, 417
ビリルビン　58, 62, 63
被殻　304, 337, 353, 355
鼻腔　114, 228

腓骨　283
腓骨動脈　205
尾骨　256
尾状核　304, 337, 353, 355
皮質(骨)　222
皮質(腎臓)　82
皮質(大脳)　304, 334, 351
皮質(副腎)　406
微絨毛　38
非上皮性　18
脾静脈　206
脾臓　52, 326, 368
脾動脈　198
脾弯曲　44, 76
左胃静脈　36, 206
左胃動脈　198
肥満細胞　416, 420
表面滑性剤　120

ふ

ファーター乳頭　58
フィブリン(フィブリノーゲン)　54, 412, 417
フォンタナ腔　390
プチアリン　68
ブドウ糖　54, 66, 89
プルキンエ線維　162
ブローカーの言語中枢　302
ブロードマンの領域(番号)　302
プロゲステロン　400, 406, 408
プロテアーゼ　6, 64
プロトロンビン　417
プロラクチン　408
ぶどう膜　390
副核　224
副交感神経　2, 8, 230, 406
副甲状腺　402
副耳腔　229
副腎　326, 368, 406
副腎皮質刺激ホルモン　408
副腎皮質ホルモン　59, 120, 272, 406, 416, 419
副神経　230
副鼻腔　20, 114, 228
腹腔動脈　184, 198
腹腔内臓器　72
腹大動脈　184
腹(膜)腔　72

振子運動　40
分界線　266
分節運動　40

へ

ペースメーカー　162, 170
ヘパリン　54
ペプシン　6
ヘマトキシリン・エオジン染色　410
ヘマトクリット(値)　412
ヘモグロビン　58, 66, 414
ベルタン柱　82
ヘンレのわな　82, 86, 88
閉鎖孔　264
平面関節　242
辺縁系　306
扁桃核　304
扁平骨　222

ほ

ボーマン嚢　84
ボタロー管　172
ホメオスタシス　412
膀胱　96
縫合　226
縫線核　309
房室結節　162
放線冠　337
乏突起膠細胞　310

ま

マイスネル神経叢　2
マイネルト基底核　304, 308
マクロファージ　52, 176, 416
マジャンディ孔　218
マスト細胞　420
マックバーネの圧痛点　44
マルターゼ　38

み

ミエリン鞘　304, 310, 335, 350, 357, 364
ミュレル管　100
味覚中枢　302
右胃動脈　198
右リンパ本幹　208

脈拍(数)　164
脈絡叢　218, 336
脈絡膜　390

め

メサンギウム　84
メラトニン　336
メラニン細胞刺激ホルモン　408
迷走神経　230
免疫　416, 419, 420

も

モンロー孔　218, 336
毛細血管　52
毛細胆管　52
毛様体　390
盲腸　44
網内系　52, 54, 56
網膜　390
門脈　36, 50, 206, 381

ゆ

優位半球　302
有鈎骨　263
有頭骨　263
幽門　4
幽門前庭(部)　4

よ

葉間裂　116
腰椎　254
腰リンパ本幹　208
翼状突起　237

ら

ラクターゼ　38
ラトケ嚢　312, 408
ラムダ縫合　226
ランゲルハンス島　64, 66
卵円窩(孔)　159, 173, 230
卵黄腸管　42
卵管　108
卵巣　108
卵胞刺激ホルモン　408

り

リーベルキューン腺　38

リスフラン関節　284
リゾチーム　38
リパーゼ　58, 64
リヒテル・モンロー線　44
リポ蛋白　413
リンゲル液　414
リンパ管　54, 208
リンパ球　406, 415, 416
リンパ節　52, 208
リンビックシステム　306
離断脳　300
立方骨　285
隆椎　248
菱脳　304
輪状ひだ　38, 40
輪状軟骨　115
鱗状縫合　226

る

ルシュカ関節　246
ルシュカ孔　218

れ

レニン・アンギオテンシン系　84, 88, 160
レンズ核　304, 337, 355
レンズ核線条体動脈　190, 315, 343
連合野　302, 304

ろ

ローランド溝　300
ロイコポエチン　417
肋間神経　130
肋間動脈　130, 184
肋骨　124, 252
肋骨横隔膜角　125, 150
肋骨溝　130
肋骨突起　254
濾胞傍細胞　402

わ

Y軟骨　271
ワルダイエルの咽頭輪　52
ワルトン管　68
腕頭静脈　206
腕頭動脈　184

索引2（疾患，病変）

あ

α-フェトプロテイン　56
RA　414
アイゼンメンジャー症候群　172
アカラシア　36
アジソン病　407
アシドーシス　412
アトピー　420
アナフィラキシー　420
アルカローシス　412
アルコール性肝硬変　56
アルサス反応　420
アルツハイマー型認知症　304, 308, 314, 344
アルドステロン症　407
アレルギー　420
アレルギー性鼻炎　420
悪液質　18
悪性黒色腫　313, 316
悪性腫瘍　18, 316
悪性中皮腫　148, 338
悪性貧血　6, 272, 417
悪性リンパ腫　152, 206, 210, 270
圧迫骨折　286, 288, 294
網目状陰影　138

い

イレウス　42, 76
インスリノーマ　66
インターフェロン　419
胃アトニー　26
胃炎　26, 30
胃潰瘍　6, 24, 28, 76
胃下垂　26
胃癌　4, 18, 28, 56, 142, 208, 312, 370, 414
胃の憩室　26
移行上皮癌　18, 82, 98, 316
移植片拒絶反応　420
移植片対宿主病　420
移動性盲腸　72
意識障害　344
萎縮腎　84
萎縮性過形成胃炎　26, 30
印環細胞癌　20
陰性結石　62
咽頭癌　18
院内感染　140, 150

う

ウィリス動脈輪閉塞症　182
ウイルス性肝炎　370, 419
ウイルス性肝硬変　56
ウィルムス腫瘍　94, 316, 332
ウェルニッケ脳症　272
うっ血乳頭　392
右室拡大　154
右房拡大　154
鬱病　308
運動性失語症　302

え

AFP　56, 414
ASLO　414
ASO　204
ATL　418
A-Vシャント　182
HbA1c　66
HIV　418
HPV　110
MRSA　140
SCC　414
SLE　68, 419
SVC症候群　206
エアブロンコグラム　138, 140
エイズ　150, 418
エコノミークラス症候群　150
エピツベルクローゼ　148
壊死　38, 166, 314
円形陰影　138
円形潰瘍　24, 28
遠視　390
炎症　415
炎症のマーカー　414

お

オステオイド（類骨）　294
黄疸　62
黄斑部変性症　394

か

壊血病　272
塊状陰影　138
解離性大動脈瘤　182, 322
外反母趾　284
潰瘍性大腸炎　48, 180
過換気症候群　412
過血糖性昏睡　66
拡張型心筋症　170
下垂体腺腫　310, 358, 410
下部食道輪（ウェブ）　36
化生　20, 142
化膿性胸膜炎　150
仮性近視　390
脚気　272
喀血　24, 144
褐色細胞腫　407
花粉症　416, 420
川崎病　182
癌　18
癌性胸膜炎　150
癌性腹膜炎　72
癌のマーカー　414
癌放射　138, 142, 324, 396, 398
肝炎　54, 150, 419
肝癌　18, 56, 142, 180, 198, 328, 370, 414
肝血管腫　330, 370
肝硬変　36, 56, 80, 128, 330, 370, 380
肝細胞癌　56, 142, 328, 370, 380, 412
肝細胞性黄疸　63
肝性昏睡　55
肝内胆管癌　56, 328
肝嚢胞　328, 370
感覚性失語症　302

索引2（疾患，病変） | 429

間質性肺炎 140
乾性胸膜炎 150
乾燥性角膜炎 68
関節リウマチ 419
関節鼠 292
眼底出血 392, 394
顔面神経麻痺 230, 311

き

期外収縮 164
気管支拡張症 154, 324
気管支喘息 146, 420
気管支肺炎 140
気胸 146
奇形腫 18, 152
起坐呼吸 170
脚ブロック 164, 170
牛角胃 8
急性胃潰瘍 24
急性腎不全 88
急性膵炎 66
急性腹症 24, 42, 62, 66, 76, 108, 110
狂牛病（BSE） 312
凝固壊死 166
胸骨穿刺 264
胸水 76, 138, 150
胸腺腫 152, 324
胸腺リンパ体質 324
胸膜炎 116
胸膜穿刺 150
狭心症 170
鏡面形成 42, 48, 140, 150
虚血性心疾患 170
巨人症 410
拒絶反応 406, 416, 420
切れ痔 44
近視 390
筋腫 18
筋肉腫 18, 316

く

クッシング症候群 294, 406, 410
クモ膜下出血 182, 314
グラヴィッツ腫瘍 94, 200, 296, 312, 332, 382

グリオーマ 310, 338
クレチン病 404, 410
クローン病 42, 48, 180
クロイツフェルト・ヤコブ病 312
くる病 272, 294
空洞陰影 138, 140, 144, 324

け

憩室 26, 36, 42, 48
珪肺 138, 148, 154
繋留精巣 106
劇症肝炎 55
下血 24
血液・脳関門 336
血管型認知症 304
血管腫 18
血管肉腫 18
血栓 150, 176, 206, 314
血友病 418
結核 138, 144, 324
結核性胸膜炎 150
結節性多発性動脈周囲炎 419
結代 164
肩関節脱臼 292
言語盲 302
健忘症 272

こ

Colles fracture 290
コーン病 407
コインレージョン 138
膠芽腫 218, 310, 316, 338, 358, 360
膠原病 68, 419
硬癌 20, 398
高血圧 126, 154, 176, 406
高血圧性網膜症 392
高コレステロール血症 67, 413
高山病 414
高脂血症 67, 94, 176
高尿酸血症 89
光視症 394
鈎状胃 8
甲状腺癌 18, 142, 296, 338, 403, 405, 414
拘束性肺疾患 150

後頭下穿刺 214
喉頭癌 18, 114
硬膜外血腫 344
硬膜外腫瘍 214
硬膜下血腫 218, 344, 362
硬膜内髄外腫瘍 214
骨棘 292
骨髄移植 264, 418
骨髄性白血病 418
骨折 286〜289
骨粗鬆症 222, 274, 286, 294, 298
骨転移 222, 296
骨軟化症 272, 294
骨肉腫 18, 294, 296, 316
混合腫瘍 69

さ

サテライト・レージョン 144
サルコイドーシス 138, 148
細菌性心内膜炎 170
再生結節 370
再生不良性貧血 417, 420
左室拡大 132, 134, 154
左房拡大 134, 154
三脚骨折 288
散布性病変 144
酸ホスファターゼ 102

し

CA15-3 414
CA19-9 414
CA125 414
CEA 414
COPD 150
CRP 414
GvH反応 420
シェーグレン症候群 68, 419
シャッキー輪 36
シューブ 144
シュモールの結節 242
シルエットサイン 138, 140, 142, 148, 150
色盲, 色弱 390
子宮外妊娠 108
子宮癌 18, 56, 110, 142, 208, 414

索引 2（疾患，病変）

子宮筋腫　110
糸球体腎炎　84, 420
自己免疫病　68, 419, 420
自律神経失調症　406
視神経膠腫　240, 310, 340, 358
市中感染　150
失語症　302
失明　394
湿疹　420
紫斑病　418
脂肪肝　56, 328, 380
脂肪腫　18
脂肪肉腫　18
若年性糖尿病　66
縦隔腫瘍　152
十字靭帯断裂　278
十二指腸潰瘍　6, 40, 42, 76
十二指腸憩室　42
重症筋無力症　324
絨毛上皮腫　142
出血性壊死　166
腫瘍　18
腫瘍血管　180, 338
腫瘍マーカー　414
消化管穿孔　24, 76
消化性潰瘍　24
上顎癌　18, 20, 114, 228
上大静脈症候群　206
上皮腫　310, 338
松果体部腫瘍　312, 313, 314, 338, 358, 360
小細胞癌　18, 142
小人症　410
小脳橋角腫瘍　311
小脳性運動失調症　306
静脈瘤　206
食道癌　18, 36, 414
食道憩室　36
食道静脈瘤　36, 56
食道裂孔ヘルニア　36
植物人間　306
徐脈　164
腎炎　84, 89
腎芽腫　94
腎癌　18, 94, 142, 200, 296, 312, 332, 382
腎結石　74, 76, 92
腎梗塞　166
腎性高血圧　84, 88, 94, 176

腎囊胞　94, 200, 332, 382
腎不全　67, 84, 88, 412
心拡大　154
心筋梗塞　54, 67, 160, 164, 166, 170, 177
心筋症　170
心室中隔欠損症　172
心臓移植　162, 170
心臓性喘息　170
心臓タンポナーゼ　160
心臓弁膜症　170, 314, 384, 386
心肥大　154
心不全　170
心不全細胞　120
心房細動，粗動　164
心房中隔欠損症　172
神経炎　272
神経芽細胞腫　270, 338, 407
神経原性腫瘍　152
神経膠腫　214, 310, 338, 358
神経鞘腫　152, 214, 311
神経線維腫　152
進行癌　18, 20
人工関節　292
人工知能　303
浸潤陰影　138
新生児黄疸　63, 420
塵肺　138, 148, 154
蕁麻疹　420

す

スキルス　20
ステント留置　170, 180, 182, 204, 206
ストレス　406, 410
ストレス骨折　286
スピクル　138, 142, 324, 386
膵炎　66
膵癌　18, 56, 60, 66, 330, 368, 414
膵石　60, 66, 330
髄芽腫　310, 314, 316, 340, 358, 360
髄内腫瘍　214
髄膜腫　186, 214, 310, 338, 340, 358, 360
髄様腺管癌　398
水腎症　92

水頭症　310, 312, 314, 344
水平感染　150
水平面形成　42, 48, 140, 150
垂直感染　150
砂時計胃　8

せ

セミノーマ　106, 142, 316
生活習慣病　176
星細胞腫　310, 316, 338, 358
精上皮腫　106, 316
精神分裂病　308
成人T細胞白血病　418
成人病　176
脊椎分離症　254
石灰化(腫瘍)　338
石綿肺　148
舌癌　18
接触性皮膚炎　420
銭型陰影　138
線維腫　18
線維腺腫　398
線維肉腫　18, 316
線状潰瘍　24
腺癌　18, 20, 142, 316, 414
腺腫　18, 26, 48
潜血反応　24, 48
全身性エリテマトーデス(紅斑性ループス)　68, 419, 420
喘息　416
仙痛　62, 92
先天性股関節脱臼　270, 292
先天性心疾患　154, 172
先天性心室中隔欠損　154, 172
先天性心房中隔欠損　154, 172
先天性胆道閉塞症　58, 60, 62, 63
前立腺癌　18, 102, 142, 296
前立腺結石　104
前立腺肥大症　102

そ

早期癌　18, 22, 28
躁病　308
僧帽弁狭窄症　154, 168, 170, 384, 386

僧帽弁閉鎖不全症　154, 168, 170, 384, 386
僧帽弁裂開術　168
側副靱帯断裂　278
粟粒結核　144
鼠径ヘルニア　106

た

タコイボびらん　24
タモキシフェン　400
大細胞癌　18, 142
大腿骨頸部骨折　274, 290, 294
大腸癌　18, 48, 56, 312, 342, 360, 380, 414
大動脈弓症候群　182
大動脈弁狭窄症　154, 168, 170
大動脈弁閉鎖不全症　154, 168, 170, 386
大動脈瘤　182, 322
大葉性肺炎　138, 140, 324
高安病　182
多形膠芽腫　310, 316
唾石　69
脱臼　258, 292
脱肛　44
多発性筋炎　419
胆管癌　58, 60, 62, 414
胆管結石　58
胆砂, 胆泥　62
胆石　60, 62, 76, 328, 368, 370, 380
胆道閉塞症　60
胆嚢炎　60, 62
胆嚢癌　18, 62, 414
蛋白尿　89, 94

ち

chip fructure　290
チアノーゼ　172
蓄膿症　228
痴呆症　304
中心静脈栄養　206
中皮腫　148
虫垂炎　44
注腸栄養　44
聴覚性失語症　302

聴神経鞘腫　230, 240, 311, 340, 358, 360
腸重積　42
腸捻転　42
腸閉塞　42, 76, 206
直腸癌　18, 48, 142, 206, 312

つ

ツェンカー憩室　36
ツベルクリン反応　144, 420
椎間板ヘルニア　214, 242
椎弓破裂　256
痛風　89

て

t-PA　342
TNM 分類　19, 142
テタニー　404
テニス肘　292
テント上・下腫瘍　312
てんかん　182
低蛋白血症　94
転移性肝癌　56, 328, 380
転移性脳腫瘍　310, 312, 342, 360
転移性肺癌　142

と

dog's ear　76
頭蓋咽頭腫　312, 314, 338, 358, 360
統合失調症　308
動静脈瘻　182, 340
動脈管開存症　172
動脈硬化症　67, 126, 176, 392
糖尿病　66, 89, 176, 392, 406, 412
糖尿病性神経症　67
糖尿病性腎症　67
糖尿病性網膜症　67, 394
特発性血小板減少症　418, 419, 420
吐血　24, 36

な

内痔核　44
内分泌性高血圧　176, 407
軟骨腫　18
軟骨肉腫　18, 316
難病　42, 48

に

ニッシェ　16, 42
ニボー形成　42, 48, 140, 150
肉芽腫性大腸炎　48
肉腫　18, 142, 270
乳癌　18, 56, 104, 142, 208, 250, 296, 312, 338, 398, 414
乳頭腫　18
乳頭腺管癌　398
乳頭浮腫　394
乳房温存術　400
尿管癌　18
尿管結石　74, 76, 92
尿毒症　88
尿毒症性昏睡　89
尿崩症　88, 410
認知症　304, 308, 314, 344

ね

ネクローシス　38
ネフローゼ　89
ネフローゼ症候群　94
粘液水腫　404, 410
粘膜下腫瘍　26
粘膜集中ひだ　16, 42

の

脳圧亢進　230
脳溢血　314
脳血栓　314
脳梗塞　67, 166, 314, 340, 342, 362
脳挫傷　344
脳死　306
脳出(溢)血　182, 190, 306, 314, 340, 342, 362

脳腫瘍　310, 311, 312, 316, 338, 340, 394
脳卒中　176, 190, 314
脳動脈瘤　182, 340, 362
脳内血腫　340, 342, 344, 362
脳軟化症　166, 314, 342, 362
膿胸　150
嚢腫　18
嚢状胃　24
嚢状動脈瘤　182

は

パーキンソン病　304, 308
バセドウ病　404, 410
バルサルバ洞動脈瘤　182
肺炎　138, 140
肺癌　18, 56, 118, 138, 142, 144, 148, 206, 208, 296, 312, 324, 414
肺気腫　130, 146, 150, 154
肺結核　138, 144, 324
肺梗塞　166, 206
肺小細胞癌　18, 142, 316
肺水腫　146
肺性心　154
肺線維症　138, 140, 150, 154, 158, 324
肺塞栓症　150, 206
肺嚢胞　138
肺膿瘍　138, 140
肺門癌　18, 20, 138, 142, 324
肺紋理の増強　124
肺野癌　18, 142
敗血症　54
胚細胞腫　312, 314, 340, 360
白血病　418
白血病性網膜症　394
白栓　416
白内障　390
白斑　392, 394
瀑状胃　8
剥離骨折　286
橋本病　419
播種　72
半月板損傷　280, 372
半身不随　190, 306, 314
斑点状陰影　138
汎発性強皮症　419

ひ

Hill-Sacks lesion　292
PSA　102, 414
ピロリ菌　6
びまん性甲状腺腫　404
びらん性胃炎　24, 26, 30
脾腫　56, 330
微小胃癌　22
肥大型心筋症　170
皮膚癌　18, 414
飛蚊症　390, 394
非ホジキンリンパ腫　210
病的骨折　286
日和見感染　140
疲労骨折　286
貧血　417
頻脈　164

ふ

VRSA　140
ファローの四徴症　172
ブラ　146
プリオン病　312
ブローアウト骨折　288
吹きぬけ骨折　288
副腎腺腫　294, 406
腹水　56, 76
腹膜炎　72, 76
浮腫　94, 206, 210, 338, 358, 412
不整脈　164
分離こり症　254
分裂病　308

へ

ページェット病　296
ペースメーカー　162, 164
ヘルニア　36, 106
平滑筋腫　152
閉塞性黄疸　56, 63, 66, 180
閉塞性動脈硬化症　204
閉塞性肺疾患　150
変形性関節症　292
変形性頸椎症　246, 292
変形性股関節症　292

変形性膝関節症　280, 292
変形性腰椎症　292
扁平上皮癌　18, 20, 114, 142, 316, 414
弁膜症細胞　120

ほ

ボールマンの分類　20, 48
ホジキン病　210
ボタロー管開存症　172
ポリープ　26, 28, 48
ポリポージス　48
ホルモン療法　104, 400
膀胱癌　18, 98
膀胱結石　76, 98
乏酸素血症　182
乏突起細胞腫　310, 338
房室ブロック　164, 170
放射線感受性　94, 106, 110, 142, 210, 294, 310, 316, 390, 407
放射線肺線維症　140
放射線肺臓炎　140
泡沫細胞　176
本態性高血圧　176

ま

末端肥大症　410
慢性胃炎　26
慢性肝炎　56
慢性気管支炎　150
慢性膵炎　66, 330
慢性閉塞性肺疾患　150

み

水俣病　312
未分化癌　18, 142
脈なし病　182

む

無機能胆嚢　60
無気肺　130, 138, 142, 148, 324
無症候性脳梗塞　362

め

メッケル憩室　42
メドゥサの頭　56
メラノーマ　312, 316

も

もやもや病　182, 340
網状陰影　138
網膜剥離　394
盲腸炎　44
門脈圧亢進　36, 56, 128

や

野球肘　292
夜盲症　272

ゆ

ユーイング肉腫　294
融解壊死　166
遊走腎　74, 94

よ

ヨード過敏症　60, 90, 178, 420
溶血性黄疸　63
溶血性貧血　419, 420
陽性結石　62
腰椎穿刺　214
翼状片　390

ら

ラクナ　362
ラングハンス巨細胞　144
卵円孔開存症　172
卵巣癌　414
卵巣嚢腫　18, 110
乱視　390

り

リウマチ　414
リウマチ性心内膜炎　170
リウマチ熱　419
リンパ腫　210

リンパ性白血病　418
リンパ性浮腫　210
流行性耳下腺炎　69
良性腫瘍　18
緑内障　390, 394

る

ループス腎炎　420

れ

裂肛　44
裂離骨折　286

ろ

ロート斑　394
老眼　390

わ

若木骨折　286

索引3（撮影，造影，検査）

あ

IADSA　167, 180, 181, 183, 191, 193
ICT　180
IVA　180
IVC　60
IVDSA　169, 180, 182, 197, 295
IVP　90
IVR　180
IVU　90
RAO　12, 34, 134
RA法　296
RP　90
アーチファクト　334
アコースティックウィンドウ　378
アルミ階段　296
アンギオグラフィ　178
圧迫法　14

い

ERCP　60, 368
EU　90
イオパミロン　178
イオン性造影剤　178
インターベンショナルアンギオグラフィ　180
インターベンショナルラジオロジー　180
胃カメラ　28
陰性造影剤　10, 96, 280

う

ウィンドー幅　318
ウィンドーレベル　318
ウォータース像　238
ウログラフイン　96, 178
右心カテーテル法　168

え

^{18}F-FDG　210
FOV　320

HSG　108
HU　318
LAO　12, 134
MRA　348
MRCP　368
MRI検査　348
MRアンギオグラフィ　348
MR血管造影　348
Mモード　386
X線CT検査　318
エコーレベル　376
遠距離高圧撮影　122

お

OC　60
OMライン　226
オムニパーク　178
音響陰影　376
音響カプラ　378
音響窓　378

か

ガストログラフイン　326
カテーテル法　178
ガドリニウムGd-DTPA　348
カラードプラ断層法　386
外眼角耳孔線　226
外頸動脈造影　186
外側陰影　376
開口位像　246
下大静脈造影　150, 178
下大静脈フィルタ留置　150, 180
肝機能検査　58
肝シンチグラフィ　56
肝動脈造影　198
眼底検査（カメラ）　392
冠動脈血栓溶解術　180
冠動脈造影　166
冠動脈バルーン拡張術　180

き

気管気管支拡張術　180

気管後三角　132
気管支造影　136
気体膀胱造影法　96
気脳造影法　218
基準線　226
逆行性腎盂造影法　90
逆行性造影　46, 60, 68, 90, 96, 100, 108
逆行性尿道造影法　100
逆行性膀胱造影法　96
境界エコー　376
胸骨後部透亮域　132
胸椎撮影　250, 252
共鳴　349
距腿関節撮影　282
金属ステント　180

く

グートマン法　266
空間分解能　320
腔内照射　110

け

KUB　90
経カテーテル血管拡張術　170, 180
経カテーテル血栓溶解術　170, 180
経カテーテル動脈塞栓術　180, 198
経カテーテル薬物動注療法　180, 198
経口胆嚢造影法　60
経静脈性腎盂造影法　90
経静脈性胆道造影法　60
経静脈性尿路造影法　90
経静脈性膀胱造影法　96
経皮経肝胆管造影法　60, 180
経皮経肝胆管ドレナージ　180
頸椎機能撮影　248
頸椎撮影　246
頸動脈サイフォン　188, 190
血管心臓造影法　168

索引3（撮影，造影，検査） | 435

血管造影法　**178**, 180, 198
肩関節撮影　258
減弱係数　318

こ

コールドウェル像　238
コールドエリア　56
コントラスト・エンハンスメント
　318, 328, 330, 332, 338, 340
コンレイ　90, 178
高圧撮影　122
高エコー　376
高吸収域　318
高信号　350
後腹膜充気法　90
後方エコー　376
股関節撮影　268, 272
骨（塩）量測定　262, 296
骨条件　**340**, 341
骨シンチグラフィ　296
骨端三角　276
骨端線　224
骨盤計測　266
骨盤撮影　268

さ

左心カテーテル法　168
散瞳型カメラ　390
散瞳剤　390

し

CE　**318**, 328, 330, 332, 338, 340
CRL　382
CT値　318
Gd-DTPA　348
GS　382
シェントン線　270
シャッキー位　14
シューラー像　240
シンチグラフィ　56, 296, 404
子宮卵管造影法　108
軸位像　236
指骨撮影　262
趾骨撮影　284
膝関節撮影　276
膝関節ストレス撮影　278

膝関節造影法　280
児頭大横径　382
斜位　12, 34, 134
縦隔陰影　126
充満法　12
常磁性体　352
静注DSA　180
上腸間膜動脈造影　200
食道拡張術　180
心血管造影法　168
心臓カテーテル法　168
心臓後部透亮域　132
腎動脈造影　200
人類学的基準線　226

す

スキャン　384
スキンナー線　270
ステンバース像　240
ストレス撮影　278
スポット撮影　34
随伴陰影　130

せ

セルディンガー法　178
成長線　224
精囊精管造影法　106
脊髄造影法　214
脊椎撮影　246
仙骨撮影　256
選択的血管造影法　178

そ

造影CT　**318**, 322, 328, 330, 332, 336, 338, 340
造影MR　348, 358, 360
造影剤　10, 178
造影増強　**318**, 328, 330, 332, 336, 338, 340
走査　384
側腹線（条）　76
狙撃撮影　34

た

ダイアン　60

ダイナミックCT　**318**, 330, 332
ダイナミック撮影　180, 196
タウン像　236
第1斜位（RAO）　12, 34, 134
第2斜位（LAO）　12, 134
大動脈窓　134
大動脈造影　182
胎囊　382
縦緩和時間　350
探触子　378
断層撮影　136
胆道造影　60

ち

中央陰影　126
肘関節撮影　260
注腸法　42, 46, 48
超音波検査　376
超常磁性体　348
鎮痙剤　8, 390

つ

椎間間隙　242
椎骨動脈造影　192

て

DIC　60
DIP　90
DSA　180
DXA法　296
TAE　**180**, 198
TE　350
TR　350
T_1強調画像　350
T_2強調画像　350
デクビタス撮影　76, 150
デジタルサブトラクション血管造影法　180
テレパーク　60
低エコー　376
低吸収域　318
低信号　350
低電圧撮影　396
電磁波　348
点滴静注胆囊胆管造影法　60
点滴静注尿路造影法　90

と

ドイツ水平線　226
トモグラフィ　136
等エコー　376
等吸収域　318
等信号　350
橈骨手根関節撮影　262
動態CT　318, 332
動態撮影　180, 196
動注DSA　180
頭殿長　382
頭部撮影　232〜240

な

内頸動脈造影　190
内視鏡検査　22, 28, 30
内視鏡的膵胆管造影法　60, 368
内部エコー　376
軟線撮影　396

に

二重造影法　12, 46, 96, 280
乳管撮影　396
乳房検査　396

ね

ネフログラム　332

の

脳血管動態撮影　196

は

排泄性尿路造影法　90
排泄性膀胱造影法　96
排泄性膀胱尿道造影法　100
排尿時膀胱尿道造影法　100
肺尖撮影　136
肺門陰影　124
肺紋理　124
発泡剤　12
半軸位像　236
半立位第2斜位　14

ひ

BPD　382
Bモード　378, 384
PRP　90
PTA　180
PTC　60
PTCA　180
PTCD　180
ピエログラム　332
ビリグラフィン　60
ビリスコピン　60
非イオン性造影剤　178
尾骨撮影　256
左心カテーテル法　168

ふ

flank strip　76
ブスコパン　8, 10
プローブ　378
プロトン　348
腹腔動脈造影　198
腹部造影CT　330
腹部単純撮影　42, 48, 60, 62, 66, 76, 80, 90
副交感神経遮断剤　8, 390

へ

ペット（PET）　210
辺縁エコー　380

ほ

ボーラス注入　90, 180, 196, 318, 330, 332
ボナライザー　296
ホルツクネヒト腔　34

ま

マルチウス法　266
マンモグラフィ　396

み

ミエログラフィ　214

右心カテーテル法　168
密封小線源　110

む

無散瞳型カメラ　391
無信号　350
無名溝　46
無名線　233

も

毛髪線　116
門脈造影　200

ゆ

油性造影剤　210

よ

ヨードテスト　60, 90, **178**
陽性造影剤　10, 326
腰椎撮影　254
横緩和時間　350

り

リードの基準線　226
リピオドール　108, **210**
リピオドールCT　180, 328, 330
リンパ管造影　210
硫酸アトロピン　390
硫酸バリウム　10, 34, 40, 46, 48, 96

る

涙痕　268

れ

レーゼ像　240
レリーフ　12

わ

Y軟骨線　270

さいごに

この本の出版を楽しみに待っていた娘はもういません．原稿を書き終えたことを知らせた時（それからちょうど1週間後の2002年6月7日に娘は亡くなりました）の娘の嬉しそうな顔が目に浮かびます．

検印省略

診療画像解剖学テキスト

定価（本体 4,500円＋税）

2003年3月1日　第1版　第1刷発行
2013年2月26日　同　　第8刷発行

著　者　小谷　正彦（こたに　まさひこ）
発行者　浅井　宏祐
発行所　株式会社 文光堂
　　　　〒113-0033　東京都文京区本郷7-2-7
　　　　TEL（03）3813-5478（営業）
　　　　　　（03）3813-5411（編集）

© 小谷正彦, 2003　　　印刷：公和図書，製本：越後堂製本

乱丁，落丁の際はお取り替えいたします．

ISBN978-4-8306-4211-1　　　　　　　　　　Printed in Japan

- 本書の複製権・上映権・譲渡権・翻訳権・翻案権・送信にかかわる権利・電子メディア等で利用する権利は，株式会社文光堂が保有します．
- 本書を無断で複製する行為（コピー，スキャン，デジタルデータ化など）は，私的使用のための複製など著作権法上の限られた例外を除き禁じられています．大学，病院，企業などにおいて，業務上使用する目的で上記の行為を行うことは，使用範囲が内部に限られるものであっても私的使用には該当せず，違法です．また私的使用に該当する場合であっても，代行業者等の第三者に依頼して上記の行為を行うことは違法となります．
- JCOPY〈（社）出版者著作権管理機構 委託出版物〉
本書を複写（コピー）される場合は，そのつど事前に（社）出版者著作権管理機構（電話 03-3513-6969, FAX 03-3513-6979, e-mail：info@jcopy.or.jp）の許諾を得てください．